鍼灸
臨床能力
北辰会方式 実践篇

監修 藤本蓮風

編著 一般社団法人　北辰会 学術部

緑書房

ご注意

本書中の診断、治療に関する情報については、細心の注意をもって記載されています。しかし、記載された内容がすべての点において完全であると保証するものではありません。実際の症例へ応用する場合は、各鍼灸師の責任のもと、注意深く診療を行ってください。本書記載の情報による不測の事故などに対して、監修者、編著者、編集者ならびに出版社は、その責を負いかねます。（株式会社　緑書房）

監修のことば

　鍼灸専門学校を卒業し、開業したのが1964年である。在学当時から、この道を歩むからには医学を新たな世界に導きたいと願っていた。

　我が国における東洋医学、鍼灸医学は、明治時代の西洋医学の導入、そして第二次世界大戦後の鍼灸禁止令によって、医学としての存在が傾き、本来の姿を大きく衰亡させていた。それを悟った時、伝統医学としてあるべき姿に蘇らせることを願うようになった。

　そのためには、鍼灸医学が正当な医学として存在することを大前提として、この医学の個性を守り、実践性を踏まえ、そこから理論を導き出すことが必要だと考えた。そもそも数千年の悠久の時の実績である伝統医学は、そのような道筋を経て成し遂げられてきたといえる。

　そこで、まずこの医学の由来を多方面に尋ね、変わらざる思想のもと、鍼灸の限りない臨床能力を再現し、かつ展開し、今そこに病める人々に適うよう努力してきた。その結果が、北辰会方式の誕生である。

　慌ただしい日々を生きる一開業鍼灸師が真面目に追求したこの記録を、学術部でまとめたのが『鍼灸臨床能力　北辰会方式　実践篇』だ。鍼灸医学の名人芸的な側面までも、真摯に道に励む人たちが学べる教科書として提供すべく作成された。難病治療にも果敢に取り組んでいる（詳細は緑書房『東洋医学 鍼灸ジャーナル』北辰会難病診療シリーズを参照）が、その理解のためにも大いに役立つテキストである。

　本書は、『体表観察学―日本鍼灸の叡智』『北辰会方式　鍼灸臨床能力　理論篇』（ともに緑書房）と併せて、北辰会方式の基本テキスト3部作となる。大いに活用いただきたい。

2018年4月

一般社団法人 北辰会 代表理事

鍼狂人　**藤本蓮風**

はじめに

　本書は、既刊『体表観察学―日本鍼灸の叡智』および『鍼灸臨床能力　北辰会方式　理論篇』に続く北辰会方式の総合解説書シリーズの第3弾である。

　『実践篇』というタイトルが示す通り、臨床での実践に主眼を置いて、北辰会方式を総合的・実践的に解説する包括的手引き書となっている。

　鍼灸医学の臨床において、北辰会方式をどのように運用していくのか。臨床家の要望に応えるべく、北辰会発足以来の膨大な資料―藤本蓮風の全著作、北辰会の出版物、定例会での講義資料などをもとに、学術部が北辰会方式のエッセンスとして項目ごとに抽出し、この1冊にまとめた。

　本書は、診察・診断システム、刺鍼技術、情報収集能力（体表観察に関わる問診、カルテ記載）など、北辰会方式の特徴的な診断・治療方式を網羅、概説しつつ、臨床の現場において北辰会方式を実践するための診察技術（体表観察）、証を導き出し、治療方法（治則・治法）を決定し、選穴・刺鍼し、最終的な予後の診断に至るまでの全過程を項目別に学んでいけるように構成されている。

　鍼灸臨床家を目指す学生諸氏のみならず、鍼灸臨床をすでに実践されている有資格者、さらに医師や医学部学生諸氏にもわかりやすい手引きとなるよう平易な解説を目指した。

　本書を熟読すれば、北辰会方式の「現在」のおおよそが理解でき、さらに北辰会主催の定例会などで当会講師の指導を受けることで、実際の臨床での運用が可能になるだろう。

　ここに、あらためて北辰会方式の主な特徴を挙げておく。

① 理論のベースは中医学にある
② 体表観察を取り入れ、弁証論治に反映させ、そのうえで病因病理（病因病機）を重視した治療方式を構築している
③ 日本独自の夢分流打鍼術や腹診を弁証論治に取り入れ、鍼術では刺さない鍼（古代鍼）や衛気を意識した撓入鍼法を編み出している
④ ①〜③を踏まえたうえで、診断から治療までのプロセスを体系化している。また、日本の土壌と日本人に合った臨床実践のなかから、理論や法則、治療法を集約している

　2007年のWHO（世界保健機関）による伝統医学の月語集の刊行および世界標準経穴の選定から始まるWHO主導の伝統医学の世界標準化への動きによって、伝

統鍼灸医学は再編されつつある。伝統医学の世界は今まさに、大きな変革期にある
といえよう。

　この変革の大潮流のなかで、日本の伝統鍼灸医学の存在意義をどこに求めていく
のか。我々は本書において、この問いに対する明確な答えとして、日本伝統鍼灸医
学の一つの現代的かつ体系的な把握を、北辰会方式として提示する。

　北辰会方式は、藤本蓮風の臨床実践をもとに「実践から理論へ」をモットーに発
展、進化してきた。今後も一層の進化を遂げるべく、研鑽を続けていく所存である。

　本書の上梓にあたり、伝統鍼灸医学における優れた理論的かつ実践的な診断・治
療システムとして、また伝統医学の現代モデルとして、北辰会方式が伝統医学の発
展に生かされることを願っている。

2018 年 4 月

一般社団法人 北辰会 学術部
編著者一同

目　次

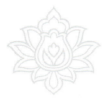

監修のことば …………………………………… 3
はじめに ………………………………………… 4
凡例 …………………………………………… 12

第 1 章 総論 …………………………………… 15

I. 伝統医学における鍼灸 …………………… 16
  1 伝統医学とは …………………………… 16
  2 直観と論理 ……………………………… 16
  3 神を診る ………………………………… 17
  4 直観を身につけるための論理 ………… 18
  5 論理の臨床能力の教育 ………………… 21
  6 臨床能力のマトリックス ……………… 21
  7 臨床能力の技術的側面 ………………… 22
  8 日本伝統鍼灸臨床家に求められる臨床能力 … 23

II. 鍼灸臨床家に求められる技術的側面 …… 25
  1 問題解決レベル ………………………… 25
  2 病態分類 ………………………………… 25
  3 鑑別診断と適応不適応（順逆）の鑑別 … 26
  4 病態把握に伴う予後の診断と養生指導 … 27
  5 予後推察や治療効果判定のための体表所見 … 27
  6 刺鍼、体表観察テクニック …………… 28
  7 人格教育 ………………………………… 29
  8 学校教育の問題 ………………………… 29
  9 臨床教育目標 …………………………… 31
  10 伝統医学の目標 ………………………… 31

第 2 章 伝統医学の基礎知識 ………………… 33

I. 鍼の鎮痛治効理論 ………………………… 34
  1 疼痛の分類 ……………………………… 34
  2 『内経』における痛みの記載 ………… 35
  3 中医学における痛みの分類 …………… 35
  4 疼痛と心の関わり ……………………… 35
  5 心主神明論 ……………………………… 36
  6 痛みのメカニズム ……………………… 37
  7 鍼の鎮痛治効理論 ……………………… 38

II. 臓腑・経絡・穴（腧穴） ………………… 38
  1 臓腑経絡学 ……………………………… 38
  2 経絡 ……………………………………… 39

3	経脈	41		

3　経脈 ……………………………… 41

4　気滞病理学説 ………………………… 42

5　古典が説く「気の停滞」……………… 42

III. 経穴（腧穴）について …………… 44

1　皮膚 ……………………………………… 44

2　衛気・営気・血 ……………………… 45

3　穴 …………………………………………… 46

4　特定穴 ………………………………… 47

5　経穴の診察法と選穴 ………………… 56

IV. 各種刺鍼手技と道具 ……………… 56

1　鍼道具 ………………………………… 56

2　九鍼の道具と刺鍼手技 ……………… 58

3　微鍼・小鍼 …………………………… 59

V. 古典における刺法 ………………… 60

1　刺法の注意 …………………………… 60

2　刺鍼の深浅 …………………………… 60

3　九刺 …………………………………… 61

4　九刺の使い分け ……………………… 63

5　十二刺 ………………………………… 64

6　十二刺の使い分け …………………… 68

7　五刺 …………………………………… 69

8　五刺の使い分け ……………………… 71

VI. 刺鍼術の基礎知識 ………………… 71

1　進鍼法 ………………………………… 71

2　気至 …………………………………… 73

3　中国における刺鍼手技 ……………… 74

4　日本における刺鍼手技と古流派の鍼術 ……… 78

5　打鍼法 ………………………………… 82

第3章 北辰会方式と蓮風鍼術 … 87

I. 診察診断システム ………………… 88

1　弁証論治 ……………………………… 88

2　北辰会方式の弁証 …………………… 89

3　北辰会方式の流れ …………………… 89

4　少数精鋭主義 ………………………… 91

5　北辰会方式の代表的な治療法 ……… 92

II. 蓮風鍼術 …………………………… 95

1　蓮風鍼術とは ………………………… 95

2　蓮風鍼術の心得 ……………………… 97

3　刺鍼術伝授の難しさ ………………… 98

III. 灸術 ………………………………… 98

1　灸術の種類 …………………………… 98

2　灸術の手順 …………………………… 98

3　灸のメカニズム ……………………… 99

4　灸の効能 ……………………………… 99

5　施灸からわかる患者の病理 ………… 99

第4章 体表観察 ………………… 101

I. 身体診察に関わる四診 …………… 102

1　望診の基礎知識 ……………………… 102

2　聞診の基礎知識 ……………………… 104

3　問診の基礎知識 ……………………… 104

4　切診の基礎知識 ……………………… 105

II. 体表観察 …………………………… 105

第5章 望診 ……………………… 107

I. 望診の種類 ………………………… 108

II. 顔面気色診 ………………………… 108

1　面神 …………………………………… 109

2　面色（気色・望色）………………… 109

3　面形（望形）………………………… 111

4　面態（望態）………………………… 112

5　顔面気色診の留意点 ………………… 112

6　顔面気色診の内容 …………………… 113

7　顔面気色診における順逆 …………… 114

8　脈診と顔面気色診の関係 …………… 114

III. 舌診 ………………………………… 116

1　舌象と舌の部位 ……………………… 116

2　四診法における舌診 ………………… 116

3　望舌 …………………………………… 116

4　正常舌 ………………………………… 117

5　舌質 …………………………………… 117

6　舌色 …………………………………… 118

7　舌體（舌体）………………………… 118

8　舌態 …………………………………… 118

9　舌苔 …………………………………… 121

10　苔質 …………………………………… 121

11 苔色 ……123	3 家族歴 ……149
12 舌腹 ……123	**III. 痛み** ……149
13 舌診と八綱陰陽 ……124	1 痛みの概要 ……149
14 舌と関連する臓腑・経絡 ……124	2 弁病の決定 ……153
15 舌診の留意点 ……125	**IV. 既往歴から現病歴** ……153
16 舌診の手順 ……125	1 既往歴から現病歴とは ……153
17 舌診における順逆 ……126	2 病因病理（病因病機） ……154
IV. 眼診 ……127	3 病因病理チャート図の組み立て方 ……154
1 眼神 ……127	**V. 証候と弁病の弁証分類** ……154
2 目の状態 ……127	1 最近、髪の毛が（細くなった・抜ける・ぱさつく）
3 五輪学説 ……128	……155
V. 爪甲診 ……128	2 白髪が増えた ……156
1 爪甲診 ……128	3 頭が痛い ……157
2 爪甲の神 ……128	4 寝違いを起こしやすい ……158
3 爪甲の状態 ……129	5 首・肩・背中が（こる・痛い） ……160
4 爪甲診の手順 ……129	6 関節が痛い ……161
VI. その他の望診 ……130	7 手・足が（痛い・だるい・ほてる・痺れる・震える・ひきつる） ……165
	8 朝、手がこわばる ……169
	9 腰が痛い ……170
第6章 聞診 ……133	10 ぎっくり腰を起こしやすい ……172
	11 現在、風邪をひいている ……173
I. 聞診とは ……134	12 よく風邪をひく ……173
II. 聞診のしかた ……134	13 背中がぞくぞくする（寒気がする） ……174
1 発声（声音） ……134	14 熱がある ……174
2 呼吸音 ……136	15 鼻がつまる ……177
3 その他の音声 ……136	16 （くしゃみ・鼻水）がでる ……178
4 異常音 ……138	17 咳が出る ……180
5 臭い ……138	18 しゃっくりが出る ……182
	19 ゲップが出る ……182
	20 あくびが出る ……184
第7章 問診 ……141	21 ため息がよく出る ……185
	22 痰が出る ……186
I. 問診の基本 ……142	23 胸が苦しい ……186
1 西洋医学との違い ……142	24 動悸がある ……187
2 伝統医学における問診 ……142	25 息が切れる ……188
3 問診の歴史 ……143	26 眩暈がする ……190
4 四診合参 ……144	27 目が（疲れる・かすむ・乾燥する・痒い） ……191
5 五臓の色体表 ……145	28 光をまぶしく感じる ……192
6 問診の手順 ……147	29 涙が出る ……193
II. 予診表の鑑定 ……148	
1 筆跡 ……148	
2 病歴（既往歴） ……149	

30	目の病気がある	193
31	視力に異常がある	195
32	（悩み・心配事・不安）がある	196
33	眠れない	197
34	雨の日に身体が重くなる	198
35	食欲がない	198
36	食後、眠くなる	198
37	よく（便秘・下痢）になる	200
38	吐き気がする	203
39	乗り物酔いをする	206
40	胃が（痛い・もたれる）	206
41	胸やけする	206
42	腹が（脹る・痛い）	208
43	身体が痒い	211
44	アレルギーがある	213
45	湿疹ができやすい	214
46	むくみがある	215
47	小便の出が悪い	216
48	小便の後、不快感がある	216
49	耳鳴りがある	218
50	聴力に異常がある	218
51	扁桃腺が腫れたことがある	219
52	のどが（つまる・痛い）	221
53	のぼせる	222
54	痙攣する	222
55	冷え症である（部位：手・足・腹・腰）	224
56	痔である	224
57	疲れやすい（朝・夕方・一日中）	226
58	先天性の異常がある	227
59	精力が減退した	228
60	体重の（減少・増加）がある	229

VI. その他の弁病 … 230

1 口眼喎斜 … 230
2 卒中風と後遺症 … 231
3 痿証 … 235

VII. 八綱陰陽 … 236

1 八綱陰陽とは … 236
2 問寒熱 … 237
3 飲食と味覚 … 241
4 口渇 … 244

5 問汗 … 245
6 大便 … 249
7 小便 … 252

VIII. 八綱弁証と六経弁証 … 254

IX. 心神 … 256

1 睡眠のメカニズム … 256
2 寝つき、寝起き … 257
3 夢 … 257
4 問診の要点 … 257

X. 肉体負荷試験 … 258

1 正邪弁証 … 258
2 虚実 … 258
3 問診の要点 … 259
4 体表所見 … 260

XI. 自然の陰陽との関連 … 261

1 天地人相応と四時陰陽 … 261
2 季節 … 261
3 昼夜 … 263
4 風向き … 263
5 月齢 … 264
6 天地陰陽・四時陰陽に従った刺鍼術 … 264

XII. 男性の場合 … 264

1 男性の生殖機能 … 264
2 問診内容 … 265

XIII. 女性の場合 … 267

1 月経 … 268
2 帯下 … 270
3 出産 … 271
4 更年期障害 … 272

XIV. 耳、目、鼻、口腔 … 272

1 耳 … 273
2 目 … 274
3 鼻 … 275
4 口腔 … 276

XV. 出血 … 277

1 血病 … 277
2 出血のメカニズム … 279

第8章 切診 ⋯⋯ 281

I. 切診の種類 ⋯⋯ 282
1 腹診・脈診 ⋯⋯ 282
2 その他の切診 ⋯⋯ 282
3 切診のために ⋯⋯ 283

II. 腹診 ⋯⋯ 284
1 腹診とは ⋯⋯ 284
2 腹部の邪 ⋯⋯ 285
3 面での診察 ⋯⋯ 286
4 点での診察 ⋯⋯ 287
5 六経弁証、衛気営血弁証と腹診 ⋯⋯ 288
6 腹診の手順 ⋯⋯ 288

III. 夢分流腹診 ⋯⋯ 292
1 心（心下） ⋯⋯ 292
2 脾募 ⋯⋯ 292
3 胃土 ⋯⋯ 293
4 肺先 ⋯⋯ 293
5 肝相火 ⋯⋯ 294
6 右腎相火・左腎水 ⋯⋯ 295
7 膀胱 ⋯⋯ 296
8 小腸、大腸 ⋯⋯ 296
9 三焦（臍） ⋯⋯ 297
10 腹診における順逆 ⋯⋯ 298
11 『傷寒論』などにおける腹診用語 ⋯⋯ 299

IV. 脈診（胃の気の脈） ⋯⋯ 301
1 脈診とは ⋯⋯ 301
2 脈診法 ⋯⋯ 302
3 脈診の歴史 ⋯⋯ 304
4 脈の要素 ⋯⋯ 308
5 胃の気の脈診 ⋯⋯ 309
6 弦急脈 ⋯⋯ 312
7 胃の気の脈診の手順 ⋯⋯ 314
8 脈診の応用 ⋯⋯ 319
9 逆証脈 ⋯⋯ 320

V. 経穴診 ⋯⋯ 321
1 経穴 ⋯⋯ 321
2 経穴の体表観察の手順 ⋯⋯ 324
3 刺鍼による虚実の判定 ⋯⋯ 327

VI. 原穴診 ⋯⋯ 328
1 原穴診とは ⋯⋯ 328
2 原穴診の取穴部位 ⋯⋯ 329
3 原穴診の診察部位 ⋯⋯ 330
4 原穴診の手順 ⋯⋯ 332
5 原穴の診察方法 ⋯⋯ 332

VII. 背候診 ⋯⋯ 340
1 背候診とは ⋯⋯ 340
2 背候診の手順 ⋯⋯ 341
3 背候診で注目すべき反応 ⋯⋯ 347

VIII. 井穴診 ⋯⋯ 348
1 井穴診とは ⋯⋯ 348
2 取穴 ⋯⋯ 349
3 井穴診の手順 ⋯⋯ 352

IX. 空間診 ⋯⋯ 352
1 空間診とは ⋯⋯ 352
2 空間診の方法 ⋯⋯ 353

第9章 総合判断能力 ⋯⋯ 357

I. 判断能力 ⋯⋯ 358
1 標本と治療方針の判断 ⋯⋯ 358
2 問診における判断能力の基礎 ⋯⋯ 364
3 体表観察能力を高める ⋯⋯ 364
4 弁証問診における総合判断能力 ⋯⋯ 365

II. 伝統鍼灸医学における予後判定 ⋯⋯ 367
1 順逆の判定 ⋯⋯ 367
2 効果判定による考察 ⋯⋯ 368
3 急性病の順逆 ⋯⋯ 370
4 心臓疾患由来の胸痛の判断 ⋯⋯ 370
5 特殊な順（逃避現象）の場合 ⋯⋯ 373

III. 臨床倫理 ⋯⋯ 374
1 よい医療者・施術者とは ⋯⋯ 374
2 医療者・施術者に求められるもの ⋯⋯ 375
3 人間理解 ⋯⋯ 376
4 生気論と機械論 ⋯⋯ 376
5 医療に対する希望 ⋯⋯ 376

第10章 各種刺鍼法 ⋯⋯ 379

I．刺鍼術の基本 ⋯⋯ 380

1 九鍼の刺鍼手技	………	380
2 毫鍼	………	380
3 撚鍼法	………	381
4 管鍼法	………	384

II. 蓮風毫鍼術—刺入する鍼 …… 386

1 道具	………	386
2 毫鍼術の基本	………	387
3 撓入鍼法の基本テクニック	………	391
4 刺入方法	………	393
5 刺鍼角度	………	399
6 刺鍼中の手技	………	400
7 補瀉法—虚実補瀉法	………	402
8 虚実補瀉法—正気を補う刺鍼アプローチ	………	402
9 虚実補瀉法—実邪への刺鍼アプローチ	………	405
10 刺入が困難な場合の対処法	………	407

III. 部位別刺鍼実技の実際 …… 408

1 経穴の鑑別	………	408
2 経穴と補瀉の効果判定	………	408
3 背部兪穴の刺鍼方法	………	410
4 合穴の刺鍼方法	………	412
5 八脈交会八穴の刺鍼方法	………	412
6 腹部の刺鍼方法	………	414
7 頭部の刺鍼方法	………	414
8 原穴の刺鍼方法	………	418
9 瀉法による主な治療法	………	420

IV. 蓮風打鍼術—刺入しない鍼 …… 423

1 道具	………	423
2 打鍼術の基本	………	424
3 打鍼手技の基本テクニック	………	426
4 夢分流の臓腑配当に対する打鍼手技	………	430
5 打鍼術の臨床	………	432

V. 蓮風古代鍼術—刺入しない鍼 …… 433

1 蓮風古代鍼術の誕生	………	433
2 古代鍼術の基本	………	433
3 古代鍼法の基本テクニック	………	435
4 古代鍼法の適応	………	438

VI. その他の刺鍼術—刺入する鍼 …… 438

1 長鍼	………	439
2 員利鍼	………	440
3 火鍼	………	441

VII. その他の刺鍼術—刺入しない鍼 …… 441

1 燔鍼	………	441
2 翳す鍼	………	442

VIII. その他の刺鍼術—破る鍼 …… 442

1 三稜鍼	………	442
2 鑱鍼	………	444
3 大鍼	………	445
4 鈹鍼	………	446

第11章 医療における コミュニケーションスキル …… 447

I. 診療に対する態度 …… 448

II. 医療におけるコミュニケーション …… 449

1 コミュニケーションとコミュニケーションスキル	………	449
2 コンプライアンスの充実	………	449
3 より良いコミュニケーションのために	………	450

III. 術者と患者 …… 451

1 術者と患者の関係	………	451
2 患者教育	………	451

IV. コミュニケーションスキル …… 452

1 コミュニケーションスキルの要素	………	452
2 正確な情報収集	………	453
3 コミュニケーションスキルの訓練方法	………	454
4 伝統医学を伝える	………	454

付録 …… 457

1 刺鍼の練習方法	………	458
2 体表観察チェック項目	………	459
3 刺鍼技術チェック項目	………	464
4 北辰会専用カルテ	………	465

文献	………	482
索引	………	487
監修者・編著者紹介	………	493

凡　例

1. 本書は、藤本蓮風および北辰会会員が北辰会方式を用い、実践で検証し理論化したものを中心に展開している。『鍼灸臨床能力　北辰会方式　理論篇』と併せて、北辰会方式のテキストとして活用いただきたい。

2. 本書は、WHO の用語集『WHO International Standard Terminologies on Traditional Medicine in the Western Pacific Region』(『WHO 西太平洋地域伝統医学国際標準用語集』)に記載されている用語を用いて解説している。伝統医学における共通用語の英語の表記はこの用語集を基にした。また、共通用語の理解を促すとともに、それぞれの用語を臨床でどのように活用しているか分かるようにした。

3. 経穴は『WHO/WPRO 標準経穴部位　日本語公式版』(医道の日本社) に準拠したうえで、北辰会方式で常用されている経穴を解説している。また、病名は西洋医学の病名でなく、中医学各科の弁病名を中心に挙げ、弁病名にないアトピー性皮膚炎などは、西洋医学名の解説を加えている。

4. 伝統医学を実践する術者にとって、臨床能力が最も必要な要素である。日本の開業鍼灸師は、鍼灸医療を行うにあたり、それぞれの地域に根差したプライマリ・ケアを行ってきた。これは西洋医学が主流となった明治時代以降でも同様である。本書では、伴信太郎氏の『21 世紀プライマリ・ケア序説』(プリメド社) の臨床能力のマトリックスに準じて解説を進めている。

5. 伝統医学の診察・診断の基準を中医学の弁証論治に置き、伝統医学の共通用語に基づいてカンファレンスが行えるように「北辰会専用カルテ」を用いて、問診の進め方や情報収集の仕方の解説をしている。なお、このカルテは巻末に付録として収録している。

6. 『素問』『霊枢』の原文は、東亜医学協会がホームページで公開している活字をベースに、『現代語訳　黄帝内経素問』『現代語訳　黄帝内経霊枢』(ともに東洋学術出版社) を参考とした。その他の古典についても、巻末の文献に挙げている書籍から引用または参考とした。

7. 北辰会方式の内容は、藤本蓮風の著書、北辰会が出版している書籍、北辰会定例会での講義内容などをもとにしている。あくまで執筆時点での情報であるため、今後、臨床にて発展し、情報が追加されることもあることを承知されたい。文献は本文中、また巻末にも列記した。

8. 第7章など、各証候の弁証分類に関する一覧表は、『症状による中医診断と治療（上・下巻）』（趙金鐸主編、神戸中医学研究会編訳、燎原出版　2001年）あるいは『中医症状鑑別診断学（第2版）』（中国中医研究院、姚乃礼主編、人民衛生出版社 2000年）、『中医内科学』や『中医婦科学』など中医学の各科の専門書（巻末の参考文献一覧参照）を参考に、一部北辰会方式の見解も盛り込んで作成した。

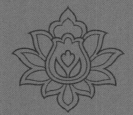

第1章

総論

I. 伝統医学における鍼灸

1 伝統医学とは

『WHO International Standard Terminologies on Traditional Medicine in the Western Pacific Region』(『WHO 西太平洋地域伝統医学国際標準用語集』) では、伝統医学 (traditional medicine) は「数多くの経験則に基づいた理論があり、治療実践のために必要な知識と技能を綿々と引き継ぎ発展してきた全人的医学である」と定義されている。

東洋の伝統医学には、合理性と神秘性の両面を併せ持った壮大なる哲学理念として森羅万象の法則が存在する。「太極陰陽」である。太極陰陽は、気一元の立場で「陰と陽の、そのとき、その場での絶妙な運動変化の状態」を捉える、いわば「二元的一元論」に基づく普遍の法則である。大宇宙も人間も、すべてこの太極陰陽の法則下にあるという思想哲学である。この陰陽の法則下で、陰陽のバランスを保っている状態が「健康」であり、そのバランスを崩した状態が「病気」ということになる。

伝統医学はこの「病」という状態について、太極陰陽の立場から「どのように陰陽のバランスが崩れているのか」を把握するため、独自の診察術である「四診 (望診・聞診・問診・切診)」を編み出し継承してきた。日本においては特に、腹診を中心として独自の診察法を創意工夫し、発展させてきている。

通常の鍼灸治療院は、プライマリーケア (総合診療) としての役割を担っており、訪れる患者は、様々な病気を訴えて来院する。西洋医学で難病と位置づけられている患者が来る場合もある。伝統医学に基づく治療を行う治療院においては、その病名や出現する症状、疫学的データなどを参考にはするが、徹頭徹尾、伝統医学の立場で診察し、順逆 (予後の良しあし) を定め、鍼灸治療を行っている。

伝統医学は「医学」であり、西洋医学の枠組みのなかに組み入れられた単なる補助手段ではなく、摩訶不思議な世界を持った一療法でもない。悠久の歴史に培われてきた学術のうえに成り立つ医学なのである。本書では、その伝統鍼灸医学の全貌を明らかにしていく。

2 直観と論理

伝統医学の診察法としての「体表観察」は、視覚・聴覚・嗅覚・触覚などの五感に頼る部分が多い。しかし、伝統医学を行ううえで失ってはならない重要な認識方法に「直観 (直感)」がある。「気」を重視する伝統医学において、直観を軽視することはできない。なぜならこの直観は、理屈抜きで「ここに何か反応がある」「ここがおかしい」といったことを強く瞬時に感じ、そこに治療を施すと著効が得られることが多いからである。

直観がはたらくのは、雑念のないときに限られる。「何とか治ってほしい」というそれだけの一念が直観を冴えわたらせるようである。これは「本来的自我」といい、誰もが皆生まれつき備えている本性である。詳細は (『弁釈鍼道秘訣集―打鍼術の基礎と臨床』(藤本蓮風、緑書房、1978 年) 参照。

望診 (望神) で直観的に、患者がいつもより妙に小さく見える場合は、容態が悪化し死期が迫っているか、もしくは急変する可能性を暗示している。鍼灸臨床家は、患者の生気があるかないかを、診

察室あるいは玄関に入ってきた瞬間に直観で感じとれるよう訓練していくことが重要である。

　ただし、直観が重要だといっても、単なる「思い込み」であっては意味がない。正しい直観と誤った思い込みや勘違いを見分ける「論理」が必要不可欠となる。正しい直観から導き出された治療法則においては、そこに論理が生まれてくる。そしてその論理が普遍性を生むことになる。詳細は『弁証論治のための論理学入門—会話形式で学ぶ東洋医学の実践思考法』（堀内齊毉龍、緑書房、2011年）参照。

　直観と論理によって、患者の「病態把握」がより正確にできるようになる。そのためのツールとして、四診情報を書き込む共通カルテである「北辰会専用カルテ」（巻末の「付録4　北辰会専用カルテ」参照）がある。それを活用し、共通した用語を用いることで、同一律に則った討論や学術の研鑽などが可能となってくる。

　また直観と論理は、繋がって繋がらない関係であり、陰陽の関係にある。「心と身体と魂」は一体であり、また同時に独立した側面もある。こういう論理性を持っていると、おのずと「弁証法」を用いた論理思考が構築されていくのである。

　伝統医学、ことに鍼灸医学は、「直観」を重視しつつ、弁証論治という「論理」を柱として「医学」としての本質を発揮する。

3　神を診る

　神（望神：inspection of the vitality）とは何か。まず、古典を紐解いてみよう。

粗守形、上守神。神乎、…… 『霊枢』（九鍼十二原篇）

訓読：粗は形を守り上は神を守る、神なるかな。

　下手な医者は外見にとらわれて身体の本質を理解できないが、上手な医者は身体の奥底にうごめく「神・気」を把握し対処できる。「神乎」の「神」は「神様」という意味で、古代の漢字の意味では「理性ではわからない不思議な力」あるいは「ずば抜けて優れたさま」という意味がある。「神なるかな」と詠嘆しているのである。

粗守形者、守刺法也。上守神者、守人之血気有餘不足、可補寫也。 『霊枢』（小鍼解篇）

訓読：粗は形を守るとは、刺法を守るなり。上の神を守るとは、人の血気有餘不足を守り、補瀉すべきなり。

　下手な医者は刺し方だけにこだわっているが、上手な医者というのは人の血気の有余や不足などの状況をよくよく診て「補瀉」するものである。刺法というのは鍼の刺し方のことで、『霊枢』小鍼解篇では九鍼十二原篇の内容を補足しているが、矮小化された部分もある。ここでは「生体の正気というものをしっかりと守りなさい」ということをいっている。

神者、正気也。 『霊枢』（小鍼解篇）

正気は中医学でいうところの「神」「精」「気」「血」「津液」を包括している。正気を守るということは、神を守るということでもあり、「上」（鍼のうまい人）は「神」を守るということになる。

　歴代医家たちも、馬蒔は「一にその神を以て主となす」（「一以其神為主」：『古今図書集成醫部全録』より）、張景岳は「上工は神気の冥々たるを察するなり」（「上工察神気于冥冥也」：『類経』より）としている通り、精神意識を中心とした生命全体の「うごめき」を把握し、正気と邪気の状況を察知し対処していくことが重要であることがわかる。

　清代に編纂された『医部全録』の馬玄台の注釈では、小鍼、微鍼あるいは九鍼についての要を詳しく述べた部分で、この部分で鍼の道はすべて完成するのだということを述べ、「下工というのはどうも形ばかり、鍼の刺し方ばかりにこだわる。それに比べてうまい医者というのは、人の神を守る」とある。この「神」が何を指しているかはいろいろ問題のあるところである。

　『医部全録』の張志聡の注釈では、神について意識を置くことは何と素晴らしいことかといっている。

　明代の張景岳は『類経』で、「下工は上っ面の形だけを見ており、上工は神気冥々たる（「冥」は、はっきりしない、よくわからないという意味）ものをよく知っている。このことは鍼治療ばかりでなくどのような医療においてもいえることである」といっている。

4　直観を身につけるための論理

　伝統医学の治療形態は、全人的医療を含めた、患者の心と身体と魂を丸ごととらえる医療といえる。

> 凡刺之真、必先治神。　　　　　　　　　　　　　　　　　　　　　『素問』（宝命全形論篇）

　この文言に対して森立之の『素問攷注』に、「治神者、謂治己正気併治病者正気」（「治神」とは己の正気を治め、併せて病者の正気を治めることをいう）とある。「己の正気を治める」とは神気を治めることを示し、夢分流で「鍼は心なり」（自分がまず正しい、明鏡止水の境地でないと相手は正しく映らないし治らない）と述べているように、「己の正気を治めるというのは自分の神気を正して、心を「虚心坦懐」にして病者の正気を治める」ということである。

　またこの場合の診る者の神は、両親からもらった人間の理知・本能・感覚などを意味する「元神」と経験による人間の理知、感覚などを意味する「識神」から成立している。

　神という字は「示」と「申」で構成され、示は神仏を祭る祭壇を示し、申は「雷電」「雷」で、ピカッと輝き閃光が走る、またのびのびとした姿、瞬時にして動く姿という意義を持つ。つまり神とは、祭壇の上で不思議な現象が起こるという意味を含む。

[1] 患者の眼神や気色の状況をよく把握する

　眼神の動きで相手の心の状態、精神状況を察知する。たとえば睡眠不足であると、顔が大体上気しているか、逆に青ざめているか、目の動きがトロッとして鈍化している。また気色の変化は、予後を見据えるうえで非常に重要な所見となり得るので、常に観察することが必要である。これらは、望診のなかの「顔面気色診」が診察の中心となる。

第1章 ● 総論

[2] 患者の動き・話しぶりに瞠目する

患者の動き、話しぶりをよく観察し、神気がどの程度あるのか察知する。臨床現場においては、問診を行う際に、患者の動作や話しぶりに瞠目し、そこから患者の神気を探ることができる。目つき、顔つき、話しぶりなどすべてに表情があり、その表情を読み取り、患者の心の部分に触れることができる。また経験を経ていくと、そのような問診を通して患者の病が治るということもある。

これらは、コミュニケーションスキルとともに、手順を踏まえた目的意識を持った問診を行う訓練が必要となる。さらに経験が豊かになると、様々な論理思考による問診もできるようになってくる。

[3] 生命全体の「うごめき」を察知する

患者に様々な観点から問いかけてみる。切診を行っている最中、日常会話をしながら患者の脈や経穴を指頭感覚で探ってみると何らかの変化が起こってくる。その変化のしかたによって邪実であっても正気の弱りであっても、どの程度神気がしっかりしているかがわかる。これは本当に繊細な部分であり、かなりの集中力が必要となる。

このように、体表観察における経穴の反応や脈の変化を捉えることができ、その動きを瞬時に観察することができるようになれば患者の生命のうごめきが自ずとみえてくる。そのためには、原穴診や背候診をつぶさに行い、経過を追い、反応の変化を常に認識することが必要である（詳細は第6章「情報収集能力—切診」参照）。

[4] 経穴の体表観察をつまびらかにする

神乎、神客在門。未睹其疾、悪知其原。　　　　　　　　　　　　　　　　『霊枢』（九鍼十二原篇）

訓読：神なるかな、神客は門に在り、未だその疾を睹ざれば、いずくんぞ其の原を知らんや。

神客者、正邪共会也。神者、正気也。客者、邪気也。在門者、邪循正気之所出入也。　『霊枢』（小鍼解篇）

訓読：神客とは、正邪共に会するなり。神とは正気なり。客とは邪気なり。門に在りとは、邪が正気の出入する所に循うなり。

神は正気のことで、客とは、邪気が家に泊まりに来る客のように行ったり来たりすることをいっている。また門は経穴であり、ここにおいて正気と邪気が互いにまとわりつき存在することを述べている。経穴は体表観察においても、鍼灸を施術しているときにも、実に奥深い景色をみせるのである。

しかしこれらは衛気を常に意識していないとみえてこない。切診を行う際は、触覚だけでなく、その触れる前の現象を意識することが重要である。たとえば、シャープペンシルの芯など尖ったものを皮膚へ垂直に近づける、平行に近づけるなどして、皮膚へのアプローチの感覚を養う訓練をしてみるとよい。また、自分の合谷などで軽く衛気の部分を動かしてみてどれくらい動くか、上手になってくると、かざしている掌で感じるようになり必ず反応してくる。このようにして神気の状態がわかってくるのである。

『素問』陰陽応象大論篇に「表をもって裏を知る」という言葉があるが、まさに表をみるだけで裏の

019

状態がわかるようになるのと同じで、衛気の部分を察知できれば、深層の状態を捉えることもできる。

[5] 刺鍼中に患体の反応をみる

　刺鍼中に、患者の眼神をよくみながら鍼を操作する。眼神自体が反応し、かつ刺鍼中の鍼の反応が、正気の虚や邪実であっても、即刻反応するものは神気が非常にしっかりしている場合が多く、予後良好で治しやすい。しかし、だんだん反応が鈍くなってくると予後は不良といえる。たとえば癌などの重症患者において、このような反応を示すと多くは予後不良となる。このような点をいつも研究する必要がある。

> 機之動、不離其空。空中之機、清静而微。　　　　　　　　　　　　　　　　　　『霊枢』（九鍼十二原篇）

訓読：機の動は其の空を離れず、空中の機は清静にして微なり。

　気の動静は孔穴を乖離して存在するものではなく、しかも孔穴のなかの気の動きの存在は（体表観察や刺鍼中においても）非常に敏捷に動くものだからつぶさに捉えなければならず、微妙であるから簡単には知りがたいといっている。鍼が生体にどのように作用しているのかを常に意識する必要がある。

> 機之動、不離其空中者、知気之虚実、用鍼之徐疾也。空中之機、清浄以微者、鍼以得気、密意守気勿失也。　　　『霊枢』（小鍼解篇）

訓読：機の動くや其の空中を離れずとは、気の虚実、用鍼の徐疾を知るなり。空中の機、清浄にして以って微なりとは、鍼して以って気を得、意を密かにして気を守り失することなきなり。

　機の動、生命のうごめきというのは孔穴を離れて存在するものではなく、孔穴の気の虚実、鍼を用いるのに速く使うか遅く使うかを知るべきであり、「空中の気、清浄にして微なり」というのは鍼で気を得ようとするならば、邪気であれば瀉法を、正気の弱りであれば補法を、よくよく注意をして気の動きをしっかり捉えて時機を失しないようにということである。

> 機之動、不離其空。気機之至、随経皆有其処、可因之而知虚実也。空中之機、清静而微、言察宜詳慎也。　　『類経』

訓読：気の動は、其の空を離れざる。気機の至るや、経に随いて皆其の所に有り、これにより虚実を知るなり。空中の機、清静にして微なるは察するに宜しく詳慎にすべきを言うなり。

　鍼を刺しているときだけではなく体表観察、経穴の観察も入っていると理解する。体表観察あるいは鍼で気を捉えて処理するには、観察を細やかにしなさいということをいっている。

[6] 治療経過における神気

　鍼治療を継続していて経過が良好であったとしても、何かのきっかけで症状が不変となると、本人の気持ちも落ち込んでしまい、そのことでさらに症状が悪化していくことがある。これは「形残り神去る」の神気が去っていく状態を示す。慢性消耗性疾患を扱う場合は特に注意が必要である。

第1章 ● 総論

そのようなことが起こらないためにも、経過観察において体表観察を行い、状態を常に把握することが重要となる。たとえば鍼治療をしても脈が動かなくなるのは、神気が衰えた、あるいは神気が去ったときによく起こる現象である。これを知らないで安直に鍼をすると、悪化していることに気づかないまま見過ごしてしまうことになりかねない。

[7] 術者の神気の充実

患者の神気を探るためには、まず自分の神気が常に安定していなければならない。たとえば術者が寝不足や体調不良でも、患者の前に出ると自分の神気が冴えて、明鏡止水の境地で相手の神気をいつでも鋭敏に察知できなければならない。こういう神気のあり方、患者の神気の察し方、そして術者側の神気自体が患者を励ますことにも繋がる。

術者が患者の気持ちを度外視するというのは、神気を遮断した状態である。患者は十人十色、人柄や心の状態は異なる。しかし最終的には「どんなことをしても治してやるのだ」という姿勢、そして自らの傲慢さを取り去って常に謙虚に、患者の身体から教わるという気持ちでいると、逆に患者の方から神気を委ねてくるようになる。このことが治療を行ううえで非常に重要だと考えられる。

5 　論理の臨床能力の教育

伝統医学の鍼灸臨床技術や心構えなどの修得には、師弟関係による「手から手へ」の教育手法が主に行われてきた。とりわけ鍼灸は、人によって、地域によって、時期によって治療法が異なる「三因制宜」に基づき適切な診断と判断とスキルが要求される。

所謂易陳者、易言也。難入者、難著于人也。 『霊枢』（小鍼解篇）

訳：鍼について口で述べることは容易だが、人にその内容を伝授し、身につけて実践するのは容易ではない。

臨床に外せないのが「直観」であり、伝授し難いものがある。直観の臨床能力を高めて、それを論理と結びつけていくには、やはり数多くの臨床経験を積む必要がある。しかしその経験を積む前は、いかなる鍼灸臨床家であっても未経験から始まる。初学者の段階で、どのような論理過程の手順を踏みながら臨床能力を身につけていくのか、その教育システムが重要ではないだろうか。

また伝統医学においても、医学教育はなされるべきである。東西医学の別はあっても、日本の鍼灸師には法律上、はり・きゅう施術において開業の権利が与えられている。鍼灸師にはジェネラリスト（総合診療医師）であることが求められ、医師とも同次元で評価され得るものである。そのためにはそれだけの教育基準と教育システムがなければならない。

6 　臨床能力のマトリックス

「臨床能力」の資質として、伴信太郎氏は『21世紀プライマリ・ケア序説』（プリメド社、2001年）に臨床能力のマトリックスを示している（**表1-1、図1-1**）。その教育システムのための医師の臨床能力の技術的側面は以下のように分割される。

医学部の卒前教育においては、想起レベル・検査のみが群を抜いて発達している傾向にあり、これは鍼灸学校教育でも同じで、たとえ知識や情報収集能力があったとしても、患者のコンプライアンスが取れるような態度で総合判断し、技能を提供できなければ、病める患者の助力とならない。この5項目を分類しバランスよく学ぶことで、基準を設定することができるのではないだろうか。

表1-1　臨床能力のマトリックス

知識→問題解決レベル→解釈レベル→想起レベル
情報収集能力→インタビュー→身体診察→検査
総合判断能力→論理→心理→倫理
技能→テクニカルスキル→コミュニケーションスキル→その他
態度→診療に対する態度→教育に対する態度→研究に対する態度

『21世紀プライマリ・ケア序説』（伴信太郎、プリメド社、2001年）より抜粋。

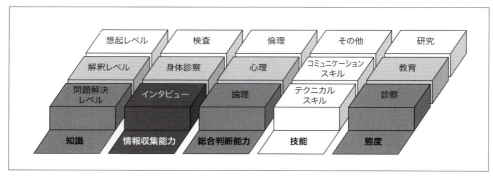

図1-1　臨床能力のマトリックス

『21世紀プライマリ・ケア序説』（伴信太郎、プリメド社、2001年）より抜粋。

7　臨床能力の技術的側面

表1-1、図1-1の臨床能力のマトリックスは伝統鍼灸医学、とりわけ北辰会方式においては何に相当するのかみていこう。

[1]「知識」に相当するもの

前述のマトリックスの「知識→問題解決レベル→解釈レベル→想起レベル」に相当することを列記する。

- 気の思想哲学
- 臓腑経絡学
- 中医学の用語
- 経穴学（経穴の構造や穴性）
- 鍼灸の治効理論

第1章 ● 総論

- 各種刺鍼手技と道具
- 空間論
- 刺鍼術の各論
- 古典（臨床古典学）など

[2]「情報収集能力」に相当するもの

前述のマトリックスの「情報収集能力」の列に相当することを列記する。

- 東洋医学における問診
- 診察法（顔面気色診、舌診、脈診、腹診、原穴診、背候診、井穴診、爪甲診、空間診）

[3]「総合判断能力」に相当するもの

前述のマトリックスの「総合判断能力」の列に相当することを列記する。

- 論理立てた病因病理チャート図の構築（弁証論治論理学）
- 臨床倫理（生気論と機械論）
- 選穴の判断
- 予後診断学（予後良好〔順〕か予後不良〔逆〕か）

[4]「技能」に相当するもの

前述のマトリックスの「技能」の列に相当することを列記する。

- テクニカルスキル：経穴の診断技術、刺鍼技術、打鍼技術、接触鍼（古代鍼）技術、刺絡技術、鑱鍼技術、灸技術
- コミュニケーションスキル：患者との対話

[5]「態度」に相当するもの

前述のマトリックスの「態度」の列に相当することを列記する。

- 診療における姿勢、態度、心持ち
- 教育：臨床生涯教育、教育と学習のプロセス
- 研究：臨床研究に関する独自性（舌診と画像所見など）、その他（医易学・内経気象学など）

北辰会方式は中医学をベースとして、さらに論理立てて治療を行うための要素を含んだ学術であり、日本の土壌において、実践から構築した治療方式である。今後、日本の鍼灸界においても上記のような5段階でのスキルを身につけることが重要視されてくるであろう。

8 日本伝統鍼灸臨床家に求められる臨床能力

中国から伝わった鍼灸は、日本において時代の変遷とともに中国の影響を受けつつも、日本人の資質に合わせた「細部にこだわった手法」（たとえば腹診や様々な体表観察など）を取り入れている。

[1] 北辰会方式の目指す鍼灸

　世界的に評価を受ける治療法は、共通用語を持たねばならない。鍼灸の発祥地である中国では、国家プロジェクトとして「中医学」(traditional Chinese medicine) を世界に普及させている。日本の鍼灸が共通用語を持って世界で対話できるようになり、将来世界的シェアを占めるとするならば、共通用語を中医学ベースとするか、もしくは現代医学ベースにするしかない。どの治療法が有効か、どの治療法が学術的に有意義なのか、という対話を行う必要が自ずと生じてくるだろう。そのときに、そのための共通用語の獲得と共通カルテは必須となる。北辰会方式では、伝統医学用語（中医学用語、『WHO 西太平洋地域伝統医学国際標準用語集』の内容を含む）をベースとし、北辰会専用カルテを用いて臨床の追試を行っている。

　日本の自動車産業や電機産業への評価のように、世界が日本の技術に対して抱く信頼性は非常に高い。これは国内の技術産業を支える素地に加え、日本の教育水準の高さや日本人の資質が大きく関与している。これと同様に学術的レベルの高さでいえば、北辰会方式はいくつかの技術的側面を系統立てて構築しており、世界に十分通用すると思われる。

　総合医療という側面においては、現代西洋医学はスペシャリスト（専門医）が多く、救急外来における医師の安定供給ができていない。そのためジェネラリスト（総合診療医師）として、すべての疾患を診ることができる医師の輩出が急務であるといわれている。

　鍼灸医療を定量的に安定したものにするには、有能な鍼灸臨床家を教育しなければならない。そのためには、伝統医学の教育を可能にするシステムの構築が必要となってくるのである。

[2] 国内で構築されていない鍼灸医学理論

　内科疾患における鍼灸の適応・不適応の基準は、国内では未だ構築されていないのが現状である。本来プライマリーケア医療を担う鍼灸師は、すべての疾患について、重篤疾患の鑑別も含めて行わなければならない。そのためには共通の言語（用語）と共通のカルテを用いて、様々な内科疾患に対して鍼灸治療を果敢に行い、適応・不適応の基準をある程度明確にしていく必要がある。

[3] 日本の鍼灸技術の発展のために

　このすべての要素を包括した検証を行わなければ、日本の鍼灸への評価はあり得ないであろう。なぜなら先ほども述べたように、世界からの日本および国内企業に対する技術的評価は、日本鍼灸に対しても同じだからである。判断する能力のための情報、治療効果、治療の質の高さの一定水準を示せるかが問われている。

　その世界的評価を前提に今後、現代医学か中医学かを共通用語として持つことにより、日本鍼灸の付加価値が出てくるものと思われる。よって、今後の日本伝統鍼灸の発展のためには、世界の共通用語としての中医学を用い、日本の医学史で培ってきた手法を取り入れ、臨床医学の治療手順に沿って施術を行うことが最良だと考える。

II. 鍼灸臨床家に求められる技術的側面

1 問題解決レベル

　伝統鍼灸における一定水準の問題解決レベルとして、鍼灸臨床家に求められる技術的側面を分類して提示すると次のようになる。

- 病態分類
- 鑑別診断と適応不適応の鑑別：順逆
- 病態把握に伴う予後の診断、推察、養生指導
- 予後推察や、客観的視点での治療効果判定などのための体表所見
- 刺鍼、体表観察テクニック
- 人格教育（「医療従事者と患者」という特異な人間関係のなかでの人格者としての医療従事者はいかにあるべきか）

　現代日本の臨床現場において必要なことは、日本伝統鍼灸臨床家に求められる資質（臨床能力）をこのような形式の分類で学ぶことではないだろうか。ここからは、北辰会方式で行われている技術的側面を紹介していく。

2 病態分類

　東洋医学の世界における基準は中医学であり、北辰会方式ではその基礎理論である「弁証論治」を基本とし、少数の配穴で鍼灸臨床を行っている。弁証論治を旨とし、実践から理論を導き出すことを繰り返し、中医学にはない診察法も開発し取り入れて、日本人の体質に合う刺鍼技術を構築している。また病因病理チャートをもとに、病理と治療の標本主従を明確にし、少数穴にて治療することで効果判定を的確に行う。明確な刺鍼技術、予後の判断や順逆の判断、養生指導に至るまで、臨床医学に欠かせない要素を併せ持っている。

　そのため技能が未熟な者、あるいは弁証論治の知識が未熟な者であっても、多面的観察からある程度判断していくことができるから、初学者は自分の得意な情報収集能力や各種技能を磨いていくことにより最適な鍼灸治療に近づくことが可能なのである。

[1] 情報収集能力

　伝統医学においての情報収集能力は、弁証ができる能力であると考える。つまりそれは弁証を行うために役立つ有益な情報をどれだけ収集できるかにかかってくる。問題解決レベルの鍼灸臨床家に求められる技術的側面には、技術を施す前提として、総合判断能力を有利に進めてくれる「四診」の情報収集が不可欠である。そのなかでもインタビューに関わるのが問診と聞診と望診の一部であり、身体診察に関わるのが望診と聞診の一部と切診である。情報収集は、まずインタビュー、次に体表観察という流れで行う。

①インタビュー

　インタビューは、弁証を導き出すための問診であり、問題解決のために有益な情報をどれだけ入手できるかがポイントとなる。正確な問診によっておおよその弁証が確定される。またその情報をもとに各種診察法を駆使することでさらに的確な弁証が導ける。

②体表観察

　体表観察は、具体的に顔面気色診、舌診、脈診、腹診、原穴診、背候診、井穴診、爪甲診、空間診などを用いる。ただし中医学の脈診などは、相当な経験が必要となるため、初学者にとっては情報収集となり得ない場合も多い。

［2］総合判断能力

　総合判断能力とは、「あらゆる疾病に対して、問診で得た弁証に関わる情報（症状）や体表観察の情報をどう鍼灸施術に生かすことができるか」を判断する能力である。いわゆる鑑別診断能力である。

> 別異比類、猶未能以十全。又安足以明之。　　　　　　　　　　　　『素問』（示従容論篇）

訳：異なるものを判別（比類）することは未だ十分に達していない。

> 不知比類、足以自乱、不足以自明。此治之三失也。　　　　　　　　『素問』（徴四失論篇）

訳：比類を知らずでたらめな診断をしていては、病状をはっきり判別することはできない。

　また総合判断能力には、伝統鍼灸医学における予後良好（順）か予後不良（逆）かの適応不適応（順逆）の鑑別も含まれる。

3　鑑別診断と適応不適応（順逆）の鑑別

［1］順逆

　「未病を治す」ことこそ東洋医学の大原則にして、診断治療学の最高目標である。具体的に我々はまず何を診断すべきであろうか？　それは、患者の病は自分が治せるレベルのものであるか否かではないだろうか。これは病の順逆を見定めることであり、その本質は患者の神の状況を見定めることである。そのためには、正確な情報収集による判断と経過観察が必要不可欠である。

　直観的な能力をはたらかせて神を診察し順逆を判断する方法（望神術）と、その他の体表観察および弁証により診断の段階で順逆を判断していく方法、そしてそれらを組み合わせる方法がある。順と判断できた場合は鍼灸治療を行うが、好転を示すかどうかは治療後の効果判定で判断することができる。最終的に予後が良好か不良かを、その後の体表所見の経過観察によってさらに検証していく。

［2］急性病の順逆

　急性病の場合、その症状の程度によっては、問診ができないことがある。そのような場合は、体表所見のみから順逆を判断し、対応しなければいけない。それができるようになるには常日頃から、慢

第1章 ● 総論

性雑病での病因病理（病因病機）と体表所見の反応の程度や変化の仕方の研究をしておくしかない。多面的観察を行ったうえで病因病理を組み立て、治療経過を追っていき、その都度体表観察していくと、そのデータの累積から、体表所見の情報だけからでもかなりの病因病理の情報を得ることができるようになる。

　急性疾患、特に救急疾患においては、北辰会方式では主に、舌診、顔面気色診、脈診を重視しているが、どの臓腑の急変動によるものかを弁別する必要がある場合には、臓腑の異常をダイレクトに示す督脈の圧痛箇所に着目し、さらにどの経絡の急変動なのかを知る必要がある場合には井穴診も行い、総合して順逆の判断をする。

4　病態把握に伴う予後の診断と養生指導

　総合判断能力は、その患者の、その時点における順逆と、その時点においてどのような治療が最適な治療か、何をもって「最適」と判断するのかを決断し、その決断に従って治療の経過を含め、総合的な効果判定でもって最終的に予後を診断することである。それに即した形で養生指導も行われる。

5　予後推察や治療効果判定のための体表所見

[1] 効果判定で判断
　伝統鍼灸の技能の向上には、症状が好転したかどうかだけではなく、体表所見がどのように変化したかによって、この病は予後不良か予後良好かを判断する必要がある。つまり脈診所見や舌診所見などの変化を追うことが重要となり、またそのような観察こそが技能向上に繋がる。刺鍼テクニックと体表観察は一体として学んでいくことが相互の学術を上達させることとなる。そして弁証能力を高めることでさらに技術を向上させることができる。

　たとえば原穴診で太白に虚の反応があっても、肝兪に刺鍼を行うことによって、太白の虚の反応が消失することがある。これは「反応点＝刺鍼点ではない」ことを示し、そこに弁証能力を付け加えることにより、少数穴による的確な治療が可能になる。

　これらの訓練を重ねることはいずれ、強い刺激に耐えることが難しい重篤な疾患や慢性消耗性疾患などの患者に対するアプローチを可能とし、逆を順に変えていくなど、治療の幅が広がることに繋がる。

[2] 北辰会方式での補瀉手技の効果判定
　補瀉の効果判定は、刺鍼での感覚と脈の変化で補瀉いずれに効いたのかを決定する。これは、術者の刺鍼手技の感覚と治療後の患者の体表所見の変化により読み取ることができる。
①補鍼の効果判定
　虚証の患者に対し適切に補鍼をすると、胃の気の脈診で硬かった脈であれば緩んでくるし、脈幅、脈力が出てくる。逆に脈が細く硬くなってきたり、脈力がさらに弱ってきたら補法になっていない。
②瀉鍼の効果判定
　実証の患者に対し適切に瀉鍼をすると、胃の気の脈診で硬かった脈が軟らかくなると同時に、一般的に脈が全体に細く締まる。これは邪気に対して瀉法したことによるものである。

027

[3] 打鍼技術と効果判定

打鍼術は管鍼術と同様、日本の代表的な刺鍼術である。夢分流打鍼術は診断即治療も行うことができ、反応も即効性を示し、効果判定を行うのに長けている。よって体表観察を一通り学んだ段階で、打鍼術の術前・術後の反応の変化から効果判定を学ぶことができる。

[4] 治療方針と経過観察

北辰会方式における病因病理チャート図は、「証」決定だけでなく、病態把握に伴う鑑別診断と治療方針、予後の診断と養生指導や、客観的視点での治療効果判定にも役に立ってくる。

たとえば、図1-2 のような病因病理チャート図になったとする。主訴は「鼻水」で、この図をもとに体表観察を行い、気逆、肝鬱、湿痰の何が中心となるかを判断し、その中心（たとえば肝鬱）となるものに対する経穴を選択し刺鍼してみる。その効果判定としてその中心（肝鬱）が取り除けたかどうかを、肝に関わる経穴の変化、脈の変化などで判断し、それと同時に主訴が取り除けたかの経過観察を行っていく。

また病因を明らかにできる場合は、たとえば気逆に対してのぼせるような食べ物（カフェインやピーナッツなど）を控えるなど、養生指導にも役立つ。

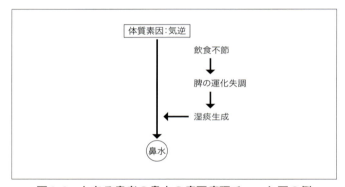

図1-2　とある患者の鼻水の病因病理チャート図の例

6　刺鍼、体表観察テクニック

前述したように効果判定を行ううえでも、刺鍼の技能、体表観察の技能は両者一体である。つまり経穴の構造（診察と臨床意義）の認識ができてこそ、その経穴への正確なアプローチができる。たとえば気滞の反応を呈している経穴には硬結があるが、その浅い部分の硬結を目標に邪気に当てる刺鍼をしてみる。抜鍼後にその経穴の硬結が取り除かれて、刺鍼直後には一時的に脈が締まっても抜鍼後には脈が緩んでいれば、的確に瀉法が行われたと判断できる。虚の反応を呈している経穴に補法するのであれば、抜鍼後に経穴の弛緩や発汗がなくなり、脈幅が大きくなって脈力が出ているかどうかに着目すればよい。つまり生体側の現象そのものが、術が的確に行われたか否かの判断基準となるのである。よってそれぞれのテクニカルスキルの意義も必要な要素となる。

技能としてはテクニカルスキルをまず学び、その後コミュニケーションスキルを身につけ、そして

第1章 ● 総論

臨機応変に対応できるスキルを身につけていく。

[1] 刺鍼テクニック

刺鍼テクニックには、刺鍼技術、打鍼技術、接触鍼（古代鍼）技術、刺絡技術、鑱鍼技術、灸技術がある。いずれのテクニックも経穴の構造を理解したうえで、目的をもって行うことが重要であり、刺鍼の場合は無痛切皮が基本である。補瀉については治療後の効果判定により、正しく行われたかどうかの判断ができる。

[2] 体表観察に必要な手の作り方

体表観察には、まず指先の感覚を鋭敏に養うことが大切である。これには、花札の絵札の凹凸を指で触って言い当てる練習が適している。また、経穴診を繰り返し行っていくと、指頭の肉が盛り上がってくる。さらに、板などに撚鍼法を行い、板を貫く練習により指の力をつけることができる。

[3] 刺鍼テクニックの基本

何よりも衛気を感じ取れるようになることが欠かせない。まずはシャープペンシルの芯など鋭利なものを皮膚面に対して垂直に近づける場合と、皮膚面に平行にして近づける場合の違いを感じ取ってみよう。このように鋭角のものを皮膚に近づけて、自分自身で衛気を感じる訓練をする。そしてさらに、鍼が指になじむようになることも重要である。

7 人格教育

あらゆる医療は患者と術者の相互の信頼が必要であり、それが大前提となる。そのもとで正確な情報を得ることができ、そのためには「対話」が必要である。医療従事者と患者という特異な人間関係の中にあって、人格者としての医療従事者はいかにあるべきか。コミュニケーションスキルを高めるには、人格教育も必要になってくる。夢分流が説く「心持ちの大事」を体現すべく、しっかりと医療人としての心持ち（精神）と人格を磨いていくことが重要である。

8 学校教育の問題

明治時代以前の江戸時代の医家たちは、誰でも「医家」と名乗れば医業ができたため、一家で医家をなす人が多かった。そのため、腕のない者も大手を振って医家を名乗り施術していた。落語に藪医者の題材が多いことからも、様々なトラブルがあったことが容易に予想される。ただ、この時期に鍼・灸・漢方が大衆化され、江戸時代の医療を担っていたことは確かである。

明治以降は現代医学が中心となり、漢方排斥運動のなか、伝統医学は衰退の一途をたどった。そこで残された道は「科学化」であった。鍼灸の治療効果の解明についてあらゆる研究がなされた。しかしながら、確固たるメカニズムを解き明かすまでには至らなかった。

また鍼灸は、制度的に漢方と切り離され、独自の学問へと発達していった。特に学校教育を中心に行われているのが、現代医学の病態把握による鍼灸治療であった。つまり、解剖学、生理学、病理学

の知識から、西洋医学的所見に基づいて病態把握をしたうえで鍼灸治療を行うというものである。これは、鍼・灸の特性を奪う形となったが、「鍼灸も医療である」という認識が持たれるようになった。そして、近年になって「統合医療」が叫ばれ、伝統医学が見直されており、転換期ともいえる時期が来ている。そのなかで、学校教育においても本来の伝統医学の教育が必要である。またグローバル社会においては、国際標準化に合わせた形でなければいけない。

今のところ医学についての世界の共通認識は、「現代医学」と「中医学」である。そのなかで「日本の鍼灸」というものを特徴づけようとするならば、プライマリーケア医療として一端を担ってきたという部分であり、その実践のなかから様々な手法が編み出されたということである。そのためこれらを包括するシステムとして、学校教育の現場で臨床鍼灸師を育てるために、臨床能力のマトリックスに沿った一連の教育が必要ではないだろうか。

現状は、国家試験を重視し過ぎた教育システムのなかで、卒後の教育システムはまだ不十分な状態であり、また本来鍼灸の教育システムである徒弟制度も機能しなくなり、各学校の個性が問われ出している。

[1] WHOが提示する教育レベル

教育レベルの目標を、WHOは次のように提示している。

> 修了後に国のヘルスサービス事業に採用される鍼師を養成することである。すなわちこの教育は、教育を受けた者が病院においては選ばれた患者に、保健センターや地域レベルの施設においてはプライマリーヘルスケアチームの一員として、安全で効果のある鍼治療を施すことのできる能力を身につけさせるものである。しかし、これらの人たちも初めは担当の医師の全般的な監督のもとで仕事をすることになる。
> 『全日本鍼灸学会雑誌』50巻3号「鍼治療の基礎教育と安全性に関するガイドライン（翻訳改訂版 2000.4.7）」

[2] 鍼灸師の社会的立場

日本の鍼灸師は、鍼灸を用いて医療全般の行為を行うことができ、開業権を有することができる。

ここから日本の鍼灸師は、「プライマリーヘルスケアチームの一員」ではなく、町の鍼灸院として、プライマリーケア医療を単独で行っているのが特徴である。

[3] 鍼に関する必修項目

次に、WHOが提示する鍼の教育の必須項目をみていく。

①簡単な鍼の歴史

②基礎理論
- 中国伝統医学の哲学。陰陽、五行の概念など
- 気、血、神、精と津液の働きと相互関係
- 臓腑（内臓）の生理的ならびに病理的兆候とそれらの相互関係
- 経絡の分布と機能
- 病の原因とメカニズム

③経穴についての知識

- 12正経と任脈、督脈（14経絡）上にある361の正穴、および48の奇穴の位置。基礎教育のために選ばれ常用経穴の位置と解剖学的記述
- 文字数字式コードと名称、経穴の分類、鍼の刺入の方向と深さ、常用穴の作用と適応症

④診断

- 診断法、病歴聴取、望診と舌診、切診と脈診、聞診と嗅診
- 八綱弁証、臓腑弁証、気血弁証、経絡弁証

⑤治療原則

- 国の法律やヘルスサービス関連規則などで許される範囲の治療原則
- 個々の症例に、治療のための理論と診断を臨床的に適用すること
- 鍼治療がその患者に適当であること
- 施すべき鍼治療の計画を立てること
- 適切な経穴と適切な鍼の手技を選ぶこと
- 鍼治療の限界、ほかの保健専門家や専門医に照会する必要性の理解

　④について2点補足する。まず東洋医学では臭いを嗅ぎ分ける診断は聞診に属する。また、中医学では臓腑と経絡を別個の弁証としているが、臨床上、臓腑と経絡は不可分なものでもあるので、北辰会方式では「臓腑経絡弁証」とし、また、正気と邪気の程度を鑑別する必要があるため「正邪弁証」など、独自の弁証も取り入れている。詳細は『鍼灸臨床能力　北辰会方式　理論篇』に譲る。

　これらをみる限り、鍼灸が「プライマリーケアの一環」とするならば、WHOの教育レベルが必要ではないだろうか。今後、伝統鍼灸における学校教育の教育手法としては、教育機関などにおいて鍼灸医学教育を取り込む方向での試案となり得るであろうし、日本の鍼灸を学ぶベースともなるであろう。

9　臨床教育目標

　鍼灸においてはこれまで有能な鍼灸臨床家が弟子を受け入れたり、学術団体が卒後教育を担うことで臨床教育を行ってきた。しかし、卒前の段階での教育を見直し、卒前、卒後のつながりを持たせることで、国家資格免許取得後においても、意識レベルが高い状態で臨床に臨めるであろう。

　また今後、日本の鍼灸のスタンダードの確立を目指して、共通した用語の認識、身体診察の検証が必要となる。

10　伝統医学の目標

　2008年に出版された『WHO西太平洋地域伝統医学国際標準用語集』は、グローバルな鍼灸へのある種のスタンダードになると思われる。

　伝統医学が単なる経験的な施術による医療で終わってはもったいない。医療を行うための法則性の確立を目指して、我々が日頃より培ってきている「有益な情報収集」や「精度の高い刺鍼テクニック」といった一定水準の臨床を実践していく必要がある。また臨床鍼灸師だけでなく、大学などの専門機関での総合的な研究も望まれる。

そして鍼灸も医療の一環をなす臨床医学だという認識を、初学者や学生の段階で持ってもらいたい。卒前の段階で有能な鍼灸臨床家による一定水準の教育手法、いわゆる師弟関係での一連の手順による刺鍼テクニック指導や、弁証論治能力の向上を図り、そして卒後、情報収集能力を意識し、臨床実践現場で一つ一つ確かめ、腑に落としていき、各人の総合判断能力を高めていくことが望まれる。

第 2 章

伝統医学の基礎知識

I. 鍼の鎮痛治効理論

1　疼痛の分類

　疼痛とは一種の感覚機能であり、人体が内外の刺激を受けた後に発生する反応である。痛みは生理的疼痛と病理的疼痛に分類される。

[1] 生理的疼痛
　触覚、温度感覚、聴覚、視覚、味覚などと同様の感覚機能を指し、痛覚として認識される。痛覚は不愉快な感覚であり痛苦でもあるために、生体では以下のはたらきが起こる。

①保護と防御作用
　疼痛刺激に対して本能的に障害となる刺激を回避させ、体内の防御作用により刺激を緩衝し痛苦を減少させる。

②生きることを守る作用
　危険を知らせるシグナルとして作用する。

③痛みのシグナルを受信する作用
　痛みの性質、時間の長短など痛みのシグナルを受信する作用を持つ。

④疼痛の発症状況を認識する作用
　疼痛の発症の状況や程度により疼痛発症当時の病理などの状況を認識できる。

[2] 病理的疼痛
　生理的疼痛が発展し、病理的な疼痛に移行したもので、様々な症状を呈する。以下の点で生理的疼痛と区別される。

①疼痛をもたらす刺激の強弱が異なる
　痛覚は一般的に強度である。病理的な疼痛は、生理的な疼痛が誘発されない程度の刺激に対しても過敏に反応して疼痛を引き起こす。

②疼痛の持続時間
　生理的な疼痛は保護と防御作用により短時間で軽減もしくは消失するが、病理的な疼痛はこれに反して持続時間が長い。

③生体の機能
　生理的な疼痛は、一つのシグナルとしての感覚反応であり、生体の機能は維持されるが、病理的疼痛は生体の機能が崩れる。

④病理的疼痛と随伴症状
　病理的な疼痛の場合、疼痛によって別の病理が生じ、様々な症状を派生することがある。当初は生理的な痛みであったが、患者本人がそれを過剰に意識して心配し、心肝気鬱を起こす。そこから気滞血瘀や肝脾不和、肝胃横逆などが起こり、疼痛以外の症状が出現する。それらに対してさらに不安を覚え、痛みがさらに増悪したり継続してしまうという悪循環になることがある。

第2章 ● 伝統医学の基礎知識

これらの生理的、病理的な疼痛は、繋がっていて相互に転化し得る。生理的疼痛も長引けば、量から質への転化で病理的疼痛へと変化していく。

2 『内経』における痛みの記載

伝統医学における「痛み」とは、人体にある病因が作用し、それによって病理的変化が生じ、疼痛を主な症状として発生させる一種の病症であるとしている。

[1]『素問』
各篇の名称と篇番号を以下に記す。

「陰陽応象大論篇（5）」「五臓生成篇（10）」「脈要精微論篇（17）」「臓気法時論篇（22）」「太陰陽明論篇（29）」「刺熱篇（32）」「拳痛論篇（39）」「刺腰痛篇（41）」「風論篇（42）」「奇病論篇（47）」「脈解篇（49）」「刺要論篇（50）」「調経論篇（62）」「繆刺論篇（63）」「気交変大論篇（69）」「六元正紀大論篇（71）」「至真要大論篇（74）」

[2]『霊枢』
各篇の名称と篇番号を以下に記す。

「邪気臓腑病形篇（4）」「終始篇（9）」「経脈篇（10）」「経筋篇（13）」「五邪篇（20）」「熱病篇（23）」「厥病篇（24）」「周痺篇（27）」「脹論篇（35）」「五癃津液別篇（36）」「百病始生篇（66）」「論疾診尺篇（74）」

3 中医学における痛みの分類

中医学において疼痛は、「不通則痛」「不栄則痛」の二つに分類される。

[1] 不通則痛
不通とは「気血の循環障害」をいう。気血が休みなく全身をめぐっていることが、正常な機能活動を維持するためには必要である。何らかの要因で気血の鬱滞が起こると、経絡経筋や臓腑に影響し疼痛が発生する。

[2] 不栄則痛
不栄とは「気血の栄養、滋潤不足」をいう。人体は気血陰陽の相対的平衡を正常に保つことにより機能を維持している。邪気の侵襲や臓腑の機能失調により、気血の不足が起こると、気虚気滞や気虚血瘀、血虚による気滞や血虚血瘀となって疼痛が発生する。

4 疼痛と心の関わり

所以任物者謂之心。

『霊枢』（本神篇）

035

訳：物事をはっきりと認識するのは心のはたらきである。

　感覚とは神の活動に属し、神は心の主宰に基づいている。伝統医学では、痛みを最終的に感じ統合するのは心神であると考える。

| 諸痛痒瘡、皆属於心。 | 『素問』（至真要大論篇） |

訳：諸々の痛み痒みやできものは心の臓と関わりがある。

　唐の時代、王冰はこれについて『補注黄帝内経素問』で「心寂則痛微、心躁則痛甚」と注釈している。心神が落ち着いていないと痛みがひどく、心神が落ち着いていれば痛みは軽い。痛みの程度は、本人の意識が大きく関与していることを示している。
　気血の循環障害が疼痛を引き起こすということは、心のはたらきにも帰着すると捉えられる。痒みにおいても、疼痛と同じようなメカニズムで考えられる。

5　心主神明論

　『内経』における心身一元論の認識に対する説で、人体の心理活動と生理活動は　「心神」の管轄のもとに統一されている。

[1] 神と心血
　神は心に蔵されており、精や血が充足してはじめて安定的に機能を果たすことができる。気・精・血・津液も、すべて神の安定化のもとにその機能を最大限発揮できる。そのなかでも特に精（血）と神の関係が密接である。神は五臓の心が主っており、この「心神」を支えるのが精血である。

| 血者、神気也。 | 『霊枢』（営衛生会篇） |

| 経脈者、所以行血気而営陰陽。 | 『霊枢』（本蔵篇） |

| 心主身之血脈 | 『素問』（痿論篇） |

| 諸血者、皆属於心 | 『素問』（五蔵生成篇） |

| 心蔵脈、脈舎神。 | 『霊枢』（本神篇） |

[2] 心は臓腑の機能活動を主る
　心は「君主の官」と呼ばれ、臓腑の機能活動を主導する。

| 心者、君主之官也。神明出焉。 | 『素問』（霊蘭秘典論篇） |

> 黄帝曰、何者為神。
> 岐伯曰、血気已和、栄衛已通、五臓已成、神気舎心、魂魄畢具、乃成為人。　　　　『霊枢』(天年篇)

6　痛みのメカニズム

次に痛みが発症するメカニズムを示す（**図2-1**）。

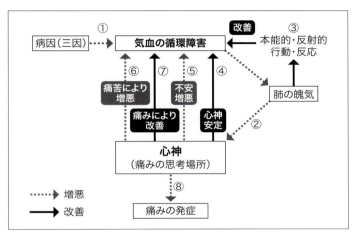

図2-1　痛みの発症メカニズム

図2-1、①～⑧の解説は次の通り。

①気の不通を起こす原因は、病因である外因・内因・不内外因の3通りある。これらが、気血の循環障害を起こしてくる

②何らかの本能的・反射的な行動・反応が起こると、気血の循環障害は改善されることがある。たとえばある部分を圧迫して痛みが生じる。この痛みは、物理的刺激により気の不通が発生したためである。生体側は物理的刺激から本能的・反射的に離れようと反応する。このときに痛みは改善される

③気血の循環障害を直接感覚的に捉えるのは肺の魄気である。魄気が心神に影響すると、初めて痛みとして感じる

④些細な痛みで意識が過剰にならなければ心神は乱れない。心神が安定した状態では、気血の循環が改善され痛みが減少の方向に向かう

⑤不安は痛みを増加させる。すなわち気血の循環障害をさらに酷くする。

⑥痛苦により、痛みが余計に強くなる傾向がある。痛みの感受性には個体差があり、同じ刺激を感受しても、個体によってその反応は様々である。全然痛みを感じない人もいる。これは、心神の状態が大きく関与しているためである

⑦痛みを感知したこと自体が痛みを緩和することがある。「痛い！」と思ったら、そこに意識が集中する。意識の集中によって気血の流通が瞬間的によくなり、通ぜざる部分が解消し、痛みが緩和する

⑧最終的には、種々の気血の循環障害を魄気が感受して痛みの思考場所である心神に伝達し、痛みの発症という現象になる

7 鍼の鎮痛治効理論

> 凡刺之法、必先本于神。　　　　　　　　　　　　　　　　　　　『霊枢』（本神篇）

訳：刺鍼においても、まず神を本としている。

> 用鍼之類、在於調気。　　　　　　　　　　　　　　　　　　　『霊枢』（刺節真邪篇）

訳：鍼を用いるということの本質は、気を調えることにある。

　鍼には行気活血の作用もあれば、気血の栄養（動力）不足や気血の循環無力に対して、気血の循環を鼓舞する作用もある。気血の循環を改善し、心神を安定させることによって痛みを治す効果が現れるのである。
　総じて鍼（灸）は、心神に作用し気血を「通」の状態にし、痛みの病理を改善し痛みを緩解するのである。

II. 臓腑・経絡・穴（腧穴）

1 臓腑経絡学

　伝統医学の鍼灸の基礎には、「太極陰陽論」を主とする「気の思想哲学」や「医易学」がある。ここでは簡単に、鍼灸の根幹をなす臓腑・経絡・経穴について解説していく。これらは現代医学でいうところの解剖学と生理学であり、伝統鍼灸を行ううえで最低限の基礎知識である。
　中医学では臓腑と経絡を分けた学問体系となっているが、北辰会方式では臓腑経絡として一つにまとめ、弁証においても臓腑弁証・経絡弁証とするのではなく、臓腑経絡弁証として重要な弁証法の一つに位置づけている。

[1] 臓腑経絡としての経絡

　臓腑経絡としての経絡を診ていく場合、経脈・経別・経筋・十五絡のすべてを経絡として認識し、総合的に診る必要がある。経筋の病理的変動であっても、死に至ることがあるからである。

> 其成伏梁唾血膿者、死不治。　　　　　　　　　　　　　　　　『霊枢』（経筋篇）

訳：心積を起こして血膿を吐く者は助からない。

　『類経』には「病劇臓傷、故死不治」とあり、経筋を通じて臓を傷っていることを示している。また経絡の流れは、滞りなく全身に流れることで五臓六腑を潤している。
　人間の身体で一番大事な経絡は、前を支配する足陽明経、後ろを支配する足太陽経、横を支配する足少陽経である。そしてその背後にある重要な臓は、脾・腎・肝になる。

腎は先天の元気、脾は後天の元気で非常に重要である。脾胃は陽明で腹面（前）が中心、腎は膀胱と表裏関係で背面（後）が中心。よってこの前と後ろというのは、元気の大元なのである。その前後でバランスを取ろうとするのが身体の側面を流れる少陽（胆）経とその表裏関係の肝である。肝は疏泄して気機を主り、全身の気の流れに関与している。

[2] 臓腑経絡の診察法

清代の、喩嘉言『医門法律』経絡論に「病を治す場合に、臓腑経絡をはっきりさせずに、診立てをせずに、口を開いたり、直ちに治療したりすると誤る」という文言がある。

臓腑経絡の異常を診るための診察法としては、まず脈診と腹診が挙げられる。脈診は、肺経の経脈上に打つ動脈をよく観察することで、全身の動きを捉える（肺は一身の気を主る）。腹は、多くの経絡が流注しており臓腑経絡との関連が多い。その他、背候診・舌診・原穴診・井穴診などの診察法を用いて臓腑経絡の異常を察知していく（詳細は第 8 章「切診」参照）。

2 　経絡

経絡は、人の生命活動の基礎である気血を全身くまなく流通させる通り道で、生命維持活動をする系統である。

[1] 経絡の字義

経絡とは、「経脈」と「絡脈」の総称である。

経脈は上下・内外に通じている。多くは人体の深部を流れる（深い・縦・幹線・主）。

絡脈は経脈からの分枝で、経脈より細小で比較的人体の浅部を流れる（浅い・横・支線・従）。

[2] 経脈

経脈は、内部は臓腑に隷属し、外部は躯体全体に分布している。

> 黄帝曰、経脈者、所以能決死生、処百病、調虚実、不可不通。　　　　　　　　　　　　　　『霊枢』（経脈篇）

訓読：黄帝曰く、経脈は、能く死生を決し、百病を処し、虚実を調うる所以にして、通ぜざるべからざるなり。

経脈というのは人の病の死生を決定づけるものである。経脈は虚実を調える場所で、「百病を処す」（諸々の病を治す）ことができる。「通ぜざるべからず」とは、「経脈はとにかく流れを通じさせるべきだ」と二重否定を使って強調している。経脈の重要性がこの文言からわかる。

十二経脈は、古代人が中国を代表する 12 の川になぞらえたと考えられている。河川は、人間や穀物を養い育て守るものであるが、逆に氾濫すれば大きな災害を起こす。だから山が崩れたりしないようにし、灌漑用水で水を治める。まさに経脈も同様に氾濫しないように、常に流れるようにしておかなければならない。

> 人亦有四海十二経水。経水者、皆注于海。海有東西南北、命曰四海。……（中略）……人有髄海、有血海、有気海、有水穀之海、凡此四者、以応四海也。
>
> 『霊枢』（海論篇）

　十二経脈の河川は、気海・水穀の海・血海・髄海の四つの海に注ぐ。

　人間の身体を養うのに、川の形をとったり海の形をとったり、湖の形をとったりする。つまりこれは大地を潤し万物を養い育むために水を必要とするというわけである。

　その水が日光に照らされると、水分は陽性化（蒸発）して上へ昇る。昇ったものが雲になり、陽が極まって今度は雨となって降り、大地を潤す。水を満々と湛えて体中をめぐっているのが経脈だという考え方である。

　また『難経』では、十二経脈の気血が溢れると湖（奇経八脈）に入ってしまうと記されており、十二経脈では調整できないという論がある。

　総じて、十二経脈は次のようにまとめられる。

- 内部は臓腑に隷属、外部は躯体に分布
- 経脈の流注は『霊枢』経脈篇、逆順肥痩篇に記載されている。詳細は『臓腑経絡学』（藤本蓮風監修、森ノ宮医療学園出版部、2003 年）参照
- 十二経脈の表裏関係は、二経を強化するだけでなく、相互の臓腑に属絡することによって、生理上も病理上も相互に影響し合い、また治療面でも相互に表裏の経脈を使うことができる

［3］絡脈

①絡脈は「網」の意味を持つ

　絡脈は営衛気血を運行し、全身の組織を滋養する。経脈から分かれて浅層を通る支脈であり、網の目のように全身に分布する。また、体表と経脈を連絡し、経脈と経脈を結ぶ。

②十五絡脈

> 何以知経脈之与絡脈異也。……（中略）……経脈者、常不可見也。……（中略）……脈之見者、皆絡脈也。
>
> 『霊枢』（経脈篇）

> 血気揚溢、絡有留血。
>
> 『素問』（八正神明論篇）

　十五絡脈は、十二経脈の絡脈、任脈の絡脈、督脈の絡脈、脾の大絡（胃の大絡）のことをいう。

　陰経の絡脈は表裏関係にある陽経に向かい、陽経の絡脈は表裏関係にある陰経に向かい、十二経脈の循環流注を強化する。陰経と陽経を連絡する主要な脈。

　督脈は後面（背部）の経絡、任脈は前面（胸腹部）の経絡を調節する。脾の大絡は側胸部に散る。胃の大絡は呼吸と脈動の原動力である「宗気」と関わり、胃の腑から直接分かれ出る 1 本の大絡脈を指す。胃から上に行き、隔膜を貫通して肺臓に連絡した後、外へ向かって分かれ出て、左側乳部の下、心尖拍動部に分布する。別名「虚里」という。

> 胃之大絡、名曰虚里。貫鬲絡肺、出於左乳下。其動応衣、脈宗気也。
>
> 『素問』（平人気象論篇）

第2章 ● 伝統医学の基礎知識

③孫絡

> 経脈為裏、支而横者為絡、絡之別者為孫。　　　　　　　　　　　　　　　　　『霊枢』（脈度篇）

　大きな絡脈からの支別も絡脈で、その支別からさらに細かく分枝したものを「孫絡」、皮膚表層にあるものを「浮絡」という。浮絡のうち、肉眼で見える細い血管を「血絡」という。

[4] その他
①十二経別
　十二経別は十二経脈からの分枝であり、胸腹部に分布する。表裏の経を繋ぎ、臓腑、経脈間の陰陽表裏関係を強化し、経脈の補助的役割を担う。離（別）、入、出、合の流注の過程がある。また、陽経の経別は同名の陽経に合流し、陰経の経別は表裏をなす陽経に合流する。経別自体の経穴はなく、主病症を持たないことも特徴である。

②十二経筋
　十二経筋は体表順行部位上に分布する筋肉系などの総称。すべて四肢末端より起こり、求心的に体幹に流注する。多くは関節部位、骨格付近に結集、浅層に分布し、「起」と「結」がある。特にその流注で「結」ぶ部位が重要とされる。経絡独特の出入りはなく、臓腑には入らないが、心の経筋病症には死に至るものもあるので、経脈・経別・経筋・絡脈を一つの経絡とみて、そして臓腑と経絡をも総合的にみなければ、臨床では使えない。
　関節運動を主り、維筋相交することも特徴。

> 頸維筋急、従左之右、右目不開、上過右角、並蹻脈而行、左絡于右、故傷左角、右足不用、命曰維筋相交。　　　　　　　　　　　　　　　　　　　　　　　　　　　　　　　　　　　　『霊枢』（経筋篇）

③十二皮部
　十二皮部は十二経脈に属する体表の部位である。経脈は分肉間を伏行するのに対し、皮部は経脈から分かれた浮絡が全身に分布しており、皮膚部の営養は、この浮絡で行われる。経脈は縦線上に、絡脈は横網状に分布するが、皮部は、経絡に比較して面として幅広く分布している。
　皮部は経脈の皮膚における支配領域であると同時に、絡脈の支配領域でもあり、特に浮絡と密接な関係がある。外邪が人体を侵襲する場合、必ず皮膚（皮毛）、絡、経脈、臓腑の順に伝播していくので、皮部は外邪を防ぐための第一防波堤の役目をしている。

3　経脈

[1] 気血循環のルート
　経脈（経気）は気血循環の通路であり、十二経脈は肺から始まり、大腸、胃、脾、心、小腸、膀胱、腎、心包、三焦、胆、肝の順に気血を循環させている。
　十五絡脈と十二経別は気血循環の支線で、十二正経脈を扶助するとともに、気血の循環を強化して

いる。奇経八脈は余剰な気血を備蓄するはたらきをし、気血が十二経脈中をあふれたり不足したりせずに循環するよう調節している。

[2] 気血循環のしくみ

①宗気

宗気は胸中に集まり、喉に出て、心脈を貫く。また、心肺の気であり、呼吸を主る。安定した呼吸によって心肺は正常に機能し、全身の気血を一定に循環させる。

②五臓の気

宗気の形成には肺気が関わっており、肺は気を主り、宣散・粛降により全身に気を循環させている。心気は脈中の血の循環を推動している。

肝気は疏泄や条達によって気の流れをスムーズにするはたらきがあり、脾気は水湿の運化をすることで、気血の流れを阻害する可能性のある水湿が停滞しないようにしている。また脾の摂血のはたらきによって血が脈外にあふれ出ないようにしている。

これらの動力源は腎陽で、一身の陽気の根本となる。

五臓の気が協調し、全身の気血が十二経脈をルートとして循環する。

4 気滞病理学説

……（前略）……如水之流、如日月之行不休。 　　　　　　　　　　　『霊枢』（脈度篇）

生体が正常な状況では、人体の経脈を流れる気血はよどむことなく循環する。この循環がのびやかでなくなり、停滞してくることがある。経気がスムーズに流れなくなることを「経気不利」という。経気不利が起こるとよどみが生じる。よどみが生じると血や津液も滞り、瘀血や湿痰、あるいは熱邪が派生してきたり、逆に虚の部分が出現してくる。

このように、気の停滞が様々な病理を派生させることを「気滞病理学説」と呼び、北辰会方式はこの考え方を重視している。気の滞りを防ぎ、気をめぐらせることができればあらゆる病を快方に向かわせることができ、新たな病を防ぐこともできるのである。

5 古典が説く「気の停滞」

この気血の循環障害に関する古典の記載を挙げる。

[1]『霊枢』九針十二原篇の見解

欲以微鍼通其経脈、調其血気、営其逆順出入之会。 　　　　　　　『霊枢』（九鍼十二原篇）

訓読：微鍼をもってその経脈を通じ、その血気を調え、その逆順出入の会を営せしめんと欲す。
訳：微細な鍼（九鍼：小鍼）を用いて、体表における臓腑経絡（気・血）の「不通」を疏通することを基本理念とし、正

第2章 ● 伝統医学の基礎知識

気の虚と邪実が出入りする重要な個所（会）、それを鍼でもって陰陽（衛気・営血）を調整することを願う。

> 今夫五蔵之有疾也、譬猶刺也、猶汚也、猶結也、猶閉也。刺雖久、猶可抜也。汚雖久、猶可雪也。結雖久、猶可解也。閉雖久、猶可決也。或言久疾之不可取者、非其説也。夫善用鍼者、取其疾也、猶抜刺也、猶雪汚也、猶解結也、猶決閉也。疾雖久、猶可畢也。言不可治者、未得其術也。　　　『霊枢』（九鍼十二原篇）

訳：五臓六腑の病を中心とした万病が起こった場合、何か物が刺さっているみたいだ、あるいは何か、綺麗なところが汚れているようだ、あるいは何か、すんなりと状況が行かない、結ばれているようだ。あるいは何か、通じていなくてはならないのに、閉じているような感じがある。それがたとえ、久しくてもそれを取り除けばよい。よく鍼で治療するものは、しっかりと学術を身につけて、患者に対応しなくてはならない。治さなくてはならない。治らないというのは、その術、学術が確かでないからだ。

　五臓六腑が病むと、経脈上にあらゆる形で塞がりが生じる。五臓六腑の病は気血の不通である。癒すには、その不通を治すということが肝要であり、その不通を治すのに鍼が一番効果があるのだと言っている。

[2] 古流派の見解

　我が国においてもこの考え方が受け継がれ、日本の鍼灸古流派に影響を与えた。

①後藤艮山

　江戸時代の古流派、後藤艮山は「一気留滞説」のなかで、お灸をする場合には、不通であるところに施灸した。

②香川修庵

　後藤艮山の弟子の香川修庵も、『一本堂行余医言』のなかで、「背中をよく診て、古い慢性病は、積聚の病で、その場合は凝りが出ているから、凝りをよく診てお灸や鍼をしなさい」と説いている。

③石坂宗哲

　誘導刺法という鍼術がある。特に背部、頸部、手足などの不通の部位を見い出して、管鍼を用いて鍼管を叩く。切皮をしてその状態で鍼管をトントン叩く。この術であらゆる病気に対処した。

④葦原英俊

　葦原流の開祖である葦原英俊は、毫鍼・員利鍼・三稜鍼を用いた。たとえば員利鍼を邪気に当てるとその響きは全身に渡り、雷の如く稲妻の如く、鉄砲の弾のように響くとし、邪気に当てて気を激しく散らす方法を提唱している。彼も「およそ鍼は万病一邪と心得べし」と述べている。

⑤夢分斎

　夢分流においては、腹部を全身の縮図と見て、邪のあるところを意識する。邪とは、気の停滞を示す。この気の停滞部位に対して、気が通じていないところを通じるように打鍼をする。不通になっているところを通じさせることに主眼を置いているのである。

　このように内経の時代から、鍼によって気の不通を治すことに主眼を置き、日本においても、各医家たちが工夫して独自の術でそれを体現してきた歴史がある。

III. 経穴(腧穴)について

1 皮膚

経穴を理解するためには、まず、伝統医学における皮膚の構造を理解する必要がある。

> 欲知皮部、以経脈為紀者。諸経皆然。　　　　　　　　　　　　　　『素問』(皮部論篇)

訓読：皮部を知ろうと欲すれば、経脈を以て紀となるもの、諸経みなしかり。
訳：皮膚の状態を知ろうとするなら、経脈の気血循環の流れる部位が手掛かりとなる。

この皮膚構造は、体表面の浅い位置から順に皮(皮毛)、肌肉、筋(腱)、骨である。

[1] 体表の構造

体表を構成するものについて、次の通り解説する(図2-2)。
- 皮(皮毛)：肺気が主る。皮毛は毛穴のある一番浅い部分で衛気が防衛し、身体の感覚器でもある
- 肌肉(分肉)：脾が主る。分肉は肌肉と皮毛の間のこと
- 筋(腱)：肝が主る
- 骨：腎が主る

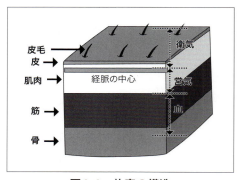

図2-2　体表の構造

[2] 経絡の位置関係

経脈には気血が流れている。

皮膚および体表に接する部位と体表の空気層には衛気、肌肉には営気、筋・骨には血がそれぞれ分布する。また、経脈の中心は、肌肉の間を流れていると考えられる。

これらは現代医学でいうところの皮下組織や、真皮の組織学的な構造でなく、鍼術を行うための体表構造である。

第2章 ● 伝統医学の基礎知識

> 夫気之在脈也、邪気在上、濁気在中、清気在下。故鍼陥脈則邪気出、鍼中脈則濁気出、鍼大深則邪気反沈、病益。故曰、皮肉筋脈各有所処、病各有所宜、……
>
> 『霊枢』（九鍼十二原篇）

訳：邪気が経脈・絡脈にあれば、それは上焦、中焦、下焦に分かれ、上焦にある場合は浅く、邪気の多くは外邪である。中焦、脾胃の邪気には濁気（濁れる気）があり、下焦は冷えの気が下に溜まりやすい。その場合、必要以上に鍼を深くすると、邪気が沈んでしまって、治るどころかかえって悪くなる。皮・肉・筋・脈その各々の深さ、その病のあるあたりを斟酌して、加減しそれに対してそれぞれ違った鍼を施していくこととなる。

つまり鍼の刺入深度は、経穴の深さ、皮毛、肌肉、筋、骨によって適宜変えているのである。

2 衛気・営気・血

『霊枢』九鍼十二原篇の「経脈を通じさせる」とは、気（衛気・営気）、血すべてを調整することである。そのなかでも特に衛気が大きく関与すると考えている。

[1] 衛気

衛気の「衛」というのは「衛生」や「衛兵」あるいは「衛星」など、何かを中心としてぐるぐる回る、そしてその中心にあるものを守るという意味である。衛は「まもる」とも読む。

衛気は主に脈外と体表の間にある。衛気は正気の度合にもよるが、体表から10cm程の幅で存在する。鍼などの先の尖ったものを近づけると、ちょうどコップの水の表面が表面張力で持ち上げられるように、人体の衛気も先の尖ったものに対して反応を起こしている。

衛気は水穀の悍気であり、すばやく滑るという性質を持ち、脈外を自由に動いて営血を守りながら営衛の調和を図り、皮膚腠理を潤し、くまなく分布する。その主な分布範囲は、身体の外表部から内側の部分だけでなく、むしろ皮毛の部分よりも上（外）部で重層をなして、全身を包むバリアのように外邪から身体を防衛している。特に顔面から頭部にかけては、衛気のはたらきが最も強いところである。百会に施す古代鍼が非常によく効くのは、このためである。

衛気が陽より陰に至り、陰より陽に至り、陽から陰へ、陰から陽へ交替してめぐり、陽を行くこと25周、陰を行くこと50周、一昼夜で50周するといわれており、身体のどこかに異変が起こったとき、すぐに衛気が集まって病邪と戦う。

[2] 営気

「営」には「ぐるりと取り巻く」という意味がある。「運営」の「営」、「営養」の「営」の両方の意味を持ち、臓腑の運営および営養を主る。営気は、脈内から筋骨の間にある。

[3] 血

血は筋骨に至る経脈、血脈も含む広い範囲と理解する。この血脈というものが、体表上に現れて、経脈の枝のようなはたらきをする。これが細絡という形をとって絡穴のようなはたらきをし、刺絡の対象となると考えている。

045

3 穴

[1] 穴とは
穴（孔穴）には「あな」の意味がある。

> 諸経孔穴、多在陥者之中。如刺禁論所謂……（中略）……内陥之類之也。　　　　『類経』（刺鍼類）

「穴」の考証研究として原南陽の『経穴彙解』（1854 年）がある。

> 凡孔穴在身。皆是臓腑営衛。血脈流通。表裏往来。各有所主。臨時救難。必在審詳。人有老少。體有長短。膚有肥痩……（中略）……以肌肉文理。節解縫会。宛陥之中。及以手按之。病者快然如此仔細安詳。用心者。乃能得之耳。　　　　『経穴彙解』

穴の探り方を慎重にして、患者の体型や体質に合わせた工夫が必要であることを強調している。

[2] 穴・腧穴・穴位
穴・腧穴・穴位（acupuncture point）とは、鍼療法において鍼が刺入され操作される穴のこと。「腧」には通ずるという意味がある。兪、輸、逾、論という字にも同様に通ずるという意味がある。

[3] 経穴
経穴（meridian point）は、十四経脈（十二経脈、任脈、督脈）に分布する腧穴のこと。十二経脈の腧穴は、左右対称をなす双穴で、任脈・督脈は、正中線に分布する単穴である。

[4] 経外奇穴・奇穴
経外奇穴・奇穴（extra point）は、十四経脈の経穴に入らない腧穴のことで、特定の病症に対して効果があるため、固有の名称を持った腧穴のこと。

[5] 特定穴
特定穴（specific point）は、十四経脈の経穴のなかで、ある種の特殊な治療作用を持っている経穴で要穴ともいう。特定穴には、五輸穴、五行穴、原穴、郄穴、絡穴、背部兪穴、募穴、八会穴、八脈交会八穴、下合穴などがある。

[6] 腧穴の取穴部位
腧穴を取穴する定位法には、骨度分寸法・解剖的表示法・手指同身寸法・簡便取穴法がある。

骨度分寸法は「○○から何寸を取り」というように表現して経穴の場所を特定する。これは「おおよそそのあたりだ」ということで、固定的に捉えてはいけない。

穴は診るときの条件や患者の陰陽の状況によって、拡大したり縮小したり、穴の中心の位置が少し左右上下に移動したりする。患者の個体差として穴の出方の癖もある。したがって該当穴のおおよそ

第2章 ● 伝統医学の基礎知識

の位置で、最終的には術者の感覚によって経穴の正確な状態と場所を捉えなくてはならない。

感覚で捉えた部位は、○○から何寸という決められた場所から少し外れていることもある。経穴の反応には、正気と邪気そして気血の状況が全部反映されており、「現象」として現れる反応を捉える限り、それは正しい穴といえる。

> 粗守関者、守四肢而不知血気正邪之往来也。上守機者、知守気也。 　　　　　　　　　　『霊枢』（小鍼解篇）

訓読：粗は関を守るとは、四肢を守り血気正邪の往来を知らざるなり。上は機を守るとは、気を守ることを知るなり。

「関」というのは、関節の関のこと。穴は関節付近や、肉と肉の割れ目、あるいは筋と筋との境目または筋と腱の境目にある。竹でいえば節のようなところにある。そのため「粗は関を守る」とは、関節付近の穴を専門に守るということになる。「四肢を守る」というのは四肢の穴所を守ることで、穴を固定的に捉えるだけで気血の状況や正邪の往来に無意識であるならば、本当の意味で穴を捉えて守る事は難しいだろう。

下工（下手な医者）は、「○○から何寸」と短絡的に固定された場所に取穴する。このような下工に比べ上工（上手な医者）は、気の動き（気血と正邪の往来）をよく理解しており、気を守ることに終始している。

最終的には、その状態を認識できる体表観察能力が必要不可欠となる。体表観察により虚実を弁別していくのである。

4　特定穴

[1] 分類

特定穴には、五輪穴、五行穴、原穴、郄穴、絡穴、背部兪穴、募穴、八会穴、八脈交会八穴、下合穴などがあり、それぞれの診断意義、治療意義がある。部位別に分類すると以下のようになる。

- 四肢の穴（肘・膝よりも末端部）：五行穴・五兪穴・原穴・郄穴・絡穴・八脈交会八穴・下合穴
- 体幹の穴（胸・腹・背・腰部）：背部兪穴・募穴
- 四肢と躯幹の両方：八会穴

[2] 五輪穴・五行穴

五輪穴（five transport points）と五行穴（five phase points）を**表** 2-1 に示す。陽経と陰経で五輪穴に当てはめる五行穴が異なる。

表2-1　五輸穴・五行穴

		陰	経					陽	経		
	井木	榮火	兪土	経金	合水		井金	榮水	兪木	経火	合土
肝	大敦	行間	太衝	中封	曲泉	胆	足竅陰	侠渓	足臨泣	陽輔	陽陵泉
心	少衝	少府	神門	霊道	少海	小腸	少沢	前谷	後渓	陽谷	小海
脾	隠白	大都	太白	商丘	陰陵泉	胃	厲兌	内庭	陥谷	解渓	足三里
肺	少商	魚際	太淵	経渠	尺沢	大腸	商陽	二間	三間	陽渓	曲池
腎	湧泉	然谷	太渓	復溜	陰谷	膀胱	至陰	通谷	束骨	崑崙	委中
心包	中衝	労宮	大陵	間使	曲沢	三焦	関衝	液門	中渚	支溝	天井

①五輸穴

肘・膝よりも末端部に位置する井穴・榮穴・兪穴・経穴・合穴の五つの特定穴のこと。五腧穴ともいう。

②五行穴

五行と関連した、十二経脈上の肘・膝より末端の鍼治療穴を指す。五行穴は、井榮兪経合を木火土金水といった五行の法則に組み合わせている。

> 六十四難曰。十変又言、陰井木、陽井金。陰榮火、陽榮水。陰兪土、陽兪木。陰経金、陽経火。陰合水、陽合土。陰陽皆不同、其意何也。然。是剛柔之事也。陰井乙木、陽井庚金。陽井庚、庚者、乙之剛也。陰井乙、乙者、庚之柔也。乙為木、故言陰井木也。庚為金、故言陽井金也。余皆倣此。　　　　『難経』（六十四難）

陽経の井榮兪経合は金水木火土と対応し、陰経の井榮兪経合は木火土金水と、陰陽各経脈を五行の属性に補完している。

> 黄帝曰、願聞五蔵六府所出之処。
> 岐伯曰、五蔵五腧、五五二十五腧、六府六腧、六六三十六腧。経脈十二、絡脈十五。凡二十七気、以上下。所出為井、所溜為榮、所注為腧、所行為経、所入為合、二十七気所行、皆在五腧也。
> 　　　　『霊枢』（九鍼十二原篇）

井穴・榮穴・兪穴・経穴・合穴は、各々、経気の流れ方に特性があるとされ、井穴は脈気が出るところ、一方合穴は脈気が集まるところ、というように記されている。

> 黄帝曰、何謂蔵主冬、時主夏、音主長夏、味主秋、色主春。願聞其故。
> 岐伯曰、病在蔵者、取之井。病変于色者、取之榮。病時間時甚者、取之輸。病変于音者、取之経。経満而血者、病在胃及以飲食不節得病者、取之於合、故命曰味主合。是謂五変也。
> 　　　　『霊枢』（順気一日分為四時篇）

第2章 ● 伝統医学の基礎知識

各種の病変の違いによって、井・榮・兪・経・合のどれを取るかが決まっている。

> 春刺井者、邪在肝。夏刺榮者、邪在心。季夏刺兪者、邪在脾。秋刺経者、邪在肺。冬刺合者、邪在腎。
>
> 『難経』（七十四難）

「春には井穴を刺し、夏には榮穴を刺し、長夏には輸穴を刺し、秋には経穴を刺し、冬には合穴を刺す」ということが書かれているが、春夏は陽気が表に出るため、井榮を用いて浅く刺し、秋冬は陽気が沈むために、経合を用い深く刺す。

> 黄帝曰、余聞五蔵六府之気、榮輸所入為合。令何道従入、入安連過。願聞其故。
> 岐伯答曰、此陽脈之別入于内、属於府者也。
> 黄帝曰、榮輸与合、各有名乎。
> 岐伯答曰、榮輸治外経、合治内府。
> 黄帝曰、治内府奈何。
> 岐伯曰、取之於合。
>
> 『霊枢』（邪気蔵府病形篇）

榮穴は経絡の外、いわば経絡経筋を主として治し、合は内腑、つまり深い所の病を治すということである。

> ……榮腧気脈浮浅、故可治外経之病。合則気脈深入、故可治内府之病。 『類経』

北辰会方式では、井榮兪経合を「井穴は熱をもらす所、合穴は陰気をもらして陽気を高める所」として使い分けている。

> 六十五難曰。経言所出為井、所入為合、其法奈何。然。所出為井、井者、東方春也。万物之始生、故言所出為井也。所入為合、合者、北方冬也、陽気入蔵、故言所入為合也。 『難経』（六十五難）

北辰会方式では、肘、膝から末端の部分を空間的な人体の縮図として捉える。

　井穴は頭頂部に相当し、合穴は腰や下半身に相当する。井穴は熱をもらすとされるが、この空間縮図で考えると、頭頂部から熱をもらすことに相当している。

　合穴は下焦（腰から下）に相当する。下焦が冷えている場合、合穴をうまく用いると大便小便が排泄され、陰気がもれ陽気が高まり温めることができる。このことは「合主逆気而泄」とあるように、下を温めることにより気が降り気逆が治るということにも繋がる。

> 六十八難曰。……（中略）……経言所出為井、所流為榮、所注為兪、所行為経、所入為合。井主心下満、榮主身熱、兪主体重節痛、経主喘咳寒熱、合主逆気而泄、此五蔵六府井榮兪経合所主病也。
>
> 『難経』（六十八難）

③井穴

井穴（well point）は五輸穴の一つで、すべて手の指または足の指の末端部にある。『霊枢』九鍼十二原篇に「所出為井」とあるように、経脈の流注があたかも源泉に似ているところから「井穴」とよばれる。『黄帝内経太素』（随・唐時代）によると、楊上善の説では「井は、古くは泉の湧き出るところを井と呼んだ。人の血気は四肢に湧き出るので、脈の出るところを井という」とされる。

十二井穴は経脈の末端に位置するが、この部分は陰経から陽経へ流れると同時に経脈の流れが細くなり、また次第に大きくなって次の経脈を形成する場所でもあることから、陰から陽をそして陽から陰を繋ぐ「絡」だと考えることができる。北辰会方式では、井穴は表裏の経絡を繋ぐ「絡穴」としての意味合いを持つ経穴として重要視している。

『素問』繆刺論篇で、様々な邪気が絡にある場合には十二井穴を治療するという理論がある。井穴への刺鍼は、一種の絡脈治療であり、実際効果を上げることができる。たとえば、上焦に熱や気滞、湿痰がこもることによって起こる頑固な外耳炎や耳鳴に対して、井穴（少沢、関衝、商陽など）に治療すると大いに効果がある。

④滎穴

滎穴（brook point）は五輸穴の一つ。滎穴の反応を診ることで、どの臓腑経絡に熱が存在するかがある程度わかる（滎主身熱）。術者の手の感覚さえよければ、肝経の行間や胃経の内庭などの左右の経穴の微かな熱感差を見分けることができ、そこに鍼をして熱を漏らせば、非常に高い効果を挙げることができる。たとえば足太陰経上の膝の内側部の痛みに対しては、より患部に近い陰陵泉や商丘に刺鍼するよりも、滎穴の大都に反応があれば、大都に刺鍼した方がはるかによく効く。

足の第三指の井穴・滎穴に当たるところを、北辰会方式ではそれぞれ「第二厲兌」「第二内庭」として臨床に運用している。ここは吉田流の経穴でもあり、非常に効果がある。またここは足少陽の経気も関わってくるために、上手に鍼をすると肝、胆、脾の臓腑を同時に治療することができる。

⑤輸穴・兪穴

輸穴・兪穴（stream point）は五輸穴の一つ。「輸」という字は運ぶという意味である。頑固な病が塞がっている場合に通じさせる働きがあることを指す。

⑥経穴

経穴（river point）は五輸穴の一つ。

⑦合穴

合穴（sea point）は五輸穴の一つ。「滎、兪は、外経を治す」のに対し、合穴は内腑を治す。

[3] 五要穴

「五行穴」「五兪穴」は単に略して「要穴」ともいわれるが、ここでは原穴・郄穴・絡穴・募穴・兪穴を挙げる（**表2-2**）。

表2-2　五要穴

	肝	心	脾	肺	腎	心包	胆	小腸	胃	大腸	膀胱	三焦
原穴	太衝	神門	太白	太淵	太渓	大陵	丘墟	腕骨	衝陽	合谷	京骨	陽池
郄穴	中都	陰郄	地機	孔最	水泉	郄門	外丘	養老	梁丘	温溜	金門	会宗
絡穴	蠡溝	通里	公孫	列欠	大鐘	内関	光明	支正	豊隆	偏歴	飛陽	外関
兪穴	肝兪	心兪	脾兪	肺兪	腎兪	厥陰兪	胆兪	小腸兪	胃兪	大腸兪	膀胱兪	三焦兪
募穴	期門	巨闕	章門	中府	京門	膻中	日月	関元	中脘	天枢	中極	石門

①原穴

原穴（source point）とは原気（元気）が流れ出る、あるいは通る、とどまる経穴のこと。

原穴はなぜ四肢末端、手首関節、足首関節のところに位置しているのだろうか。進化論的に考えてみると、人間が四足から二足歩行、直立をすることによって、手首・足首が非常に発達した。昔の人は直観力が優れていたために、ここに重要穴があるということを悟り、原穴として手首や足首あたりに配置したのかもしれない。

北辰会方式の原穴診は、虚の反応を中心に左右差の顕著なところを診て、どの臓腑経絡の異常なのかを判断する一つの目安とする。

原穴は背部兪穴に比べると肌肉が非常に薄いため、実の反応の目安となる硬結を探しにくい。虚実の反応はかなり重層して現れるので、原穴では判別しがたい。そのため原穴では、虚の反応を中心に左右差を診る。

②郄穴・郄穴

郄穴・郄穴（cleft point）の「郄」という字は閉じること、くぼみと同意である。骨肉の間は溝のようになっており、そこに気血が深く溜まる。郄穴の最初の出典は西晋時代に皇甫謐によってまとめられた『鍼灸甲乙経』である。

また奇経の郄穴として、交信（陰蹻脈）、築賓（陰維脈）、跗陽（陽蹻脈）、陽交（陽維脈）がある。

③絡穴

絡穴（connecting point）とは、経脈から絡脈が分かれ出る部位にある経穴のこと。『霊枢』経脈篇（10）に述べられている。すべて肘、膝より末端に位置する。

また任脈の絡は鳩尾、督脈の絡は長強、脾の大絡は大包で、躯幹の前、後、横それぞれに位置する。

足の陽明経の内庭穴を我々は第一内庭と呼び、侠渓と第一内庭の間にある経穴を第二内庭と呼ぶ。これも一種の絡脈、足の陽明胃経の分枝の経穴を示す。その他、原穴の衝陽外側に胆経と胃経が合流する絡穴がある。こういう絡穴を使うと陽明胃経と少陽胆経を同時に動かせたり、胃経の病でも胆経に引いて早く治すことができる。

④兪穴・背兪穴・背部兪穴

兪穴・背兪穴・背部兪穴（transport point）は、頑固で非常に重い臓腑の疾患を治す経穴で、北辰会方式では背候診として、臓腑の変動や異常を知るために非常に重要な切診の一つとして重視している。詳細は『体表観察学』（緑書房）に譲る。

⑤募穴・腹募穴

募穴・腹募穴（alarm point）については、北辰会方式では、原穴診や背候診のように全ての募穴の反応を診ることはせず、夢分流腹診をする中で募穴に顕著な反応があれば、そこに着目することがある。募穴については**表2-2**を参考にされたい。

[4] 六腑下合穴・下合穴

六腑下合穴・下合穴（しもごうけつ）（lower sea points of the six bowels）について、以下に古典を示す。

黄帝曰、榮輸与合、各有名乎。
岐伯答曰、榮輸治外経。合治内府。
黄帝曰、治内府奈何。
岐伯曰、取之於合。
黄帝曰、合各有名乎。
岐伯答曰、胃合於三里、大腸合入于巨虚上廉、小腸合入于巨虚下廉、三焦合入于委陽、膀胱合入于委中央、
胆合入于陽陵泉。……（中略）……
黄帝曰、願聞六府之病。
岐伯答曰、……（中略）……大腸病者、……（中略）……取巨虚上廉。胃病者、……（中略）……取之三里也。
小腸病者、……（中略）……取之巨虚下廉。三焦病者、……（中略）……取委陽。膀胱病者、……（中略）…
…取委中央。胆病者、……（中略）……取陽陵泉。　　　　　　　　　　　　　　『霊枢』（邪気蔵府病形篇）

訓読：黄帝曰く、榮兪と合とは、各々名あるか。岐伯答えて曰く、榮兪は外経を治し合は内府を治するなり。黄帝曰く、内府を治すること如何。岐伯曰く、之を合に取るなり。黄帝曰く、合は各々名あるか。岐伯答えて曰く、胃は三里に合す。大腸の合は巨虚の上廉に入る。小腸の合は巨虚の下廉に入る。三焦の合は委陽に入る。膀胱の合は委の中央に入る。胆の合は陽陵泉に入る也。黄帝曰く、願わくば六府の病を聞かん。岐怕答えて曰く、……大腸を病むものは、……巨虚上廉に取れ。胃を病むものは、……之を三里に取る也。小腸を病むものは、……之を巨虚下廉に取る。三焦を病むものは、……委陽に取る。膀胱を病むものは、……委の中央を取る。胆を病むものは、……陽陵泉に取れ。

三焦下腧、在于足大指之前、少陽之後、出于膕中外廉。名曰委陽。是太陽絡也。手少陽経也。三焦者、足
少陽太陽之所将、太陽之別也。上踝五寸、別入貫腨腸、出于委陽、並太陽之正、入絡膀胱、約下焦。実則
閉癃、虚則遺溺。遺溺則補之、閉癃則寫之。　　　　　　　　　　　　　　　　　　『霊枢』（本輸篇）

訓読：三焦の下の兪は足の大指の前、少陽の後にあり。膕中の外廉に出ず。名づけて委陽という。是れ太陽の絡なり。手の少陽経なり。三焦は足の少陽、太陽の将うる所、太陽の別也。踝を上ること五寸、別れて入りて腨腸を貫き、委陽に出で太陽の正に並びて、入りて膀胱に絡し、下焦を約す。実なれば則ち閉癃し、虚すれば則ち遺溺す。遺溺すれば則ち之を補い、閉癃れば則ち之を瀉す。

[5] 八会穴

『難経』四十五難によると、人体の臓・腑・気・血・筋・脈・骨・髄の8種類の気が集まる経穴を八會穴（はちえけつ：eight meeting points）という。臓会（章門穴）・腑会（中脘穴）・気会（膻中穴）・血会（膈兪穴）・筋会（陽陵泉穴）・脈会（太淵穴）・骨会（大杼穴）・髄会（絶骨穴）。臨床では、この八

第2章 ● 伝統医学の基礎知識

つの領域と関連する組織や臓腑の病証に用いられる。

[6] 交会穴

二つ以上の経脈が交差する経穴のことを交会穴（交會穴：crossing point）という。一つの経穴が数経にまたがることから、臨床的に応用すれば、交会する他経も同時に作用させることができる。交会穴は、まず『黄帝内経』に記載されているが、多く記載されているのは『鍼灸甲乙経』である。

[7] 八脈交会穴

奇経八脈に通じる八つの兪穴を八脈交会穴（八脈交會穴：confluence points of the eight vessels）または八脈交会八穴と呼んでいる。金元時代に記された竇漢卿の『鍼経指南』に記載されている。

明代の李梃は『医学入門』のなかで、「全身の360穴は手足の66にまとめることができ、66穴も8穴にまとめることができる」と述べている。他に、李時珍の『奇経八脈考』（1572年）や呉崑の『針方六集』（1618年）も参考にするとよい。

①奇経八脈の主な病症と主治穴

表2-3 にまとめる。

表2-3　奇経八脈の主な病症と配穴

奇経八脈	主な病症	八脈交会八穴
督脈	背骨がこわばる、頭痛、水腫など	後渓
任脈	疝痛（男）、月経異常（女）	列欠
衝脈	逆気して下痢	公孫
帯脈	腰が冷える	足臨泣
陽蹻脈	脛骨神経麻痺、目の痛み	申脈
陰蹻脈	腓骨神経麻痺	照海
陽維脈	寒熱に苦しむ	外関
陰維脈	心臓部痛に苦しむ	内関

②八脈交会八穴の臨床応用

八脈交会八穴は単独で用いることもできるが、以下のように組み合わせて臨床応用することもある。
- 胃・心・胸部の病症：内関—公孫
- 内眼角・耳・項・肩甲部の病や発熱悪寒などの表証：後渓—申脈
- 外眼角・耳・頬・頸・肩部の病や寒熱往来の証：外関—足臨泣
- 咽喉・胸廓・肺の病や陰虚内熱：列欠—照海

③竇氏八穴

八脈交会八穴とその適用される病症が、『鍼灸聚英』（1529年）に述べられているので以下に紹介しておく。
- 公孫

053

足太陰脾。通衝脈。合于心胸。主治二十七証。

九種心痛 心胃　痰鬲涎悶 心胸　臍腹痛脹 三焦胃　脇肋疼痛 心脾　産後血迷 心主　気膈食不下 小腸胃　泄瀉不止 大腸胃　痃気疼痛 心胃　裏急後重 大腸　傷寒結胸 小腸心　水膈酒痰 肝胃　中満不快反胃嘔吐 胃　腹脇脹満痛 脾胃　腸風下血 大腸包絡　脱肛不収 大腸肺　気隔 心肺　食隔不下 胃脾　食積疼痛 胃脾　癖気小児食癖 小腸心主　児枕痛 小腸三焦　酒癖 胃三焦　腹鳴 小腸胃　血刺痛 肝脾　小児脾瀉 脾腎　瀉腹痛 大腸胃　胸中刺痛 心　瘧疾心痛 心包絡

右病公孫悉主之。先取公孫。後取内関。　　　　　　　　　　　　『鍼灸聚英』（巻二）

- 内関

手厥陰心包絡。通陰維。主治二十五証。

中満不快 心胃　傷寒 心主　心胸痞満 肝胃　吐逆不定 脾胃　胸満痰隔 肺心　腹痛 胃　泄瀉滑腸 大腸　酒痰隔痛 心主　米穀不化 胃　横竪痃気 肝胃　小児脱肛 大腸肺　九種心痛 心主胃　脇肋痛 肝胆　婦人血刺痛 心肝　腸鳴 大腸　積塊痛 肝　男子酒癖 脾肺　二膈并心下痞痛 心脾胃　気膈食不下 胃心肺　腹肋脹痛 脾胃心主　腸風下血 大腸　傷寒結胸 胃　裏急後重 小腸　食膈不下食 心主胃　瘧寒熱

右病証。内関悉主之。　　　　　　　　　　　　　　　　　　　『鍼灸聚英』（巻二）

- 臨泣

此足臨泣也。足少陽胆経。通帯脈。合于目。上走耳後頬頚缺盆胸鬲。主治二十五証。

足跗腫痛 胃　手足麻 小腸三焦　手指顫掉 肝心主　赤眼冷涙 膀胱　咽喉腫痛 三焦　手足攣急 肝腎　脇肋痛 胆　牙歯痛 胃大腸　手足発熱 胃心主　解利傷寒 膀胱　腿胯痛 胆　脚膝腫痛 胃肝　四肢不遂 胆　頭風腫 膀胱　頭頂腫 膀胱　浮風掻癢 肺　身體腫 腎胃　身體麻 肝脾　頭目眩 膀胱　筋攣骨痛 肝胃　頬頚痛 大腸　雷頭風 胆　眼目腫痛 肝心　中風手足不挙 腎　耳聾 腎胆

右列病証。臨泣悉主之。先取臨泣。後取外関。　　　　　　　　『鍼灸聚英』（巻二）

- 外関

手少陽三焦経。通陽維。主治二十七証。

肢節腫痛 腎　臂膊冷痛 三焦　鼻衄 肺　手足発熱 三焦　手指節痛不能屈伸 三焦　眉稜中痛 膀胱　手足疼痛 胃　産後悪風 腎胃　傷寒自汗 胃肺　頭風 膀胱　四肢不遂 胆胃　筋骨疼痛 肝腎　迎風涙出 肝　赤目疼痛 肝心　腰背腫痛 腎　手足麻痛并無力 胃　眼腫 心　頭風掉眩痛 膀胱　傷寒表熱 膀胱　破傷風 肝胃　手臂痛 大腸三焦　頭項痛 小腸　盗汗 心主　目翳或隠渋 肝　産後身腫 胃腎　腰胯痛 腎　雷頭風 胆

右病証。外関悉主之。　　　　　　　　　　　　　　　　　　　『鍼灸聚英』（巻二）

- 後渓

第2章 ● 伝統医学の基礎知識

手太陽小腸経。通督脈。合于内眥。走頭項耳戸膞小腸膀胱。主治二十四証。

手足攣急 肝　手足顫掉 肝三焦　頭風痛 三焦膀胱　傷寒不解 膀胱　盗汗不止 肺心　中風不語 経絡肝　牙歯痛 胃大腸　癲癇吐沫 胃　腰背強痛 腎　筋骨痛 肝胃　咽喉閉塞 腎肺胃　頬顋腫痛 胃小腸　傷寒項強或痛 膀胱　膝脛腫痛 腎　手足麻 胃　眼赤腫 肝心　傷寒頭痛 膀胱　表汗不出 肺胃　迎風涙下 肝胆　破傷風搐 肝　産後汗出悪風 肺　喉痹 肺肝　脚膝腿疼 胃　手麻痹 大腸

右病後谿穴主之。先取後谿。後取申脈。　　　　　　　　　　　　　　　　　　『鍼灸聚英』(巻二)

・申脈

足太陽膀胱経。通陽蹻。主治二十五証。

腰背強痛 膀胱　肢節煩痛 腎肝　手足不遂 胃肺　傷寒頭痛 膀胱　身体腫満 胃　頭面自汗 胃　癲癇 肝　目赤腫痛 膀胱　傷風自汗 胃　頭風癢痛 胆　眉稜痛 膀胱　雷頭風 胆　手臂痛 大腸　臂冷 三焦　産後自汗 腎　鼻衄 肺　破傷風 肝　肢節腫痛 腎肝　腿膝腫痛 胃　耳聾 腎　手足麻 胆　吹妳 胃　洗頭風 膀胱　手足攣 肝腎　産後悪風 腎

右病。申脈穴主之。先取申脈。後取後谿。　　　　　　　　　　　　　　　　　　『鍼灸聚英』(巻二)

・列欠

手太陰肺経。通任脈。合肺及肺系喉嚨胸鬲。主治三十一証。

寒痛泄瀉 脾　婦人血積痛或敗血 肝　咽喉腫痛 胃　死胎不出及胎衣不下 肝　牙歯腫痛 胃大腸　小腸気撮痛 小腸　脇癖痛 肝肺　吐唾膿血 肺　欬嗽寒痰 肺　痎気 胃　食噎不下 胃　臍腹撮痛 脾　心腹痛 脾　腸鳴下痢 大腸　痔瘻痛漏血 大腸　心痛温痢 脾　産後腰痛 腎肝　産後発狂 心　産後不語 心包絡　米穀不化 脾　男子酒癖 胃肝　乳癰腫痛 胃　婦人血塊 肝腎　温病不差 胆　吐逆不止 脾胃　小便下血 小腸　小便不通 膀胱　大便閉塞 大腸　大便下血 大腸　胃腸痛病 心胃　諸積 心胃

右病。列缺悉主之。先取列缺。後取照海。　　　　　　　　　　　　　　　　　　『鍼灸聚英』(巻二)

・照海

足少陰腎経。通陰蹻。主治二十七証。

喉嚨閉塞 胃　小便冷痛 腎肝　小便淋渋不通 膀胱　婦人血暈 肝腎　膀胱気痛 膀胱　胎衣不下 肝　臍腹痛 脾　小腹脹満 小腸　腸澼下血 大腸　飲食不納反胃吐食 胃　男子癖并酒積 肺胃　腸鳴下痢腹痛 大腸　中満不快 胃　食不化 胃　婦人血積 脾心　児枕痛 胃肝　難産 腎肝　洩瀉 脾　嘔吐 胃　酒積 脾　痎気 胃　気塊 脾肝腎　酒痹 胃肝　気膈 心主　大便不通 大腸　食労黄 脾胃　足熱厥 心主

右病。照海悉主之。先取照海。後取列缺。右法。先刺主証之穴。随病左右上下所在取之。仍循道引。按法祛除。如病未已。必求合穴。未已則求之。須要停鍼待気。使上下相接。快然無其所苦。而後出鍼。按此八穴。治法溥博。亦許学士所謂廣絡原野。冀獲一兎者也。　　　　　　　　　　　『鍼灸聚英』(巻二)

北辰会方式では、内関・外関・申脈・照海の四穴を空間診の診察法の一つとして応用している。詳

055

細は『鍼灸治療　上下左右前後の法則—空間的気の偏在理論　その基礎と臨床』（藤本蓮風、メディカルユーコン、2008 年）を参照いただきたい。

[8] 阿是穴・天應穴

　阿是穴・天應穴（ouch point）の阿是というのは、田んぼの「あぜ」という意味である。本来の道ではないけれども、あぜ道、いわばバイパスを通るという意味合いを持つ。また独特な道としてのはたらきもある。日本での阿是穴の専門書は、岡本一包の『鍼灸阿是要穴』（1703 年）がある。ここでは無数の穴が掲載されているが、煩雑に用いてはならない。正確に選穴取穴して、そしてその穴がどのようなはたらきをするのかをよく研究しながら、正規の位置にない穴について研究していく必要がある。

5　経穴の診察法と選穴

　経穴の反応は指で触れるだけで、あるいは鍼や古代鍼を近づけるだけでもすぐに変化する。

　穴所の変化を診るには、衛気の部分から意識して診る必要がある。衛気の状態から営気の状態まですべてを観察して、今正気がどうなっているか、邪気がどうなっているか、ということを見分けることこそが上工の診断術である。このようなことを総合していくと、『霊枢』の「上は神を守る」という世界に入っていくのである。

　病の初期段階では、まず経気の停滞が起こり五輸穴（井榮兪経合）に何らかの反応が顕著に現れる。

　しかし病が重くなり慢性病で気血が弱ってくると、五輸穴のみならず兪穴や募穴に反応が現れる。ただし慢性の重い疾患であればあるほど、逆に末端に反応が出てくる場合もあり、井穴や裏井穴が治療点となることもある。取穴の基準としては、適宜反応が顕著なほうを選択して刺鍼することである。

　手足と背中の経穴の反応の左右差の程度を比較し、たとえば肺兪のほうが太淵よりも左右差が強ければ肺兪を選穴し、その逆であれば太淵を選穴する。

　基本的には、原穴・井穴・背部兪穴・募穴などのなかで左右差が最も顕著な経穴に施術したほうがより効果的で、体幹の経穴か四肢の経穴かは患者の日頃の労働量（筋肉の発達具合）にもよる。

IV. 各種刺鍼手技と道具

1　鍼道具

[1] 長さと太さ

　長さは尺貫法とメートル法の二つが使われており、太さは番と号の二つで決められている。たとえば鍼体長 40mm、鍼体径 0.20mm φ の鍼は古来の呼び名では、「（1）寸 3（分）3 番鍼（括弧内は省略されることが多い）」と呼ばれる。

　主に日本でよく使われる鍼の長さを**表 2-4** に、鍼の太さに関する通称と国際基準の一例を**表 2-5** に示す。

第2章 ● 伝統医学の基礎知識

[2] 鍼先

鍼先の形状を**表 2-6** に示す。

[3] 材質

鍼の材質を**表 2-7** に示す。

表 2-4　鍼の長さ

現在市場で一般的な鍼					
5分	1寸	1寸3分	1寸6分	2寸	3寸
15mm	30mm	40mm	50mm	60mm	90mm

表 2-5　鍼の太さの通称と国際基準の一例

通　称	直　径	国際基準
1番鍼	0.16mm	16号鍼
2番鍼	0.18mm	18号鍼
3番鍼	0.20mm	20号鍼
5番鍼	0.24mm	24号鍼
8番鍼	0.30mm	30号鍼

表 2-6　鍼先の形状

スリオロシ形	打鍼術で用いる形の鍼。御園意斎が考案した。鍼体の根部から順次細くしたもので、刺入しやすいが曲がりやすく、疼痛を与えやすい
ノゲ形	柳葉形ができるまで撚鍼法で使われていた形の鍼。鍼尖の上部約15mmぐらいのところから細くしたもので、刺入しやすく曲がりにくいが、疼痛を与えやすい
卵形	鍼尖が卵のように丸味をおびているので曲がりにくいが、刺入しにくく、刺入時に鈍痛感を与えやすい
松葉形	鍼尖の少し上から細くなり、ノゲ形と卵形の中間の形をしたもので、刺入しやすく疼痛も少ない。現在広く使われている鍼である
柳葉形	撚鍼法で使われる鍼。松葉形より少し鋭利にしたもの

表2-7　鍼の材質

金	金を含んだ鍼。柔軟性・弾力性に富み、腐食しにくい。古代鍼や打鍼などに使用し、主に補法を中心に行うときに用いる
銀	銀を含んだ鍼。金鍼と同じく柔軟性・弾力性に富む。古代鍼や打鍼に使用し、主に瀉法を中心に行うときに用いる。酸化しやすく、腐食し黒く錆びやすいため手入れに注意を払う
ステンレス鍼	ステンレスは、鉄にクロムやニッケルを混ぜて錆びにくくしたもので、刺入しやすく折れにくいが、刺痛が発生しやすく柔軟性・弾力性に劣る（硬い）。腐食しにくく、安全性と安価であることからステンレスのディスポーザブル（使い捨て）鍼として現在多く使われている

2　九鍼の道具と刺鍼手技

[1] 道具

　鍼の道具は砭石（へんせき）から九鍼（きゅうしん）（nine classical needles）へと発展し、様々な病態に対応していくことが可能となった（**図2-3**）。

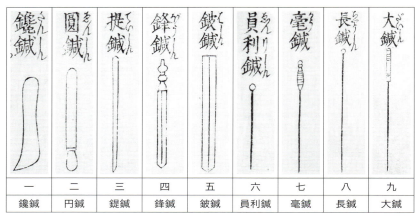

図2-3　九鍼の道具

九鍼之名、各不同形。一曰鑱鍼、長一寸六分。二曰員鍼、長一寸六分。三曰鍉鍼、長三寸半。四曰鋒鍼、長一寸六分。五曰鈹鍼、長四寸。広二分半。六曰員利鍼、長一寸六分。七曰毫鍼、長三寸六分。八曰長鍼、長七寸。九曰大鍼、長四寸。
『霊枢』（九鍼十二原篇）

訓読：九鍼の名、各々形同じからず、一に曰く鑱鍼、長さ一寸六分、二に曰く員鍼、長さ一寸六分、三に曰く鍉鍼、長さ三寸半、四に曰く鋒鍼、長さ一寸六分、五に曰く鈹鍼、長さ四寸、幅二分半、六に曰く員利鍼、長さ一寸六分、七に曰く毫鍼、長さ三寸六分、八に曰く長鍼、長さ七寸、九に曰く大鍼、長さ四寸。

故一鍼皮、二鍼肉、三鍼脈、四鍼筋、五鍼骨、六鍼調陰陽、七鍼益精、八鍼除風、九鍼通九竅、除三百六十五節気。此之謂各有所主也。
『素問』（鍼解篇）

第2章 ● 伝統医学の基礎知識

訓読：故に一鍼は皮、二鍼は肉、三鍼は脈、四鍼は筋、五鍼は骨、六鍼は陰陽を調え、七鍼は精を益す、八鍼は風を除く、九鍼は九竅に通じ、三百六十五節の気を除く。これは各々主る所有りと謂うなり。

九鍼の刺鍼手技を**表2-8**に解説する。

表2-8　九鍼の刺鍼手技

九鍼		鍼の特徴
刺入する鍼	毫鍼 （ごうしん）	現在でも毫鍼として多用されている
	員利鍼 （えんりしん）	丸くて鋭く、中程が太い
	長鍼 （ちょうしん）	毫鍼の鍼体が特に長い鍼
	大鍼 （たいしん）	鋒がかすかに丸い
刺入しない鍼	円鍼（員鍼） （えんしん）	筒状で先端が丸くなっている
	鍉鍼 （ていしん）	峰がやや細く先端が丸い
破る鍼	鋒鍼 （ほうしん）	筒状から末が鋒となり、刃が三隅にある三ツ目錐のような形
	鑱鍼 （ざんしん）	頭が大きく、末が鋭い
	鈹鍼 （はしん）	峰の幅約2寸半。末が剣鋒のようになっている

3　微鍼・小鍼

南方者、天地所長養、陽之所盛処也。其地下、水土弱、霧露之所聚也。其民嗜酸而食胕。故其民皆致理而赤色。其病攣痺。其治宜微鍼。故九鍼者、亦従南方来。

『素問』（異法方宜論篇）

訓読：南方は天地の長養する所、陽の盛んに処る所なり。其の地下く、水土弱く、霧露の聚る所なり。其の民酸を嗜みて胕を食す。故に其の民、皆致理にして赤色なり。其の病攣痺す。其の治、微鍼に宜しく、故に九鍼は亦た南方より来る。

微鍼・小鍼は九鍼の別名である。上記の古典は、微鍼が九鍼の一つであること、砭石治療から発展して微細な鍼である九鍼を作製し使用し出したことを暗示している。

岐伯答曰、臣請推而次之、令有綱紀、始於一、終於九焉。請言其道。小鍼之要、易陳而難入。

『霊枢』（九鍼十二原篇）

訓読：岐伯答えて曰く、臣請う、推して之に次ぐ。綱紀ありて一に始まり九に終わらしめん。其の道を言わんことを請う。小鍼の要は陳べやすくして入り難し。

清の張志聡の解釈が『古今図書集成医部全録』に次のように収められている。「篇を按ずるに、九鍼と名づけて、帝は微鍼といい、伯は小鍼という、これ九鍼の外にまた小鍼を立つるなり」。九鍼のなか

に微鍼があるのではなく、「微鍼」「小鍼」は、九鍼の別名と考えてよいだろう。

V. 古典における刺法

『黄帝内経』に記載されている刺法（needling method）に、「九刺」「十二刺」「五刺」がある。『霊枢』官鍼篇には九鍼の応用を述べた後、九変に応ずる刺法、十二節に応ずる刺法、五臓に応ずる刺法を述べている。これらは道具の使い分けと鍼の深浅、あるいは様々な技法を記している。

1 刺法の注意

刺鍼で重要なことは、的確に鍼を選ぶことである。九鍼には、それぞれの用途に適応して長短大小様々な鍼がある。その九鍼を的確に用いなければ弊害が起こる。

> 凡刺之要、官鍼最妙。九鍼之宜、各有所為。長短大小、各有所施也。不得其用、病弗能移。疾浅鍼深、内傷良肉、皮膚為癰。病深鍼浅、病気不瀉、支為大膿。病小鍼大、気瀉大甚、疾必為害。病大鍼小、気不泄瀉、亦復為敗。失鍼之宜、大者瀉、小者不移。已言其過。請言其所施。　　　　　　　　『霊枢』（官鍼篇）

2 刺鍼の深浅

体の表在部に邪気がある病に対しては、鍼を深く刺してはならない。深刺すれば、邪気が鍼に従い深く侵入し沈む。経絡の流れる範囲は皮肉筋脈のいずれかである。それらを考慮して、刺鍼の深浅を決定することが大切である。

> 鍼大深則邪気反沈者、言浅浮之病、不欲深刺也。深則邪気従之入。故曰反沈也。皮肉筋脈各有所処者、言経絡各有所主也。　　　　　　　　『霊枢』（小鍼解篇）

刺鍼するとき、病に表裏あり、刺鍼に深浅あり、病の存在する場所に合わせて、刺鍼の深浅を決定することが大切である。それを間違えると大変危険である。

> 黄帝問曰、願聞刺要。
> 岐伯対曰、病有浮沈、刺有浅深。各至其理、無過其道。過之則内傷。不及則生外壅。壅則邪従之。浅深不得、反為大賊、内動五蔵、後生大病。　　　　　　　　『素問』（刺要論篇）

刺鍼の深浅は、骨筋肉脈皮の目標とする深さに的確に刺鍼しなければならない。間違ってほかの部分に刺鍼し、また置鍼し、抜鍼するとその部分を傷つけることとなり、悪い結果が生じる。目的とする深さ（骨・筋・肉・脈・皮）に合わせて、的確に刺鍼すべきである。

第2章 ● 伝統医学の基礎知識

黄帝問曰、願聞刺浅深之分。

岐伯対曰、刺骨者無傷筋。刺筋者無傷肉。刺肉者無傷脈。刺脈者無傷皮。刺皮者無傷肉。刺肉者無傷筋。刺筋者無傷骨。

帝曰、余未知其所謂。願聞其解。

岐伯曰、刺骨無傷筋者、鍼至筋而去、不及骨也。刺筋無傷肉者、至肉而去、不及筋也。刺肉無傷脈者、至脈而去、不及肉也。刺脈無傷皮者、至皮而去、不及脈也。所謂刺皮無傷肉者、病在皮中、鍼入皮中、無傷肉也。刺肉無傷筋者、過肉中筋也。刺筋無傷骨者、過筋中骨也。此之謂反也。 『素問』（刺斉論篇）

3 九刺

九刺（nine needling・nine needling methods）は九鍼のうちの何種類かを用いる9種の刺法である。

凡刺有九、以応九変。一曰輸刺。輸刺者、刺諸経滎輸蔵臓也。二曰遠道刺。遠道刺者、病在上、取之下、刺府臓也。三曰経刺。経刺者、刺大経之結絡経分也。四曰絡刺。絡刺者、刺小絡之血脈也。五曰分刺。分刺者、刺分肉之間也。六曰大瀉刺。大瀉刺者、刺大膿以鈹鍼也。七曰毛刺。毛刺者、刺浮痺皮膚也。八曰巨刺。巨刺者、左取右、右取左。九曰焠刺。焠刺者、刺燔鍼則取痺也。 『霊枢』（官鍼篇）

[1] 輸刺

輸刺者、刺諸経滎輸蔵臓也。 『霊枢』（官鍼篇）

訓読：輸刺は、諸経の滎・輸・蔵臓を刺すなり。

「輸」は通じさせるという意味であり、輸刺（ゆ し）（transport point needling）とは毫鍼、円鍼、鍉鍼などで手足末端近くの輸穴（滎穴・兪穴・原穴）や背部兪穴などを用いて経絡・臓腑の内外を通じさせることである。

[2] 遠道刺

遠道刺者、病在上、取之下、刺府臓也。 『霊枢』（官鍼篇）

訓読：遠道刺は、病上に在れば、これを下に取り、府臓を刺すなり。

病が頭顔面部、頸部や体幹の上部にあるとき、下半身の経穴を刺す。病処より遠く離れた下肢に刺すので遠道刺（えんどう し）（distant needling）という。

[3] 経刺

経刺者。刺大経之結絡経分也。 『霊枢』（官鍼篇）

061

訓読：経刺は、大経の結絡経分を刺すなり。

　経脈の走行している部分で、気血が停滞あるいは結聚して通じないところに刺すことから、経刺（meridian needling）といわれている。経脈が病んだとき、毫鍼で経脈上の反応のあるところにやや深く刺す。

[4] 絡刺

絡刺者、刺小絡之血脈也。　　　　　　　　　　　　　　　　　　　　　『霊枢』（官鍼篇）

訓読：絡刺は、小絡の血脈を刺すなり。

　これは『素問』調経論篇で述べている「病、血にあれば、これの絡を調える」という刺法のことである。小絡を浅刺して出血させることから、絡刺（collateral needling）といわれている。刺絡ともいう。絡脈が病んだとき、毫鍼や三稜鍼で浅く刺して瀉す。

[5] 分刺

分刺者、刺分肉之間也。　　　　　　　　　　　　　　　　　　　　　『霊枢』（官鍼篇）

訓読：分刺は、分肉の間を刺すなり。

　分肉（肌肉）の間に刺鍼することから、分刺（intermuscular needling）といわれている。『素問』調経論篇の「病、肉にあれば、これ分肉を調える」とは、この方法のことである。毫鍼、円鍼で分肉の間を刺す。

[6] 大瀉刺

大瀉刺者、刺大膿以鈹鍼也。　　　　　　　　　　　　　　　　　　　『霊枢』（官鍼篇）

訓読：大瀉刺は、鈹鍼をもって大膿を刺すなり。

　鈹鍼を用いて膿瘍を切開し、排膿瀉血により邪を取り去ることから、大瀉刺（great drainage needling）といわれている。

[7] 毛刺

毛刺者、刺浮痺皮膚也。　　　　　　　　　　　　　　　　　　　　　『霊枢』（官鍼篇）

訓読：毛刺は、皮膚の浮痺を刺すなり。

　毛刺（skin needling）は『素問』刺要論篇で述べている「豪毛腠理を刺し皮を傷らず」という刺法

第2章 ● 伝統医学の基礎知識

のことである。皮膚の浮痺（あるいは痺）に対し、鑱鍼や毫鍼で皮膚のごく浅いところを刺す。皮毛に刺すので毛刺という。

[8] 巨刺

巨刺者、左取右、右取左。	『霊枢』（官鍼篇）

訓読：巨刺は、左は右を取り、右は左を取る。

巨刺（contralateral meridian needling）は経脈が病んでいるとき、左側に症状があれば右側を、右側に症状があれば左側に経刺を行う。「巨」は物差し、差し金のことで、全体のバランス調整の意味を持つ。

[9] 焠刺

焠刺者、刺燔鍼則取痺也。	『霊枢』（官鍼篇）

訓読：焠刺は、燔鍼を刺して則痺を取るなり。

赤く焼いた鍼を刺入することから、焠刺（red-hot needling）といわれている。『霊枢』経筋篇では、「焠刺とは、寒急を刺すなり。熱すれば則ち筋縦み収まらず、燔鍼を用いず」と、適応症と禁忌症について述べている。

4 九刺の使い分け

古代の九刺の刺法は、深さに合わせた刺法（**表2-9**）、選穴による刺法（**表2-10**）、特殊な鍼を用いた刺法（**表2-11**）としてそれぞれ使い分けられていた。

表2-9　深さに合わせた刺法

九 刺	部 位	道 具	適 応
毛刺	皮毛	鑱鍼、毫鍼	臨床上は各種の皮膚病の治療に用いられるだけでなく、さらに臓腑病の治療にも用いられる
経刺	脈	毫鍼	臨床上、この方法は、経脈が循行している部位をさすったり按圧して圧痛、硬結、索状物を探し、刺鍼することにより、その経気を通じるようにする。経絡の気血不通により起こる発赤、腫脹、疼痛の治療や、臓腑経絡のその他の病証の治療に用いられる
絡刺		毫鍼、三稜鍼	臨床上、この方法は、十二井穴・委中・肩井などによく用いられ、点刺法により刺絡する
輸刺	肌肉	毫鍼、円鍼、鍉鍼	手足末端近くの輸穴（榮穴・兪穴・原穴）や背部兪穴を用いて経絡、臓腑の内外を通じさせる。外感病・皮毛・肌肉の病、臓腑経絡の病証の治療に用いられる
分刺		毫鍼、円鍼	臨床上この方法は、肌肉の弛緩、麻痺、萎縮、痙攣、振戦、酸痛などの治療によく用いられる
なし	筋	なし	なし

表2-10　選穴による刺法

九 刺	道 具	刺 法
遠道刺	毫鍼	病が上にあれば、下を刺す
巨刺	毫鍼	左側に症状があれば右側を、右側に症状があれば左側に刺す

表2-11　特殊な鍼を用いた刺法

九 刺	道 具	刺 法	適 応
大瀉刺	三稜鍼	三稜鍼を用いる	排膿、腱鞘嚢腫の治療に用いられる
焠刺	燔鍼	赤く焼いた鍼を病変部位にすばやく一定の深さまで刺入し、すばやく抜鍼する	寒痺、瘰癧（臓腑経絡中に停滞している痰、主として結核性頸部リンパ腺炎）などの治療に用いられる

5　十二刺

　十二刺（twelve needling / twelve needling methods）とは、主に毫鍼を用いる12種類の刺法の名称である。

第2章 ● 伝統医学の基礎知識

凡刺有十二節、以応十二経。一曰偶刺。偶刺者、以手直心若背、直痛所、一刺前一刺後、以治心痺。刺此者、傍鍼之也。二曰報刺。報刺者、刺痛無常処也。上下行者、直内無抜鍼、以左手随病所按之、乃出鍼、復刺之也。三曰恢刺。恢刺者、直刺傍之、挙之前後、恢筋急、以治筋痺也。四曰斉刺。斉刺者、直入一、傍入二、以治寒気小深者。或曰三刺。三刺者、治痺気小深者也。五曰揚刺。揚刺者、正内一、傍内四、而浮之、以治寒気之博大者也。六曰直鍼刺。直鍼刺者、引皮乃刺之、以治寒気之浅者也。七曰輸刺。輸刺者、直入直出、稀発鍼而深之、以治気盛而熱者也。八曰短刺。短刺者、刺骨痺、稍揺而深之、致鍼骨所、以上下摩骨也。九曰浮刺。浮刺者、傍入而浮之、以治肌急而寒者也。十曰陰刺。陰刺者、左右率刺之、以治寒厥。中寒厥、足踝後少陰也。十一曰傍鍼刺。傍鍼刺者、直刺傍刺各一、以治留痺久居者也。十二曰賛刺。賛刺者、直入直出、数発鍼而浅之出血。是謂治癰腫也。　　　　　　　　『霊枢』（官鍼篇）

[1] 偶刺

偶刺者、以手直心若背、直痛所、一刺前一刺後、以治心痺。刺此者、傍鍼之也。　　　　『霊枢』（官鍼篇）

訓読：偶刺は、手を以って心若しくは背に直て、痛む所に直て、一刺は前、一刺は後にして以て心痺を治す。此れを刺す者は、これに傍鍼するなり。

　偶刺（paired needling）は心痺のとき、背部と胸部の圧痛・反応点を探り、前後から一鍼ずつ刺す。前後で2本（偶数）なので偶刺という。これが前後配穴、兪募配穴へ発展した。

[2] 報刺

報刺者、刺痛無常処也。上下行者、直内無抜鍼。以左手随病所按之、乃出鍼、復刺之也。

　　　　　　　　　　　　　　　　　　　　　　　　　　　　　　　　　　　　　『霊枢』（官鍼篇）

訓読：報刺は、痛むこと常の処なく、上下行する者を刺し、直に内に抜鍼することなく、左手を以て病所に随いてこれを按じ、乃ち鍼を出し、復たこれを刺すなり。

　「報」には再びの意味がある。これは抜鍼後に再び刺すことから、報刺（successive trigger needling）といわれている。痛むところがあちこち動いて定まらないとき、まず疼痛部位に直刺し、直ちに抜鍼するのではなく、左手でその部位を循按して患部の変化をうかがい、さらに新しい痛点がある場合には、先に刺した鍼を抜鍼してさらに新しい痛点に刺す方法である。これは痛点の多少により、その刺鍼の回数が変わる。

[3] 恢刺

恢刺者、直刺傍之、挙之前後、恢筋急、以治筋痺也。　　　　　　　　　　　　　『霊枢』（官鍼篇）

訓読：恢刺は、直刺しこれを傍にし、これを挙げて、前後し、筋の急するを恢げ、以て筋痺を治するなり。

　恢刺（relaxing needling）の「恢」は、大きい、広い、大きくする、広げる、という意味。筋の付近

065

に刺鍼して、拘急している筋を回復させることから、恢刺といわれている。筋の傍らを直刺、斜刺、横刺および多方向に透刺し、それに提挿、搓捻を施して気を至らせ、それにより経気を通じさせる方法である。これにより筋の拘急を緩解させることができる。

[4] 斉刺

> 斉刺者、直入一、傍入二、以治寒気小深者。或曰三刺。三刺者、治痺気小深者也。　　　『霊枢』（官鍼篇）

訓読：斉刺は、直に入るること一、傍に入るること二、以て寒気の小にして深きものを治す。あるいは三刺という。三刺は、痺気の小にして深きものを治するなり。

斉刺（triple needling）は、寒気、痺気の範囲が狭く深部にあるとき、その中心に一鍼、すぐ両側にそれぞれ一鍼ずつ一直線に並ぶように刺す。一斉に揃えて三本刺すので三刺ともいう。

[5] 揚刺

> 揚刺者、正内一、傍内四、而浮之、以治寒気之博大者也。　　　『霊枢』（官鍼篇）

訓読：揚刺は、正しく内るること一、傍に内るること四、而してこれを浮かし、以て寒気の博大なるものを治するなり。

「軽にしてこれを揚る」ので揚刺（shallow surround needling）といわれている。寒気の範囲が広く大きいとき、その中心に一鍼刺し、四隅から中心に向かって水平に近い角度でこの寒気を浮かすように刺す。

[6] 直鍼刺

> 直鍼刺者、引皮乃刺之、以治寒気之浅者也。　　　『霊枢』（官鍼篇）

訓読：直鍼刺は、皮を引きて乃ちこれを刺し、以て寒気の浅き者を治するなり。

皮膚をつまんで引っ張り、皮膚に沿って上下に垂直あるいは左右に向かって平刺することから直鍼刺（perpendicular needling）という。

[7] 輸刺

> 輸刺者、直入直出、稀発鍼而深之、以治気盛而熱者也。　　　『霊枢』（官鍼篇）

訓読：輸刺は直に入れ直に出だし、稀に鍼を発してこれを深くし、以て気盛んにして熱するものを治するなり。

気のはたらきが盛んで熱のあるとき、真っ直ぐに深く刺し、真っ直ぐに抜いて熱を瀉す。深部の熱を外に運ぶので輸刺（transport point needling）という。

第2章 ● 伝統医学の基礎知識

[8] 短刺

> 短刺者、刺骨痹、稍揺而深之、致鍼骨所、以上下摩骨也。　　　　　　　『霊枢』（官鍼篇）

訓読：短刺は、骨痹を刺し、稍々揺るがしてこれを深くし、鍼を骨の所に致して、以て上下して骨を摩するなり。

　骨部まで深く刺し、その部位で短く速く手技操作を行うことから、短刺（short thrust needling）といわれている。これは鍼を一定の深さまで刺入した後、少し揺らしながら徐々に深く刺入し、鍼尖が骨付近まで到達するとそこで上下に軽く提挿、搓捻を行って、深部で摩擦刺激を与えるという方法である。

[9] 浮刺

> 浮刺者、傍入而浮之、以治肌急而寒者也。　　　　　　　　　　　　　　　『霊枢』（官鍼篇）

訓読：浮刺は、傍に入れてこれを浮かし、以て肌の急して寒する者を治するなり。

　浮刺（superficial needling）は、傍入してこれを浮かし、穴位の傍らから浅く浮かすように斜刺する。肌肉がひきつって冷えるとき、その傍らに斜めに刺してこれを浮かすようにする。

[10] 陰刺

> 陰刺者、左右率刺之、以治寒厥。中寒厥、足踝後少陰也。　　　　　　　　『霊枢』（官鍼篇）

訓読：陰刺は、左右率てこれを刺し、以て寒厥を治するなり。寒厥に中たるは、足踝の後の少陰なり。

　陰刺（yin needling）は、寒厥のとき、左右の太渓穴に同時に刺入する。寒厥は陰証の代表的症候を呈するもので、陰証に刺すため陰刺という。

[11] 傍鍼刺

> 傍鍼刺者、直刺傍刺各一、以治留痹久居者也。　　　　　　　　　　　　　『霊枢』（官鍼篇）

訓読：傍鍼刺は、直に刺し傍に刺すこと各おの一、以て留痹の久しく居するものを治するなり。

　病位の正中とその傍らにそれぞれ一刺することから、傍鍼刺（proximate needling）という。同部位で経過が長引く痹のとき、痛みの中心に一鍼、そのすぐ傍らに一鍼刺す。

[12] 贊刺

> 贊刺者、直入直出、数発鍼而浅之出血。是謂治癰腫也。　　　　　　　　　『霊枢』（官鍼篇）

067

訓読：賛刺は、直に入れ直に出だし、数しば鍼を発してこれを浅くして、血を出だす。これを癰腫を治すと謂うなり。

賛刺（repeated shallow needling）の賛には賛助、助けるという意味がある。患部に毫鍼・鋒鍼を用いて速刺速抜を行い、浅く多く刺す。血が出て排膿され、癰腫の消散を助けることから、賛刺という。

6　十二刺の使い分け

古代の十二刺の刺法は、深さに合わせた刺法（**表**2-12）と深さ以外のその他の刺法（**表**2-13）としてそれぞれ使い分けていた。

表2-12　深さに合わせた刺法

十二刺	部　位	刺　法	適　応
直鍼刺	皮	皮膚をつまんで引っ張りこれを刺す	風寒客邪が顔面の浅い部分に侵入して起こる顔面神経麻痺や拘急、痙攣などに用いられる
賛刺	脈	毫鍼・鋒鍼で何度も繰り返し浅く刺す	臨床上は粘液を出して癰腫（できもの、腫れもの）を治療するときによく用いられる
浮刺	肌肉	冷えの傍らに斜めに刺してこれを浮かすようにする	寒邪の感受による肌肉の拘急、顔面筋痙攣などの治療によく用いられる
恢刺	筋	筋に真っ直ぐ刺入し、鍼を左右前後に方向を変えたり、揺り動かしたりして筋を緩める	拘急、痙攣、疼痛、腰筋労損などの治療によく用いられる。筋痺に使う
短刺	骨	鍼を揺すりながら深く刺して骨近くまで至らせ、鍼で上下にこする	関節炎、骨痺などの治療によく用いられる
輸刺		真っ直ぐに深く刺し、真っ直ぐに抜いて熱を瀉す。取穴は少なくする	臨床上この方法は、気のはたらきが盛んで熱があるときで、肩・肘・膝関節炎や骨痺などの深部の病証の治療によく用いられる

第2章 ● 伝統医学の基礎知識

表2-13　その他の刺法

十二刺	刺　法	適　応
偶刺	背部と胸部の圧痛・反応点を探り、前後から一鍼ずつ刺す	心痺
報刺	痛むところを手で追いかけて繰り返し刺す	遊走性の疼痛、疼痛部位が一定しない行痺の治療によく用いられる
斉刺	中心に一鍼、すぐ両側にそれぞれ一鍼ずつ一直線に並ぶように刺す	臨床上は局所の疼痛、しびれ、だるさ、寒気が留って起こる範囲が小さく深い部位の痺証の治療によく用いられる
揚刺	中心に一鍼刺し、四隅から中心に向かって水平に近い角度で寒気を浮かすように刺す	疼痛、麻痺で熱毒、瘡癤（毒邪内侵、邪熱傷血によって気血が壅滞したもの）、風寒湿の侵入により起こる広範囲で浅い部位の痺証の治療によく用いられる
陰刺	左右の内果の後ろの経穴（太渓）に同時に刺入する	寒厥の治療に用いる
傍鍼刺	痛みの中心に一鍼、そのすぐ傍らに一鍼刺す	圧痛が著明で、疼痛部位が一定しており、寒気が深部にあるために長期にわたってよくならない痛痺の治療によく用いられる

7　五刺

　五刺（five needling / five needling methods）とは主に毫鍼を用い、五臓に関連する部位・病証に適応する5種類の刺法である。

> 凡刺有五、以応五蔵。一曰半刺。半刺者、浅内而疾発鍼。無鍼傷肉。如抜毛状、以取皮気。此肺之応也。二曰豹文刺。豹文刺者、左右前後鍼之、中脈為故、以取経絡之血者。此心之応也。三曰関刺。関刺者、直刺左右尽筋上、以取筋痺。慎無出血。此肝之応也。或曰淵刺、一曰豈刺。四曰合谷刺。合谷刺者、左右鶏足。鍼于分肉之間、以取肌痺。此脾之応也。五曰輸刺。輸刺者、直入直出、深内之至骨、以取骨痺。此腎之応也。
>
> 　　　　　　　　　　　　　　　　　　　　　　　　　　　　　　　　　　　『霊枢』（官鍼篇）

［1］半刺

> 半刺者、浅内而疾発鍼。無鍼傷肉。如抜毛状、以取皮気。此肺之応也。　　　『霊枢』（官鍼篇）

訓読：半刺は、浅く内れて疾く鍼を発す。鍼して肉を傷ることなかれ。抜毛の状の如くし以て皮気を取る。これ肺の応なり。

　半刺（half needling）は鍼を全部刺入するのではなく、毛を抜くように肉を傷つけずに浅く皮膚に刺し、すばやく抜いて皮気を取る。肌肉を損傷させないことから半刺といわれている。肺は皮毛を主っているので、半刺により、肺にある邪を消散させることができる。したがって肺臓に応じる。

069

[2] 豹文刺

> 豹文刺者、左右前後鍼之、中脈為故、以取経絡之血者。此心之応也。　　　　　　『霊枢』（官鍼篇）

訓読：豹文刺は、左右前後これに鍼し脈に中るを故と為し、以て経絡の血を取るものはこれ心の応を為すなり。

　豹文刺（leopard-spot needling）とは経絡の患部を散刺多鍼し、血をにじませて経絡の滞りを取る方法である。その出血点が豹の斑点のようであることから、豹文刺といわれている。

　心は血脈を主っているので、これは心臓に応じる。臨床上この方法は、疼痛部位の前後左右に散刺多鍼を行い、あるいは梅花鍼で強く叩打することで、経絡中の気血の停滞を消散させることができる。

[3] 関刺

> 関刺者、直刺左右尽筋上、以取筋痺。慎無出血。此肝之応也。或曰淵刺、一曰豈刺。　　『霊枢』（官鍼篇）

訓読：関刺は、直に左右の尽筋の上を刺し、以て筋痺を取る。慎みて血を出すことなかれ。これ肝の応なり。

　四肢の筋の関節近くを刺すことから、関刺（joint needling）といわれている。筋痺のとき、出血しないように慎重に関節部の筋に深く刺して緩め、痛みを取る。

[4] 合谷刺

> 合谷刺者、左右鶏足、鍼于分肉之間、以取肌痺。此脾之応也。　　　　　　　　　　『霊枢』（官鍼篇）

訓読：合谷刺は、左右に鶏足の如く、分肉の間に鍼し、以て肌痺を取る。これ脾の応なり。

　肉の大会を「谷」という。鍼を鶏の足先のように三方向に肌肉に刺すことから、合谷刺（join valley needling）といわれている。肌肉の痺を取り除くことができる。脾は肌肉を主っているので、脾臓に応じる。臨床上、1本の鍼を一定の深さに刺してから鍼を皮下まで戻し、その鍼をさらに左右両側の方向に順次斜刺で刺入することで三方向に刺入することができる。

[5] 輸刺

> 輸刺者、直入直出、深内之至骨、以取骨痺。此腎之応也。　　　　　　　　　　　　『霊枢』（官鍼篇）

訓読：輸刺は、直入直出し、深くこれを内れて骨に至らしめ、以て骨痺を取る。これ腎の応なり。

　輸刺（transport point needling）は垂直に刺鍼、抜鍼し、深く骨近くまで刺す方法であり、これにより骨節間の病邪を取り除くことから、輸刺といわれている。骨痺のとき、真っ直ぐに刺して骨に至らせて真っ直ぐに抜く。「輸」には至るという意味もあり、深く骨近くに至るので輸刺という。骨は腎の主るところなので腎に応ずる。

8　五刺の使い分け

古代の五刺の刺法は、次のような分類で使い分けをしていた（**表 2-14**）。

表 2-14　五蔵に応じるとされる刺法

五　刺	臓　腑	部　位	刺　法	適　応
半刺	肺	皮	鍼を全部刺入するのではなく、毛を抜くように浅く皮膚にすばやく刺し、すばやく抜いて皮気を取る。肌肉を損傷させない	各種の皮膚鍼、梅花鍼の叩打、皮内鍼として用いられている。これには表邪を瀉す作用があるので、風寒束表や発熱咳喘および、ある種の皮膚病症などを治療することができる
豹文刺	心	脈	経絡の患部を散刺多鍼し血をにじませて経絡の滞りを取る	局部の血腫、静脈瘤、静脈炎や熱邪亢盛による急性結膜炎などの治療に用いられる
合谷刺	脾	肌肉	鍼を三方向に鶏の足先の形で肌肉へ刺す。鍼を一定の深さに刺してから、鍼を皮下まで戻し、さらに左右両側の方向に斜刺で刺入する	筋肉の麻痺酸痛、痙攣の治療に用いられ、また鍼感を探すときにも用いられる（杉山流）
関刺	肝	筋	四肢の関節近くを刺す。ただし刺鍼時には脈管や関節包、軟骨などを傷つけないように注意しなければならない	関節炎、関節痛、筋肉拘急、痙攣や筋痺などの治療に用いられる
輸刺	腎	骨	垂直に刺鍼、抜鍼し、深く骨近くまで刺す	肩・肘・膝関節炎や骨痺などの深部の病証の治療に用いられる

VI. 刺鍼術の基礎知識

1　進鍼法

鍼治療の多くは、毫鍼を用いた施術が中心である。刺鍼法には様々な刺入法があり、江戸時代に書かれた本郷正豊の『鍼灸重宝記』では、撚鍼法、打鍼法、管鍼法を紹介している（**図 2-4**）。

鍼で皮膚を貫き体表から体内に鍼を入れることを切皮といい、穿皮、弾入ともいわれる。刺入は狙う体表に刺し入れることをいい、進鍼ともいう。

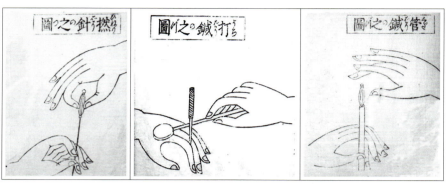

図 2-4　撚鍼法、打鍼法、管鍼法

　ここでは『WHO 西太平洋地域伝統医学国際標準用語集』にある切皮の方法である進鍼法（needle insertion method）を挙げる。

①双手進鍼法
　双手進鍼法（double-handed needle insertion）では押手の母指と示指で鍼体の下端をつかみ、鍼尖を刺鍼部位に接触させ、刺手で鍼柄を持って刺入する（図 2-5）。管鍼法での刺入とは異なり、刺入は左右の手を同時に使う。

②指切進鍼法
　指切進鍼法（fingernail-pressing needle insertion）では押手の母指あるいは他の指で刺鍼部位の付近を強く押さえ、刺手に持った鍼を刺入する（図 2-6）。

③挾持進鍼法
　挾持進鍼法（hand-holding needle insertion）では綿花を鍼体に夾み消毒を充分に考慮した上で、母指と示指で鍼体を持ち刺入する（図 2-7）。

④提捏進鍼法
　提捏進鍼法（pinching needle insertion）では押手で、皮膚を持ち上げる間に、刺手で鍼を挿入する（図 2-8）。印堂など皮膚の薄い場所や、範囲の狭い場所などへの刺鍼に適した両手を使う刺鍼テクニックである。

⑤舒張進鍼法
　舒張進鍼法（skin-spreading needle insertion）では押手の母指と示指、もしくは示指と中指で刺鍼部位の皮膚を両側に張り、皮膚を緊張させて刺入する（図 2-9）。

⑥單手進鍼法
　單手進鍼法（single-handed needle insertion）は刺手だけを用いて刺入を行う刺鍼テクニックである（図 2-10）。

⑦管鍼進鍼法
　管鍼進鍼法（insertion of needle with tube）は鍼管を用いた刺鍼テクニックで、日本では広く普及している（図 2-11）。

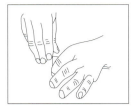
図2-5 双手進鍼法

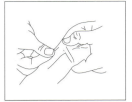
図2-6 指切進鍼法

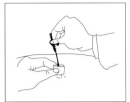
図2-7 挾持進鍼法

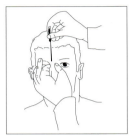
図2-8 提捏進鍼法

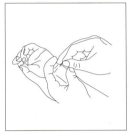
図2-9 舒張進鍼法

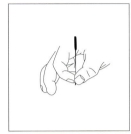
図2-10 單手進鍼法

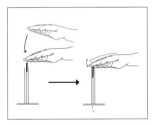
図2-11 管鍼進鍼法

2　気至

> 刺之而気不至、無問其数、刺之而気至、乃去之、勿復鍼。鍼各有所宜。各不同形、各任其所為。刺之要、気至而有効。効之信、若風之吹雲、明乎若見蒼天。刺之道畢矣。……（中略）……睹其色、察其目、知其散復。一其形、聴其動静、知其邪正。右主推之、左持而御之、気至而去之。凡将用鍼、必先診脈、視気之劇易、乃可以治也。
> 『霊枢』（九鍼十二原篇）

　鍼で何より重要なのは、気至（qi arrival）すなわち気が至ることである。「得気」「鍼感」「鍼響」ともいう。

[1] 得気

　気至のことを中国では主に得気（obtaining qi）と呼び、気を「正気」と「邪気」として捉え、術者側が鍼で邪気を得たことをいう。患者側は、酸（だるい）、麻（しびれる）、脹（腫れぼったい）、重（重く締めつけられる）といった感覚を覚える。

[2] 鍼感・鍼響

　日本では鍼感や鍼響（needle sensation）と表現する。また日本の鍼の場合は「心地よい」と感じることが多い。これは用いる鍼の細さに加え刺入する深さが浅いためかもしれない。

　中国では患者側の得気が効果の目安とされ、刺入後、得気を得るために「候気」「催気」を行う。しかし日本では、必ずしも鍼感や鍼響が効果の目安とはされていない。

　北辰会方式の見解は、第10章「テクニカルスキル　各種刺鍼法」と『鍼灸臨床能力　北辰会方式理論篇』第8章「補瀉と刺鍼」に譲る。

3　中国における刺鍼手技

　中国の刺鍼手技の特徴は「焼山火」「透天涼」をはじめ、楊継州の『鍼灸大成』（1601年）に記載されている様々な手技がある。また、得気を得るためにも多様な手技がある。

[1] 中国の進鍼法

　中国の刺入法には先に挙げた進鍼法のほかに、飛鍼などの進鍼法がある。ここでは單手進鍼法を用いて撚鍼しながら刺入する旋撚刺入法（図2-12）と、撚鍼せずに押し込みながら刺入するおくりこみ刺入法（図2-13）を挙げる。おくりこみ刺入法は「押入法」ともいう。刺手は、母指と示指、中指で鍼柄を挟む持ち方をするのが特徴である（日本の場合は、鍼柄に沿って母指と示指を挟む持ち方をする）。

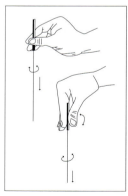
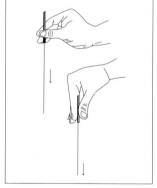

図2-12　旋撚刺入法　　図2-13　おくりこみ刺入法

[2] 行鍼・運鍼

　刺入の後、得気を生じさせるために鍼を操作することを行鍼・運鍼（needle manipulation）という。
　刺入の後、得気を誘発するために、提挿・捻転操作を行うことを候気（awaiting qi）といい、提挿法と捻転法がある。その他の得気を得るために行う方法を催気（hastening qi）といい刮柄法などの6種の手法がある。得気後に行う方法は行気、守気という。
　行気や守気は得気の効果を保たせるためのもので、『素問』宝命全形論篇に「経気已に至れば、慎守

して失する勿れ」、『霊枢』小鍼解篇に「上工の機を守る者は、守気を知るなり」とある。

提插
提插法（lifting-thrusting method）は刺入し鍼下に気が至るようにする（得気）ため、鍼を引き上げたり、押し入れたりする鍼の操作。

捻轉法・捻転法
捻轉法・捻転法（twirling method）は刺入し鍼下に気が至るようにする（得気）ため、鍼を交互左右に回す操作。

刮柄法
刮柄法（handle-scraping method）は得気を得るために、爪で鍼柄をこする操作法。「刮」は「はずる、かきとる、こする」の意味で、作用力が大きい。

搓柄法
搓柄法（handle-twisting method）は得気を得るために、鍼柄をねじる操作法。「搓」は「糸などをよる」の意味で、ひねる力が強く、角度も大きい。

搖柄法
搖柄法（handle-waggling method）は得気を得るために、左右に鈴を振るように揺り動かす鍼の操作法。これらの作用は感覚を拡散させ、鍼下を空虚にするため、瀉法に用いられる。

彈柄法
彈柄法（handle-flicking method）は得気を得るために、鍼柄をはじく操作法。

震顫法
震顫法（trembling method）は得気を得るために、提插と回転幅の小さい捻転を高頻度に行う操作法。

循法
循法（massage along meridian）は鍼を刺入した後に、十二経絡上に沿って指でマッサージをし、気を集めやすくする操作法。

[3] 補瀉法
各種の行鍼法や補瀉方法を組み合わせた総合的刺鍼法である。補法は気を集めること、瀉法は気を散らす操作法である。補瀉法の種類を以下に挙げる。

捻転補瀉法
捻転補瀉法（twirling supplementation and draining method）は刺入後のひねる角度と速さによる手法。小さい角度でゆっくりとひねるのを補法、大きい角度で速くひねるのを瀉法とする。

提插補瀉法
提插補瀉法（lifting-thrusting supplementation and draining method）の「提」は引き上げる、「插」は刺し入れるの意。鍼の刺入と引き上げの動き幅の大きさとその速さによる手法。上下の動き幅を小さく遅く行うと補法になり、動き幅を大きく速く行うと瀉法になるとされている。

迎随補瀉法
迎随補瀉法（directional supplementation and draining method）は刺入する角度や方向が経脈の循

行方向に順じるかどうかの手法で、循行方向に沿って刺入する場合は補法、循行方向とは逆向きに刺入する場合は瀉法とする。

北辰会方式 経脈の流れに逆らって刺入しても補法でき、経脈の流れに従っても瀉法することは可能であるとしている。

疾徐補瀉法・徐疾補瀉法

疾徐補瀉法・徐疾補瀉法（quick-slow supplementation and draining method）は刺入後の進鍼と退鍼の速さによる手法。ゆっくり進鍼し速やかに退鍼するのは補法、速やかに進鍼しゆっくり退鍼するのは瀉法とする。

呼吸補瀉法

呼吸補瀉法（respiratory supplementation and draining method）は刺入、抜鍼時に患者の呼吸に合わせて行う手法。患者の呼気時に刺入し吸気時に抜鍼するのは補法、患者の吸気時に刺入し呼気時に抜鍼するのを瀉法とする。

開闔補瀉法

開闔補瀉法（open-closed supplementation and draining method）は抜鍼後に穴の孔を塞ぐかどうかの手法で、押さえ閉じるものを補法、閉じないものを瀉法とする。

平補平瀉法

平補平瀉法（neutral supplementation and draining method）は刺入後に、速くもなく遅くもない中くらいの幅で捻転と提挿を行う。あるいはその後しばらく置鍼してから抜鍼する手法で、虚実がはっきりしない場合に用いる。

九六補瀉

九六補瀉は補瀉の刺激量を調節する方法で、補法は左に9回、瀉法は右に6回、回旋を行う。9と6の倍数回旋することで補法、瀉法を調節する。9は陽数、6は陰数を表す。

虚実補瀉法

虚実補瀉法は補法になったのか、瀉法になったのかを判断する手法。邪気が集まっている状態で瀉法を施し、鍼下が緩んだ感じになれば瀉法。鍼下が空虚なときに補法を行い、正気が集まれば補法となる。

これらを複合的に扱うことで様々な手技が行われてきた。龍虎交戦法もその1つで、捻転補瀉法の応用として鍼を刺入し得気後、左に9回ひねり（左は龍で陽、9は陽数である）、その後に右に6回ひねる（右は虎で陰、6は陰数である）手技である。このような刺鍼法の多くは金・元時代以後の医家が作ったものであり、最も古いものとしては『鍼灸大成』金鍼賦に14種の方法が記載されている。また後世の代表的なものに「焼山火」「透天涼」がある。

[4] 出鍼法

抜鍼することを出鍼法（needle withdrawal method）といい、抜鍼の際にも開闔補瀉法を用いた手法などがある。

[5] 焼山火と透天涼

> 刺虚則実之者、鍼下熱也。気実乃熱也。満而泄之者、鍼下寒也。気虚乃寒也。　　　　『素問』（鍼解篇）

　実のものは熱、虚のものは寒を呈する。熱のものに対しては冷やす鍼、寒のものに対しては温める鍼をする。

　「焼山火」「透天涼」は明代の医家達が、『内経』に記載されている様々な補瀉法を複合的に組み合わせたもので、焼山火は温める作用があり、透天涼は冷やす作用がある。

　刺鍼する深さの目安を計り、それを三等分して上から「天」「地」「人」の三部に分け（三才法）、そのなかで呼吸補瀉、捻転補瀉、提挿補瀉などを複合的に運用する（**表2-15**）。

表2-15　焼山火と透天涼

	焼山火	透天涼
対　象	寒証・虚証・陰証	熱証・実証・陽証
補　瀉	温補法	清瀉法
手技操作	三進一退 （3回に分けて刺入し1回で抜鍼する）	一進三退 （1回で刺鍼し3回に分けて抜鍼する）
	慢提緊按	緊提慢按
	先浅後深	先深後浅
	行九陽数（九数で気を操作する）	行六陰数（六数で気を操作する）
	呼気で刺鍼、吸気で抜鍼	吸気で刺鍼、呼気で抜鍼
	抜鍼したら穴位を押さえて塞ぐ	抜鍼したら穴位を押さえて塞がない
	三出三入	三入三出

焼山火（法）

　焼山火（法）（mountain-burning fire / mountain-burning fire method）は、ゆっくり鍼を押すだけで入れるような気持ちで撚鍼しながら、呼吸補瀉の補法で患者の呼気時に刺入していく。刺入する深さを天人地に分けて、入れるときはまず天部にて留め、その場で捻転補瀉の補法で、3回もしくは9回ひねり気を至らせる。次に提挿補瀉の補法で人部に刺入し、天部と同様の操作を行う。最後に地部に刺入し、また同様の操作を行う。そうすると刺鍼部位を中心に温もってくる。あるいは熱感が生じる。患者の吸気時に、すみやかに1回で抜鍼し、穴位を指で塞ぐ。

　これら一連の刺法が焼山火であるが、あまり回数などを意識しても熱感は得られない。気が至るということがポイントとなるので、呼吸補瀉、捻転補瀉、提挿補瀉を駆使して、ゆっくりゆっくり刺していくと徐々に気が集まり温もってくる。

焼山火、能除寒、三進一退熱涌涌、鼻吸気一口、呵五口。焼山之火能除寒、一退三飛病自安、始是五分終一寸、三番出入慢提看。凡用針之時、須捻運入五分之中、行九陽之数、其一寸者、即先浅後深也。若得気、便行運針之道。運者男左女右、漸漸運入一寸之内、三出三入、慢提緊按、若覚針頭沈緊、其針插之時、熱気復生、冷気自除。未効、依前再施也。　　　　　　　　　　　　　　『鍼灸大成』（巻四・三衢楊氏補瀉）

透天涼（法）

透天涼（法）（heaven-penetrating cooling / heaven-penetrating cooling method）は呼吸補瀉の瀉で、患者の吸気時に鍼を一気に地部まで刺し入れる。この場合、おくりこみ法の方がすばやく刺入できる。

地部で提挿補瀉の瀉法を行い、大きい幅と速い頻度で上下させ、6回行う。次に人部まで引き上げ、地部と同じ操作を行う。最後に天部まで引き上げ、地部と同じ操作を行い、鍼下に涼しい感覚が得られる。患者の呼気時に、ゆっくり抜鍼し、穴位を指で塞がない。

透天涼の場合、鍼先が邪気に当たると響く感覚が得られる。鍼先周囲の気を感じながら、ゆっくりゆっくり抜鍼していくと清涼感を感じる。

透天涼、能除熱、三退一進冷冰冰、口吸気一口、鼻出五口。凡用針時、進一寸内、行六陰之数、其五分者、即先深後浅也。若得気、便退而伸之、退至五分之中、三入三出、緊提慢按、覚針頭沈緊、徐徐挙之、則涼気自生、熱病自除。如不効、依前法再施。　　　　　　　　　　　　　　『鍼灸大成』（巻四・三衢楊氏補瀉）

以上、様々な手技があるが、太い鍼を用いて、無痛でうまく刺鍼できれば、複雑な手技を施さなくても、補にも瀉にも両方効果を出すことができる。詳細は第 10 章「各種刺鍼法」参照。

4　日本における刺鍼手技と古流派の鍼術

[1] 鍼術の磨き方

日本の鍼灸家の名人たちは鍼による気の去来を知ることを重視し、「鍼妙」という言葉を用い、それを得るために様々な修行が行われていた。海綿のような物に三味線の糸を通しそれに鍼を当てたり、邪気の浮き沈みの加減を感得するために、洗面器のなかに浮かせた果物や野菜へ鍼を刺したり、眠っている猫に鍼を刺せるかどうかなど、工夫して鍼術を磨いていたようである。

[2] 管鍼法・管鍼進鍼法

現在の日本においては、管鍼法（insertion of needle with tube）が主流となっている。無痛で刺入しやすいというためだけではない。杉山和一が管を使った理由は、管の叩き方のリズムを様々に加減することによって、皮毛の浅い部分に微妙な術を加えるためである。この管のなかに鍼を入れて行う手技を「浮水六法」といい、管を叩いている姿は浅い部分への打鍼によく似ている。

管を取り去った後、皮毛に刺入した鍼を捻鍼するので、管鍼法は、刺鍼技術としては、打鍼と捻鍼を併せ持っている。ただ単に刺入しやすいということだけであれば体表の経穴の反応に対処することができない。刺入部位にどのようなアプローチをするかという点を意識しなければならない。

第2章 ● 伝統医学の基礎知識

[3] 管鍼法の刺鍼中の手技例

様々な手技があるが、ほとんどは杉山流から応用されている。これらの手技により、鍼感（鍼響）、気の去来を得る。

①単刺術と置鍼術

鍼を刺入し目的の深さまで到達したのち、直ちに抜鍼する単刺術と、鍼を刺入し、そのまま鍼を留めておく置鍼術がある。北辰会方式では、置鍼の目安は患者の状態によって1〜60分である。

②旋撚術と雀啄術

鍼を左右に90°〜180°ひねる手法を旋撚術という。これは刺鍼中に正気を集めるときや、抜鍼時に邪気を散らすときに用いる。中国の捻転法と同じである。

鍼を雀が餌をついばむように上下に運鍼させる術を雀啄術という。杉山流では気を集めたり散らしたりする細やかな技法として用いている。中国における提挿法と同じである。

③振顫術

刺入した鍼を振動させることで波動的刺激を与える手法を振顫術という。実際は旋撚術（捻転法）、雀啄術（提挿法）を行い、鍼体を振顫させる。

④刺入時の操作による術

刺入した鍼を皮下まで引き上げ、方向を変えて再び刺入する手法を刺鍼転向術という。鍼尖を皮下組織にとどめ、押手と刺手を同時に上下左右輪状に動かす手法を鍼尖転位術という。左あるいは右の一方向に鍼を回転させる手法を回旋術という。北辰会方式では、刺鍼転向術としての鶏足刺を駆使することはあるが、ほかの術式は用いない。

⑤複合的な手法

次にいくつかの手技を組み合わせた複合的な手法を紹介する。

- 随鍼術（次項「杉山真伝流」参照）
- 乱鍼術（次項「杉山真伝流」参照）
- 屋漏術：刺入する目的の深さの3分の1を刺入し、しばらく留め雀啄、その後さらに3分の1を刺入し、留め雀啄、最後に3分の1刺入し、しばらく留める。抜鍼時も同様に3分の1ずつ操作する
- 間歇術：鍼を目的の深さまで刺入し、しばらく留め、その後一定の部位まで引き上げてしばらく留める。再びもとの深さまで刺入し、しばらく留めることを繰り返す

⑥管を用いた手法

続いて、鍼管を用いた手法を挙げる。

- 内調術：鍼柄を押手でつまみ、刺手に持った鍼管で叩打することで鍼体に振動を与える
- 副刺激術：刺入した鍼の周囲を鍼管または指頭で叩く、またはこする
- 示指打法：細指術（次項「杉山真伝流」参照）の応用で、刺入した鍼に鍼管をかぶせ、鍼管の上端を示指で叩打する

[4] 杉山真伝流

杉山和一が管鍼術を考案したといわれている。管鍼での切皮時は、「浮水六法」という術を施す。これは管を叩いて刺鍼するときに、1〜2回の叩打で打ち入れ刺入するのではなく、小刻みに刺さるか

刺さらないぐらいの叩き方をする。遅緩数軽重（**表2-16**）の組み合わせにより、軽遅、軽緩、軽数、重遅、重緩、重数の叩打方法がある。

表2-16　遅緩数軽重

軽	弱い打力ですばやく、軽やかに弾き入れる
遅	二息（二呼吸）に1回の速度で弾くことで、およそ4回行う
緩	一息に3回の速度で、5回で弾入
数	一息に7回〜12回くらいの速度で6回で弾入
重	強い打力で、鈍重で、重く弾き入れる

　現在の管鍼法は無痛で切皮するため、鍼管を叩打するのみに終わっている。本来の管鍼法は、浮水六法を前提に刺入を行い、微かな動きが妙にして、複雑な管鍼術を施すことができる。百法というほど手技は多く、ここでは学校教育で取り上げられている手技を示す。

①随鍼術
　随鍼術は浮水六法の軽緩で切皮する。鍼をひねりながら息を吐いたときに刺入し、息を吸うときに鍼を止める術である。鍼尖の部分に気が至ったらしばらく鍼を留め、その後ゆっくりと呼吸70〜80回ほどの間、鍼をひねる。気の至る感じは、水中に大石を浮かべていく様に似ている。抜鍼は吸気時に鍼を引き、呼気時に鍼を留め、吸気から呼気に変わる瞬間に鍼を抜き、鍼孔を塞ぐ。

②乱鍼術
　乱鍼術は浮水六法の軽緩で切皮する。目的まで刺した後、皮部のあたりに引き上げ、鍼を進めたり引き戻したり、早くあるいはゆっくり刺入したり、捻転したり、あるいは前にひねり、後ろにひねりと、常に定まることなく乱れるように鍼を動かし刺入する。

③細指術
　細指術は浮水六法の軽緩または重数で切皮する。鍼管に鍼を入れて痛むところに接触させ、管頭より出た竜頭を指先にて100〜200回ほど細かくリズミカルに叩き皮下に刺入し、鍼、管、押手ともに抜いてまた軽く入れる操作を繰り返す術である。

④屋漏術
　屋漏術は浮水六法の重緩で切皮する。皮膚から3分の1のところまで刺入し、鍼をひねり天部の気をうかがう。そしてさらに3分の1深く刺入し、雨漏りが落ちるように荒く鍼を抜き刺す。そしてまた3分の1深く刺入し、同じく鍼をひねり地部の気をうかがってから、抜き去るときも同じようにする。抜鍼し鍼孔を塞ぐ。

⑤気拍術（副刺激術）
　気拍術（副刺激術）は浮水六法の軽緩で切皮する。刺入した後、押手の満月の合わせ口を少し開いて、鍼の周囲の皮膚面に指頭で軽くポンポンと叩く。気を得るためである。鍼が抜けないときなどにも用いる。

　杉山真伝流の刺鍼手技は、後世になって「初専次専（しょせんじせん）」と呼ばれるようになった。

第2章 ● 伝統医学の基礎知識

　これは「抜き刺し」と「ひねり」のことで、わかりやすくいうと「抜き刺し」が雀啄、「ひねり」が旋撚のことである。旋撚と雀啄を組み合わせて、いろいろな手技をつくり出すことで正気を補い、邪気を瀉す。これが撚鍼の手技の基本である。

[5] 石坂流

　江戸時代の将軍侍医である石坂宗哲から伝わる鍼術で、杉山流からの流れとして展開した。管は流儀により、六角形、八角形、細いもの、太いものなどいろいろ使われていた。細い管は皮膚に対して接触圧が鋭く強くなり、太い管は接触圧が柔らかいので、デリケートに使い分けていた。石坂流の押し手の管の持ち方は独特で、第2指と第3指の間の先端部分に管を持ち、鍼の長さは、1寸5分で太い鍼（5、10番）を使って施鍼を行う。鍼の本数は少なく、少数精鋭である。

　石坂流鍼術には『鍼灸茗話』家定三刺法に、誘導刺、連環刺、穿地刺という三つの刺し方の記載がある。また、管から4〜6mmほど鍼の頭を出し、管の脇をはたきながら、身体の表面に幅広く軽い刺激を加えてゆく散導刺という刺鍼法もある。

①誘導刺

　鍼で以て肉に当て、管のままで龍頭より、人指の腹にて軽く叩きながら下すなり。鍼下り切ても、其のままにて叩くこと、凡六七十にして技くべし。如此すること皆同じ。其の能は大抵九鍼中の員鍼に同じく、分間の邪表に在る者、皆此の刺法に宜し。殊に侠脊の誘導刺は、滞気を開通し、営衛を循環せしむる故、胸隔中の疾、肩の凝結等には尤其の良効あり。

『鍼灸茗話』（家定三刺法）

②連環刺

　小腹両股、臂臑等の所に行う。其の病の深浅に由り、鍼の深浅異なりといえども、いずれも皆連環の形に刺す。半月を累ねたる形なり。営衛の経絡、宗気の道路を洩らさず取るの療法なり。小便急閉の症、或は小腹急痛、或は臂臑偏廃攣痛、或は麻木痺痛等の病には、必ず施すべきの法なり。

『鍼灸茗話』（家定三刺法）

③穿地刺

　凡そ骨上肉薄くして、鍼を深く入れ難き所、或は歯齦或は頭面四肢等の部は鍼を斜めに刺して、横に骨肉の分際を縫う如くに刺す。手術未熟にては為し難し。頭痛、歯痛、手足指頭の麻痺痛痒などは此法に非ざれば治すこと難し。古人の所謂鶏足刺と云うものに稍近けれども、亦それとは大に異なり。以上三法、余が家の定法なり。其術行い易くして、其の効験尤も著なり。其れ余の手術は筆先にては陳べがたければ、尽く口伝に在り。

『鍼灸茗話』（家定三刺法）

[6] 坂井流横刺法

　坂井豊作による『鍼術秘要』（1865年）の坂井流横刺ノ法は、臨床的には優れた内容をもっている。頑固な緊張があるときには、刺入部を摘んで横刺する。鍼を横刺するとき、あまりチカチカする痛み

081

はない。坂井流横刺法では、長い鍼を使うのが特徴で、緊張している部分に刺入すると緊張が解けてくる。速刺速抜で抜鍼後に薄荷を塗ったような清涼感が起こり、瀉法となる。何本も刺し、一度に150本ぐらい刺すときもある。刺激が強いため発熱する場合がある。

[7] 芦原流

江戸時代初期〜中期の盲目の鍼医で、鍼灸の専門書『鍼道発秘』を著した葦原英俊の鍼術である。特に毫鍼、員利鍼、三陵鍼などの術に巧みであった。

> 我用いるところは毫鍼、員利鍼、三陵鍼、此の三つなり。毫鍼は長さ一寸五分、尖りて蚊虻のくちばしの如し。これ今の鍼なり。員利鍼は長さ一寸六分、その形、氂（牛の尾）の如く少し太めなり。三陵鍼は刃先三角なり。今世に行うところは毫鍼のみにて、員利鍼の術を知らず……（中略）……員利鍼は押手を軽くして、その穴所にしたがいて、深く刺し入れては抜きあげ又刺し入れて引き上げ、鍼口をゆるめ、鍼を左右前後自在にす。或いは深く、或いは浅く、或いは早く、或いは遅く、斯くする時は、其の気の到ること動脈の状の如く、又釣針に魚のかかるが如く、意を以て是れを伺い、遠くめぐらすときは、たとえば腰に立つる鍼、手足へ響くの状、いなづまの如く花火の如し。又久しく留めて進退するときは、その気の往来する事、炮玉の発するが如し。その響き全身に通ず、其の術まことに妙なり。かかるがゆえに邪を瀉し精をととのうる事自在を得べし、員利鍼の術なり。
>
> 『鍼道発秘』

5　打鍼法

[1] 夢分流打鍼術

夢分流打鍼術は安土桃山時代、京都大徳寺の禅僧であった夢分斎が考案し、その秘伝書とされる『鍼道秘訣集』が伝承されている。安永2年（1772年）に刊行されたもののなかに、「口伝あまたこれあり、くわしくは、奥田門人と成りて印可の上にて相伝あるべきなり」とあり、口伝が多いとされている。この奥田というのは、奥田意伯のことをいう。夢分、御園意斉、奥田意伯という流れで夢分流が受け継がれている。

この『鍼道秘訣集』は医の原点を説き、禅的体験により「悟り」を基盤として医学を創出している。また伝統継承の一つのあり方を呈示しながら、日本的な独自の鍼医学を創造している。

夢分流臓腑配当は、歴史的には、おそらく『難経』十六難や滑寿の『十四経発揮』（1341年）や高武の『鍼灸聚英』（1529年）などの病証を参考にし、さらに腹壁の緊張をきめ細やかに観察して、それらと背部兪穴、原穴などの反応を結び合わせることにより、夢分流の臓腑配当として創出されたのであろうと考える。

> 假令得肝脉、其外證。善潔、面青、善怒。其内證。臍左有動気、按之牢若痛。其病。四肢満、閉淋、溲便難、轉筋。有是者肝也、無是者非也。……
>
> 『難経』（十六難）

[2] 夢分流腹診

『鍼道秘訣集』では、「不問診で腹部を診るだけで病証がわかる」としている。しかし夢分流腹診の

臓腑配当図（**図2-14**）で邪を触知できる部位が、必ずしもその部位に配当されている臓腑の変動や病理だとは限らない。

夢分流の腹診は腹部の臓腑経絡の反応を診るだけでなく、人体の四肢、体幹などの全身の縮図（**図2-15**）をも表し、腹部と人体の部位の相関性を診ることができる。

夢分流腹診は、弁証するうえで気の傾斜がどの位置にあるか（浅い位置か深い位置か、あるいは上焦にあるのか、中焦にあるのか、下焦にあるのか）ということを、大まかにではあるが教えてくれる診断術の一つである。

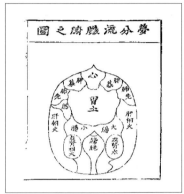

図2-14　夢分流腹診の臓腑配当図　　図2-15　夢分流腹診による全身図

[3] 打鍼の手法

小川春興が著した『本朝鍼灸醫人傳』（1933年）の御園流の系統図（**図2-16**）に載っている本郷正豊は、『鍼灸重宝記』（1718年）のなかで、打鍼の手法を記載している。

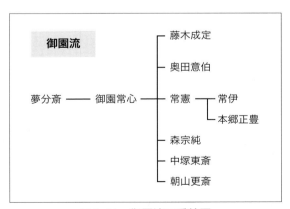

図2-16　御園流の系統図

打鍼の手法

打針はふかく刺ことなかれ。一身は栄衛をもつて主とすることなり。鍼経に云く、浮気の経に随ひ運る者を衛気といふ。其精気の経にしたがひてめぐる者を栄といふ。気は血道の外をうかみて、かろくめぐるぞ。血は筋の底を流めぐる者なり。気は陽衛なり、血は陰栄なり。気は外をめぐりて肌肉をあたため、血は筋の内をながれて肌膚を潤ほす。これに依て、打針はふとくして槌にてうつゆへ栄衛をうごかし骨髄へ徹ゆる理なり。手法は病人にたちより、左の足をしき右の膝をたて、槌を右の方に置べし。まづ槌の置所を定めざれば忘るもの也。さて、針を口に含み、左の手にて病人の腹をうかがひ、左の中指を食指のうしろに重て穴にをき、針を左の中指と食指の間にさしはさみ、針先の肌にさはらぬほどにして、槌をとり針を打なり。皮を切に痛まざるやうに打なり。針入こと一分ほどにして槌に手應あり。二三分より深く入べからず。打て気血をうごかし、推て肉に徹し、ひねりて補瀉迎随をおこなふ。針を抜て後、針口を閉べし。推手つよく、槌をかろく打べし。推手よはく槌になまりあれば痛むなり。槌の打やうは乱になく、一二とかぞゆる如く、手づまよく打べし。打針の本意は腹ばかりに用ひて外の経に用ひず。諸病はみな五蔵より生ずるにより、其本をもとめて治す。或、目・筋・爪を病むときは肝の腑に針を刺。鼻・皮・気を煩ふときは肺の腑に刺す。餘はみなこれにてしるべし。

『鍼灸重宝記』

当流伝受の奥義

抑予が伝るところは本朝針家の祖、無分の末流なり。病の頭にあるも腹に刺し、病脚にあるも亦腹に刺す。その刺に次第あり。諸病まづ臍の下二寸、丹田の一穴を刺す。これ腎間の動気にして十二経の根本なり。これを刺て元気を劫かし、其後に散針の法によつて経穴に拘らず。ただ邪気のある処を刺て、元気の巡途を開きて通ぜしむれば気順ずる。気順ずれば痰順ず、痰順ずれば熱散ずる、熱散ずれば風内に消す。況や又気順ずるときは血活す、血活すれば潤ひ生ず、潤ひ生ずれば精を益す、精益ときは神内に立。それ針の功をなすこと此の如し。古人は満身に刺を好とせず、兪原に刺を好とす。腹に刺を好とせず、四肢に刺を好とす。是はただ臓腑にあたらんことを恐れて此のごとし。たとひ兪原を刺も、亦四肢を刺も意を得ざるときは不可なり、腹を刺とも意を得て刺すは可なり。古人腹を刺すことを嫌たるは、針深く入ては蔵府を損ず、蔵府損ずれば忽死す。されば針の鋭、皮裡膜外に止まつて蔵府へ入ざるやうに刺べし、蔵府へ入れば害をなすのみにあらず、其功なし。その故は四気外感の熱、七情内傷の火、蒸て肓膜乾き枯て、夏の温気に汗多くして身に垢のつもるがごとし、又竈の上の煤のごとし、冬の木葉に霜の結がごとし、況や又膜外乾くときは、鼓の皮を急に張たるがごとし。故に膜沈で裡につき蔵府を押へ元気の途をふさぐ。此時に當て気滞りて諸病を起す。

然れば針鋭を膜外に止め、手法を柔かにして推下すときは、気の途ひらく。気の途ひらくときは、血順る。血順るときは膜もうるほいを得ていよいよ和ぐなり。故に病の滞るところなし。人多くは針を刺に此意を得ず、此意を会得して刺ときは、腹を刺というとも何のおそるる処かあらん。内経に曰く、熱の熇々なる時、脉の渾々たるとき、汗の漓々たるとき、大に労たるとき、大に飢たるとき、大に渇とき、飽食したるとき、大に驚たるとき、是等はみな刺ことなかれと。

又形気不足、病気不足、これ陰陽みな不足也、これを刺べからず。此を刺ときんば重て其気を竭し、老者は絶滅し、壮者は復せず、とあり。中にも経脉を刺の針は脉中の気を奪ゆえに、みなこれを恐るべし。尤も針は経脉のところを除きて、ともに膜を刺、やはらぐべし。是すなはち扁鵲が抓膜の奇術なり。

『鍼灸重宝記』

第2章 ● 伝統医学の基礎知識

「打針の本意は腹ばかりに用ひて外の経に用ひず」「病の頭にあるも腹に刺し、病脚にあるも亦腹に刺す」とあるように、どのような病に対しても、腹のみに打鍼を施していた。

また「無分の末流なり」とあり、『鍼道秘訣集』の不明な部分に補足し、打鍼の手順について触れている。まず「臍の下二寸、丹田の一穴を刺す」とあり、夢分流でいう「火曳の鍼」を行った後、邪に対してアプローチしていたことが書かれている。

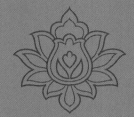

第3章

北辰会方式と蓮風鍼術

北辰会方式は弁証論治を理論的基軸とし、多くの臨床実践から得られた診察診断システムを構築し、一つの治療体系として発展してきた。中医学の用語をベースとしながら、日本の気候風土と日本人の体質を考慮に入れ、中医学に欠けている部分を補填し、日本の伝統古流派の知恵も取り入れた治療システムとなっている。

I. 診察診断システム

1　弁証論治

　人の生体は小宇宙であり、宇宙と同じく動的な平衡がとれている。太極陰陽という大いなる法則のもと、天人相関は当然のこと、それから派生した臓腑経絡という独特の生体システムを認識し、そのなかではたらく、気・血・津液・精の生長収蔵・昇降出入に着眼している。これらの動きや平衡が（大きくても小さくても）崩れたものを病と捉えてきた。

　弁証論治とは、その病の状態が具体的に「どこが」「どのように」「どう崩れているのか、どう平衡が保たれていないのか」を明らかにしてから治療に取り組む、極めてロジカルな治療体系である。

　弁証論治は病の治療のみならず、予防（未病を治する）をも射程に入れたものである。その弁証論治をより緻密にするために、病因病理（病因病機）の把握が重要となる。なぜなら証は、「その場」「その時点」での病態を示したものであり、その病に至った経緯と、これから先どういう病を派生する可能性が高いかを示すものではないからだ。

　そのために必要なことは、まずは弁病を的確に行い、身体内部で起こっている不調和はすべて体表に現れるという鉄則のもと「体表観察」を駆使し、これまで罹ってきた病を調べ、四診における多面的観察によって病因（原因・誘因）と病理を明らかにしていくことである。さらに、標本を明らかにすることで、治療がより正確になる。

　弁病とは、主訴がどういう病気かを弁別することで、たとえば、胃脘痛、痺病、痃癖、鶴膝風などである。現代医学的病名がその病態を的確に捉えている場合、たとえばアトピー性皮膚炎、白血病、SLE などはそのまま弁病とすることもある。

　標本とは、陰陽相対概念である。人体と病因においては、正気が本、邪気が標。病自体では、病因が本、症状が標。病の新旧では、旧病が本、新病が標。人体では、下・内が本、上・外が標。要するに、より病理の本質の部分が「本」であり、そこから派生する比較的浅く新しい病理が「標」である。臨床上、病証の主従先後、軽重緩急を分析し、標本を明らかにして治療の優先順位を確定する。

　弁証論治は論理そのものなので、治療結果や経過の矛盾点が発生した場合に、正しく四診の情報を得られているか、弁証解析は合っているか、治療選穴は正しいかなどを、すぐにチェックできる利点がある。

　病は常に変化しており、弁証もまた当然変化に応じた動的診断となる。何事にも常と変があるように、病にも常と変がある。常の範疇のものはテキスト通りに弁別しやすいが、変の範疇のものは応用力あるいは柔軟性が必要になる。

第3章 ● 北辰会方式と蓮風鍼術

2 北辰会方式の弁証

現代中医学と同様、一般的に外感病の風寒邪に対しては六経弁証、温熱邪に対しては衛気営血弁証・三焦弁証を活用する。

内傷病・雑病には気血津液弁証・臓腑経絡弁証（中医学では臓腑と経絡の弁証を分けているが、北辰会方式は分けられないものとして捉える）を主に活用する。

臨床応用としては、内傷病・雑病の邪熱の位置を明確にするために、衛気営血弁証を活用することもある。

「弁証の所在」を決定するにあたり、まず弁病を明らかにしたうえで、外感病か雑病に弁別することから始める。よって病因（病因弁証）として六淫の病邪や内傷七情・飲食労倦などの弁別が必要となる。詳細は『実用中医診断学』（鄧鉄濤主編、人民衛生出版社、2004年）参照。

中医学にはない弁証として、空間弁証・正邪弁証も行う。

空間弁証は、人間全体を空間物体と捉え、そのなかを流れる気が上下左右前後の、主にどこに偏在するかを弁別するための弁証である。

正邪弁証は、正気虚と邪気実の競合関係における標本主従を明確にするための弁証である。八綱弁証における虚実の比重を知るために正邪弁証が必要になってくる。詳細は『鍼灸臨床能力 北辰会方式理論篇』参照。

簡単な例を示すと、急性の花粉症の患者が来院したとしよう。今回、風寒邪を感受して花粉症を発症。弁証の所在は、外邪の感受によることから六経弁証と八綱弁証を主とすることとし、太陽病・表寒実証とした。そして空間弁証では、「上の後ろ」に気の偏在を認めた。よって治療は身柱に燔鍼にて解表した。

その後は予防のために、さらに弁証が必要となる。先天素因や内傷七情を考慮し、弁証の所在として臓腑経絡弁証を行う。そこで腎虚・肝実を証明し、空間弁証で「"前の上"が実、"後ろの下"が虚」であることが判明した。次に八綱弁証では裏の虚実錯雑となるので、正邪弁証にて虚実の比重を明らかにしたところ、正気の虚よりも邪気実が上まわっていた。よって、実側の内関に瀉法をし、適宜、虚側の申脈に補法を加えた。

慢性雑病の火急段階でない場合は、臓腑経絡弁証が優位となる。命に関わる緊急時においては、臓腑経絡弁証よりも、八綱弁証が優位になる。空間弁証によって、臓腑経絡弁証がより明確に行えることもある（空間的に上の症状部位が多く、体表でも上の実が多い反面、空間診では上に反応が出ずに、横あるいは下に出る場合、腎虚など下焦の問題が隠れていることを示している可能性がある）が、その逆もある（心熱・心肝火旺という証が臓腑経絡弁証で明らかであれば、空間弁証では上であるはずで、その通り、空間反応が上に出ているなど）ので、臓腑経絡弁証と空間弁証はある程度リンクし合うといえる。

3 北辰会方式の流れ

北辰会方式独自の弁証システムの概念規定を明確にするため、現代中医学の一般論と比較する。

089

[1] 中医学における一般的な治療の流れ

第1段階で診察（四診合参）し、第2段階として弁証する。

①中医弁証学などでは病因弁証により、外感病か内傷病・雑病などに弁別する

②外感病には六経や衛気営血など、内傷病・雑病には臓腑や気血などそれぞれ適した弁証方法を応用する

③標本主従を明確にする

[2] 北辰会方式の弁証手順（図3-1）

北辰会方式の鍼灸治療システムを詳述する。

初診の問診に1～2時間かけ、主訴は何か、まず弁病を明らかにした上で、病態を十分に把握する。弁証論治は、北辰会カルテに記載しながら進める。その後、体表観察など各診断項目の多目的観察情報を収集する。それらが完了すれば、以下のように進めていく。

①弁病の審証求因（病因弁証）をし、弁証の所在を明確にしていく

②八綱陰陽を把握した上で、外感病では六経弁証、衛気営血弁証、三焦弁証が主となり、内傷病・雑病では臓腑経絡弁証・気血津液弁証・病邪弁証などが主となる

③気の偏在が大きな病理であれば空間弁証をする（八綱陰陽弁証は弁証の綱領であり、空間弁証はそれに準ずるものと位置づけている）

④八綱弁証で虚実錯雑の場合、正邪弁証をする

⑤収集した情報から、病症をまとめて病因病理を組み立て、病因病理チャート図を構築し仮の証を選出する

⑥病因病理図を作成した時点で、整合性があれば証の確定となる。矛盾があれば再度、問診や体表観察を行い、矛盾がなくなるまでは証を決定しない。ただしいくつかの証の可能性がある場合は、すべて挙げておいて経過に従って最終的な証を決定していく

⑦予後の判断（順逆）、治療可・不可を決定する。詳細は第9章「総合判断能力」参照

⑧証に基づいて治療方針を決める。選穴には中医学における治則治法に基づく配穴、または北辰会方式の配穴を行う。詳細は『藤本蓮風　経穴解説（増補改訂新装版）』（藤本蓮風、メディカルユーコン、2013年）参照。北辰会方式での常用経穴の効能については、歴代の鍼灸家たちが使用してきた穴所とその効能を参考にしつつ、実際の臨床で追試し確かめられたもののみを提示している。中医学と一致する部分もあるし、そうでない部分もある

⑨主訴や症状の変化のみならず、脈診・舌診・腹診・気色診・反応の顕著であった経穴の変化などから総合的に治療効果を判定する。特に胃の気の脈診や舌診は治療効果判定が簡便であり、重要である

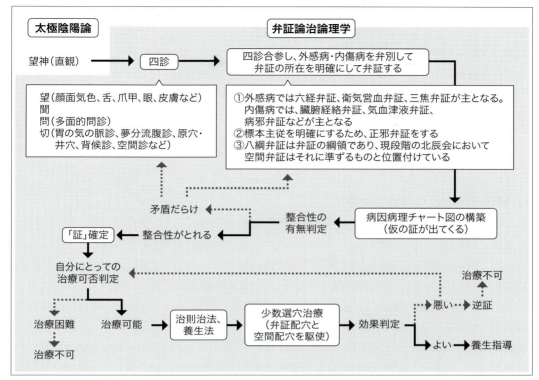

図3-1　北辰会方式の一連の流れのチャート図

4　少数精鋭主義

　北辰会方式の特色である少数鍼治療がどのようなものなのか、またそのメリットについて解説する。

[1] 病の本質を絞る

　治療を兵法にたとえると、一対一で戦う場合と多人数を相手に戦う場合とで戦術が異なるはずである。個々を相手にする場合は、一刀のごとくに斬るのはそう難しくない。しかし2人、3人、5人ともなってくるとそうはいかない。しかし宮本武蔵の『五輪書』によると、相手が多人数でもよく睨んで最初に一歩でも前に出てきた相手を間髪を入れずに叩き斬る。相手が3人いようが5人いようが同じであるという。

　このことは「根本中の根本を叩けば、枝葉は枯れてしまう」ということに通じる。雑草は地面から上の部分を除いても何回も生えてくるが、根っこを取ってしまえば生えようがない。

　病理の根本の根本を叩くべく、病理の大元は何かをつきとめるための弁証を心掛けているのが、北辰会方式の手法である。『孫子の兵法』にもあるように、戦というものは戦線を広げてはいけない。必ず局部的に闘って、勝ったらすぐに下がり力を蓄え、そしてまた闘う。それと同じように我々の身体も、あちらこちらに鍼を刺すと、正気が散ってしまい治りにくくなるという現実がある。何十本も鍼を刺すよりも、1本の鍼のほうがピンポイント効果ではるかに効を奏すのである。北辰会方式は少数精鋭主義によって病の一番の大元を叩いていく。

［2］効果判定しやすい

　鍼を多く刺すと、もし症状が好転しない、あるいはいつまでたっても変化がないという場合に、どの処置がどのように効いたのかというメカニズムがわかりにくい。1穴か2穴であれば、効かなかった場合に診断レベルで違っていたのか、治療レベルで違っていたのか、配穴ミスだったのか、その配穴が正しくても術が悪かったのかなどの分析がしやすくなる。また効いた場合には、効果判定によって確かめることができる。

5　北辰会方式の代表的な治療法

［1］臓腑経絡弁証における治療法

　臓腑経絡弁証の診察法は第2章「伝統医学の基礎知識」で解説したが、実際の治療法の根拠の一つが『霊枢』根結篇にあり、四肢末端の井穴を「根」とし、体幹部から顔面に至る部分を「結」としている。根と結は関連深く、結の部分を動かすには根を動かすという考えが成り立つのである。たとえば、経脈の気血循環障害による肩痛が起きた場合、肩の気血循環障害の部位に治療するのではなく、その病が、臓腑の病か経絡の病（北辰会方式では経絡経筋病と呼ぶ）かの判別をし、その経絡あるいは臓腑の異常を顕著に示す経穴1カ所のみに刺鍼するのである。

　臓腑経絡の診察法のなかで、臓腑か経絡かの鑑別法としては、背候診と原穴診が有効である。背部兪穴と原穴は、両方とも五臓六腑の反応を示すが、背部兪穴は、特に五臓六腑自体の異常がよく反映され、臓腑の虚実・寒熱や陰陽のアンバランスなどをうかがうのに優れている。一方、原穴は五臓六腑と関わる経絡経筋の異常を示すことが多い。

　五臓六腑が幹であれば、経絡はその枝葉であり、臓腑と経絡は臨床面では一体のものであるため、区別するべきではないが、五臓六腑自体の反応としては、原穴よりも背部兪穴の方が如実に異常を示す傾向があり、治療も背部兪穴を使用してもよいし、手足末端の経穴を使用してもよい。

　臓腑には特に大きな問題がなく、経絡経筋に異常があれば、原穴に左右差などの反応が顕著にみられる傾向があるが、この場合の治療は背部兪穴よりも原穴あるいは井穴などを使用することが圧倒的に多い。

　しかしこれは絶対的なものではない。たとえば、足陽明胃経の末梢の指を打撲捻挫したとする。一般的には打撲捻挫した場合には気滞のレベルで、軽度の経絡経筋の異常であれば、衝陽穴の反応や患部周辺の足陽明経上の経穴に反応が出る。このような経穴に刺鍼することで症状が快方に向かうことが多い。

　しかし捻挫を頻繁に繰り返し、しかも同じ部位ばかりに起こす場合、捻挫しやすくなっていた原因が臓腑にも問題がある可能性が高くなる。こういう場合には、臓腑の変動にも目を向け、背部兪穴の反応の特徴に注目するとよい。

　脾胃に問題があって、足陽明経上に変動を起こし捻挫しやすくなっている場合には、背部兪穴の脾胃に関する穴所の反応に注目する。これらの穴所に顕著な反応が出ている場合、単なる経絡経筋の問題ではなく、臓腑の変動（脾胃の変動）がある可能性が高くなる。

　また背部兪穴と原穴の反応の左右については、打撲捻挫した側と同じ側に出ることが多い。もし、反応の側が原穴と背部兪穴で不一致の場合はその人のもともとの気血の偏在具合（姿勢の癖、仕事や運

第3章 ● 北辰会方式と蓮風鍼術

動などでの姿勢の偏り）や慢性的な臓腑の陰陽のアンバランスによるこじれが絡んでいる。

　北辰会方式ではこのほかに、井穴診、腹診、脈診や舌診の情報も鑑みて、臓腑経絡弁証にて臓腑病か経絡経筋病かの鑑別を行う。臓腑病と経絡経筋病の病機と着目点と治則・治法を**表3-1**にまとめた。

表3-1　臓腑病と経絡経筋病の病機と着目点と、治則・治法

	病機と着目点	治則・治法
臓腑病	臓腑の陰陽が変動 ↓ 問題のある臓腑のみを探り、 病邪の位置や正気の虚の存在部位、 その程度を明らかにする	臓腑の陰陽を調整する
経絡経筋病	経絡経筋の経気の変動 ↓ 十二経絡のうち、 どの経絡が異常なのかを明らかにする ・主訴部位の関連流注を明らかにする ・井穴や原穴の反応を正確にみる ・経筋流注で「結んでいる」経穴の反応をみる	経気が流れるように行う

[2] 空間論による治療法

　上下左右前後の法則（空間論）は『鍼灸治療　上下左右前後の法則─空間的気の偏在理論　その基礎と臨床』（藤本蓮風、メディカルユーコン、2008年）に詳しく解説されているので、ここでは簡略にまとめておく。北辰会方式では、生体（小宇宙）を上下左右前後のバランスを保とうとする一つの空間物体として捉える。単なる経絡経筋病や気滞血瘀の病で特に気滞が中心の場合のみならず臓腑病においても、病の空間的な気の偏在の診断を、北辰会方式では、空間論という理論（主に、百会・臍・懸枢の圧痛・硬結などや尺膚診などの反応を診ることにより、生体の左右上下前後の気の偏在を診る）を使って診断し、それに基づいて鍼灸配穴を決定する、藤本蓮風が鍼灸臨床実践の中から創り出した診断治療の理論である。たとえば、足少陽胆経の単なる経絡経筋の異常による卒腰痛患者では、百会右、神闕の右下、懸枢の右下に反応（圧痛、硬結）があれば、その気の偏在は、神闕を中心に右下半身にあると診断する。この診断に基づく治療は、右下半身の気の偏在を取るために、右側の下腿の足少陽経上の穴所で反応の顕著な経穴を選び刺鍼する。この空間論の淵源は『素問』三部九候論篇の脈診法にある。

　故人有三部、部有三候。以決死生、以処百病、以調虚実、而除邪疾。　　　　　　　　　　『素問』（三部九候論篇）

訓読：故に人に三部あり、部ごとに三候あり。以て死生を決し、以て百病を処し、以て虚実を調えて、邪疾を除く。

　天地人の三才思想に基づき、生体を上中下の三部に分け、さらに各部を天地人の三候に分類し、三部九候としている。これを用いれば人の死生を決し、百病を治し、虚実を調え、邪を除くことができるといっている。しかし三部九候の脈法の真意は、それよりも別のところにある。

| 帝曰、決死生奈何。……（中略）……上下左右相失不可数者死。 | 『素問』（三部九候論篇） |

訓読：帝曰く、死生を決することいかんせん。……上下左右相い失いて数うべからざる者は死す。

　　上下左右の空間的な気のバランスを追究しようとしたところにあるといえる。それは、脈診部位の分布を見ると、左右上下の空間的な配置が意図的になされていることからしても明らかである。

［3］ 心神の治療

　　北辰会方式では神主学説に基づく治療も重視し、特に難治性とされる病に対してもこれを応用し効果を挙げている。

　　神主学説とは「心神が不安定だと痛みが増し、心神を安定（安神）させると痛みが軽減するという理論」で、鍼灸で直接心神にアプローチして安定させたいときに用いる。

①神とは

・神（mind）：心理、意識、直観の精神的な活動
・神（spirit）：精神そのもの
・神（vitality）：生命力そのもの

②心神と肝魂

　　『素問』宝命全形論篇に「凡刺之真、必先治神。」とある。また肝魂は、現実から離れたところの精神意識作用で、たとえば熱にうなされている状態は肝魂が不安定になっていることを示す。そのときに心神がはたらくと、意識がはっきりしてくる。

　　心神は肝魂と密接な関わりがある。よって心を調整すれば、肝魂も安定し、五臓（五志）も安定する。

③肝鬱と心血不足

　　仕事で肝鬱気滞が起こったとき、疲労感を強く感じる人と、そのときには疲労感を感じないが、仕事がひと段落しホッと一息ついたときに疲労感を強く感じる人がいる。

　　同じ肝鬱気滞を起こしても、このように2通りの症状がある。心血が弱っている人は、肝鬱による肝血不足を補えず、疲労感をすぐに自覚してしまう。一方、心血がある程度しっかりしていると、肝鬱による肝陰不足があっても、肝気の高ぶりに応じて心血がそれを補おうとしてくれるために、疲労感を感じない。ところが肝気が緩むと、心血のフォローも緩慢となり、肝血不足が前面に現れ、強い疲労感を感じる。

　　心神はあらゆる病気に関与していく。最終的に痛みは心で感受するが、心血不足の度合いが心神の安定度に関連するため、心血不足の程度によって感受の仕方が変わってくる。

　　このように心神が痛みや痒み・精神安定の中枢的はたらきをするので、これを「神主学説」という。この理論を用いて安神作用を強めることで、五臓の陰陽バランスも整い、気の流れが改善され、痛みを遮断したり緩和することができる。ただしすべてに効果があるというわけでなく、「心血が不足している」ことが必要条件となる。

④治療方針

　　神主学説治療を行う場合、心血不足の証明が必要条件となる。治則・治法は補益心血・安神あるいは寧心である。熱証の場合は鍼を用い（清熱安神）、熱証が顕著でない場合には鍼または灸。心気虚が

第3章 ● 北辰会方式と蓮風鍼術

著しい場合や心陽虚（寒証）の場合は、灸を用いる（補陽安神）。配穴は、神門、後渓、霊道を直刺もしくは心兪を横刺、あるいは神門、後渓に整えの灸を施す。左右の神門に熱さの左右差が整うまで、左右交互に施灸する（痛みが強すぎると左右差が出ない場合もある）。

神門に施灸を長期間続けると瘡蓋ができ、次第に反応が鈍くなってしまう。その場合は後渓に施灸する。神門の傷が癒えるのを見計らって瘡蓋を取り除き、神門の施灸に戻す（後渓と神門は効能が連鎖する経穴であり、共に心血を補い、心気を整え、安神作用がある）。

痛みが強すぎる場合、神門や後渓に灸をすえても、最初は左右共に熱さを感じないことがある。しかし壮数を重ねるうちに「少し気持ちがよい」「温かく感じる」「少しピリッとする」など反応が現れると良い兆候である。熱さの左右差が出てきたら、続けてその左右差がなくなるまで左右交互に施灸する。なかなか熱さの左右差が整わない場合は、31壮までで止める。治療を継続していくうちに、少ない壮数で左右差が整うようになってくれば予後良好のことが多く、痛みがなくなってくる。

何回施灸しても熱さの左右差が整わない、あるいは全く熱さを感じない、熱く感じる側がしょっちゅう左右入れ替わってしまうという場合は難治である。

痛みがあるときの脈は通常、弦脈や緊脈を呈するが、これは軽い場合である。痛みが激しくなると、脈が隠れて伏脈を呈する。脈の変化で痛みがどの程度なのかを判断することができる。

II. 蓮風鍼術

1 蓮風鍼術とは

蓮風鍼術は、藤本蓮風の膨大な臨床実践より編み出された刺鍼術であり、刺鍼の際、衛気にも配慮した術を施す。

衛気には浅い衛気と深い衛気があり、浅い衛気は体表から3〜5cmほど離れた幅の部分を、深い衛気は体表から皮下に少し入った部分を流れる。

鍼は衛気へのアプローチの場合には浅く刺すか、もしくは刺さずに体表を触れるか触れないかの部分で古代鍼を使うか、あるいは体表の表面を刺入せずに打鍼する。また、営気にまでアプローチする場合には少し深めに刺鍼する。

鍼を近づける、鍼をかざす、あるいは触れるだけで体表が反応して体表の変化を確認できる。皮膚表面の浅い衛気に作用させるため、体表の反応が変化するのである。

また毫鍼では、皮下の浅い部分に刺鍼することもあれば、深い部分まで刺鍼することもあり、実邪に到達するまで1〜1.5寸ぐらい刺入する場合もある。

[1] 蓮風鍼術の種類
蓮風鍼術には次の3種類があり、それぞれ作用する気の位置が異なる（**表3-2**、**図3-2**）。
- 蓮風毫鍼術：毫鍼を用いる刺鍼術
- 蓮風打鍼術：鋠鍼、員鍼を用い槌で叩打する鍼術
- 蓮風古代鍼術：古代鍼を用いる鍼術

表3-2　蓮風鍼術で作用する気の位置

		浅い衛気*	深い衛気	営　気
蓮風鍼術	毫鍼	△	○	○
	打鍼*	○	○	－
	古代鍼*	○	○	－
灸術	多壮灸	○	○	－

＊古代鍼や打鍼術用の打鍼（鍉鍼）をかざすのみの場合は、浅い衛気のみに作用する

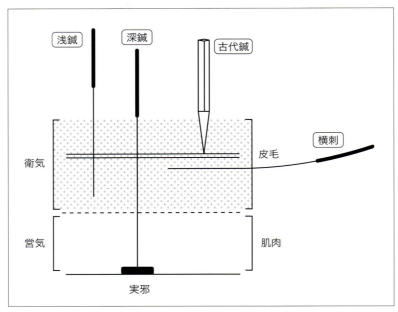

図3-2　道具と作用する気の種類
浅鍼や古代鍼は衛気に、深鍼を使えば営気に作用する。また横刺はより広いエリアの衛気に作用する。

[2] 材質

同じ穴所を用いても、鍼の材質や刺入の深さによって、効能が変わってくる。北辰会方式では弁証論治を基本に、治療原則、配穴原理に基づいて鍼治療を行っている。鍼の材質を**表3-3**にまとめた。

表3-3　蓮風鍼術で用いる鍼の材質

種　類	材　質
毫鍼	ステンレス
打鍼	金、銀、銅、真鍮、ステンレス
古代鍼	金、銀、ステンレス

2　蓮風鍼術の心得

[1] 刺鍼操作は慎重に

　刺鍼は、衛気にはたらきかける優れた術である。衛気は、桿気（かんき）と呼ばれ、脈内を流れることができず脈外に溢れて動くので、非常に動きが速い。そのため穴所に鍼を近づけるところから極めて慎重にしなければならない。体表に触れないところで、鍼を近づけたり遠ざけたり、鍼先の皮膚面との角度を頻繁に変えたり、もたついてしまうと、衛気が乱れる。

　特に古代鍼は瞬時に穴所にアプローチする。体表に近づけただけで衛気が大きく動いてくるからである。なぜなら衛気は極めて防衛機能が強く、あらゆる邪気に抵抗しようとし、結果的に営気を守ることにはたらいているからである。言い換えれば、営気を守ることが中心となって衛気ははたらく。

> 凡刺之理、經脈為始、營其所行、知其度量。內刺五蔵、外刺六府、審察衛氣、為百病母。調其虛實、虛實乃止、寫其血絡、血盡不殆矣。　　　　　　　　　　　　　　　　　　　　『霊枢』（禁服篇）

　『霊枢』に説いてある通り、衛気を大いに意識する必要がある。

[2] 刺鍼操作は臨機応変に

> 刺之微、在速遲。　　　　　　　　　　　　　　　　　　　　　　　　　　　『霊枢』（九鍼十二原篇）

　優れた効果を出すための微妙な刺鍼技術は、鍼を速くしたり遅くしたりする操作、つまりスピード調整にあると述べている。

　ある患者にとっては瀉法でも、ほかの患者にとっては補法になることがあるので、患者各々の気の動きに合わせて、鍼の操作のスピードを速くしなければならないこともあるし、遅くしなければならないこともある。生体の微妙な反応、気の動きに合わせるしかないのである。患者の気の動きを知るには、体表観察が不可欠である。

　特に、刺鍼する経穴に対しては、穴所の広がりと、深さを認識し穴所の中心点を知る必要があり、そのためにときに、皮膚表面を何度か触察する、あるいはつまんだりはじいたりすることもある。また穴所は点で捉えるが、腹部などは面で捉え、「腹壁の緊張」として邪を捉える。ターゲットにする経穴の反応に合わせてまず鍼の選択を行い、北辰会方式を踏まえた蓮風刺鍼術を行う。あらゆる補瀉法のなかで、蓮風刺鍼術の補瀉は「虚実補瀉法」である。これは虚の穴・実の穴に合わせて補瀉を行う方法である。

> 刺虛者須其實、刺實者須其虛。經氣已至、慎守勿失。　　　　　　　　　　『素問』（宝命全形論篇）

　補の場合は虚の側の経穴に補の鍼を施し、瀉の場合は実の側の経穴に瀉の鍼を施す。詳細は第10章「各種刺鍼法」、『鍼灸臨床能力　北辰会方式　理論篇』第9章「確かな鍼を目指して」参照。

3　刺鍼術伝授の難しさ

所謂易陳者、易言也。難入者、難著于人也。
『霊枢』（小鍼解篇）

　他人にあれこれと鍼の刺し方について話すことは簡単だが、実際、人にその内容を伝授することは難しいという。つまり鍼の道の肝要なる部分は、非常に伝授し難いものであるといっている。蓮風刺鍼術の心得のように、鍼の微妙な操作は筆舌しがたいものがある。最終的には、それぞれ臨床家の研鑽と日々の実践によって磨かれるものなのである。

III.　灸術

1　灸術の種類

[1] 直接灸

　灸は、糸状灸、半米粒大、米粒大、非常に大きい小豆大、場合によっては空豆大くらいまでの大きさがある。それは穴所の大きさと、穴所の反応に合わせて施灸するためである。

[2] 間接灸

　間接灸には、温灸（棒灸など）、隔物灸、鍼を刺して毫鍼の上にもぐさをつけて燃やす留火鍼（灸頭針）がある。

　北辰会方式では直接灸（米粒大〜半米粒大、時に糸状灸）が基本で、棒灸を施すこともある。しかし隔物灸や留火鍼（灸頭鍼）は一切行わない。

2　灸術の手順

　灸は、左右の穴所両方交互にすえる。灸は火の力を使うため刺激が強く、片方のみの施灸はバランスを崩しやすいためである。

　熱さに左右差がある場合、熱さが鈍いほうが虚である。壮数は奇数が基本で、1、3、5、7、9、11、15、21、31。奇数は陰陽でいえば陽であり、陽気を高める意味がある。

　整えの灸を施す場合、熱さの左右差が整ったら施灸を止める。ただし熱さを全く感じない場合は、ある程度すえていく（7壮以上施灸する）と、左右差が出てくることが多い。多壮灸をする場合、北辰会方式では31壮までにとどめ、それ以上はその回の治療では行わない。また最初から熱い場合は、少数で止める。

　何壮施灸しても熱さを全く感じない、あるいはいつまでも左右差が整わない場合は、病が古いことを示す。

　病が予後良好であれば、灸の壮数も減少していく。5壮以内で整うようになれば、病が改善したとみてよい。

熱さが左右交互に頻繁に入れかわり続ける場合は、心神不安定か、予後がよくない可能性が高い（術者の灸術が未熟な場合もこの現象が起こるが、これは論外である）。

3　灸のメカニズム

灸は鍼よりも刺激が強く気を変動させる力も強い。施灸することにより、衛気から動かし様々な病邪を取り除くことができる。しかし深い部分にある営気は動かしがたい面がある。壮数を多くすることで、ある程度深くアプローチすることはできるのかもしれないが、やはり浅い衛気を激しく動かし、浅い部分で病邪を取り除くことが中心になってくる。

「衛気から動かす」という点では古代鍼を用いることも考えられるが、それは表在に停滞する衛気を動かすことによって営気を動かす場合には効果があるが、瘀血や湿痰などが複雑に絡んでくる場合には、古代鍼よりも灸を用いるほうが有効となることが多い。

よって鍼で気を巡らす場合と、灸で気を巡らすのは意味が少し違ってくる。鍼の場合は直接気の巡りを良くするのに対し、灸の場合は熱によって温めて気を通じやすくするのである。

4　灸の効能

灸の捻り方や壮数、完全燃焼させるか八分灸かなどによって作用と効能が異なる。

温め気を集める作用により補気（温補）し、陽気を駆り立て、その結果、散寒したり湿を乾かすこともでき、また停滞している気を通じさせる作用もある。施術の仕方と壮数によっては清熱することもできる。そして煙の芳香による理気作用もある。

また、石坂宗哲（1770 ～ 1842 年）が『鍼灸茗話』で灸の効能を説いている。「灸の能は温熱の湯気を以て内は其宗気を活発せしめ、外は火気を以て経絡の寒結凝渋するものを融解して、其気を流通せしむる」という。宗哲は「気血の発揚しがたきものを引起すの能」があると述べ、「鍼の為さざる所、灸の宜しき所なり」と示しつつ、この原則を一切の病に適用するのを愚かとし、「急卒の病で瀉血等なし得べからざるに、艾灸の力大なる」ことを述べている。病に応じて、鍼の能と灸の能との違いを理解したうえで、鍼であれ灸であれ、その手技の選択も自在でなければならないということである。さらに、宗哲は病を未然に防ぐ目的で、病もなき小児などにあらかじめ灸するところの「逆灸」の横行を批判し、「田舎などにて何事も構はず。自然に任せて生育する小児は大抵無病にて健かなるを見べし」と述べている。

5　施灸からわかる患者の病理

[1] 体質

灸を異常に熱がる患者は、大体熱証である。一方で虚寒型の冷えの証の患者は、灸を気持ちよいと感じる。

[2] 穴所の虚実

　虚や虚中の実側は熱さの感じ方が弱く、むしろ気持ちよく感じることが多い。実の側は気が集まりすぎているから、熱さを過剰に感じることが多い。

[3] その他

　瘀血があると灸痕が色素沈着しやすい。傷が癒えた後も、紫黒い灸痕が残り続ける場合は瘀血である。

　1回灸をすえたら灸跡が化膿して治らない場合は湿熱型である。湿熱型の者は、赤く炎症を起こし化膿しやすい。大阪に古くからある打膿灸は、深いところにある湿熱を取ろうとする方法である。

　灸で温めているはずなのに、逆にその部分だけ発赤せずに白くなる場合は、寒証に偏っている場合が多い。

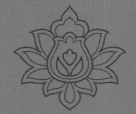

第4章

体表観察

I. 身体診察に関わる四診

　鍼灸治療は、反応がある経穴にやみくもに刺鍼しているわけではなく、ある一定の目安のもとに施術を行う。中医学では弁証がその目安となり、弁証を導き出すために四診がある。四診とは、望診（観る）、聞診（聞く、嗅ぐ）、問診（問う）、切診（触る）の四つの診察法のことである。

　鍼灸診療は、インタビュー、身体診察、病態分類（病因病理の構築）の順で行われる。

　インタビューの主体になるのが問診であり、その課程で望診、聞診ができる。身体における診察は、望診と聞診、切診が中心となる。

　身体診察に関わる望診と切診が診断に占める役割は非常に大きく、問診で病に関わる重要な情報が聴取できなくとも、望診、切診情報をもとに、それらの情報を再度別角度から問診し収集することができる。また切診は、直接術者が患者の肌に触れるため、術者と患者間の信頼関係の構築に大きく関与し、治療的役割をも果たす。「手当て」という言葉があるように、術者が直接患者に触れるだけで安心作用がはたらき、効果を出す場合がある。実際、切診を行うだけで脈が緩んだり、経穴の反応が好転する場合がある。

1　望診の基礎知識

　望診とは術者側の視覚で、患者の顔、舌、爪、眼、分泌物・排泄物などを観察することで異常を察知し、内臓の病変を判断する診断法の一つである。望診においては、必ず「神・色・形・態」の順に観察していく。いきなり触れたり、細部にこだわったりしないで、まずやや遠くから直観で全体を望診（望神）する。望診で順証、逆証の決定をする場合、鋭い直観力に頼る部分がある。

[1] 望神

　神をみるとは、遠くにおいて神をみるものと、近くにおいて眼神を中心にみるものとがある。四診（望・聞・問・切）のなかで、望を最初に置いているというのはなぜだろうか？　それは診察というものは、まず患者が玄関に入って来たときから始まっているからである。問診や脈を取るときでもなく、玄関に入って来たときから望診は始まっている。それは単なる視診ではなく、「患者という人間に触れる」という最初のアプローチとしての望診である。

　望神は、生命の主宰であるところの神の有無を直観的ないしは客観的に把握するものであり、これが「神色形態」の捉え方である。神色形態の最初に神を置いているということは、直観性を極めて重視しているからである。直観は以下の二つに大別できると北辰会方式では考える。

　一つは『弁釈鍼道秘訣集―打鍼術の基礎と臨床』（藤本蓮風、緑書房、1978年）で述べられているように、直観、直観的洞察（intuition）あるいは同一性（identity）といわれる本来的自我、人間の観念や思考を除いた、本来の生命の輝きに現れる一つ一つの響き、このようなものである。

　二つ目は、過去に積み重ねた知識、ちょうど糸巻に糸を巻くように集積された経験から出てくる勘である。そのような勘のなかでまた直観的に物を捉えることができる。

　望神とは、「形なき形」を鋭敏なる直観でみるものであり、生命の総体を丸ごと感知する。神には広

義の神（生命現象を主宰するもの、生命の輝き）と、狭義の神（精神作用）とがある。望神では広義の神をみる。

中医学では、生命が生き生きとして眼が輝き、精神状態も明るく安定し言動が明瞭な場合を得神（栄）という。それとは逆に、眼に生気がなく精神状態が暗く活力に欠け、反応が鈍い場合を失神（枯）といい、これは久病を患っている場合によくみられる。また神が弱々しい状態の者が急に元気に活発になる様を假神（仮神）という。これは一種の陽脱現象である。

表4-1に中医学における神の説明、**図4-1**に中医学における神の関係を示した。

表4-1　中医学における神

神の有無	状態の説明
得神 presence of vitality	精神・身体活動が迅速で適切、問題のない状態で、神気が病邪に影響を受けないか、あるいは受けたとしても改善している状態のこと。有神ともいい、北辰会方式では「栄」という。まだ正気はしっかりしており、病の状態が重くとも一般的には予後良好である
失神 loss of vitality	精神的身体的活動が、緩慢で低く弱っている状態で、深刻な病的状態のこと。無神ともいい、北辰会方式では「枯」という。正気が衰退し、一般的には予後不良である
少神 lack of vitality	無気力で精神機能が低い状態のこと
假神（仮神） false vitality	重症な状態での一過性の改善（最後の灯）、死期が近いことを示す。陰が陽を収斂できず、陰陽乖離の状態である

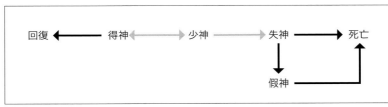

図4-1　中医学における神の関係
右方向に向かうと死に近づく。左方向に向かうと治癒に向かう。
しかし、失神の状態から左方向に向かわせるのは難しいことが多い。

[2] 色（気色）

気色をみるうえでは艶を重要視する。『素問』脈要精微論篇の五色を参考にしている（**表4-2**）。

[3] 形

静止した状態での形で、固定した形そのものをみる。患部や顔面、舌、身体全体全てをみて、異常や特徴を意識してみる。

[4] 態

動いている動態で、顔の表情の動きや、振戦などの動き方の特徴をみる。

表4-2 気色の分類

五　色	艶がある気色	艶がない気色
赤	白絹に朱を包んだような赤	赤土のような赤 （黒みを帯びた赤）
青	青玉のような青	藍のような青 （沈んで暗い青）
黄	白絹に黄金を包んだような黄	黄土のような黄
白	鷺の羽のような白	塩のような白 （枯骨のような白）
黒	漆黒のような黒	黒土のような黒 （すすけた黒）

2　聞診の基礎知識

聞診とは、臭いや音をみることである。詳細は第6章「聞診」参照。

[1] 臭い

患者が発する臭いに着目する。湿熱の臭い、陰虚内熱の臭い、湿の臭い、膿の臭い、尿毒症の場合は尿の臭いがすることもある。二便や吐瀉物の臭いは寒熱の弁別に有効である。

一般的に臭いの強い排泄物は熱に偏っており、寒証の場合は全く臭いがないことが多い。尿に甘い臭いがしたり、アンモニアっぽい臭いがしたり、化学薬品の臭いがすることもある。癌の場合には、癌特有の臭いを発することがある。

[2] 音

関節異常の場合、患部の関節の屈伸の際に音を発することがある。喘鳴の場合、痰がからんだ音か乾いた音か、また喘鳴が大きいか静かであるかを聞き分ける。喘息でも虚喘で重い場合には、喘鳴が静かであることが多いため注意が必要である。

3　問診の基礎知識

問診は、患者から直接その病に関する情報を得る、極めて重要なプロセスである。患者は事実を述べるとは限らないので、術者には嘘を見抜く論理力や、多角的な問診力が要求される。患者本人が乳幼児の場合や、言語を発することができない場合には、近親者から情報を得る。問診で得られた情報が曖昧すぎたり、不明な内容が多い場合には、切診情報に委ねざるを得ない。詳細は第7章「問診」参照。

第4章 ● 体表観察

4　切診の基礎知識

　東洋医学は、切診を基盤として発達した医学である。日本における伝統鍼灸の切診は、中国からの模倣のみならず、日本の土壌に合わせて発展し、腹診を中心とした古流派が現れ、独自の切診法が生み出された。古流派に共通していることは、体表の反応をよくみていることである。たとえば腹部の邪が深くなると背中に反応が現れるから背部兪穴らしき部位に灸を施していた。このようにいろいろな反応を切診で捉え、診断法を確立していった。

　北辰会方式では日本鍼灸の歴史を踏まえたうえで、腹診をはじめ、様々な診断法を取り入れている。そしてさらに実践のなかで、中医学の弁証で活用する証明因子の不足を補完できることを検証した。腹診では夢分流を、脈診では胃の気の脈診を、切経では背候診、原穴診、井穴診、尺膚診などを取り入れ、これらの診察法は、弁証を導くうえで大きな役割を果たす。

II. 体表観察

[1] 体表観察の定義

　体表観察とは、患者の体壁を術者の手指で直接触れることのみならず、体表を覆う衛気の状態を知るために手をかざしてみることや、気色や形態を視覚を通して観察することなど、直接体表に触れないで行う間接的体表観察も含まれる。つまり、先述した望診と聞診、切診をあわせて「体表観察」と呼び、伝統医学の身体における診察法の位置づけをなしている。体表観察全般の詳細は、『体表観察学―日本鍼灸の叡智』（藤本蓮風、緑書房、2012 年）も参照されたい。

　『史記』の「扁鵲倉公列伝」に「病の反応は、体表に現れる。裏にあるものは必ずその反応は表に出る」とあり、体表の情報を重視していたことがうかがえる。

> 故善用鍼者、従陰引陽、従陽引陰、以右治左、以左治右、以我知彼、以表知裏、以観過与不及之理、見微得過、用之不殆。
>
> 　　　　　　　　　　　　　　　　　　　　　　　　　　　　　　　『素問』（陰陽応象大論篇）

　「表を以て裏を知る」という認識方法は、中医学の病因病理の認識方法の中の「以象測臓」と同様の考え方で、レントゲンや MRI などを扱えない我々鍼灸師にとって、多面的に体表観察をすることこそ、極めて重要な診察行程となる。

[2] 体表観察と弁証の関わり

　体表観察の情報は中医学の弁証のみならず、北辰会方式独自の弁証にも大いに役立つ（**図4-2**）。また、問診で得られた情報が本当に体表の現象として正しいかどうか、矛盾がないかどうかを判断する指標にもなる。さらに、問診で得られなかった新たな情報が収集でき、なおかつそれが治療を行ううえでの有力な情報になる場合もある。

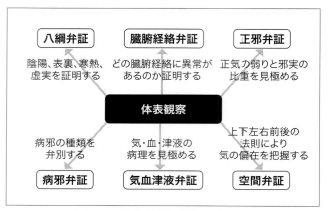

図4-2　体表観察と弁証の関わり

[3] 体表観察の診察手順

　体表観察の診察法の手順は、「体表を目でみる」→「手をかざしてみる」→「手で触れてみる」→「体表に指頭で触れる」→「体表を指頭で按ずる」→「ときに体表を指ではじく、つまむ」の順で行うことを基本とする（図4-3）。

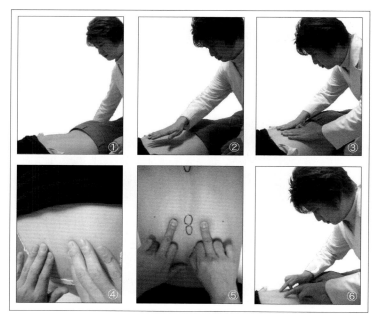

図4-3　背候診における体表観察の手順
①体表を目でみる（気色をみる、可視光線的に色をみる）。
②手をかざしてみる（手掌全体で、温・冷感などをつかむ）。
③手で触れてみる（手掌全体で、温・冷感などをつかむ）。
④体表に指頭で触れる。そして虚と実、弛緩と緊張を観察する。
⑤⑥体表を指頭で按ずる。そして虚と実、弛緩と緊張を観察する。
　　　時には体表を指ではじく、つまむ。

第5章

望診

I. 望診の種類

体表観察における望診とは、術者の視覚を通して、体表から神・色（気色）・形・態を観察することである。

望診とは全身、各部（局所）の体表を観察することで、神・色・形・態の観察、すなわち望神・望色・望形・望態を行う。

望診には、顔面気色診、舌診、眼診、爪甲診、体幹や四肢の望診などがある。四診（望診・聞診・問診・切診）で、最初に望診が取り上げられていることには深い意味がある。西洋医学では「視診」というが、東洋医学ではあえて「望診」という。視診とは、ちょうど鏡に写る対象物をみるように、ただ客観的にみることである。

望診の「望」は観望の「望」、すなわち遠いところ、広い範囲をじっとみることをいう。つまりまず太極を捉えるという意味もあり、視診のように客観性のみならず主観的に何かをみようとする目的意識性が働く。

望診には、**表 5-1** がある。詳細は『体表観察学—日本鍼灸の叡智』（藤本蓮風、緑書房、2012 年）参照。

表 5-1　望診

顔面気色診	臓腑の異常や順逆などをみることができる
舌診	舌背（舌の表面）・舌腹（舌の裏面）の状態で八綱陰陽、とりわけ寒熱虚実を客観的に捉えることができる
眼診	眼戦・充血・血虚の程度、黄疸・怒肉・神の有無などを鑑別することができる
爪甲診	爪甲の膏沢などから、気血とりわけ血の状態をみることができる
毛髪診	毛髪の状態である程度の虚実の状態がわかることもある

II. 顔面気色診

顔面の気色を望診をすることを、顔面気色診という。

我々の用いる顔面気色診は、汪宏の『望診遵経』に記載されている気色を参考にし、『素問』脈要精微論篇、王克勤の『中医神主学説』にある望診の項、張介賓の『景岳全書』における傳忠録の神気存亡論、張介賓の『類経』六巻の脉色類・三十・精明五色を論拠とし、気色でも艶を重要視している。

顔面気色診は、これらの文献を論拠として、藤本蓮風による膨大な臨床経験上に発展させたものであり、主に臓腑の診断と、全体（躯幹、四肢の状態）の診断、順逆の診断に用いている。

その手順は、望診と同様、神・色・形・態を、面神・面色（気色・望色）・面形（望形）・面態（望

態）からみていく。患者が重い病気にかかって順証・逆証の境目になったとき、その順逆を見分ける場合に非常に役立つ。**表5-2**に顔面気色診の要素をまとめた。

表5-2　顔面気色診

望色 inspection of the complexion	患者の皮膚の色（特に顔の色）を観察すること
面色 (facial) complexion	顔の色と膏沢のこと
主色 governing complexion	通常の皮膚の自然な色
客色 visiting complexion	気候変化などに影響され、変化した自然な顔色
病色 morbid complexion	病的根拠を示す異常な顔色
善色 benign complexion	健康そうな状態を示している膏沢のある顔色
悪色 malign complexion	不健康そうな状態を示している暗い顔色
真臓色 true visceral color	五臓の真気の消耗を反映している顔色

1　面神

望神するのに遠くから俯瞰的にみる場合と、近い距離で眼神を中心に診る場合がある。いずれにしても直観が大切である。これは経験則によるものが大きく、重症患者を多くみていかないと身につかない。

2　面色（気色・望色）

顔面には、手足の陽経すべてと手少陰心経と足厥陰肝経が流注し、経別においては六合が顔面部で合しているため、気血が充実していると気色は明るく、潤いと膏沢が出る。しかし気血が不足したり臓腑に異常があると、顔面の気色に異常が現れる。

[1] 全体の顔色

健康な人は、血色のよいピンクがかった顔色をしているが、陽気や血が不足すると白色（面色淡白、面色㿠白）となり、腎や脾胃の弱りなどで陰液が不足すると黒色（面色黒）になる。あるいは、湿邪が身体を侵していると黄色（面色萎黄）になる。その他、熱証なら赤色、裏寒証なら面色蒼白になる（**表5-3**）。臨床においては、五色の肝（青）、心（赤）、脾（黄）、肺（白）、腎（黒）を短絡的に活用しない。

皮膚の色が明るく綺麗な人は健康で、くすんで汚い感じがする人はどこか病んでいる。色による新旧の判断は難しく、白→青→黒の順に悪化していくことが多いが色がなくなったように白く抜けて死亡する場合もある。

表5-3　面色と診断の目安

面青 bluish complexion	寒邪による気滞血瘀、寒滞肝脈、瘀血、肝気の異常
面紅 reddened complexion	熱証（実熱）
面黄 yellow complexion	脾虚湿盛（湿痰ー虚）
面色淡白 pale white complexion	気血不足、（虚）寒証（ピンクから白に移行）、血虚や脱血
面色蒼白 pale complexion	寒邪や陽気の衰退
面色㿠白 bright pale complexion	陽虚
面色萎黄 sallow complexion	脾虚

[2] 部分的な顔色

　顔面の臓腑配当は、『霊枢』五色篇に基づき、『類経』六巻の三一二・色蔵部位脉病易難も参考にしている。

> 雷公曰、五官之辨奈何。
> 黄帝曰、明堂骨高以起、平以直、五蔵次于中央、六府挾其両側、首面上于闕庭、王宮在于下極。五蔵安于胸中、真色以致、病色不見、明堂潤沢以清。五官悪得無辨乎。　　　　　　　　　　『霊枢』五色篇

　このように、顔面部の五臓六腑がそれぞれの部位に配当されており、その部位を観察していく。
　顔面の気色診では、五色（白・黄・青・赤・黒）のみならず艶の有無もみる。艶のあるものは正常、ないものは異常として判断するため、気色に異常があっても艶があればよしと判断する。毛穴が開いて大きく広がっている場合は、多くは虚や熱を示す（**図5-1**、**表5-4**）。

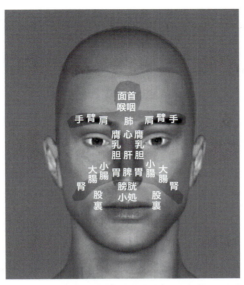

図5-1 顔面の臓腑配当図と臓腑・躯幹・四肢
五臓六腑の配当に加え、上肢は眉毛あたり、
顔面部や頭部は天庭あたり、下肢は鼻翼の
横のしわあたりに相当する。

表5-4 『霊枢』五色篇における顔面の臓腑配当

臓腑	『霊枢』五色篇	解説
肺	闕中は肺なり	眉毛と眉毛の間、印堂の部が肺に相当する
心	下極は心なり	下極とは、山根(目頭)を指す。鼻の先(脾)、印堂から少し下がって一番へこんだところ、眼鏡の当たる部分が心に相当する
肝	直下は肝なり	心の下の鼻の中央が肝である
胆	肝の左は胆なり	『類経』によると、年寿(肝)の左右を胆とする
脾	下は脾なり	鼻の頭を脾とする。非常に重要な部分
胃	方上は胃なり	鼻翼の部分が胃に相当する
大腸	中央は大腸なり	鼻翼の外方、顴髎の下が大腸に相当する
腎	大腸を挟むは腎なり	禾髎から少し離れて、大腸の外方にあたる。ただし北辰会方式は臨床上、人中を中心に鼻の下の部分(人中、禾髎のあたり)も腎に相当するとみている
小腸	面王以上は小腸なり	大腸の少し内側
膀胱・子宮	面王以下は膀胱、子処なり	鼻の下

3　面形(望形)

静止している形の特徴や異常(肥痩の具合、顔の左右のアンバランス、浮腫など)を観察する。左

右のアンバランスは、顔面の経絡・経筋の異常によるもの、臓腑の異常によるもの、あるいは空間的気の偏在によるものかもしれない。小鼻の開き具合の左右差や、眉の位置や口角の左右のバランス、顎の形状の左右差など、どの部位がどのようにアンバランスなのかという情報をとっておくとよい。

[1] 水溝の状態

水溝（人中）は下焦の状態、腎の力を反映する。深くて立体感のあるものがよく、浅くて平らなものは腎の力が弱っていることを示す。

[2] 五官の状態

肝は目、心は舌、脾は唇、肺は鼻、腎は耳に開竅する。

目は「IV. 眼診」で詳しく述べるが、目のまわりは、脾の病（五輪学説）であり、目の下に黒くクマができるのは、脾胃の弱りと考えられる。腫れ気味の場合は、水邪によるものである。舌は「III. 舌診」を参照。また、唇や耳の血色や乾燥具合に着目する。口唇の腫れ・乾き過ぎ（脾瘡）・口唇が切れやすかったり女性で口唇のまわりにカミソリ負けのような傷ができるのも、脾の病である。耳が赤黒くなって、いかにも枯れているように見えるのは、腎陰虚の極みとされている。鼻は肺に関連する器官であるが、『霊枢』五色篇による臓腑配当では脾胃に相当する。鼻の気色が白く艶がなければ脾の弱りを示す。

[3] 丘疹や吹き出物が出る位置

顔面の丘診や湿疹、あるいはほくろやシミのある位置は経絡のみならず五臓の配当も意識して観察していく。

[4] その他

毛髪に潤いとしなやかさがなくなったり、脱毛がひどい場合は、陰血の不足や肝腎の問題が関与する。汗の出る部位と量にも注目する。額の多汗は、脾胃に問題があることが多い。

4　面態（望態）

動態を観察する。たとえば顔の表情が動かない、片側の口角の動きが鈍っている、まぶたが抽搐している、などをみていく。その他、眼戦、チック症状などもみる。

5　顔面気色診の留意点

[1] みる位置

一方からだけみていると、みおとす場合があるため、みる角度をいろいろ変え、左右上下からみるようにする。

[2] 距離

　少し離れて気色をみる。距離によってみえ方が少し変わってくる。『霊枢』五色篇には、10歩離れたところからその人の顔がくっきりみえていればよいとある。昔はこの距離から気色診を行っていたことがうかがえる。確かに遠くから気色をみたほうがよくみえる場合もある。離れたところからすでに気色診は始まっており、さらに当然近くからもみて判断していくということである。

[3] 明るさ、周囲の色

　自然光が射し込む明るいところでみるよりも、光が少し弱いところでみると、気色をはっきりとみることができる。

　周囲のカーテンや白衣が緑・青・赤のような色だと、その色が顔面に反映して正しい気色がみられないため、なるべく白に近い色にする。

6　顔面気色診の内容

　顔面気色診を行う際は、望診の手順と同様に、「神」「色」「形」「態」に着目する。特に膏沢、色（気色）、浮沈を重視してみる。

[1] 望神の評価

　望診でまず重要なことは、患者の神の状態を把握することである。診察で、患者と最初に接触したとき、瞬時に患者の気色・形・態から患者の「神」を察知するためには、直観が必要である。また、患者のそばに立って生気が感じられるかどうかを判断することも大切である。亡くなられた方の側にいると神のない独特な感じ（どちらかというと嫌な感じ）を受ける。

　神の有無は栄・枯・仮のいずれかで評価する。神が十分にある状態を栄、神が衰えている状態を枯、本当は神が衰えているにもかかわらず一見神があるようにみえる状態を仮として評価する。

[2] 腠理の粗密

　腠理（毛穴の開き具合）が緻密か粗いかに注目する。腠理が開いている場合、その部位も重要となる。大きく虚が広がっていくと、必ず毛穴も大きく広がっている。場合によってはルーペを使ってよく観察する。女性の月経時や月経前は鼻の直下の腠理が開く。

[3] 膏沢の有無

　顔面部における神は、艶をみて生気があるかないかで判断する。東洋医学において艶とは、テカテカした光の艶ではなく、「潤って膏の艶のある、すっきりとした色。生気の充実した膏ののった色」として膏沢（膏の艶）と表現する。艶があるかないかが気色の良否判断の最大のポイントになる。

　膏気が抜けて煤けて見える部分は病が古くて一番重いと考える。色のみによる病の新旧の判断は難しい。ひどい胆石を患い、黄疸で真黄色になり手術後死亡した患者の気色に艶はなかった。真黄色と青黄色では、真黄色のほうがまだよいが、真黄色でも膏気がなくなったものはよくない。

　膏気のある光り方は、いかにも生気のある艶ということで理解したほうがよい。

老人で生気がないのに不自然にピカピカ、テカテカと光るのは、正気の弱りが著しいことを示すことがあるので要注意である。

[4] 気色の診方

家族の顔面気色の変化を毎日観察したり、繰り返しみていると、初めはみえなかったものが、徐々にみえてくる。気色をみる場合、光を当てれば当てるほど気色と普通の色の違いがはっきりしてくるが、気色は少し薄暗いところではっきりと現れてくるので薄暗いところで見るほうがよい。

顔面の五色（白・黄・青・赤・黒）は、艶のある場合は正常、ない場合は異常である。顔面の五臓の部位を中心にみていく。女性で化粧をしている場合、五色をみることができないので、化粧の乗り具合で判断することがある。気色の沈んでいるところは、膏が出ていないので化粧の乗りが悪くなる。化粧にムラができている部分は、気色が抜けている部位と考えればよい。睡眠不足などで化粧の乗りが悪いのは、その部分に膏が出てこないためである。

日光に焼けたときは、きれいに焼ける部分と、そうでない部分がある。後者が大体気色の抜けた部分となる。その場所は一般にシミができやすい。

7　顔面気色診における順逆

順証・逆証を判断するために、気色の流れの方向、気色の広がり、膏気の状態、浮沈の状態、色、治療後の変化を診ていく（**表 5-5**）。

8　脈診と顔面気色診の関係

胃の気の脈診は、その場で胃の気が動いたかどうかを判断しやすく、長期的に胃の気があるかどうかみていくのには、顔面気色診のほうが優れている。急性の病は顔面気色にも出てくるが、脈診の情報も合わせて順逆を判断するほうがよい。慢性の雑病でどんどん重くなっていく可能性のあるものには、顔面気色の変化を強く意識しておく。

第5章 ● 望　診

表5-5　順逆の診断

	順　証	逆　証
色	[順]白＜青＜黒[逆]	
	血色がある	青黒いのは一般によくないが、青黒くなくて、白く血色がなくなったという感じで、白く抜けて死亡する場合もある
治療後の変化	あり	なし。だいたい逆証の段階に入っているものが多い。脈が一時的に変化しても、いずれは逆証となる
気色の流れの方向	一般的には、逆三角形で気色が上から下へ下がっていくもの	三角形で下から上に気色が広がっていくもので、腎のあたりから印堂までくるものは難しい。日に日に気色の悪い部分（抜け）が広がっていく
気色の広がり	外から内に抜けてくるのはよい	内から外に抜けていく場合は悪く、下から上に抜けてくる、繋がってくる場合はさらに悪い
膏気の状態	膏気のある光り方は、正気がある	膏気が抜けてくすんでみえるところはよくない。くすんで艶の抜けたところが病が古くて一番重い部位を示す。新しい病の場合は、膏気の抜け方やくすみの程度が軽度である
浮沈の状態	風呂に入ったり、酒を飲んだときには気色が浮いてくる	死期が近づくと五臓の部位全部が抜け、危篤状態になると一般的には気色がどんどん沈んで、上の方にどんどん抜けていく。逆三角形でなくとも、ある一部が異様に色が抜けたり、その部分が妙に一部へこんで独特の色が出てくる。それらが治療しても変わらない場合は、やはり慎重に対処すべきである

III. 舌診

　ここでは舌診（tongue diagnosis）の基本的内容のみを簡略に述べる。舌診は、内傷、外感によって、示す意味が変わるので、あくまで多面的観察による判断を忘れてはならない。舌診は長期的展望をみせつつも、現時点での陰陽の傾斜、つまり寒熱や虚実、邪正の消長をみるのに適している。詳細は『針灸舌診アトラス―診断基礎と臨床の実際』（藤本蓮風・平田耕一・山本哲齊、緑書房、1983年）を参照いただきたい。

1　舌象と舌の部位

　舌象（tongue manifestation）とは、舌質と舌苔の変化の状態のことで舌のどの部位がどういう状態になっているかをみる。舌の部位にそれぞれ名称がついている。前方端は舌尖（tip of the tongue）、横の境界は舌邊（舌辺：margins of the tongue）、中心部は舌中（舌心：center of the tongue）、基底部分は舌根（舌本：root of the tongue）という（**図5-2**）。

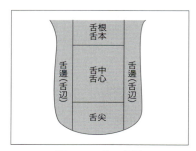

図5-2　舌の部位

2　四診法における舌診

　陰陽の診断、とりわけ寒熱の判断において、舌診は他のいかなる診法よりも信頼できる診断法である。たとえば陽気が盛んでなければ紅舌を示さないし、本当に真の寒証でなければ、舌は白くならない。そのため、舌が「真寒仮熱」や「真熱仮寒」などの重大な瀬戸際にたっている症例を診立てるときには、ためらわずに舌診（舌背のみならず舌腹も診ること）を主体として判断すればよい。

3　望舌

　望舌（inspection of the tongue）とは、舌質と舌苔の状態をみることで、神・色・形・態をみていく。

[1] 舌神

　舌神（tongue spirit）とは、舌の生命の活力（正気）の盛衰を鋭敏な直観で感知することで、栄か

枯かを見分ける。栄は生気、光彩あるもので「神あり」の状態を指す。病が重くても栄であれば予後良好となる。枯は生気、膏沢がないもので、元気であっても神がなく予後不良である。

[2] 舌色

舌色（tongue color）は、気血の状態を反映する舌質の色（色沢）で、正常な色は淡紅色、鮮やかで潤沢である。詳細は後述する。

[3] 舌形

舌形（form of the tongue）に注目する。形状・栄枯老嫩だけでなく、適度な厚みと締まりがあるか、裂紋がないか、歯痕がついていないかといった点などをみる。詳細は後述する。

[4] 舌態

舌態（motility of the tongue）は、自発的に動く舌の動態のこと。スムーズに口外前方に舌を出せるか、しっかりと舌に力が入るか、舌の震え（舌戦）がないか、前に出したときに歪斜していないかなどをみる。詳細は後述する。

4　正常舌

病を診立てる側としては、平人、健康人の舌を象徴的に把握しておく必要がある。一般的に、幼児はほぼ健康体として認識することができ、あらゆる面での健康の表象とみてよい。腹診や脈診においても基準となる。

1874 年に傅松元が著した『舌胎統志』には、「舌色淡紅。平人之常候。……（中略）……紅者心之色。淡者胃之気。」とある。平人、健康人の舌は、淡紅色の舌質を表し、苔は薄い白苔を示す（淡紅舌薄白苔）。しかしながら、これはあくまでも一般的な基準であることも知っておかなければならない。一口に陰陽和平、平人の舌といっても、先天的な問題もあれば、時の移ろいにより様々に変化するので、同一人であっても相対的な変化を勘案する必要がある。

5　舌質

舌の本体のことを舌質（tongue body）いい、舌実質に相当する筋肉組織と舌の維管束組織のことで、舌苔と区別される。舌質の観察は、舌の形態である舌體（舌体）と舌の色をみる舌色に大別される。舌質を診る場合の基本事項として、栄枯老嫩（luxuriant / withered / tough / tender-soft）がある。栄は湿潤で鮮明な紅色、枯は乾燥して暗紅で無力、老は荒い質感で丈夫な硬い舌、嫩は繊細な質感をそれぞれ表す。

舌の静止した状態での形状と、動作時の運動機能を診察することにより、その状態を把握できる。舌体の異変は重症であることが多い。軽症の病の舌の変化としては、乾湿と色沢の異常に限定される。

6 舌色

大別すれば淡白舌、紅舌・絳舌、青色舌、紅紫舌、青紫舌となる（**表5-6**）。

7 舌體（舌体）

[1] 舌形

舌の形そのものである舌形の種類を**表5-7**にまとめた。

[2] 舌上の異常

舌上の異常を**表5-8**に示した。

8 舌態

舌態（motility of the tongue）を**表5-9**にまとめた。

第5章 ● 望　診

表5-6　舌色

淡白舌 pale tongue	舌の赤みが少なく白色が多い舌、場合によっては全く赤みがないものもある。虚寒を示す [要因]陽気不足(陽虚)、血不足(血虚) [治則・治法]温補、補血
淡紅舌 pale red tongue	正常舌・健康舌(a tongue of normal color)
紅舌　red tongue 絳舌　crimson tongue	舌が赤いものを紅舌、赤みが深いものを絳舌という [要因]実熱、虚熱 [治則・治法]瀉熱、滋陰降火
青色舌 blue tongue	水牛の舌のような青い色、あるいは外傷を受けた後皮膚にできる内出血様の青色を呈す [要因]瘀血の凝滞、陽虚の極み(真寒仮熱) [治則・治法]活血行瘀、温経回陽
青紫舌 bluish purple tongue	紫色を呈す。青紫舌は淡白舌から変化してきたものであり、青紫色で淡く湿潤している [要因]寒邪直中、陰寒血滞 [治則・治法]温中回陽、温補活血
紅紫舌 red purple tongue	紅絳舌から変化したもので、紫に赤みを帯び乾燥している [要因]熱邪深重、津傷血滞 [治則・治法]清熱育陰、涼血散血
暗紅舌 dark red tongue	鮮やかな赤ではなく暗みを帯びた赤色。気の鬱滞が慢性化したり、正気の弱りが背後にある場合に暗紅舌を呈する。虚実の弁別はこれのみではできない

表5-7　舌形

老舌	舌体がひきしまって堅い。実証を示す
胖嫩舌	舌体が腫脹し、力ない舌をいう。虚証を示す
胖大舌 enlarged tongue	舌体が腫脹し大きい舌
腫脹舌 swollen tongue	舌体が腫脹し、ひどいときは口を塞ぎ動かすことができない
歯痕舌 teeth-marked tongue	舌辺に歯の跡がある
痩薄舌 thin tongue	舌が普通より痩せていることで、陰陽気血両虚、火旺して津液が枯れ、血の乾燥によって起こる

5

表5-8　舌上の異常

點刺舌 spotted tongue	舌の表面上に棘のような赤、白、黒い点の突起が存在する
芒刺舌 prickly tongue	舌の表面の上に棘のような突起がある
紅刺舌、紅星舌、白星舌	舌上に赤い小点が隆起しているものを紅刺舌、小点の大きく腫れたものを紅星舌、紅星舌様の白いものを白星舌と呼ぶ。この3種の舌はいずれも熱を示す
裂紋舌 fissured tongue	舌上に亀裂が生じたもの。繰り返す傷陰によって亀裂を生じ、亀裂の大きさと深さは、病状の重さに比例する。先天的な裂紋もある(この場合異常ではない)
花剥舌 peeled tongue	花のように曲線不定形に苔が剥げている
鏡面舌 mirror tongue	苔が完全になくなり、鏡のような舌。陰虚、気血両虚でみられる
地図舌 geographical tongue	苔の剥離した部分があたかも地図状であり、転々と移り変わるもの。小児によくみられ、気虚、肝鬱気滞に多い
舌衄 spontaneous bleeding of the tongue	舌体に出血を呈する。身体のどこか、特に内臓の出血傾向を暗示する
舌乾 dry tongue	湿気が不足し表面が乾燥している
重舌 double tongue	舌下が腫れて舌が2枚あるようにみえる
舌癰 tongue abscess	舌に悪性の腫物が生じるもので、最初は赤く腫れて痛む。右上にできるものは心経の熱毒。舌下に生じるものは、脾腎の積熱、腎水の虚に属す
舌疔 tongue boil	舌上に紫色の疱を生じるもの。心脾の熱毒である
舌瘡 tongue sore	舌面に口内炎のような傷(潰瘍)がある。心経の熱毒もしくは虚火上浮で生じる
舌菌 tongue cancer	舌自体に腫瘍ができる。良性は痛みがなく徐々に糜爛ができるのに対し、悪性は急激に糜爛ができる

第5章 ● 望　診

表5-9　舌態

強硬舌 stiff tongue	舌体が肥大も短縮もしないが、柔軟性といきいきとしたはたらきを失って硬くなるもので、熱入心包、高熱で津液を傷つけたり、内風などで起こる
痿軟舌 limp wilting tongue	舌體（舌体）が痿えて柔らかくなり自由に動かせない。痛くも痒くもなく気血両虚、高熱が津液を傷る、陰虚火旺などで起こる
顫動舌 せんどう trembling tongue	舌体が震えるもの。戦ともいい、気虚、肝風で起こる
歪斜舌 deviated tongue	舌を前に出したときに、舌尖が左右のいずれか一方に傾く舌。多くの場合、気血の偏在が左（右）にあるものは、舌は左（右）に傾く。ただし例外もある
短縮舌 contracted tongue	舌が短縮して口外へ出すことができない。寒が筋脈に凝滞したり、気血両虚、熱極動風、風邪が痰を挟むなどで起こる
吐弄舌 protruded agitated tongue	吐舌（蛇のようによく舌を出すこと）、弄舌（舌で唇の周囲をなめるように動かし止まらない病的状態のこと）で、心脾の内熱が盛んで津液が損なわれ内風を生じた場合にみられる
舌縦 protracted tongue	常に舌が出たまま引っ込まない状態の舌で、涎をたらす。実熱証、痰火擾心、気虚などでみられる
麻痺舌 paralyzed tongue	舌体が麻痺して感覚が鈍るもので、血虚、血虚生風、内風に痰を挟む場合に起こる
舌巻 curled tongue	舌が巻き引き戻され、言葉を発せない
舌巻嚢縮 curled tongue and retracted testicles	重篤なケースでみられる。舌が巻き、舌自体が縮む状態

9　舌苔

　舌苔（tongue fur）とは、舌質上に生える苔をいう。苔質（苔の形態、厚薄、乾湿と粘性の強弱）と、苔色（苔の色）を観察する。

　地上の青苔が地下の濁湿によって生じるように、人の舌苔も脾胃の気が体内の濁気を蒸化してできたものとされている。そのため、苔の過少、過多は邪気と正気の消長を反映する。

　舌苔は、体内の寒熱虚実の影響を受けて質や色を変化させるが、体表の外邪の影響を受けて変化することはないといわれている。基本的には、舌苔が変化したか否かによって、まず病が表に属するか裏に属するかを知ることができる。

　健康な舌苔は薄白苔である。舌苔は、正気と邪気、寒熱などの状況を反映するが、必ず舌質の所見と結びつけて確定診断を下すべきである。

10　苔質

　苔質（texture of fur）とは舌苔の厚み、湿潤、粗さ、その他を含む性質のこと。健康人の苔は、薄

い白苔（薄白苔）が舌面を覆っている。一般的に舌尖部より舌中部・舌根部のほうがやや苔が厚いのが通常である。

少苔あるいは無苔は「内に濁気がない」「邪が未だ裏に入っていない」「胃の気が衰弱している」のいずれかを示す。舌苔の厚薄と邪気の多少は正比例する。一般的に、苔が厚ければ厚いほど、邪は重く、逆に苔が薄ければ邪気も軽い。舌苔の消長、転化から病の趨勢を予測できるので気の病、陰虚の病、血虚の病もしくは胃の気の存亡を診断する場合、舌苔の生成と修復の観察は欠かすことができない。ただし舌苔が厚いということは、正気もあまり衰弱していないことを意味する（苔を厚く生やすことができるだけの正気がまだ存在することを示す）。

舌中、舌根部の苔が薄く、舌尖部の苔が厚くなっていれば、邪が上焦の胸隔に詰まってきたことを示す。

[1] 薄苔と厚苔

薄くて舌質を透視できるような苔を薄苔（thin fur）、厚くて舌質が見えない程の苔を厚苔（thick fur）という。黒くて黄色の色合いによる赤みがかった厚い舌苔を、霉醬苔（rotten-curdy fur）という。

[2] 腐苔と膩苔

腐苔（curdy fur）は比較的厚い苔で、おからに似ている。舌上に厚く積り極めて削りやすいのが特徴。濁邪すなわち飲食の停滞、糟柏の停留、湿痰から形成された邪が集まることによって形成される。白、黄色ともにあるが白苔であっても白腐苔だけは熱証を示すことが多い。

膩苔（slimy fur）は、顆粒が細小にして緻密であり、しっかりと舌体にはりついており簡単に取れない。一般に舌中、舌根部がやや厚く、舌尖部、舌辺部は比較的薄い（体内に痰飲と湿濁が停滞していることを示す）。

[3] 真苔と仮苔

苔が舌質に密着し、しっかりと根を下ろしているものを真苔または有根苔という。舌質上に薄く塗っただけの感じがするものや、苔が厚くとも舌質上に積み上げられただけで、簡単に剥がれる苔は仮苔もしくは無根苔という。食事をした後に苔がなくなっていたり、苔を少しぬぐったり、削ったりしただけで難なく除去されるのは仮苔である。しかし簡単に苔が剥離しても、その下に新たに別の一層の苔が生じていれば、真苔と判断する。虚証の場合、真苔は胃気あり、仮苔は胃気なしとなる。

[4] 燥苔と滑苔

燥苔（乾渋苔：dry fur）とは、津液が少なくみえ、触っても乾燥している苔をいう。滑苔（slippery fur）とは、苔のなかに多くの水分を含んでいるものをいう。一般に苔の滑乾は、体内の津液の過不足を示す。湿潤が過多であれば体内の津液が過剰であることを示す。

[5] 粘膩苔

粘稠性の高い粘液を帯びている苔を粘膩苔（sticky slimy fur）いう。湿痰、水飲の証で、膩苔と共に現れることが多い。嗜酒者によくみられる。

第5章 ● 望　診

[6] 裂紋苔

　舌苔に裂紋を生じているものを裂紋苔という。一般に裂紋が多く深いほど病は重く、裂紋が少なく浅いほど病は軽い。外感病で裂紋苔を呈するものは火によって津液を失い苔が乾燥して生じたものである。内傷病による裂紋苔は、津液があれば、大方気虚によるものである。

[7] 苔の剝げ

　舌苔が完全もしくは部分的に剝げた状態である剝苔（舌苔脱落：peeling fur）、舌苔が剝げ落ちているが、苔の顆粒が再生し始めている類剝苔（exfoliated fur）などがあるが、舌苔の剝げは、一般には陰虚、血虚もしくは胃の気の衰えを意味する。ただし、先天的地図舌など、一部意味を持たないものもある。

11　苔色

　苔色（fur color）は大別すると、白苔、黄苔、黒（灰）苔がある。コーヒーやカレーなどの飲食物や薬などによって染色された染苔（stained fur）は除く。苔の色の変化は、生体における寒熱の病変（状態）に従って、白・黄・黒（まれに緑など）に変化し、色彩の深浅は寒熱の軽重を示す。**表5-10**に苔色をまとめた。

表5-10　苔色

白苔 white fur	白い苔で、舌苔のなかで最も多くみられる 表証*、寒湿積滞証、湿熱証などでみられる
黄苔 yellow fur	黄色い苔で表熱入裏証、胃家実熱証、湿熱証などでみられる
黒苔　black fur 灰苔　gray fur	灰色もしくは黒色の苔。灰色と黒は色の濃淡であるから、基本的な診断意義は変わらない。多くは熱の極みか寒の極みを示す。逆証につながることが多い。熱極傷陰、寒極傷陽、腎陰虚、胃陰虚などでみられる

*純然たる表証の場合は、舌は変化しないのが基本である。しかし風寒邪を感受した場合、実際には、平生よりも舌が潤うのが特徴である。ここではもともと白苔を呈していれば、表証になっても色は変化しないという意味で理解する。ちなみに表熱証では、舌尖がわずかに赤みを呈することもある。

12　舌腹

　舌質が苔により全体に覆われていたり、部分的に露出している場合でも、その色沢が明瞭でないときには、舌腹（舌の裏面）を観察する。舌下絡脈（舌下静脈）の怒張の具合、出血の有無、囊胞の有無、舌質の色を観察する。

　舌下絡脈（sublingual collateral vessels）とは、舌下小帯の両側の静脈のことで、舌下絡脈が怒張している場合、血瘀や瘀血が存在することを示す。囊胞とは、舌腹にみられるドーム状の形態をしたもので、赤黒いものもあれば白っぽいものもある。囊胞のできている部位で、体内での腫瘍などのおお

123

よその位置がわかる場合もある。詳細は「舌診を中心とする症例、とりわけ画像診断とのかかわりについて」（藤本蓮風・村井和、『鍼灸ジャーナル』1号、2008年）参照。

13　舌診と八綱陰陽

次に、舌と八綱陰陽の関係を紹介する（**表**5-11）。

表5-11　舌と八綱陰陽

	八　綱	舌の状態
表	病位を表し、病が外（皮毛、経絡）、または浅いことを示す。陽に属す	正常舌を基本とした場合、苔は薄い。舌と苔はあまり変化しない
裏	病位を表し、病が内（臓腑、骨髄）、または深いことを示す。陰に属す	舌苔は厚くなることもある。もしくは舌苔は消失する
寒	病の性質を表し、病が寒に傾いていることを示す。陰に属す	淡白舌、青紫舌、青色舌、嬌紅舌、黒舌（湿潤）、白苔、黒苔（湿潤）など
熱	病の性質を表し、病が熱に傾いていることを示す。陽に属す	紅舌、絳舌、絳紫舌、暗紫舌、黒苔〔乾燥〕、黄苔、黒苔（乾燥）、白点、紅点、灰点など
虚	生命力の強さを表し、正気が虚していることを示す。陰に属す	胖嫩、舌質薄く舌に力が入らない、苔は少苔もしくは無根（物理的負荷ですぐに剥がれる）など
実	生命力の強さを表し、邪気が実していることを示す。陽に属す	舌質がしっかりして力が十分に入る。苔に根があり、物理的負荷をかけても剥がれにくいなど

14　舌と関連する臓腑・経絡

『素問』陰陽応象大論篇に「心は舌を主り……（中略）……竅に在りては舌となす」、『霊枢』脈度篇に「脾気は口に通じ、脾和せば口より五谷を知るなり」とある。舌は心や脾と関連が深い。また、舌を循る経絡として「足の太陰経脈」「足の太陰経別脈」「手の少陰十五絡脈」「足の太陽経筋」「足の少陰経脈」「足の少陰経別脈」「手の少陽経筋」「足の厥陰経脈」がある。以上のように、舌は臓腑、経絡と深い関わりがあることが理解できる。

古人は幾多の経験を総括し、舌に臓腑の状態を観察する方法を編み出した。これには「五臓六腑」と「胃の腑の上中下」を配当するものの2種ある。五臓六腑の配当は舌尖で上焦（心肺）、舌辺で肝胆、舌中で中焦（脾胃）、舌根で下焦（腎）をみて、胃の腑の上中下は舌尖で上脘、舌中は中脘、舌根で下脘を候う（**図**5-3）。

臓腑の診断は、舌診のみで短絡的に判断するのではなく、慎重にほかの診断法と組み合わせ、総合的に判断しなければならない。

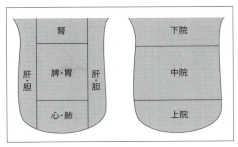

図5-3　舌と臓腑

15　舌診の留意点

[1] 明るさ

舌を観察する場合、舌をくまなく、一定の光量を照射できるハンドライトを利用すると便利である。陰影が部分的に生じたり、光にむらがあるようなものは不適切である。

[2] 飲食物

被験者の側にも、一定の条件のもとに観察がなされるよう協力を求めなければならない。たとえば舌診を行う数時間前から、色素を舌上に残す飲食物（コーヒー、ジュース、その他合成着色料を多量に含んだ菓子類など）を摂取しないように指示しておく。

舌診直前に飲食物を摂取すると、舌体の形や色に変化をもたらすことがあるので注意を要する。たとえば食事をすると、食物の反復摩擦によって厚苔は薄苔に変化することがあるし、水分の摂取は苔が潤ったりする。そのうえ、熱いものや刺激性のあるものを食べると、舌質の色は多くは濃厚となる。

さらに、被験者の嗜好品も考慮する。たとえばあめ玉やチューインガムなどを口中に常時入れている場合は苔が薄くなる。喫煙量が多ければ舌苔上に色素が付着する。

16　舌診の手順

Step 1　舌を出す

舌を出してもらう時、口を大きく開けさせ、舌を平らに口外にまっすぐ出してもらう。舌先はやや下に向けて、必要以上に力を入れないように注意する。舌先もしくは舌体に力が入りすぎると、舌質の色沢が濃くなり本来の色を反映しなくなる。舌先、舌体の赤色が濃くなったり、逆にある部位では脱色したりするので、自然な状態で出してもらう必要がある。

舌の水分をいったん嚥下して舌を出す患者がいるが、舌質・舌苔ともに乾燥気味となるので気をつけなければならない。

Step 2　直観でみる

舌の観察方法も、まず直観から始まる。瞬時に、舌質・舌苔もしくは患者全身から受ける直観的印象を感じるようにする。

この直観力を身につけようとするならば、数多く体験しなければならない。無理に感じようとしても誤診につながるので、多く体験して積み重ねていくしかない。したがって初心者は、わからないまでも頭の隅に置いておくことが大事である。数多く経験を積んでいくといつの間にか、虚心坦懐の状態で、直観がはたらくようになる。

Step 3　舌質と舌苔の観察

次に舌質と舌苔の観察を行うが、長時間舌を出していると色も変わってくるうえ患者が痺れて苦痛となるので、できる限り素早く迅速に行う。観察に時間がかかると思うときには、いったん舌を口中に収めてもらい、疲れがとれた段階で再び舌を出してもらってみるようにする。

Step 4　舌の各部位の観察

舌先から舌中、舌根部へと順次詳細に観察し、苔の有無、厚薄、色沢、潤燥などの状態に注目する。舌質の状態もより深く細かに観察する必要がある。そして舌腹を観察する。舌腹は苔の厚薄に関係なく、舌体の色を如実に表しているので必ずみる。

舌腹をみる場合、舌尖を上顎（上歯）に持ち上げてもらう。理想は、前歯の前に舌尖部を持ち上げて出してもらう。無理なら、舌尖を咽喉方向に丸めてもらうと舌腹がみやすい。

Step 5　舌苔を削る

苔の状態（真仮）、有根か仮根かをより深く知るために、苔を削って確認することがある。昔は青布やガーゼの類が用いられたが、我々は使い捨ての木製舌圧器や適当な大きさのスプーンを用いて行っている。舌面にこれをのせて、舌根から舌先に向けて4〜5回軽く圧して削るが、このとき舌質に傷がつくほど乱雑に削ってはいけない。

この観察法の目的は、次の通り。

- 苔が削り取れるかどうか
- 苔を取り去った後の舌面と舌体はどのような状態か
- 削り取った後の苔の再生はどうか

17　舌診における順逆

[1] 順証の舌

舌診においても、神・色・形・態をみていく。舌神がある状態とは、パッと見た際にいやな感じがしないのが特徴で、色はいきいきとして精彩を放ち、形は適度に締まって力があり、変形しておらず、しなやかで敏捷な動きをし、適当な潤いを保っている。直観が大切だが、比較的定型的に判断しやすい。

[2] 逆証の舌

舌体の形態異常が起きている場合は、重症で逆証のケースが多い。短縮舌（前に伸ばす力が尽きている）、強硬舌の強いもの（強ばったまま）、また光瑩舌（鏡面舌）のように、苔もなく表面が力なく

第5章 ● 望　診

テカテカしたものは気血がかなり弱っている。舌質の色では極端な淡白、あるいは紅絳舌はよくない。苔色は、乾燥した黒苔は実熱の極みであり、急ではなくても極めて重いこと示している。

IV. 眼診

1　眼神

　神があるとは、「いきいきとした目」「こちらを見返す力」「周囲の何らかの動きに対して反応がある」「焦点がきっちり合っている」「正しく物を見ること（実体を正確に見られることと、幻覚のように怪しいものを見ないこと）ができる」などが備わっていることをいう。

　対話しているのに、こちらを真剣に見ようとしない、またどこか別のところをジーッと見つめていたり焦点が宙を漂っているような妙な感じがする場合などは、神がどこかぼやけた状態である。ただし、はずかしがり屋、心にやましいことがある場合、ビクビクしているときもそのような感じがするので注意する。さらには、目が少し濡れたようなボーッとした感じで、まるで腐った魚の目のようにはっきりしない状態は、眼神が弱っているといえる。また、嘘をついている人は、大体頻繁に目を横に動かす。

　人の精神力をみる場合、目の力でわかる。体の弱い人や鬱病の人は、目の活力が乏しい。心神が弱ると、心神不安定となり虚ろな目になる。鍼を刺すときに患者の目の動きなどを見ながらその反応を確かめると、どの程度心神が不安定か、あるいは敏感かを察する一助となる。

2　目の状態

[1] 眼戦

　眼戦とは上下の瞼が震えているもの。診断意義は、内風もしくは心神不安定。

[2] 充血

　白目部分に血管が浮いて赤くなっているもの。診断意義は、肝気逆や気血の上逆、もしくは内熱傾向。

[3] 眼瞼結膜

　下瞼を下げて、眼瞼結膜の色をみて、淡白に近ければ血虚を疑う。血虚があっても、気逆傾向にある人は、淡白にならず赤くなることがあるので、ほかの所見とともに総合的に判断しなければいけない。

[4] 黄疸

　白目部分が黄色くなるもの。診断意義は、湿邪が大きく関与する。陰黄（寒湿が中心）と陽黄（湿熱が中心）とに大別される。

127

[5] 胬肉（胬肉攀睛）

胬肉（胬肉攀睛）とは、ピンク色の胬肉が目頭から張り出し、それが昆虫の翼のような形状を呈するもの。次第に黒目部分にまで拡張し、重症の場合は、瞳を覆い尽くして視力に影響する。陰虚火旺もしくは心経と肺経に風熱が壅盛となり、気滞血瘀となって発症する。

3　五輪学説

中医眼科学では、目の局部を外より内に向かって胞瞼、両眥、白睛、黒睛、瞳神の五つの部分に分け、内部を脾、心、肺、肝、腎の五臓に応じて分別し、それぞれを肉輪、血輪、気輪、風輪、水輪と命名している（図5-4）。これを総称して五輪という。五輪学説は五輪によって眼の解剖、生理、病理および臓腑との関係を説明し、併せて臨床における弁証論治の理論を指導するのに用いられる。しかし張景岳によれば、五輪学説は適切な論ではなく、いたずらに迷いや混乱を与え、不十分な論であるとしており、評価の分かれるところである。北辰会方式では五輪学説は重要視しない。

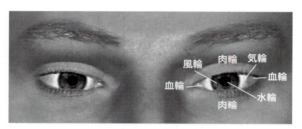

図5-4　五輪

V. 爪甲診

1　爪甲診

爪甲は肝に関与する。そのため爪甲全体に異常がある場合は肝の病変を疑うが、一指一指の場合はそれぞれが該当する各経絡の問題となる。

2　爪甲の神

半月の状態で元気の状態をみる。一般に半月が大きく出ているほうが元気があるが、半月がよく出ていても、弱っている場合もあるので注意が必要である。半月がない状態でも、元気になってくると半月が徐々に伸びてくる。

3 爪甲の状態

[1] 艶、光沢
爪甲に光沢がない場合には、気血の状態がよくないことを示している。

[2] 色
また、爪を押さえてから離したとき、爪甲にすぐ赤みが戻ってくるのが正常で、なかなか戻ってこない場合は、血虚もしくは気血の鬱結が強くあることを示す。

淡白色～白色で血色が不足している場合は、血虚を示す。どす黒い（紫～黒）色の場合は瘀血、深紅色は熱を示す。

[3] 筋
爪のしわが顕著なもの、たとえば、老人で多くみられるが全体としてしわがあってがさがさと艶がないもの、縦筋があって横からみるとボコボコと凹凸があり艶がないものは、肝血の異常である。

一方、横筋は体全体に大きな異常があったときに現れる。爪は大体6カ月で生え変わるので横筋が中央にあれば3カ月前に何か大きな病気や異変など陰陽の急激な変動があった可能性が高く、既往歴や主訴との因果関係を知るうえで重要な情報となる。爪甲を物理的に強打したり、外傷を受けた場合にできる異常は除く。

[4] 割れやすさ
爪の割れやすさは肝血の異常を示す。食べ物が偏っているなど、栄養バランスに問題があることが多い。腎不全などで腎臓に異常があると、白っぽくなったり色が抜けていく。同時に手足が冷えていく場合、腎陽虚が進んだ段階に至っている。

[5] 爪際が赤い・黒い
爪際が赤い場合は鬱血しているということである。井穴に刺絡をする場合、刺絡が適応かどうかを弁証することが前提であるが、この鬱血している井穴に刺すと非常に有効である。

また爪際が黒っぽい場合は、瘀血の反応とみる。

4 爪甲診の手順

Step 1 爪甲の観察
望診により、爪甲の状態（艶・光沢・色）、半月・縦筋・横筋の有無を観察する。

また、ある特定の指の爪のみに異常がある場合、その属す経絡の変調である可能性が高いので、大いに着目する。

Step 2　気血のめぐりをみる

　爪甲を按圧して瞬時に圧を緩めて、気血のめぐり（血虚の状態）を観察する。血色の戻りが悪い場合、気血のめぐりが悪いことを示す。

VI. その他の望診

　次にその他の望診として小児の指紋（小児虎口三関）を紹介する。また、望診で注目すべき症状を表5-12にまとめた。

表5-12　望診で注目すべき症状

昏蒙 mental confusion	比較的軽度の意識混濁で見当識が保たれており、思考力・集中力・注意力が低下してぼんやりとした状態
昏厥 fainting	突然意識喪失し、四肢厥冷し失神する状態（短い期間気絶すること）
譫妄 delirium	意識混濁・幻覚・不安などが加わった特殊な意識障害
煩躁 agitation	煩は気分が落ち着かないこと、躁はじっとしていられず手足を動かし落ち着かないことをいう。両方同時にみられることが多い。胸中に熱感があり内傷・外感のいずれでもみられ、虚実・寒熱の違いがある
胕腫 pitting edema	皮膚の陥凹を伴い、その陥凹がゆっくりとしか戻らない浮腫で、大抵は足背部に出現する
肌膚甲錯 encrusted skin	皮膚が粗雑・乾燥、色調が褐色、魚鱗状などの状態。
抽搐・瘈瘲 convulsions	四肢が不随意的にピクピク動く。甚だしければ頸項強直、角弓反張を特徴とする。熱盛動風、陰虚陽亢動風、肝風内動、あるいは風毒が経脈を内襲することなどによって起こる

小児の指紋（小児虎口三関）

　指紋（inspection of finger venules）は、示指の手掌側の皮膚表面に浮かび出る脈絡の観察に基づく診断法。示指の手掌側の皮膚表面は、薄く柔らかいため脈絡が現れ指紋がはっきり観察できる。特に3歳以下の子供は脈診をしにくいため、指紋の望診が臨床上役に立つ。これも脈診と同じく手太陰肺経の分岐の一つでもある。主に色艶、浮沈、長短などを望診する。

　色による鑑別を以下に示す。様々な説があるが、あくまで参考にとどめる。

- 青色：驚風
- 色が淡い：多くは虚証
- 色が暗い：多くは実証
- 鮮紅色：表証（外感風寒）

第5章 ● 望　診

・紫がかった黒色：血絡瘀閉による危篤な状態

　三關（three bars）とは、示指の手掌側の3部位の浮かび出た脈絡を望診することの総称。風關（風関：wind bar）は示指の基節骨、気關（気関：qi bar）は示指の中節骨、命關（命関：life bar）は示指の末節骨で、近位の風関に指紋が現れるものは病は軽いが、遠位の命関に達すると病は相当重いとされる。

第6章

聞診

I. 聞診とは

　聞診は音声を聞くことと、臭いを嗅ぐことをいう。古典では、「五音を聞き分けて病の弁別をする」と記されている。

> 六十一難曰。経言望而知之謂之神、聞而知之謂之聖、問而知之謂之工、切脉而知之謂之巧、何謂也。然。望而知之者、望見其五色以知其病。聞而知之者、聞其五音以別其病。問而知之者、問其所欲五味、以知其病所起所在也。切脉而知之者、診其寸口、視其虚実、以知其病、病在何藏府也。経言以外知之曰聖、以内知之曰神。此之謂也。
> 『難経』（六十一難）

　聞診では、声音、患部の音、体臭などをみて診断の一助とすることができる。術者の聴覚により、患者の発声の仕方、声の力、呼吸の仕方、痰咳、患部の音（関節部の屈曲伸展時の音）などをみる。
　術者の嗅覚により、患者の体臭、病室や患者の排泄物などの臭いから寒熱などをうかがうことができる。重症の肝不全、腎不全、尿毒症、糖尿病などでは臭いがはっきりと出る。また、口臭、汗の臭い、脇臭なども参考になる。

II. 聞診のしかた

　聞診は問診や体表観察を行っている合間に行う。発声の特徴、言動の特徴、呼吸音、口臭、体臭、患部の音などを観察し、正気の盛衰、邪気の消長を探るとともに、臓腑・経絡との関連性のみならず、患者の感情面をも察する。

1　発声（声音）

[1] 聞声音
　患者の声・呼吸音・咳・えづき（乾嘔）などを聞いて、病の性質が寒熱虚実のどれなのかを診断する。『WHO 西太平洋地域伝統医学国際標準用語集』では聞声音（listening to sounds）についてこのように解説されているが、実際はこれらの音声のみによる寒熱の弁別は難しい。たとえば喘息の場合、虚喘で正気の弱りが激しいほど、呼吸音が静かになる。寒熱の弁別は、咳とともに喀出された痰の色や性状、あるいは嘔吐物の臭いの有無などの情報がなければ難しい。

[2] 発声に関わる臓腑経絡
　多くの経絡が発声に関わる器官を流注しているが、発声を正常たらしめる臓腑は、主に肺と腎であり、心神の状態も大いに関与してくる。
　口唇は脾、舌は心・腎、頑顙（軟口蓋の後ろ）は肝、宗気は肺、喉嚨（喉頭腔、あるいは喉頭腔内の気管の上の部位）は肺・大腸・胃・心・心包・腎・肝とそれぞれ関係している。

[3] 声質

　健康な人の音声は、発声が自然でなめらか、音調も艶がありのびやかである。日常において、声で体調を区別することができるときは、風邪をひいて鼻声になったときが挙げられる。ほかに気分が落ち込んでいるときは、声低く、か弱い声音になるが、話しているうちにだんだん元気になってくる場合は虚ではない。逆に話せば話すほど声がか弱く途切れ途切れになってくる場合は虚の可能性がある。声が大きく力強く、言葉に勢いがあり、重い声音の場合は、実証の傾向がある。声質の種類を**表6-1**にまとめた。

　また、患者の発する五声・五音として、**表6-2**のように分類されるが、北辰会方式ではこれは絶対的なものではなくあくまで参考程度とする。

表6-1　声質

語声重濁 deep turbid voice	重く、深く曇ったような声
語声低微 faint low voice	微かでほとんど聞き取れない声
嘶嗄 hoarseness	耳障りな感じがしたり、しゃがれている
失音 loss of voice	失声。声がかすれ、しゃがれ、ひどければ全く声が出ない。古くから失音しており病程が長いものは、肺や腎の虚証でみられる。急激に発症したものは、外感表証や飲食不節によって起こる実証が多い

表6-2　五声・五音

五　臓	肝	心	脾	肺	腎
五声	呼	笑(言)	歌	泣(哭)	呻
五音	角(ミ)	徴(ソ)	宮(ド)	商(レ)	羽(ラ)

[4] 言葉の発し方・話し方

　言葉の発し方・話し方から、虚実や心神の状態を察することができる。これらを**表6-3**にまとめた。

表6-3　言葉の発し方・話し方

語言蹇澁 sluggish speech	舌が動きにくいため言葉が聞き取れない
舌蹇 ぜっけん sluggish tongue	通常の機敏さが欠如している舌。舌が強ばって、言葉がスムーズに発することができない状態
譫語 delirious speech	高熱時や狂証などで、神気が常軌を失って発する言語錯乱（うわごと）のこと。語声が高く力があるが、話の筋は通らない。実証で熱擾心神
鄭聲 muttering	絶えず無意識にたどたどしく何かをつぶやく。譫語と同様のうわごとで、声低く力なく、同じことを繰り返し発するか、途切れるもの。虚証で心気大傷
獨語 soliloquy	独り言で、人が来ると止まる。心気損傷
錯語 disordered speech	話が錯乱し、後に気がつくもの。心気虚
囈語（芸語） sleep talking	睡眠中に話すこと。寝言
狂言 manic raving	言語が荒々しく、常軌を逸してわき目もふらない様子。痰火擾心
懶言* らいげん	話すことが億劫になるもの。虚証、肺気虚証
驚風 infantile convulsion	小児が発作的に驚いたように叫ぶもの。発声は鋭く、驚き恐れ、ひきつけ・痙攣症状を伴う。風病

＊懶言はWHOのテキストには載っていないので英語表記は不明。

2　呼吸音

健康な人の呼吸はゆったりとして深く雑音がない。**表6-4**には咳など呼吸に関する音をまとめた。

3　その他の音声

その他の音声を**表6-5**にまとめた。

第6章 ● 聞　診

表6-4　咳、呼吸音

咳嗽 cough	咳は声があって痰がないもの。嗽は痰があって声がないもの
咳逆・咳逆上気 cough with dyspnea	気逆により起こる咳。横臥したり、急に温かい室内に入るときなどをきっかけにして咳が出始め、しばらく続く
喘促 panting	「喘」は呼吸困難のこと。口を開けて肩で息をする状態 ・実喘：発作が激しい、息が荒い、音が高い、息を呼出すると楽になる ・虚喘：呼吸が弱く、音が低い、息を吸うと気持ちよい
喘鳴 wheezing dyspnea	呼吸困難でヒューヒューという音を伴うもの
哮喘 wheezing and dyspnea	「哮」は喉間に音がするもので、口を開けていても閉じていても痰の音がする。「哮」の発作時は「喘」を伴うが、「喘」には必ずしも「哮」を伴わない。
痰鳴 phlegm rale	気道に痰があり、それによって呼吸時に異常な音がするもの
太息 sighing	深い呼吸（ため息）のこと。肝鬱気滞などで起こる
少気 shortage of qi	呼吸が静かで浅く、微弱で言葉も少ない。久病で虚証、気虚証

表6-5　その他の音声

噴嚔_{ふんてい} sneezing	くしゃみ。外感表証
呵欠_{かけつ} yawning	「欠」はあくびのこと。気滞、陽虚
噯気_{あいき} belching	ゲップのこと
呃逆_{あくぎゃく} hiccup	しゃっくりのこと。胃気上逆（胃寒気逆、胃火、脾腎陽虚、胃陰虚など）
矢気_{しき} fecal qi	おならのこと
鼾声・鼻鼾_{かんせい} snoring	いびき。卒中昏迷期、熱盛
歯ぎしり・齘歯・齘歯_{こうし かいし} teeth grinding	上下の歯をこすり合わせてギシギシ音をさせること。心脾積熱、食滞、気血両虚、熱極生風、虚風内動
嘔吐 vomiting	嘔吐に勢いがなく嘔声が低くて小さいものは虚寒証、勢いよく嘔吐し嘔声が高く大きいものは実熱証であることが多い。寒熱については、嘔吐物の臭いの有無も確認し、ほかの所見とも総合して判別する

4 異常音

体から異常な音がする場合がある。次の三つに分けられる。

①腸鳴

腸鳴（borborygmus）とは、腹部でゴロゴロと音がするもので、腸が冷え、清濁を分別できないときに生じる（腸の機能低下）。

②振水音

振水音（splashing sound）とは、胃部を叩打したり、動揺させたときにピチャピチャと音がするもので、胃内に水が溜まっていることを示す（胃内停水）。

③関節の音

伸展屈曲時に関節部内で起こる音。関節部の気血津液が滞りなく流れていれば音がすることはないが、骨自体や骨周囲に異常があったり、気血津液の流れが著しく滞っている場合に音がする。

5 臭い

続いて臭いについて解説する。

①口気

口気（mouth odor）とは口から発せられる臭いのこと。宿食や脾胃の内熱などで酸っぱい臭いがしたり、腐ったような臭いを感じることがある。

②気味

患者の体臭、病室や患者の排泄物などの臭いで、疾病を鑑別する。口臭（fetid mouth odor）は、胃熱、消化不良により起こることが多い。体臭はその人の食習慣が反映され、動物性のタンパク質、油物を摂取すると体臭が強くなりやすく、菜食主義者からは臭いがしない。参考までに**表6-6**に五香（五臭）を示す。北辰会方式では絶対的なものとせず、あくまで参考程度とする。

表6-6　五香（五臭）

五臓	肝	心	脾	肺	腎
五香 （五臭）	臊 （あぶらくさし）	焦 （こげくさし）	香 （かんばし）	腥 （なまぐさし）	腐 （くされくさし）

③排泄物

排泄物の臭いが強い（きつい）ものほど熱に偏っており、寒証では無臭であることが多い。

また、小便は内熱や湿熱がひどくなればなるほど色が濃く、時に泡立つこともある。大便は湿邪が絡むと、便器につきやすくなる。汗は内熱が盛んなほど粘稠度が増し、黄色くなることもある。女性は内熱や湿熱が盛んである場合、経血がどろついたり、帯下の粘稠度が増し、黄色くなることもある。

④加齢臭・老人臭

初老から老人の場合、陰虚内熱による特有の臭いを発することが多い。

第6章 ● 聞　診

⑤病室や治療室の臭い

　病室や治療室内は患者が発する臭いが充満するので、その臭いを察して診断の一助とすることができる。治療中、この臭いがどのように変化していくかも意識しておくとよい。

　藤本蓮風の臨床経験によると、重症の肝不全・腎不全・尿毒症・糖尿病などでは臭いがはっきりと出る。聞診力、とりわけ嗅覚が研ぎ澄まされてくると、尿毒症の患者は本人から 3m 以内、ひどいときは 5m くらい離れた位置から臭いがわかる。腎不全の患者はクレアチニン濃度が 10mg ／ dl 以上になると、体外に小便の臭いがする。場合によっては口臭も小便の臭いがする。その人が着るパジャマやベッドの付近も当然小便の臭いがする。重症になってくると澄んだ綺麗な色の尿がよく出て、濃い色の尿が出ない。クレアチニン濃度が 11mg ／ dl を超えた患者でも、胃の気の脈診で弦急がそれほどひどくなく、脈が明らかに数脈を打たず、あるいは舌診も逆証を示さない場合は、脾兪・胃兪に適宜、鍼や灸などの正しい治療をすると、濃い小便が出るようになったり、小便で出ない場合は、臭いのきつい大便が出るようになり、口中の小便臭も消える。患者の家族からも「臭いが減った」あるいは「臭いが消えた」と報告を受けるようになる。

　人間の身体は、腎臓が悪いからといって、すべてが機能しなくなるということはなく、生体というものは臓腑がバラバラではなく全体でフォローしあっているという東洋医学の気一元の発想がこういう症例に活かされている。

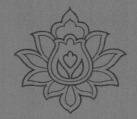

第7章

問 診

I. 問診の基本

　伝統医学における情報収集は、四診（望診、聞診、問診、切診）によって行われている。なかでも問診（inquiry：インタビュー）は、患者の病歴や病態の情報を得ることによって、より正確な弁証を立てるために重要である。

1　西洋医学との違い

　伝統医学と西洋医学の診察・診断・治療法は当然違う。西洋医学は病気に唯物論的アプローチのみをするのに対して、伝統医学は陰陽のアンバランスが、「なぜ」「どこで」「どの程度」「どのように」崩れているのか、肉体面も精神面も生命全体を把握しようとし、さらに五臓六腑や十二経絡といったパーツに細分化して分析しつつ、最後は再び全人的視点に立ち戻る、というアプローチをしていく。つまり「証」という独自の病態把握をするために問診を行う。

　病める人間を森にたとえ、その森のなかに腐って倒れそうな木があるとする。西洋医学は、その腐って倒れそうな木のみに注目し、その木のみを治そう、あるいは伐採しようとする。一方、伝統医学では腐った木にも注目するが、なぜ腐っているのか、その原因を森全体、森を包む空気全体、森を育んでいる大地にも目を向け、被害が拡大しないように食い止める方法を考え、決して伐採はしない。

　このように、両医学の思想原理が全く異なるため、両者は融合することも不可能であるし、西洋医学的解釈から伝統医学を解釈、応用しようとしても難しいことがわかる。

　問診においても東洋医学と西洋医学では内容や目的が異なり、「便は出ていますか？」「下痢ですか？」「便秘していますか？」「食欲はありますか？」などの問診事項は両医学で行うが、「下痢の後、倦怠感が出ますか？」「便の臭いはきつかったですか、それとも無臭でしたか？」「最初に硬くて、後で軟らかめになることが多いですか？」「精神的緊張や環境変化で便秘あるいは下痢になりますか？」「プレッシャーで食欲が落ちますか、もしくは過剰になりますか？」「食欲がなくても、何か食べ出すと食べられますか？　そのとき食べると胃がもたれますか？」という質問は西洋医学ではしない。東洋医学はこういうところまで患者に問診することがある。なぜなら、そこに東洋医学ならではの病態把握のヒントがあるからである。

2　伝統医学における問診

　中医学は、「証」をいかに的確に把握するかに重点を置いている。証とは、病の本質部分が何かを示すもので、証さえ把握できれば治療指針が立ち、的確な治療が可能となり、患者を救うことができる（救えるかどうかの指針も立つ）。この証を弁えることを「弁証」という。

　東洋医学は、的確に証を弁えるために様々な弁証法を編み出してきた。これらにより、「陰陽のアンバランスが、どこで、どの程度、どのように起こっているのか」を明らかにできる。そのなかで最も病態全体を大きく捉えるものに、「八綱陰陽弁証」がある。森全体を見渡し、どういう傾向の森かを捉えるものである。八綱陰陽とは、病の「趨勢」「性質」「位置」を大きくかつ的確に捉えるための概念

第7章 ● 問　診

である。たとえば、八綱弁証の表裏という概念は病が浅いか深いかという病の位置（病位）を、寒熱という概念は熱に傾いているか、寒に傾いているかという病の性質（病性）を、虚実の概念は邪気が盛んであるか正気がどれぐらい弱ってしまっているのかという病の趨勢（病勢）を調べる。これらがわかると自ずと陰に偏っているのか、陽に偏っているのか、という陰陽のアンバランスがわかる。表裏・寒熱・実を総合的に弁証するために八綱陰陽弁証を活用する。

　またどういう正気の弱りがあるのか、どういう邪気が存在しているのか、正気の弱りと邪気の強さの比率がいかほどか、どこの臓腑で、あるいはどこの経絡に問題があるのかなど、さらに細かく解析するために、気血津液弁証、病邪弁証、正邪弁証、臓腑経絡弁証、六経弁証、三焦弁証、衛気営血弁証などの様々なものさしで病態把握を行う。

　弁証を通して解析できる情報を得るために、東洋医学的問診とその術が工夫されてきた。伝統鍼灸医学の歴史は実践から理論により培われてきた学問であり、東洋医学の生命観、疾病観に基づき、病人をみていく。このとき必要不可欠なのが四診であり、特に問診が弁証を導くうえで最も有効な客観的な道しるべとなる。

　なかでも伝統医学的に診断するための、伝統医学の思想哲学に則った問診を「弁証問診」と呼ぶ。

3　問診の歴史

診不知陰陽逆従之理。此治之一失也。受師不卒、妄作雑術、謬言為道、更名自功、妄用砭石、後遺身咎。此治之二失也。不適貧富貴賎之居、坐之薄厚、形之寒温、不適飲食之宜、不別人之勇怯、不知比類、足以自乱、不足以自明。此治之三失也。診病不問其始、憂患飲食之失節、起居之過度、或傷于毒、不先言此、卒持寸口、何病能中。妄言作名、為粗所窮。此治之四失也。　　　　　　　　　『素問』（徴四失論篇）

　このような四つの過ちを犯さないために、明代の張景岳（張介賓、1560 ～ 1638 年頃）は、『景岳全書』の傳忠録で十問篇として、以下の 10 項目を挙げている。

一問寒熱二問汗、三問頭身四問便、五問飲食六問胸、七聾八渇俱當辨。　九因脈色察陰陽、十從気味章神見。　　　　　　　　　『景岳全書』（傳忠録・十問篇）

訓読：一に寒熱を問え、二に汗を問え、三に頭身を問え、四に便を問え、五に飲食を問え、六に胸を問え、七に聾、八に渇、ともに弁ずべし。九に脈色によって陰陽を察せ、十に気味から神の見れ（あらわれ）を章（あか）す。

　さらに清代の陳修園は、これを改変・補充した。

一問寒熱二問汗、三問頭身四問便、五問飲食六問胸腹、七聾八渇俱當辨、九問旧病十問因、再兼服薬参機変、婦女尤必問経期、遅速閉崩皆可見、再添片語告児科、天花麻疹全占験。　　　　　『医学実在易』

訓読：一に寒熱を問い、二に汗を問い、三に頭身（頭痛、身体痛）を問い、四に便を問い、五に飲食を問い、六に胸（胸脇腹部のつかえや痛み）を問い、七八耳聾（聴力障害）口渇ともに弁別し、九は久病、十病因を問う。さらに、服用した後、変化あるならこれを問い、婦女なら月経、遅速閉崩（月経後期、先期〔月経周期の異常〕、閉経、崩漏〔異常出血〕）これまた問い、小児の麻疹、天花（天然痘）も、忘れずこれを問う。

143

> 右十問者、乃診治之要領、臨證之首務也。……（中略）……醫之為難、難在不識病本而施誤治耳。誤則殺人、
> 天道可畏、不誤則濟人、陰德無窮。　　　　　　　　　　　　　　　　　『景岳全書』（傳忠録・十問篇）

訳：十問診は臨床の最初に行い、診察診断し治療の要点を把握すること。また、鍼灸医学の難しさは、病の本質を知ることにある。これがわからなければ誤治し、人を殺す。

　清の時代になると、林之翰という医家が1723年に『四診抉微』を著した。その第3巻のなかで、張景岳の「十問」を提綱として、患者の病状・発病起点・治療過程・生活環境・精神情緒など全面的に患者を理解すべく問診を論じている。

> 人品起居
> 凡診病者、先問何入。　或男或女、或老或幼、或為僕妾、在人下者、一動一静、不能自由。寡婦、僧、尼、
> 遭逢不偶、情多郁滯、形之肥瘦、肥人多湿、瘦人多火。
> 次問得病、起于何日。　病新可攻、病久可補。飲食胃気。肝病好酸、心病好苦、脾病好甘、腎病好鹹、肺
> 病好辛。內熱好冷、內寒好温。……（中略）……夢寐有無、……（中略）……。
> 嗜欲苦楽
> 問其苦楽、以知其病。……（中略）……傷食悪食、傷風悪風　傷寒悪寒。或常酗酒。或久齋素。始終境遇、
> 須辨三常、封君敗傷、及欲侯王。常貴後賤、雖不中邪、病從內生、名曰脱營。常富後貧、名曰失精。五気
> 流連、病有所並。常富大傷、斬筋絶脈、身體復行、令澤不息。故傷敗結、留薄帰陽、膿積寒炅。暴楽暴苦、
> 始楽後苦、皆傷精気、精気竭絶、形亦尋敗。暴怒傷陰、暴喜傷陽、厥気上行、満脉去形。形楽志苦、病生
> 于脉、治以灸刺、形楽志楽、病生于肉、治以鍼石。形苦志楽、病生于筋、形以熨引。形苦志苦、病生咽嗌、
> 調以某薬。形數惊恐、経絡不通、病生不仁、按摩醪薬。起居何似。　　　　　　　　　　　　『四診抉微』

　こういった問診は、外邪の侵襲を受けている表証か、臓腑病や内傷病の裏証か、熱に傾いているのか、寒に傾いているのか、あるいは、正気が弱っているのか、邪気が勝っているのか、それらはどの臓腑で、どの位置で、どの程度あるのかなどを弁別するために行われてきた。

　さらに現代、生活様式や気温調整などの文明機器が発達し、社会環境も明清代の中国とは大きく異なるため、現在の日本における有用な問診内容をこれらに付加していくことにする。

4　四診合参

　四診から得られた情報を総合的に分析することで、病因病理を構築し「証」を決定し、病態を把握することができる。これを四診合参（correlation of all four examinations）という。証が決定すれば、それに従い配穴が決まり、鍼灸治療が行える。

[1] 弁証の材料

　弁証を通して、患者の病因病理を解明していくわけであるが、そのフィルターに通すものは何かというと、四診から得られた確かな情報である。とりわけ問診情報では患者が虚偽の発言をしているかもしれない。切診では見落としていたり、認識違いをしているかもしれない。術者の問診力や体表観

察能力によって、その情報が有意かどうかが決まってくる。初心者にとっては、「より確からしい」情報をもとに、各種の弁証フィルターにかけていくしかない。体表観察能力は一朝一夕に身につくものではなく、問診のときにも、観察力・洞察力・直観力・鋭い感性・品性、これらすべてをはたらかせる必要があり、日々磨いていく必要がある。初心者が特に重視すべきは問診でいかに有意な情報を得ることができるかである。

[2] 辨病（弁病）論治

　辨病（弁病）論治（disease identification and treatment）とは、病気やその治療の部類の識別のこと。弁病とは、疾病全過程の総体的属性の特徴もしくは、発展規律を反映している診断概念である。問診の手順は、まず弁病を明らかにすることから始まる。つまり、病因・病位・主症状（主訴）・特徴などのある一面または、いくつかの面を総合させて形成したものである。

　現代医学では主訴を中心として現病歴を聴取していくが、中国伝統医学では、主訴の病因病理を明らかにするための第一段階として弁病を行うことで、主訴は何かを明らかにしつつ、患者の体質素因や罹患の傾向性など主訴以外の症状からも総合的・全体的に病理の本質を把握していく。

5　五臓の色体表

　五臓の色体表（**表7-1**）は、問診において基本的には参考程度にし、最終的には弁証論治で病理の主体が五臓のどれかをより明確にしていく。北辰会方式では、五行論を機械的に運用しない。

表7-1　五臓の色体表

五行	木性	火性	土性	金性	水性
五親	水子	木子	火子	土子	金子
五兄弟	甲乙	丙丁	戊己	庚申	壬癸
五方	東	南	中央	西	北
五位	震	離	坤	兌	坎
生数	三	二	五	四	一
成数	八	七	十	九	六
五季	春	夏	土用	秋	冬
五悪	風	熱	湿	燥	寒
五穀	麦	黍	粟(稷)	稲	豆
五菜	韮	薤	葵	葱	藿
五果	李	杏	棗	桃	栗
五畜	鶏	羊	牛	馬	豕
五色	青	赤	黄	白	黒
五音	角	徴	宮	商	羽
五調子	雙調	黄鐘	一越	平調	盤渉
五臓	肝	心	脾	肺	腎
五腑	胆	小腸	胃	大腸	膀胱
五根	目	舌	唇(口)	鼻	耳(二陰)
五主	筋	血脈	肌肉	皮	骨
五支	爪	毛(顔色)	乳(口)	息	髪
五香	臊	焦	香	腥	腐
五味	酸	苦	甘	辛	鹹
五志	怒	笑	思	憂(慮)	恐
五精	魂	神	意智	魄	精志
五液	泣	汗	涎	涕	唾
五変	握	憂	噦	咳	慄
五役	色	臭	味	声	液
五声	呼	言	歌	哭	呻
五労	歩	見	坐	臥	立
五気	上	緩	結	消	下(乱)

第7章 ● 問　診

6　問診の手順

　北辰会方式の四診は、問診だけでも基本的に1〜2時間をかけて行う。さらに体表観察所見などを併せるので、膨大な量の情報処理を行う必要が出てくる。この情報をできる限り整理しやすくすること、そしてそれを最大限に生かすように作成されたものが、「北辰会専用カルテ」である（巻末の「付録　北辰会専用カルテ」参照）。

　また、単に記入するためだけのカルテではなく、経験を積むに従って、あくまで自ら目的意識をもって情報の拡大・集約をしながら、整理・処理を行うように心がける。

　収集すべき情報がこれらのカルテに収まらない場合には、メモをどんどん貼りつけて、自分のカルテを自由に広げていくのも一つの方法である。

　弁証を追求するために、また病の原因を究明するために、本来は自由に縦横無尽に問診を訓練していけばよい。以下は参考までに、基本的な問診の手順を示す。

①予診表の鑑定。患者に記入してもらい、筆跡や○のつけ方などをみる（詳細は「Ⅱ．予診表の鑑定」参照）

②主訴の現病歴、痛みの確認。主訴の現在の状態、増悪緩解因子、痛みの有無などを聞く（詳細は「Ⅲ．痛み」参照）

③既往歴から現病歴の聴取。主訴を時系列的に確認し、病因病理を把握する（詳細は「Ⅳ．既往歴から現病歴」参照）

④証候と弁病の弁証分類。現在の症状およびしばしば起こる症状に関して、予診表に基づく61項目について詳細に問診する（詳細は「Ⅴ．証候と弁病の弁証分類」参照）

⑤八綱陰陽に関する問診。寒熱、飲食、口渇、汗、二便（大便・小便）などについて聞く（詳細は「Ⅶ．八綱陰陽」参照）

⑥心神の状態を把握。睡眠、生活環境と七情の乱れ方と主訴との関連度合いをみる（詳細は「Ⅸ．心神」参照）

⑦肉体負荷試験に関する問診。正邪の度合いを図るため、二便排泄後や発汗後の体調の変化を把握する（詳細は「Ⅹ．肉体負荷試験」参照）

⑧自然の陰陽に関する問診。自然の陰陽との関連をみるため、気候や季節によってどのような変化があるか確認する（詳細は「ⅩⅠ．自然の陰陽との関連」参照）

⑨性別に関する問診。男性、女性のそれぞれの性特有の身体の生理状況を大いに参考にする（詳細は「ⅩⅡ．男性の場合」「ⅩⅢ．女性の場合」参照）

⑩耳、目、鼻、口腔の状態を把握。これらの器官には多くの臓腑経絡が関わるため、その異常を見極めるのに役立つ（詳細は「ⅩⅣ．耳、目、鼻、口腔」参照）

II. 予診表の鑑定

予診表とは「北辰会専用初診カルテA［予診］」を指す。氏名や住所などは、基本的には患者本人に記入してもらう。ただし無理強いはしないこと。北辰会方式では、筆跡も重要な情報となる。○印や数字も同様である。

1 筆跡

まずは筆跡から患者のおおよその性格や心理状態を探る。

[1] 筆圧

筆圧がしっかりしているということは、気の力は十分にある。ただし利き腕に何らかの異常がある場合は、身体全体的には気が充実していても、筆圧が弱くなる場合があることも考慮する。

[2] 文字の大きさ

性格やそのときの心理状況によって、枠外にはみ出したり、枠の大きさに不相応に小さく書いたりする。ストレスが大きくかかり、そこから脱したくてアグレッシブな状態になっていると枠からはみ出して書くことがある。精神的に萎縮していたり、あるいは自身の症状にある種の絶望感を抱いている場合は、妙に小さく記載することが多い。

[3] 文字の形

住所や身長・体重、生年月日、電話番号に記載されている同じ数字に注目してみる。同じ数字を、全く違う書体で書いたり大きさをバラバラに書いている場合、精神的に不安定か、大雑把な性格であったりする。住所や電話番号に比べて、体重あるいは身長の数字が小さく書かれている場合、身長や体重にコンプレックスを感じていることを示している。職場と自宅の住所や電話番号の数字の違いからも、ストレスに感じている場所が明らかになる場合もある。

氏名や住所の文字の大きさがバラバラになっていたり、上向きや下向きになっている場合は、精神的に不安定であることを示している。逆に、ワープロで打ったかのようなきっちりしすぎた文字の場合は、相当に生真面目な性格で完璧主義者であることが多い。

[4] ○印

○の形がきっちりしているかどうかに精神状況や性格が表れる。特に、主訴に関する症状群だけは大きくきっちりと○を付けていても、ほかの一見関係なさそうな項目の○がずさんである場合、その人の意識は主訴にのみ向いているといえる。

職業欄の○印でおおよそ、その職に対する意識がわかる。「未婚・既婚・離婚・死別・再婚」欄に○を付けない場合、知られたくない何かがあることが多い。

第7章 ● 問　診

2　病歴（既往歴）

　「過去に経験した病気・ケガを教えて下さい」では、いわゆる既往歴を自己申告してもらう。ただしあくまで自己申告なので、書き忘れる場合も多くあることを前提に、問診時にしっかりと確認する。

　既往歴を具体的に調べることで、その人の体質と病理の傾向性がみえてくる。たとえば、膀胱炎・腎盂炎・ぎっくり腰・子宮内膜症など、下焦ばかり患う人は、下焦に何らかの大きな病理を持っている（あるいは下焦に病理が波及しやすい）といえる。逆に、喘息・頭痛・嘔吐・緑内障など、上焦にばかり既往がある人は、上焦に問題があるか、上焦を攻められやすい体質であることがわかる。

3　家族歴

　「身内の方の病気について教えて下さい」では、基本的に体質素因における遺伝などの情報をとる。血縁関係にない夫・妻と書かれることもあるが、それはそれでまた違った角度での参考情報にすればよい。

　家族というのは、同じ生活習慣、食習慣、よく似た考え方をする場合が多い。身内に同じ症状や病気を患うケースもよくある。家族歴から、その人がこれからかかる可能性の高い疾患や病理を推測することもでき、現段階において形成してきた病理の可能性もみえてくることがある。遺伝の問題もあるので、二等親くらいまでは知っておくとよいだろう。

III.　痛み

　患者は様々な愁訴を訴えて来院する。先述のように、弁病して主訴の病因病理を明らかにすべく問診を進めていく。

　患者にとっては主訴が苦痛のすべてであるので、たとえば痛みの場合、痛みに関する多くの情報を収集する。これらの情報が治療の核となり、目安となることも多い。しびれ・違和感なども同様の問診を行う。

　主訴として眩暈や耳鳴りなど複数の症候を挙げた場合も、弁病を明らかにしたうえで、その弁証分類を参考にしながら弁証手順を踏んでいく。

1　痛みの概要

［1］発生時期
　発症してさほど日数が経過していない段階で鍼灸治療をすると効果が顕著に出ることが多い。久病でも早期に寛解させることができるが、まずはどの程度日数や月日が経過しているかをしっかり問診する。患者の病の時系列的な経緯をしっかり聞くことが重要である。

149

[2] 変化

　痛みはひどくなっているのか（増悪）、軽快しているのか、変わらないのか聞く。変化している場合、それなりの特徴があるはずなのでそれも聞く。たとえば、局所の電気療法にて軽快したあるいは悪化した、あるいはそのときはよくてもすぐに痛みがもとに戻ったなど。

[3] 部位

　患者本人に痛む部位を指し示してもらう。実際にどこが痛むのかを正確に知ることが重要である。場所が固定されない痛みを痛無定所（pain of unfixed location）という。

　基本的には、痛む部位がわかれば、そこを流注する経絡とその関連する臓腑を意識すればよい。

[4] 種類

　安静時に痛みのない人は、痛みが出る格好をさせて確認する。患部の熱感、腫脹、左右差を確認する。

　患者自身は痛みの表現に慣れていない場合があるので、術者が具体的な形容をしてどのような痛みかを問診する（**表7-2**）。また、痛みの強弱や発痛の仕方も聞く（**表7-3**）。

第7章 ● 問　診

表7-2　痛みの表現

種　類	特　徴	病理の可能性
脹痛 distending pain	張りがある	気滞（気の不通）、肝の病理（肝鬱気滞、肝陽上亢）、風熱邪の感受、湿痰内停
刺痛 stabbing pain	針で刺されるように痛む	瘀血、湿熱蘊積、火熱、寒熱外感
酸痛 aching pain	だるい痛み	湿邪、気血不足、瘀滞、精気の虚損
重痛 heavy pain	重だるい痛み	湿、脾の運化失調
冷痛 cold pain	凍りついたような冷たい痛み	寒邪、陽気不足
灼痛 scorching pain	灼熱感を伴う灼けつく痛み	鬱熱内蘊、痰熱内阻、湿熱蘊積、陰虚火旺
隠痛 dull pain	ジワジワ、シクシクと連続した痛み（我慢できる痛み）	陰血の不足や陽気の不足による経脈の失養
掣痛 pulling pain	引っ張られるような感じを伴う痛み（筋肉が痙攣を起こしているような痛み）	寒痰、瘀血阻絡（関節痛の場合は風湿）
空痛 empty pain	空虚感を伴う痛みで頭部で起こる	腎精虚損、中気虚衰
紋痛 gripping pain	胸または腹部に痙攣が起こりねじれたような障害を受けること。または、痙攣と痛みが起こること。	砂石阻滞、瘀血阻絡、蛔虫
遊走痛 wandering pain	部位が移動する痛み	気滞、風邪
竄痛 scurrying pain	繰り返し場所を変える痛み	
固定痛 fixed pain	痛む部位が同じ場所で固定されている痛み	血瘀、湿痰など有形の邪の集まり
悶痛 oppressive pain	不安や恐怖感を伴う痛み	心神不寧

7

151

表7-3　痛みの強弱、発痛の仕方

種　類	特　徴	病理の可能性
卒痛	突然、発作的に痛み出し、激しく痛む	外邪（寒邪）が多い
緩痛	徐々に起こり、少しずつ重くなる痛み	多くは久病、虚証、気血不足、温煦失調
時痛	痛みはしばらく続かず、休息がある。つまり痛みがあるときとないときがある	気滞、虚証
劇痛 severe pain	激しく耐えられないほどの痛み	気血の停滞が著しい
陣発痛 paroxysmal pain	発作のたびに繰り返す痛み	邪正抗争の時に気血が停滞する
持続痛 persistent pain	同じ調子で痛み、よくなるときがない状態	多くは瘀血

[5] 原因

　原因に関して問診する場合は、あくまでも患者の発言であるので、鵜呑みにしないようにする。単に患者自身の思い込みである可能性も否定できないからである。大工など力仕事を常日頃から行っている人から仕事が原因で痛くなったと聞くと使い過ぎや筋肉疲労による痛みではないかと思い込んでしまう。確かにそのような場合もあり得るが、たとえば前の日に飲み過ぎたとか、風邪をひいた、睡眠不足、あるいは嫁とケンカしたなどの七情の原因が潜んでいる可能性もある。あくまでも患者の言葉は参考程度にし、「真らしき」原因は、術者側の問診能力による最終的な判断に委ねられる。

[6] 誘発因子

　痛みが誘発される要因を患者に答えてもらう。しかし患者の思い込みの可能性もあるため、最終的には術者が判断していく。

[7] 増悪・緩解因子

　この情報があればかなり病因病理を絞り込んでいくことができる。非常に重要な情報となるだけに、不確定な情報は鵜呑みにしないことが大事である。

①寒熱による変化

　冷やすと緩解し、温めると増悪する痛みは熱証。反対に温めると緩解し、冷やすと増悪する痛みは寒証、もしくは気が停滞している。

②痛む時間帯

　午後（13時頃以降）から夕方に痛みが増悪する場合は、陰虚、陽明内熱。夜（17時頃以降）から夜間にかけて痛みが増悪する場合は、陰虚、瘀血、陰邪（寒邪・湿邪）や湿熱邪の関与、火毒が考えられる。また、起床時に痛みが最もひどい場合は、痺病、気血の停滞や心神の問題が影響している。

③痛みの訴え方

敏感な体質と鈍感な体質があるため、患者によって痛みに対する認識も異なる。そして最も重要なのが患者の精神状態である。精神が安定しているか不安定かで、痛みの知覚度合いが千差万別となる。またその痛みに対する対応の仕方も様々である。本当に治したい意志がある人は、まず自分であらゆる手段を講ずる。たとえば湿布を貼ったり、叩いたり揉んだり、あるいは整形外科などで電気治療を受けたりする。それらによる所見の情報は参考になる。

具体的には、マッサージや揉むことで痛みが楽になる場合は気滞、悪化する場合は気虚や血虚。動くほど痛みが悪化する場合は虚証、軽減する場合は気滞、動かし始めが痛む（starting pain）のは瘀証、安静時に痛む場合は気血の鬱滞もしくは気血の弱りが考えられる。

2　弁病の決定

基本的には現時点での情報で、弁病を決定する。しかし既往歴から現病歴を問診していくに従い、別の弁病が浮き上がる場合もある。そのときはその弁病に対する病因病理に従い、治療していくことになる。

「北辰会専用初診カルテ E［主訴・環境］」への記入は文章だけでなく、人体図に記入したり、症状によって色分けしたりするとより使いやすくなる。

[1] 主訴の増悪因子・緩解因子

「主訴の増悪因子」「主訴の緩解因子」には、あくまで主訴に関わる因子を書く。もし雨天時に全身がだるいなど主訴以外の症状が悪化するならば、主訴以外のどの症状が悪化するのかを別欄に明記しておくことで、情報の混乱を防ぐことができる。

[2] 環境・職歴・生活環境・家族構成・七情の乱れ

「環境・職歴・生活環境・家族構成・七情の乱れ」は既往歴、現病歴と関連して問診していくと、環境などの外的因子と病との相関性が浮き彫りになりわかりやすくなる。

IV.　既往歴から現病歴

1　既往歴から現病歴とは

主訴を時系列的に確認し、病因病理を把握するため既往歴から現病歴の聴取を行う。「北辰会専用初診カルテ D［既往歴〜現病歴］」と対応している。

既往歴から現病歴とは、患者の「時系列」的な経過である。たとえば、X 年に就職、（X ＋ 3）年に結婚、（X ＋ 4）年頃から主訴が発症など。その患者の歴史のなかで、大きな環境の変化や七情の過不足が急激にあるいは強烈に発生した時期、飲食不節や労逸過度がいつ頃あって、それらと主訴発症や増悪・緩解との関連性を把握するために必要不可欠な情報である。

主訴に派生して起こる諸症状の変化も書き入れていくことで、より主訴の病理が明確になってくる。

この既往歴から現病歴を把握することは、時系列的な病因病理を導き出し、予後をある程度予測することを可能にする。

2 病因病理（病因病機）

疾病の経過や過程には、様々な病理の変遷がある。どういう原因で、どういう誘因で、今現在の病に至っているのか、さらにこれから先どういう病にかかる可能性が高いのか。何事にも原因があって、結果がある。人間の心身においても、何らかの悪い原因（因）と、それを助長させたり、さらに別の原因を派生させたりする誘因（縁）によって、結果として様々な症状が出てくる（果）。

よい結果を得るにはよい原因をつくると同時に、悪い原因をなくしていくしかない。そのためにはまず、原因を知る必要がある。これこそまさに「原因－結果の法則」であり、治療を的確に行うための大前提となる。病を引き起こし得る原因を「病因」という。そして病因によってどういう病理機序がはたらき、いかなる症状を発現させるのか、その「病機」（病理）についても理解する。北辰会方式は四診で得た情報をもとに、病を時系列的に捉え、論理的に分析し、病因、病理（病位、病性、病勢）を導き出すのである。

3 病因病理チャート図の組み立て方

一般的に伝統医学では、病の本質を示すものは「証」だといわれてきた。この証は、病の全過程、たとえば生まれてからの体質から始まり、病を発症し現在までの状態を含めたものを、一定の時系列的な背景において断片的に捉えたものである。よって証の本質は、病の時間的な制約におけるものであり、全体像を把握するためには病因病理が必要となってくる。

北辰会方式では、「病機」を「病理」といい、病因病理としている。これは、病を全体像で見た場合に症状が必ずしも病理現象だけとはいえず、生体の生理的現象においても様々な生体防御の反応を起こすからである。よって生理面、病理面を考えたうえでの病の全過程をチャート図に示すことにより、それぞれの証の関係を明らかにし、どの証が本質かを分析していく。

V. 証候と弁病の弁証分類

証候と弁病の弁証分類には「北辰会専用初診カルテ A ［予診］」の③の項目を活用する。この部分は、予診情報の中心となり、患者自身に○を付けてもらうことが原則である。やむを得ない理由で自筆できない場合は、代筆してもらう。

それぞれの症状に○や△のある項目から、病位やおおまかな病理の傾向性をつかむだけでなく、○の付け方から患者の心理も探る目的がある。主訴だけでなく、主訴以外でも主訴と関連している（付随して起こる）症状については、詳しく問診する必要がある。

まず主訴を「弁病」して、その病の鑑別診断をし、「証」を絞り込んでいく。続いて、カルテの項目に則って症状を解き明かしていく。

第7章 ● 問　診

1　最近、髪の毛が（細くなった・抜ける・ぱさつく）

　髪は「血の余」とされるので、血が髪を正常に濡養できなくなると髪の異常が起こる。染髪や脱色など化学薬品による損傷がないにも関わらず、髪が妙に細くなったり、抜ける量が多くなったり、ぱさぱさしたりなどが起こってくる。

　その原因は、頭皮における血の不足によるものか、あるいは血の停滞によるものかのいずれかである。根本原因としては、以下の三つがある。

- 上焦に熱や湿熱がこもり、血が暗耗したり煎熬されることで頭部での濡養失調が起こる
- 全身の血虚あるいは部分的（頭部）な血虚による濡養不足
- 瘀血や湿痰による気血のめぐりの阻害による濡養失調

　いずれの場合でも、「上焦（頭部）においての、血の濡養機能の低下」に起因する。この病理が主訴と関わっているのかどうかが問題となる。

　また頭髪の脱毛症のことを、脱髪といい、『黄帝内経』では「髪堕」と記載されている。髪の毛が「細くなる」「黄色くなったり白くなったりする」「ぱさつく」など毛髪の色沢や形態に異変が起こることを毛髪変異という。『黄帝内経』では、「髪鬢頒白」「髪無澤」「毛焦」などと記載されている。

　表7-4に脱髪の弁証分類、表7-5に毛髪変異の弁証分類を示す。

表7-4　脱髪の弁証分類

病因	分類	病理	特徴
内傷	血熱生風	精神的刺激により心神が擾乱され、心火が盛んとなって血熱生風し、内風のために脱毛する	突然に円形あるいは楕円形の脱毛が生じ、頭皮が萎縮する
	陰血虚損	肝腎陰虚で陰血が不足し、血虚のために毛髪が栄養されず脱毛する	成人に多く、毛髪が細く柔らかくて油状の光沢があり、毛髪の断裂はなく、脱毛部位は頭部あるいは両額角に多く、頭皮に油膏が多い。落屑・瘙痒などを伴い、発病は緩慢で慢性に経過し、持続的に脱毛部位が拡大する
	気血両虚	慢性病・産後などで気血が虚し、毛髪を栄養できなくなって脱髪する	年齢に関係なく慢性病や産後に発病し、毛髪が乾燥して艶がなく切れやすくなり、頭部全体が脱毛してまばらになる。特に摩擦部の後頭などに著明で、発病は緩慢で慢性の経過をたどる。また、瘙痒などの自覚症状はない
	瘀血	瘀血が停滞して新血が生じず、髪が栄養されないために脱毛する	瘀血の証候

155

表7-5　毛髪変異の弁証分類

病因	分類	病理	特徴
内傷	精血虚損	慢性疾患で営陰が消耗し肝血が不足したり、房労過度で腎精虚損が生じ、栄養滋潤できないために発症する	多くは、毛根部より異変が始まり、髪が細くなったり、髪がぱさついたり黄色っぽい色に変色したり白髪になったりし、艶がなくなる。頭頂部や、額の生え際から脱毛が発生する。ほかに、陰虚や気虚血虚の全身所見が見られる
	気血両虚	飲食の不節などで脾の気血生化が失われたうえに、産後の出血過多など、気血の不足により髪を栄養することができなくなり発症する	毛髪の末端より異変が始まり、毛髪の太さがまばら、枝毛、乾燥などで切れやすく、特定の病変部位はない
	血熱風燥	青少年は血気盛んで、陽熱が偏勝し、血燥傷営して、毛髪が栄養されず若白髪を生じる	白髪であるが、枝毛もなく髪質はしっかりしている。束状にまとまって白髪になるか、あるいはまばらに生じる

2　白髪が増えた

　年をとると、白髪になってくる。一般に白髪は腎虚とされている。年齢的に相応の場合は生理的な腎虚の範疇だが、若年～中年期にひげや頭髪が白くなることを「鬚髪早白」もしくは「少白頭」という。年齢に不相応な場合はやはり病理となる。ストレスから肝鬱が起こり、血の濡養異常で白髪になるケースもある（精血同源）。

　表7-6に鬚髪早白の弁証分類を示す。

表7-6　鬚髪早白の弁証分類

病因	分類	病理	特徴
内傷	肝腎両虚	先天的な肝腎両虚や、肝血や腎精を消耗するような生活により、鬚髪が滋養されないために発生する	中年に多くみられる。頭暈眼花・耳鳴り・腰膝酸軟・夜間尿などの肝腎両虚の証候が顕著
	血虚生熱（営血虚熱）	過度の思慮によって心血が消耗し、血虚から虚熱が生じて鬚髪が焼灼、栄養失養により発生する	青年に多く見られる。体が痩せ、心悸心煩、失眠多夢、健忘、手掌や足底が火照るなどの陰虚内熱証候を伴う
	肝気鬱結	過度のストレスや、精神的ショックなどにより肝鬱気滞となり、化火して、営血を消耗して毛髪を滋養できなくなり発症する	短時間で、大量の毛髪が白に変化あるいは、脱髪する

第7章 ● 問　診

3　頭が痛い

[1] 頭痛の種類

①真頭痛

真頭痛（true headache）は、急性に頭に激痛が起こり、悪寒、悪心嘔吐、肘や膝にまで及ぶ四肢厥冷を伴う。

真頭痛、頭痛甚、脳尽痛、手足寒至節、死不治。 『霊枢』（厥病篇）

訓読：真頭痛は、頭痛甚しく、脳ことごとく痛み、手足寒えて節に至り、死して治せず。

②頭風・脳風

頭風・脳風（head wind）は繰り返す慢性頭痛、または外風邪によって引き起こされる頭部の病変の総称で、頭痛、眩暈、顔面麻痺、頭部に痒み、多量のフケなどが生じる。

③偏頭風

偏頭風（hemilateral head wind）は片側あるいは頭部のある特定の部分に、繰り返し起こる慢性頭痛のこと。

④雷頭風

雷頭風（thunder head wind）は、頭の中に雷鳴のような大きな雑音を伴う頭痛のこと。

[2] 問診内容

どういうときに、頭部のどの部位が、どのように痛むのかを問診する。特に頭痛が主訴の場合には、緩解条件と増悪条件を必ず聞く。

①どういうときに痛むか

風邪証候とともに後頭部が強ばるように痛む場合には、外邪（風寒邪）侵襲の可能性、重く痛む場合には風湿の可能性がある。足太陽経は目にも関わっているために、後頭部や項の強ばりに加え、目にも影響を及ぼす。あるいはそのような部位に強ばりの自覚がなく「目の奥が痛い」と言う場合もある。もともと肩こりや後頸部のこりが強い場合は、風邪を感受することによる後頭部や項の強ばりを自覚することは難しいようである。脈や外関・身柱・風門・肺兪などの体表観察により明らかになる場合もある。このような場合、外感風寒、外感風熱、外感風湿などが考えられる。

②どの部位が痛むか

頭は「諸陽の会」で三陽の経脈はすべて顔面を循行し、厥陰経も頭頂部に達するので古人は頭痛の部位により、病変の所在を判断した。

額を含めて頭部を流れる経絡としては、手陽明大腸経―経筋、足陽明胃経―経脈、足太陽膀胱経―経脈、足少陽三焦経―経脈・経筋・経別、足少陽胆経―経脈・経筋、足厥陰肝経―経脈、督脈がある。

臓腑病では、イライラや緊張によって、頭部全体もしくは頭頂部やこめかみが痛む場合には、気逆や化火内風の可能性がある。眼球にも関わる足厥陰経の変動で、眼球痛や眼の違和感を訴える場合もある。肝気逆、肝鬱化火、肝火生風、肝陽上亢、心肝火旺などがある。飲食不節、暴飲暴食により額や前頭部が痛む場合には、湿痰や湿熱が陽明経の経気を不暢にしている可能性がある。脾虚湿盛、痰

157

濁上蒙、胃気逆などが考えられる。

③どのように痛むか

　睡眠不足や過労によって頭部が鈍く痛む場合には、肝陽上亢、気虚、血虚、気血両虚、肝腎陰虚などの可能性がある。

　同部位が刺すように痛み（固定性の刺痛）、夜間に増悪する場合は、気滞血瘀あるいは瘀血の可能性があるので外傷の既往がないかどうかも確認する。

　痺れるように痛む、あるいは重い感じとともに鈍痛がある場合は湿邪の可能性が高い。

　頭の痛みではなく、頭が重く感じることやしめつけられるように重い感覚は「頭重」という。患者は、頭重のことを頭が痛いと表現することがあるので、注意して問診を行う。頭重は、湿邪や湿痰邪による実証のものと、脾虚による清陽不昇という虚証のものしかない。その他「頭熱」「脳鳴」などとの鑑別も必要となる。

　表7-7に頭痛の弁証分類を示す。

表7-7　頭痛の弁証分類

病　因	分　類	病　理	特　徴
外感	風寒	寒邪によって、頭部に気血が停滞し発症する	頭痛は項背部に放散したり、締めつけられるような感じを伴い、冷たい風に当たると増悪する
	風熱	熱（火）邪には炎上する性質があり、このため気血が頭部に逆乱すると起こる	脹ったような頭痛、温まると増強する
	風湿	湿のために清陽が頭部に到達しないと起こる	締めつけられるように頭が重く痛む、曇天や雨天に増悪する
内傷	肝陽上亢	肝腎陰虚で肝陽が上亢し、頭部に影響すると起こる	両側頭部あるいは側頭から頭頂へ放散する頭痛で眩暈を伴う
	痰濁 （痰濁上蒙）	痰濁が頭部に影響し、清陽がうまく頭部に到達しないと起こる	頭痛とともに頭がぼんやりし、重だるさや悪心、嘔吐を伴いやすい
	瘀血	外傷または久病により脈絡が阻滞すると起こる	多くは刺痛、鋭痛、疼痛部位が一定している（固定性）。頭部の外傷歴がある。臨床上、外傷がなくとも瘀血が形成されて発症するケースもある
	腎虚	髄海が空虚になると起こる	頭が空虚な感じがする
	気血両虚	気虚のために清陽が頭部に昇らず、血虚のために頭部を栄養できないと起こる	頭がしくしく痛む。頭がふらつく

4　寝違いを起こしやすい

　寝違いのことを落枕（stiff neck）という。首の軟部組織の急性炎症または捻挫によって起こるとされている。

第7章 ● 問　診

　原因として、睡眠時に枕の高さが適切でなかった、あるいは外邪を感受したために頸痛が起こると考えられている。しかし実際は、物理的要因のみならず、内因や不内外因によっても頸部における気血津液の不通が起こることで落枕になる。落枕の特徴として、左右いずれかの側、あるいは両側の頸項部の疼痛で、頸を動かすと疼痛がひどくなり、痛みが背部や肩部に放散するものをいう。また可動域制限を伴う。病理機序として、足少陽経や手少陽経、手足太陽経など、頸項部に関わる経絡に左右差があり、そこへ外邪が侵襲したり、気血が偏在して経絡の気機不利を助長して発症する。

　問診でのポイントは、「左右どちら側に起こりやすいか」「落枕に随伴する症状として風邪症状がないかどうか」「精神的因子との関連」などである。

　治療は経絡の流注を考えながら行うが、落枕の痛みの程度が増す条件で、後屈で痛みが生じる場合は足太陽、前屈で痛みがある場合は足陽明、左右への回旋で痛みが発生する場合は手太陽や手陽明、側屈で痛む場合は足少陽の変動の可能性が高い。あとは井穴診や切経をして、実際どの経絡経筋の不通によって発症しているのかを確定すればよい。

　表7-8に落枕の弁証分類を示す。

表7-8　落枕の弁証分類

病　因	分　類	病　理	特　徴
外感	風寒	外邪（風寒や風湿）が頸部の経絡に侵襲することにより体表の脈絡を阻滞して生じる	頸項部が強ばる、疼痛、酸脹、可動域制限、頭痛、悪寒発熱、脈浮緊など
	風湿		頸項部が強ばる、疼痛、酸脹、雨の日にひどくなる、可動域制限、（悪寒）発熱、身重や頭重、脈浮濡など
内傷	風熱挟痰	風熱の邪を感受して痰とともに頸項部に凝滞し、脈絡を阻滞して生じる	頸項部疼痛、悪寒発熱、咽痛、側頸部のリンパが腫れたり腫瘤ができ、ひどい場合は発赤腫脹して潰破する。舌質紅、脈弦数など
	肝鬱気滞	内傷七情により肝気鬱結し、疏泄が失調し、経絡の表裏関係や子午陰陽関係から、足少陽経や手太陽経などに影響して生じる	頸項部の突っ張り感、あるいは疼痛、イライラ。精神的に緊張している間は自覚しないことがある。緊張から開放されると自覚する傾向にある。疼痛や可動域制限が間欠的である
	気滞血瘀	肝鬱気滞が長引き、気滞血瘀となり経脈が瘀阻され、気血の循環障害を起こし生じる	頸項部疼痛、動かすと疼痛を生じる。可動域制限を伴う
	扭傷* sprain	頸部が突然伸展されたり、長時間頭を下げたり、両上肢が突然挙上することにより、頸項部の筋が受傷し、気血が停滞して脈絡が阻滞することにより生じる	偏側の頸項部疼痛で重圧感があり、痛みが背部に放散し、頸項部の運動時の疼痛が増強する。ひどい場合は深呼吸や咳、くしゃみで疼痛が増悪する

＊軟部組織損傷。一般的には捻挫のこと。交通事故などによるむち打ち症なども含まれる。

159

5　首・肩・背中が（こる・痛い）

　こりは、気血津液が停滞することによって発症する。痛みは「通ぜざれば痛む」、あるいは「営ぜざれば痛む」のいずれかであり、気血津液の不通がその原因である。湿痰や瘀血が凝集することによって肌肉が堅くなって「こり」「痛み」「重だるさ」などの不快感を感じる。肩がこる、首がこる、背中がこる、いずれにしても最も注目すべきは、「どの経絡上で、左右いずれの側に頻繁に起こるのか」「どういうときに起こりやすく、それは主訴と連関しているのか」「この症状が主訴の場合も含め緩解条件と増悪条件は何か」の三つである。

　『歴史の中の病と医学』（山田慶兒・栗山茂久共編、思文閣出版、1997年）によると、肩こりは「痃癖（けんぺき）」という範疇に入る。「こり」と「こころ」は「こごる」という動詞で結ばれる同じ語源の言葉とされ、こりを実際手で掴んでみたとき、その人が生きてきた過去、ひとときの怠り、一晩の不養生、一つ一つがわずかなものであっても過ぎ去ることなく刻々と体内に溜まり、形成してきたその累積を掴んでいることになるという。ゆえに、七情、生活環境、社会環境などに伴う情緒変動といったこころの問題も忘れずに問診することが重要となる。

　続いて、頸・肩・上背部に関与する経絡経筋を示す。

　経脈は手陽明大腸経、足陽明胃経、手太陽小腸経、足太陽膀胱経、手少陽三焦経、足少陽胆経。経筋は手太陰肺経、手陽明大腸経、手太陽小腸経、足太陽膀胱経、足少陰腎経、手少陽三焦経。

　物理的負荷がかかりすぎたために引き起こされる単なる経絡経筋病の場合は、上記のうちどの経絡経筋の変動によるものかを、井穴診や切経を駆使して特定していく。

　表7-9に肩こりの弁証分類を示す（首や背中のこり痛みも、基本的にこれに準じる）。

第7章 ● 問　診

表7-9　肩こりの弁証分類

病　因	分　類	特徴（北辰会方式による体表所見も含む）
外感	風寒	太陽病の特徴を兼ね備える
内傷	寒湿	患部の冷え、重い感じ、雨で寒いと悪化傾向がある。ひどい場合には疼痛を伴う。脈沈緊、白膩苔で乾燥しない（湿潤傾向）
	気滞	脹る感じ、患部の表面は他覚的冷えがあることがある。気滞のレベルが軽度であれば、マッサージやシャワー刺激で緩解する。比較的新しい気滞の場合は、督脈上に圧痛が多く出る
	肝鬱気滞	イライラや焦りでこってくる。精神的に緊張している間は自覚しないことがある。緊張から開放されると自覚する傾向にある。肝兪、筋縮、神道、心兪、太衝、臍周の反応、内関、百会などに反応が出ることが多い
	肝気逆、肝火上炎	のぼせやすい、のぼせに伴ってこりが増悪する。目の充血、舌尖部の紅刺紅点が多く赤みもきつい、頭痛、眩暈。胃気逆に至れば吐き気と連動することもある
	肝血虚	肩こりでも肩上部のこりが筋ばって肌肉にしなやかさがない。ほかの筋肉で転筋が起こりやすく、目のかすみ、目の乾燥、舌の色褪せ、脈が堅くかつ細くなる傾向がある。太衝や肝兪、三陰交などの反応に注目する
	湿痰阻絡	患部の冷えと鈍重感。痺れる感覚、頭重や全身の重だるさを伴う場合もある。その際に、湿度や飲食（多食多飲）の影響を受ける。痰が絡んだり出ることもある。患部の感触はもっちりとした感じで弾力がある場合が多い。膩苔。脾兪、胃兪、膈兪、豊隆、足三里、陰陵泉、上巨虚、中脘や梁門、不容などに反応が出現する
	気滞血瘀瘀血気滞	患部の疼き（刺痛）、夜間に増悪する、発症起点が打撲や強打や捻りであることが多い。患部に細絡（紫暗色）がある場合もある。かなり拒按で硬結がきついのが特徴。舌診でも瘀血の反応、脈弦（渋）、足臨泣、膈兪、三陰交、血海に反応が出現する
	腎虚	肉体疲労によってこりが増悪（あるいは、常にこりがあり、少々安静にしても不変の場合あり）する。腎陽虚か腎陰虚か、あるいは腎の陰陽両虚かの弁別をする
	邪熱傷津	湿熱や化火による内熱によって津液が暗耗し、陰血の濡養不足によって起こるもの 初期は邪熱が傷津より勝っており熱実証の所見が目立つが、傷津が激しくなり、邪熱よりも津液の虚損が勝ると、陰虚や血虚など虚証の所見が目立ってくる。

6　関節が痛い

[1] 関節痛とは

　一般に、関節痛を含む運動器疾患は、経絡経筋病、臓腑の変動から経絡経筋に波及したもの、臓腑病、痺病の四つに分類される。

　まず「どこの関節が痛むのか」を明らかにし、「それはどの経絡経筋上か」を見極める。

161

①経絡経筋病

何らかの作業動作時における癖や無理な体勢、ある特定の筋肉の使い過ぎなどの物理的負荷によって、ある部位の経絡経筋が異常をきたしたもの。どの経絡経筋の変動かを突き止めることが治療のポイントとなる。

②臓腑の変動から経絡経筋に波及したもの

個々の疾患は臓腑に病があって、それが関連する経絡経筋に影響を及ぼしたもの。経絡経筋を傷めるような外傷や肉体の酷使がないにも関わらず痛む。痛む部位を流注している経絡と関連の深い臓腑が病んでいる証候があるかどうか、ほかの項目からも情報収集していく。たとえば膝の足陽明胃経上が痛いと訴えている場合、歩き過ぎたとか、膝を捻挫したという既往がなく、飲食不節で胃の調子が悪く、便の出も悪くなってから膝がさらに痛むという情報があれば、胃の腑の異常が足陽明胃経の経気を変動させ、膝痛を発症させているという可能性が出てくる。

③臓腑病

仮に肘が痛いという患者の場合、肘に関わる経絡経筋を傷めている徴候や既往もなく、ただストレスがかかってきてから痛み出したという場合であれば、肝の臓の病変（肝鬱気滞や肝鬱化火）によるものが可能性として大きくなる。このようなケースで、ほかに肝に関わる証候が複数あれば、肝の臓の問題となる。

[2] 痺病

WHOでは痺病について「人体の営衛が失調し、風寒湿の三気を感受して病を引き起こしたり、久しく正気が虚し、内に痰濁・瘀血・熱毒が生じ、正邪が相搏ち血脈・筋骨・肌膚・経絡、甚だしければ臓腑の気血を閉塞し、それらを濡養できなくなったために、関節などに痛み・だるさ・しびれ（麻木）・ほてり・屈伸障害・腫脹・変形・硬直を引き起こし、生活活動に支障をきたし、ひどくなると臓腑まで影響する一群の疾病」と定義されている。『素問』にも多く登場する。

臥出而風吹之、血凝於膚者為痺	『素問』（五臓生成篇）

脈渋曰痺。	『素問』（平人気象論篇）

邪入於陰則痺。	『素問』（宣明五気篇）

是人多痺気也。陽気少、陰気多。故身寒如従水中出。	『素問』（逆調論篇）

風寒湿三気雑至、合而為痺也。其風気勝者為行痺。寒気勝者為痛痺。湿気勝者為著痺也。帝曰、其有五者何也。岐伯曰、以冬遇此者為骨痺。以春遇此者為筋痺。以夏遇此者為脈痺。以至陰遇此者為肌痺。以秋遇此者為皮痺。

『素問』（痺論篇）

病在陰者、命曰痺病、病陰陽倶病、命曰風痺。	『霊枢』（寿夭剛柔篇）

第7章 ● 問　診

　実際臨床上、痺病は外邪が関わることが多く、痛みの特徴として、スターティングペイン（関節の屈曲伸展の開始時に痛みがきつく、その動作をしているうちに緩解してくるもの）を伴うのが特徴である。外邪が関与するだけに、いわゆる風邪の証候を確認する（**表7-10**）。

表7-10　代表的な痺病

行痺・風痺 moving impediment	衛陽がしっかりしないために、毛穴が広がって風邪が侵入し、皮膚・肌肉・経絡などに入ること。肌肉や関節に、遊走性（一定の部位に定まらない）の痛みが発症するのが特徴
痛痺・寒痺 painful impediment	陽気不足で寒邪を受け、手足関節に固定性の激しい痛みが出る
着痺・湿痺 fixed impediment	風寒湿のうちの特に湿邪が手足に停滞し関節・肌肉に腫脹が起こる
熱痺 heat impediment	暑熱、燥火の邪を受けたり、あるいはもともと体内に内熱があり、風寒湿の邪が深く裏に入り熱と化す。それにより関節肌肉が赤く腫れ上がって熱痛が起こる
骨痺 bone impediment	風寒湿邪に襲われて、邪気が骨にまで深く入り、腰や下肢の冷痛、骨重不挙、骨格変形、肌肉攣縮、屈伸困難などが起こる
肌痺 lesh impediment	夏と秋の時期に風寒湿の邪を受け、肌肉が閉塞され、その部分が栄養を失い、肌肉から痛みが起こる
脈痺 vessel impediment	多くは夏に発生し外邪を受け、血脈に留滞し血脈の流れが悪くなる。手足に痛みや感覚麻痺が起こり、皮膚の色が暗黒色などの血流障害を起こす
肝鬱痺	丹波元堅著『雑病広要』巻三十六に「情志の抑鬱が痺を成す」とあり、まさに肝鬱による痺病である。この場合、外邪が関与するとは限らない
歴節風 joint-running wind	『金匱要略』中風歴節病脈証并治に記載がある。関節疼痛・腫脹・変形・運動制限を症状とする。関節の痛みが激しく遊走性で、夜間に悪化する疼痛が「循歴遍身百節」するためこの名がついた。歴節風・白虎病・白虎歴節風の別名がある。一般的には痺証の範囲とされる
血痺 blood impediment	肌膚麻木や不仁による病、脈微而緊者など
心痺 heart impediment	脈痺を長く患って起こるものである。『素問』痺論篇に「脈痺不已、復感於邪、内舎於心……（中略）……心痺者、脈不通、煩則心下鼓、暴上気而喘、嗌乾善噫。厥気上則恐」とある
腸痺 intestinal impediment	腸における痺の病。小便が出ず下痢を起こす。『素問』痺論篇に「腸痺者、数飲而出不得。中気喘争、時発飧泄」とある

[3]　肩関節痛

①経絡経筋病

　肩髃穴のあたりに痛みがあることが多い。肩髃穴には、様々な経絡が関わっている。手太陰肺経—経筋、手陽明大腸経—経脈・経別・十五絡・経筋、手太陽小腸経—十五絡、足太陽膀胱経—経筋、足少陽胆経—経脈などである（『鍼灸臨床能力　北辰会方式　理論編』の付録2を参照）。

　肩髃穴に刺鍼して悪化してしまった場合、どの経絡に異常が起こっているのかわからなくなるので、

まず井穴診・原穴診・切経を用いて、いずれの経絡の変動であるのかを弁別したうえで、異常が起こっている経絡経筋にアプローチしていく。予後としては比較的治療しやすい部類であっても、慢性固疾化して拘縮肩となってくると、肝腎の虚損型へと移行する。

②臓腑の変動から経絡経筋に波及したもの

胸痺（狭心症の類）や哮喘症に関連して痛みが発症する場合、あるいは七情の抑鬱から肝鬱気滞を起こし、足少陽胆経の経気が滞って肩痛を起こしている場合など、臓腑の異常が肩関節を流れる経絡経筋に影響を及ぼして痛みを起こしているものに相当する。背部兪穴や四肢の穴所、腹診などの反応から主となる臓腑と経絡を絞り込んでいく。

たとえば、脾・胃の異常が中心の場合は、脾兪、胃兪、公孫などに虚や実などの反応、腹診では胃土に邪（緊張）が、肝・胆の異常が中心の場合は肝兪、胆兪、足臨泣などに虚や実の反応、腹診では肝相火に邪（緊張）がそれぞれ顕著に現れる。また、腎の異常が中心の場合は腎兪、志室、照海などに虚の反応、腹診では下焦に反応が現れる。

③臓腑病

五十肩の多くは腎虚が病理の中心であることが多い。陰谷や照海、大巨、腎兪、胞肓などに虚の反応や左右差が顕著に現れる傾向がある。

④痺病

肝鬱痺は風寒湿のそれぞれの痺証を処置するだけではなかなか取れないものがあり、肝鬱気滞がもとで、外感病が標になる。肝鬱気滞などが内因にあって、肺衛の気がうまく循（めぐ）らないために常に外邪が入りやすくなる。

[4] 膝痛

①経絡経筋病

最も局部的な疾患で、打撲もしくは捻挫あるいはその他の物理的負荷が膝関節周辺の経絡経筋異常を起こしたものである。経絡経筋の病は比較的治癒しやすく、予後は良好な場合が多い。これが慢性化すると、筋骨の損傷を起こし、筋萎縮を伴う肝腎の虚損に発展していく。

②臓腑の変動から経絡経筋に波及したもの

臓腑に病があり、それに関連する経絡の気が変動して膝関節部に病を発したもの。最も多いのは、飲食の不摂生などにより脾の臓に病を発し、慢性化すると、足太陰脾経上の膝関節部に痛みを引き起こす。

③臓腑病

臓腑そのものの病であるが、その外候である膝関節に異常をきたしたものである。たとえば腎は骨を主り、下焦を支配することから、腎の陽気不足は腰・膝などに病を発症する。肝腎の弱りによって筋骨が濡養されにくくなって膝痛が起こっている場合は肝腎を補う治療をすればよい。湿熱困脾によって膝痛が起こっている場合には、脾における清熱祛湿を施せばよい。

④痺病

外邪が関与している痺病かどうか、あるいは肝鬱痺かどうかを見極めて治療する。

第7章 ● 問　診

7　手・足が（痛い・だるい・ほてる・痺れる・震える・ひきつる）

四肢の問題は、一般的には四肢を主る脾の問題である。

[1] 手足の痛み

上肢、下肢あるいは上下肢の筋肉、関節、軟部組織などの疼痛のことを四肢疼痛という。手足において気の流れが阻害されて痛むか、気血の濡養が低下することで痛むかのいずれかである。その原因には、風邪、寒邪、湿邪、熱邪、湿熱邪といった外邪や、臓腑の異常によって生じた湿熱や気血両虚、肝腎両虚がある。

表7-11 に四肢疼痛の弁証分類を示す。

表7-11　四肢疼痛の弁証分類

病　因	分　類	病　理	特　徴
外感	風寒湿阻絡	風寒湿邪が経絡を阻害して四肢の疼痛を生じる。痺証	「行痺」「痛痺」「着痺」参照
内傷	湿熱阻絡	湿熱の邪が侵襲、あるいは湿盛のものが熱邪の侵襲を受ける。あるいは湿邪が慢性化し熱化するなどにより湿熱が停滞して生じる	四肢のだるさや痛さ、膩苔や滑脈など
	肝腎両虚	肝腎ともに虚すことで、筋骨が栄養されず四肢に痛みを生じる	筋肉・関節が弛緩あるいは拘縮してだるく痛む、腰膝がだるく無力、尺位が硬く弱いなど
	瘀血気滞	瘀血により経脈が瘀阻され気血の循環障害を起こし、四肢の痛みが生じる	固定性で刺すような痛み、肌膚甲錯、舌下静脈の怒張、瘀斑など
	気血両虚	気血がともに虚し経脈を滋養できないと、四肢の関節痛が生じる	筋肉の痩せ、倦怠感

[2] 手足のだるさ

身体の重さを感じ、動きづらいことを身重（heavy body）という。だるくて力が入りにくいという場合は、気虚でも気血の停滞でも起こり、また、湿邪が四肢で停滞して気血の流れを阻害しても起こる。

臨床的には気滞あるいは肝鬱気滞の状態でも、四肢のだるさや全身が重だるいと訴える場合がある。気の停滞が津液を停滞させて重だるく感じる。

頭が足より重い感覚により、足取りが不安定になることは頭重脚軽（heavy head and light feet）という。**表7-12** に身重の弁証分類を示す。

165

表7-12　身重の弁証分類

病　因	分　類	病　理	特　徴
外感	湿著肌表	長時間の水中歩行、雨露にさらされたり、湿地帯での居住などで外湿が肌表に侵入し停滞することによって発生する	身重が強くて頭が締めつけられるように張り、浮腫がない
	風水相博	風邪が肺を侵襲し肺の水道を調節する機能が損なわれ、膀胱の気化にも影響し、邪が肌表にあって経絡を阻滞するために発生する	身重と関節の重だるさ、特に顔面部の浮腫、表証所見を伴う
内傷	陽虚水泛	労倦や慢性病のために脾腎の陽気不足により陰寒内盛となり水液代謝が衰退し、水湿が肌肉にあふれ発生する	陽虚所見に加え、身重、倦怠無力感、下肢の浮腫

[3] 手足のほてり

　掌、足底、胸内の不快感や熱感を自覚することを五心煩熱という。夜間にほてるのは陰虚の特徴であるが、陰虚でなくとも内熱のきつい体質の人は、一日中ほてることもある。

　表7-13に五心煩熱の弁証分類を示す。

表7-13　五心煩熱の弁証分類

病　因	分　類	病　理	特　徴
内傷	陰虚	陰虚による虚熱のために生じる。肺陰虚、心陰虚、肝陰虚、腎陰虚で起こりやすい	五心煩熱が午後に強くなる。冷たいものを握る、布団の外に手足を出す、盗汗などの陰虚症状
	血虚	血虚により、相対的な陰分不足になり、内熱を生じる	五心煩熱が午後になると両側の掌と足底にほてりを自覚し、心身疲労によって増強する
	邪伏陰分	外感病に対する治療が不適当であったり誤治したために余邪が営陰に留伏して生じる	掌と足底にほてり、焦躁感、睡眠不良、夕方から夜間に微熱が出て、朝には解熱する
	火鬱	肝鬱により陽気が鬱して条達しない。外邪に対して寒涼剤を服用したために邪が体内に伏する、飲食物の過度の摂取により熱がこもるなどして生じる	五心煩熱、胸苦しい、憂鬱感、抑鬱感、口苦など

[4] 手足のしびれ

　皮膚の知覚が麻痺することを麻木（numbness）といい、手足がしびれることを四肢麻木という。しびれとして訴える場合もある。左右のどちら側で起こっているか、またどの経絡上で起こっているのかを見極める。

　また、皮膚の正常感覚の欠如、しびれを肌膚麻木（numbness of the skin）、麻痺のことを不仁（insensitivity）という。

　表7-14に四肢麻木の弁証分類を示す。

第7章 ● 問 診

表7-14 四肢麻木の弁証分類

病因	分類	病理	特徴
外感	風中経絡	風邪や風寒邪が侵襲して経脈が濡養されず気血不和となって発症する	風邪中心の場合は、遊走性の麻木で軽度の口眼喝斜を伴うことがある。寒邪が中心の場合は、固定性の疼痛を伴い、四肢が冷えたり、悪寒することもある
内傷	気血両虚動風	過労などで気血が弱って経絡の気が虚して風が生じて発症する	四肢に力が入りにくく、気虚所見や血虚所見を伴う
	気滞血瘀瘀血気滞	情志の問題から気滞血瘀、あるいは外傷や久病で邪が入絡して瘀血気滞となって経絡を塞ぎ、濡養失調して発症する	気滞中心であれば麻木に軽度の痛みを伴い、その痛み方には波がある。瘀血中心であれば固定性で持続性の疼痛を伴いほかの瘀血所見がみられる
	肝陽化風	肝気が旺盛で喜怒が激しいことなどによって化火生風して発症する	麻木に振戦を伴い、煩燥して怒りっぽい
	風痰阻絡	痰飲を久しく溜め込み（伏している）、外風がきっかけとなったり内風が生じて、風痰となって経絡の気血の流れを阻害して発症する	麻木に振戦と瘙痒感や頭暈を伴うことが多い
	湿熱鬱阻	飲食不節や気候の影響などで湿熱が蘊積し、経絡を阻害して発症する	麻木に灼重感を伴うのが特徴である。特に足の火照りや灼熱感が顕著で、冷たいところに足を着地させると緩解する

[5] 片側の手足のしびれ

　片側の肢体にしびれや知覚麻痺がみられることを半身麻木といい、中風の前兆の可能性もあるので要注意である。半身不随（半身不遂、偏枯：hemiplegia）とは異なる。半身不随とは、体の左もしくは右側のみ意識的に動かすことができないことで、多くは中風の後遺症でみられる。**表7-15** に半身麻木の弁証分類を示す。

[6] 手足の震え

　手足の震えは、内風の存在を証明するものである。ただ内風には虚実があるので、その弁別が必要である。手が振戦することを手顫という。

　表7-16 に手顫の弁証分類を示す。

表7-15　半身麻木の弁証分類

病因	分類	病理	特徴
外感	風寒襲絡	風寒邪が皮毛に侵襲し、皮毛から絡脈に入って経絡が閉阻されて起こる	風寒邪に侵襲されるような状況があった後に発症し、半身のしびれに身痛を伴い、悪風寒などを伴う
内傷	脾胃気虚	過度の労力、脾気虚により中気が消耗し発生する	多くは右側に発症し、半身のしびれと肢体に力が入らず、微悪風、動悸、息切れなど、脾胃気虚の所見を伴う
	血虚	営血・陰精を消耗し筋脈が栄養を受けられず発生する。肝腎両虚が背後にあることが多い	左側に発症することが多い。半身のしびれと頭暈、眩暈感、動悸、不眠などを伴う
	肝風内動	肝陽が旺盛で、化風により経絡を失調させ経絡が栄養されないために発生する	半身のしびれと様々な程度の振戦を伴う。頭暈や頭痛、イライラ、不眠、多夢などを伴う
	湿痰阻絡	脾虚で水湿の運化が不足して湿痰が生じ、湿痰が阻塞して発生する	身体が締まりがなく水太りであることが多く、麻木に肢体の重だるさを伴い、頭重感、悪心・嘔吐など湿痰や脾虚の所見がみられる

表7-16　手顫の弁証分類

病因	分類	病理	特徴
外感	風寒	風寒の邪が直接手に侵入し営衛不和となって発生する	明らかな気候の要因があり、風寒表証の所見を伴う
内傷	肝風	肝陽が盛んになると陽動して内風を生じ、風に従って筋が動くために発生する	突然に発作が起こり振戦が激しい
	風痰	経脈内に痰飲がこもった状態で、外風の侵襲によって発生する	肥満、顔面のむくみ、時に指先のしびれなど
	脾虚風動	脾虚に乗じて肝風が内動して発生する	振戦が間欠的、物を持てない、握力が弱い、疲労倦怠感など
	血虚風動	慢性病による消耗で心肝血虚となり陰血不足により内風を生じ発生する	振戦に血虚所見を伴う
	陰虚風動	陰虚内熱の体質や熱邪が下焦に停滞して肝腎の陰液が消耗し、陰虚のために肝陽が妄動して内風を生じ発生する	振戦が緩慢、元気がない、咽喉の渇き、脈細数などの陰虚所見を伴う

[7] 手足のひきつり

　手足のひきつりは四肢拘急（contracture of the limbs）ともいう。拘急とは、腱の異常により四肢を伸ばしたり曲げたりしにくくなる（屈伸不利）こと。四肢の筋肉が収縮してひきつり、屈伸しにくい状態を四肢拘急という。

　表7-17に四肢拘急の弁証分類を示す。

第7章 ● 問　診

表7-17　四肢拘急の弁証分類

病　因	分　類	病　理	特　徴
外感	風寒束表	風寒の邪が太陽経脈に侵入し、経脈が寒邪の性質によって収引されて発症する	悪風寒、発熱、頭痛、からだの節々が痛む、自汗あるいは無汗、項背部のこわばり、四肢のひきつりなど風寒表証の所見を伴う
外感または内傷	寒湿蘊結	寒湿の邪の侵襲あるいは陽虚で湿盛となったために、寒湿が筋脈を障害し、寒邪の収引性と湿邪の粘滞性によって気血が不和となって生じる	頸がこって締めつけられるような感じ、四肢が重だるい、関節痛、上腹部が張って苦しい、食欲不振、顔がむくみ暗色、手足の冷えなどを伴う
	湿熱浸淫	湿熱の邪が侵襲するか、脾虚で湿盛となり湿が鬱して化熱し、湿熱が筋に停滞することで生じる	身熱、四肢が重だるい、頭が締めつけられるように痛い、胸苦しい、食欲不振、悪心嘔吐、濃い色の小便などを伴う
	熱盛傷陰	湿熱病の熱盛、あるいは五志過極、労倦などによる陽亢、火旺で陰液が消耗したために筋脈が攣縮する。ひどければ肝風内動が起こる	高熱、頸項部のこわばり、尿黄短赤、便秘、甚しければ痙攣、頭部が揺れ動く、譫語、昏狂、上方注視など肝風内動の所見を伴う
内傷	亡陽脱液	嘔吐、下痢、発汗などが続いたために陽気、陰液がともに脱失し、亡陽で筋脈が温煦されず、脱液し筋脈が濡養されなくなって発症する	嘔吐、下痢、発汗が止まらずに、悪寒を伴う危急な状況である
	肝血虚	大出血や脾虚による血の化生不足で筋脈を濡養できず、筋脈が収斂して発症する	徐々に発症することが多く、目がかすむ、頭暈、耳鳴り、皮膚の痺れ、筋肉がピクピク動く症状などを伴う

　下腿のふくらはぎの筋肉がひきつって痛む、いわゆるこむら返りは転筋といい、肝血虚の場合が多いが、絶対的な肝血虚か相対的な肝血虚かの弁別が必要となる。転筋は血虚以外でも発症する。たとえば風寒邪が侵襲し、特に寒邪の病勢がきついときは、寒邪の収斂作用によって、肌肉が収斂し関節痛とともに四肢のひきつりが出る場合がある。また、湿熱が四肢に浸淫しても起こる場合がある。いずれにせよ、気の温煦作用が不足して肌肉が温まらなくなって起こる場合と、陽の過多によって陰血が不足し、陰血の濡養低下から転筋が起こる場合に分けることができる。

　また、四肢のこりと緊張により通常の屈伸が制御されることを拘攣・攣急（spasm）という。項背が強ばるもしくはこる、強直といった症状がみられる場合は、項背拘急（contracture of the nape and neck）である。

　短い痙攣性筋収縮は筋惕肉瞤（muscular twitching and cramp）という。『霊枢』経脈篇の足太陰経脈病症に、「強いて立てば股膝の内腫れ厥す」とあるように、無理に立とうとすると膝の内側が腫れてひきつってくる。手厥陰経脈病症には、「臂肘攣急」とあり、前腕から肘にかけてひきつったり、強ばったりする。

8　朝、手がこわばる

　「6　関節が痛い」と合わせて○がつけられている場合は、スターティングペインの有無を確認する。スターティングペインとは、動かし始めが痛み、動かしているうちに痛みが緩解消失していくもので

169

ある。これは瘀病の可能性を示す。長時間の睡眠から覚める朝は、気血津液が活動中よりも停滞するため、気の不通による痛みが出やすい。

　自然に目が覚める場合と、目覚まし時計などで強制的に覚醒する場合とでも、気血の流れ方は異なる。朝に限らず、軽い昼寝の後にも強ばることがある。単なる気血の停滞なのか、外邪が関係しているのか、ほかの所見と合わせて問診していく。

9　腰が痛い

[1] 腰痛とは

　腰痛（lumbago）は腰部の一側あるいは両側の疼痛を指し、痛みの部位は一定であったり遊走性であったりする。自覚症状は、だるく痛かったり、刺痛、脹痛、しびれた痛みであったりする。

　腰という文字はもともと「要」の字に発したという。人が腰に両手をおいた姿の象形文字とされ、やがて大事なところ、肝要なことを意味するようになる。腰はまさしく身体の要である。

　『素問』脈要精微論篇に「腰は腎の府」とあり、腎は、腰痛と密接な関係を持っている。ただし、腰痛はすべて腎虚と短絡的に断定することはできない。

　腰痛は脹痛、固定性の刺痛、酸痛、重りをぶら下げているような鈍痛、沈んでいきそうな感じといった痛みの質と、その発症条件、悪化条件、緩解条件を明らかにできると、表裏虚実寒熱を分析できる。

　また、痛みがあるのは腎兪付近か、大腸兪付近か、膀胱兪付近か、胞肓あたりか、あるいは胃兪脾兪あたりか、命門や腰陽関などの督脈上か、腰痛の部位は必ず体表観察の際に確認する。

　そして関節痛と同様に、経絡経筋病、臓腑の変動から経絡経筋に波及したもの、臓腑病、瘀病を意識して問診する。

　弁証を行う際、外邪による経絡の経気不利であれば、風寒邪なのか、風湿邪か、寒湿邪か、湿熱邪か、温熱邪かの弁別が必要になる。外邪でなければ、湿痰や湿熱、瘀血、気滞（単なる気滞）、肝鬱気滞、正気の弱り（脾腎の虚、腎陰虚、腎陽虚）かの鑑別診断を行っていく。

[2] 経絡経筋病

　明らかに物理的負荷、または外的因子が加わり発症したもので、同時に臓腑病の症状はあっても腰痛との相関性はほとんどないことが前提となる。また経絡経筋病としての腰痛に伴って臓腑病の症状も現れることがあるが、これは「経絡経筋から臓腑に影響したもの」として捉え、主となる病理の根本は経絡経筋である。

　腰における経絡の流注をみれば、経脈は足少陰、足太陽、足少陽、経別は足太陽、足少陰、経筋は足太陽、足少陰、足陽明、足太陰、奇経は衝脈、任脈、督脈、帯脈となり、主に足少陽経、足太陽経、足少陰経、足陽明経などが大きく関わってくる。

[3] 臓腑病から経絡経筋に波及したもの

　物理的負荷または外的因子はなく、体質素因として臓腑の失調があり、それが経絡経筋に影響し、徐々にまたは急に痛みが発症する。

第7章 ● 問　診

　また、体質素因に臓腑の失調があり、それが経絡経筋に影響して、経絡経筋に狂いが生じているが未だ症状ははっきり出ていないときに、物理的負荷または外的因子が加わることにより初めて発症する場合もある。経絡経筋病、臓腑から経絡経筋に波及した病に関しては、所見として必ず経絡の変調の証明が必要となる。

　表7-18に経絡経筋病または臓腑から経絡経筋に波及した腰痛の弁証分類を示す。

表7-18　経絡経筋病または臓腑病から経絡経筋に波及した腰痛の弁証分類

病　因	分　類	特　徴
経絡経筋病 または 臓腑から経絡経筋 に波及した病	足太陽 膀胱経	下にある物を拾うため、前屈した際に患側腰部に激痛が走る。腰部の回旋時よりも前後屈したほうがはっきりと患側腰部が痛む。足の井穴では至陰の左右差が最も大きい（患側の至陰に圧痛）。京骨の左右差が大きく患側に顕著な圧痛。承山、申脈に顕著な反応。腰部以下の督脈において、腰奇の圧痛が顕著。臥位での安静が最も楽、腰部に負担のかかる姿勢で痛み、動くとさらに痛みが悪化する
	足少陽 胆経	精神的ストレスが溜まるなか、側屈・回旋時において、患側腰部に重い痛みを感じるようになり慢性化する。時折身体をひねったときに患側腰部に激痛が走り、数日は痛みがひどくなる。楽しく過ごしているときは痛みがほとんど気にならない。足の井穴では足竅陰の左右差が大きい（患側の足竅陰に圧痛）。患側の丘墟や足臨泣に反応が出る。腰部以下の督脈では十七椎下・鳩杞の圧痛が顕著。後渓に反応が出る場合もある
	足少陰 腎経	歩き過ぎや立ちっぱなしによる下半身への負荷過剰によって発症する。休養や仰臥にて安静にすると緩解する。腎兪や気海兪あたりが虚中の実を呈し、腰部が硬くなる。照海や太渓、湧泉に虚の反応や圧痛が出る。腹部では大巨や気海、関元に邪や冷えが現れる傾向がある。天井に冷えと虚が顕著に出やすい
	足陽明 胃経	飲食不節を繰り返すことで、後屈時に、患側腰部に重い痛みを感じるようになり慢性化しやすい。飲酒飲食をしている最中あるいは飲食後より、脊中・脾兪・胃兪あたりに違和感や鈍痛を伴う。衝陽の左右差が大きく患側に顕著な圧痛。足の井穴では第2、3、4指の左右差が大きい（患側の内庭や厲兌に圧痛）。腰部以下の督脈では十七椎下・鳩杞の圧痛が顕著に出やすい

[4] 臓腑病

　臓腑の問題として腎が中心であるが、その他肝、膀胱、子宮、大腸、小腸も腰に関与する（**表7-19**）。

　発症原因が物理的負荷、または外的因子ではなく、臓腑自体の異常（病理）によって腰痛が起こる。臓腑の病理を証明する場合、単に証候の羅列のみでは証明にならない。たとえば「イライラしやすい・脈弦・肝兪・胆兪・合谷・太衝の実などの証候が挙げられたので、肝鬱気滞の腰痛だと考えられる」とした場合、これは単に証候を羅列しているだけで、腰痛との因果関係が成立していない。「精神的ストレスにより明らかに腰痛が増悪し、リラックスしていると腰痛が軽減する」などの増悪緩解因子があると証明力が増す。

表7-19 臓腑病としての腰痛の弁証分類

病因	分類	病理	特徴
外感	風湿痺阻	過労により腎気を傷り経絡が虚す。風湿の邪気が虚に乗じて腎に入り経絡の気が阻滞する	雨天や夜間に増悪する。朝起床して、活動後は症状が少し軽減する。腰部の痛みは、湿邪の比重が高ければ高いほどだるく重い。発熱、悪風、自汗。薄白苔、脈浮弦
	寒湿浸淫	多くは寒湿の邪が腹部に侵入したもの	腰部が冷えて重い。安静にしていても痛みは軽減しない。起床後もすっきりしない。雨天日や雨天前に痛みが悪化する。温めると緩解する。白膩苔、脈沈緊
	湿熱留恋	多くは夏に湿熱邪を感受する	灼熱感や殴られたような痛みを覚える。長く座位でいると痛みが増悪する。内股に発汗する。黄膩苔、脈濡数
内傷	気滞	安逸や長時間の同姿勢によって気滞が腰部に生じて発症する	遊走性の脹痛。じっと静止していると発症し、増悪してくる。動いていると緩解する。患部をマッサージや按摩、シャワーによって気滞が取れると緩解する。督脈上に圧痛が多くみられる。合谷の反応に注目する
	肝鬱気滞	七情の抑鬱などで、肝気鬱結し、抑鬱感情を発散できず腰部に気滞を生じて発する	遊走性の脹痛。感情の変化に応じて症状は増悪、緩解する。督脈上に圧痛、特に筋縮・中枢・神道・至陽・十七椎下などに現れやすい。太衝や肝兪・胆兪に反応。臍周の冷えと緊張。弦脈
	瘀血	気滞血瘀からのものや、打撲損傷や腰を強くひねっても発する	キリで刺されるような固定性の刺痛。夜間に痛みが増悪する。紫暗舌や瘀斑、舌下静脈の怒張。少腹急結や硬満
	痰注	様々な発生原因を持つ痰飲、湿痰が腰に流れ経脈の運行を妨げ発症	冷えを伴い、痛みは固定的で頑固。白膩苔、脈沈滑
	労倦	過労から脾気が虚し腰痛となる	腰部はだるく痛み、四肢倦怠感がある。手で按摩したり、腰を温めると痛みは軽減する。身体を休めると緩解もしくは回復する。薄白苔、脈細緩
	腎虚	労倦、色欲過多、または久病や加齢のため精と気を消耗して発する	背骨や脚はだるく無力で、長時間の立位、歩行ができない。休息を取ると痛みは軽減し、活動すると増悪する。ジワジワとした鈍痛。陰虚と陽虚、あるいは陰陽ともに虚している場合があるので、腎に関する穴所の反応に注目。特に、照海や太渓、腎兪が膨隆して冷えているのはかなり腎虚の程度が進んでいることを示す

[5] 痺病

　外邪が侵襲するような環境下にいて発症したかどうか、また発症したときは気候・時節的に外邪の影響を受けるような状況であったかどうかをまず確認し、スターティングペインの有無を確認することで、痺病の可能性がある程度わかる。

10　ぎっくり腰を起こしやすい

　ぎっくり腰のことを、中医学では卒腰痛または閃挫腰痛という。卒腰痛の発生機序は、基本的には

第7章 ● 問　診

腰痛と同様である。隋の巣元方が記した『諸病源候論』腰背部諸候には、腰痛を慢性と急性に分類し、急性を卒腰痛、慢性を久腰痛としている。繰り返す腰痛は前述の腰痛の原因のみならず、体質素因の状態を八綱弁証・臓腑弁証により把握する。基本的には「9　腰が痛い」に準じる。

　具体的には腰痛の部位が左、右、中央のどこか、どこの経絡かを把握する。また、痛みが増悪する体勢が背屈、前屈、側屈、回旋のどれかを確かめ体表観察で確認する。次に、外邪が関与していないかを確認する。これまで何度もぎっくり腰を発症しておれば、今までのぎっくり腰との違いを明確にする。症状は同じでも、病理は違う可能性があるからだ。

　ちなみに、『景岳全書』の腰痛論治に腰痛、卒腰痛に関して「腰は腎の府……（中略）……しかもまた、衝脈、任脈、督脈、帯脈の会するところでもある」とある。それによると、腰下が横木のように硬くなり、煩熱、遺溺などが起こるのは衝脈腰痛、腰痛とともに汗が出続けるのは任脈腰痛、腰痛のために左右に身体を反転させることができないのは督脈腰痛、腰痛のために仰向けやうつ伏せの状態でいられないのは帯脈腰痛であると鑑別している。

11　現在、風邪をひいている

　「11　現在、風邪をひいている」に印があった場合、術者側が、患者はどういう症状をもって「風邪だ」としているのかを確かめる必要がある。ただ単に「頭が痛い」「咽喉が変」という自覚のみで風邪だと思い込んでいる場合もある。悪風寒、くしゃみ、鼻水、頭痛、咽喉痛、発熱、咳、関節痛などが複数揃っていれば風邪の可能性が高い。

　風寒邪が中心か、風湿邪が中心か、風熱邪が中心かを弁別し、それぞれが明らかになるように問診していく。問診では捉えにくい場合も多々あるので、北辰会方式では、舌、脈、身柱、肺兪、風門、脾兪、胃兪などの背部兪穴、外関や内関、申脈、陰陵泉、滑肉門、天枢などの反応をポイントとしている。舌は風寒邪の場合には普段よりも湿潤傾向を呈し、風熱や温熱邪の場合は普段よりも舌尖部の赤が強くなり乾燥傾向になる。脈は浮緩弱、浮濡、浮数、浮緊など、外邪の種類と正気の邪生抗争の程度によって脈状が変わる。湿邪絡みの場合は、悪風寒はきつくないが妙に体が重だるい、じっとりと汗が止まらないという症状で、脈が浮濡、脾兪や陰陵泉に反応が出現する傾向がある。

12　よく風邪をひく

　「11　現在、風邪をひいている」と同じく、どういう症状をもって風邪と認識しているのかをまず確かめる。また、実際によく風邪をひくのであれば、外邪の侵襲を常に受けている可能性があるため「主訴が外邪に影響されているのかいないのか」を特に意識して問診していく。

　衛気虚なのか、衛気の気滞なのか、またそれを起こしている病理は何かが問題となる。脾腎が虚して、衛気自体が弱っている場合もあれば、心肺が虚して衛気を宣発できないでいる場合もある。肝鬱気滞によって衛気まで停滞していたり、湿困脾土によって中焦に気血が集中し過ぎて表にまで気がめぐりきらない場合など様々な病理がある。

13　背中がぞくぞくする（寒気がする）

　背中がぞくぞくするのは、いわゆる悪寒あるいは悪風や畏寒に相当する。いずれも、気の温煦作用が低下することで発症する。気の温煦作用が低下する病理として、一つは（気血は十分にあっても）寒邪が足太陽膀胱経に侵襲し、寒邪の収斂作用によって、太陽経上の経気・衛気が収斂してしまい、流れが鈍り（気の停滞）温煦機能が低下する。八綱における表寒実である。

　もう一つは、陽気不足（表虚寒あるいは裏虚寒）である。外邪の寒の性質が強くなくても、陽気自体が不足傾向にあれば、風邪やちょっとした寒邪の影響を受け、太陽経上の陽気が負けてしまい、悪風寒を生じる。

　悪寒を鑑別する場合、単に寒いか寒くないかを問うだけでなく、体表観察のときに、着ている衣服を脱がせてみて背筋が寒い感じがするかどうか、背中に直接軽く息を吹きかけてみて寒がるかどうか、鳥肌が立つかどうかなどこちらからはたらきかけるようにする。特に乳幼児の場合は必須である。

　実際に寒がる場合には、厚着をさせたり毛布や布団を被せると嫌がることはない。しかし寒いと訴えていても厚着や防寒を嫌がる場合は、内熱が主病理であり悪寒は気の停滞によるものであることが多い（真熱仮寒）。

14　熱がある

　熱があることを発熱や悪熱という。発熱して悪寒する場合と悪寒なく悪熱する場合、また悪寒も悪熱も感じない場合もある。

　東洋医学的には「体温が何度か」ということ自体にこだわる必要はなく、また高熱が出ているから鍼をしてはいけないというものでもない。問題は、発熱に至っている病理とその程度である。術者のレベルによって、鍼灸治療を施すのに適応か適応でないかが分かれてくる。それを明らかにするポイントは、以下の通りである。

①邪正抗争による発熱かどうか

　まず、外邪が侵襲していて、邪正抗争のための発熱かどうかを見極める。悪寒を伴うか、悪寒はあっても軽度ですぐに悪熱に変わったかどうかが、外邪の種類を見分ける指標の一つである。

②外邪の深い侵入、臓腑の異常があるか

　外邪が深く侵入し、あるいは臓腑の異常、裏の問題で発熱しているのかどうかをみる。『傷寒論』における陽明病から三陰病の段階のことである。陽明の段階であれば、悪熱を伴うのが特徴である。

③熱が上下するか

　熱が上がり下がりする時間帯が決まっているかどうかを確認する。潮熱のように一定の時間帯に発熱する場合は、その時間帯によって病理がある程度わかる。

④熱は真か仮か

　真の熱か、仮の熱かを鑑別するのは大変重要である。仮の熱の場合は真寒仮熱といい、陽虚発熱である。

　表 7-20 に発熱の弁証分類を示す。

第7章 ● 問　診

　気虚発熱のメカニズムには様々な説がある。脾気虚から元気をも損耗し心火が高ぶって発熱に至るという説、気虚が陰虚を招き陰虚内熱に至るから発熱するという説、『素問』調経論篇に「有所労倦、形気衰少、穀気不盛。上焦不行、下脘不通。胃気熱、熱気熏胸中。故内熱」とあるように、脾胃が虚すことで昇降失調し濁熱陰火が上昇して発熱するという説、脾胃が虚して昇降失調し、中焦が虚寒となって虚陽が外越して発熱するという説などである。

　さらに、発熱には虚証と実証が挟雑している虚実挟雑のケースもある。たとえば、気鬱（実）＋陰虚（虚）、気鬱（実）＋気虚（虚）、食滞（実）＋陰虚（虚）、湿熱（実）＋陰虚（虚）、気鬱（実）＋陰虚（虚）＋外邪（実）、瘀血（実）＋陰虚（虚）、湿熱（実）＋気陰両虚（虚）、血虚（虚）＋外邪（実）、営血分証（実主体）＋気陰両虚（虚）、営血分証（実主体）＋血虚（虚）などである。このように複雑に絡み合うことがある。

　発熱における診断のポイントは、正邪弁証によって虚実いずれがメインか、あるいは同程度にあるのかを弁別し、そして標本を明らかにして、それぞれの証候と治則・治法に則って治療することである。

表7-20　発熱の弁証分類

病位	分　類	病　理	特　徴
表証	太陽中風証（桂枝湯証）	風邪もしくは風寒邪が太陽経に侵襲	頭項強痛、発熱と悪風寒、自汗あり、脈浮緩弱、外関の左右差、身柱・肺兪・風門あたりの虚（発汗、冷え、弛緩）、申脈の虚、滑肉門に左右差。舌が普段よりも潤う
	太陽傷寒証（麻黄湯証）	寒邪が太陽経に侵襲	頭項強痛（頭髪をくしでとかすだけでも頭皮が痛むことある）、悪寒発熱、関節痛、無汗、脈浮緊、外関が冷えて実、身柱、肺兪、風門あたりの冷え（発汗なし）、合谷の実、後渓、滑肉門などに左右差。舌は普段よりも潤う
	衛分証（銀翹散証）	風温邪や温熱邪が衛分に侵襲	微悪風の後、すぐ悪熱に変わる。咽喉痛（咽喉の色が暗紅〜きつい紅）。舌尖の紅がきつくなる。脈浮数。内関や労宮が普段よりも熱実になる
半表半裏証	少陽証	外邪が太陽から少陽へ伝変するか、あるいは、内傷病としての肝胆の病変によって気の鬱滞が少陽部位（半表半裏）で継続	往来寒熱（悪寒と発熱が規則的に交互に出現し、悪寒するときには発熱せず、発熱するときには悪寒しない状態）が1日に数回、あるいは1日に1回、隔日に1回といった具合に規則的なことが多い。正気が勝てば発熱し、邪気が勝てば悪寒し、互いに勝ったり負けたりするため、寒熱が往来する。口苦や咽喉の渇き、眩暈。胸脇苦満。食欲減退。脈が弦で硬い。心火や季肋部、脾募、天枢、肝相火を中心に邪（特に左側に出ることが多い）。肝兪、胆兪の左右差。至陽、八椎下、筋縮、中枢などに圧痛。後渓、足臨泣などにも左右差が出る

175

表7-20 発熱の弁証分類（つづき）

病位	分類	病理	特徴
裏証	食滞	飲食不節により、脾胃の機能が追いつかず、食滞になり、特に胃の腑で湿痰や湿熱が停滞することで化熱してその熱によって発熱する。脾胃の機能が不十分な小児に多く見られる	飲食不節の後に発熱する。特に小児の場合は夜に発熱することが多いので、夜にうなされたり、苦しがって眠れなくなる。高熱で顔面紅潮。脘腹脹痛拒按、腹部灼熱。呑酸、ゲップ、嘔悪。臭いがきつい（時に腐卵臭の）放屁。手掌や足底は熱い、もしくは逆に厥冷することもある。額が冷えることが多い。大便軟〜便秘。白〜黄膩苔が一面に生える。脈滑実、あるいは沈伏。胃土（中脘、梁門、滑肉門）、胃兪、上巨虚などの反応に注目。
	気鬱化火	七情の不和（とくにイライラや抑鬱など不満や怒りを溜め込み、発散不足）によって肝や心の気が鬱し、化火して発熱する	身熱心煩。イライラ、怒りっぽい。情緒の変動で熱が高低する（日晡所潮熱することがある）。胸脇満悶、ため息、口苦する場合もある。女性の場合、月経不調、痛経や乳房の脹痛が顕著に出たり、月経前〜月経前半に微熱が出て、月経終了後には消退する（経行発熱）。その場合、経血の色が濃く、多量であることが多い。臍周や肝相火に邪が顕著。心兪、肝兪、胆兪に左右差。神道、筋縮、中枢に圧痛。百会、内関、後渓、天枢、太衝、行間などにも注目。舌尖〜舌辺の紅刺紅点、舌の赤みが顕著、舌は乾燥することが多い。目が充血することもある。顔面の心肝の部位が白抜けあるいは赤（黒ずむ場合もあり）。数脈、弦脈を呈することが多い、あるいは伏脈気味になることもある
	痰熱	飲食不節によって脾胃の運化が失調し、痰濁が内溜する。これが貯痰の器である「肺」と生痰の器である「脾」（脾胃）に滞り、伏せて鬱する。これが鬱火することで、発熱に至る	発熱は日中は低く、夜に高くなり朝に治まる。白あるいは黄色い粘稠な痰が多い。胸膈が満悶する。喘息（痰の絡みがきつい）。のぼせやすく、背中に熱が昇ってくる感じがする。口渇がない。厚膩苔（淡黄〜黄）。脈滑実。肺兪、膈兪、脾兪、胃兪、中脘、豊隆、魚際、尺沢などに反応が表れることが多い
	湿熱内蘊	・外邪としての湿熱が侵襲し、肺肝胆脾胃に影響し、気の昇降出入が失調し、気が鬱し化火して発熱する ・外邪の侵襲はなく、飲食不節や精神因子の問題によって、肺や脾胃や肝胆の機能が失調し、湿邪や湿熱邪が内生し、鬱火して発熱する	発熱するが、さほど上がらない。午後に少し上がってくる。悪風を兼ねる場合あり。肌膚湿潤（汗がじっとりとわずかに出る）。全身重だるく（心煩する場合あり）、雨天前に悪化することが多い。胸悶、納呆。口粘、口乾、口苦など。尿の色が濃い。脾兪、肝兪、胆兪、肺兪、陰陵泉、上巨虚、蠡溝、外関などに左右差。舌中〜舌根部の苔が厚く膩苔（黄を帯びることもある）。舌先〜舌辺の紅が顕著。脈濡滑、あるいは濡緩
	瘀血	『霊枢』癰疽篇に「営衛稽留於経脈之中、則血泣而不行、不行則衛気従之而不通、壅遏而不得行、故熱」とある通り、何らかの要因で瘀血を形成し、気血の鬱滞が助長され、熱化して発熱する	午後〜夜間に熱が上がり、高熱を呈す場合が多い。口乾咽燥あるが多飲しない。身体のどこかに固定性の刺痛があったり、腫塊があったり、肌膚甲錯や細絡がある。女性の場合、月経前〜月経中に微熱が出て（経行発熱）、経血は色が濃く、血塊が混ざる。小腹や少腹の固定性の疼痛、拒按を伴う。小便はよく出て、大便の色が黒い。舌や爪、唇、手掌が紫がかった（鮮やかでない）色になることが多い。舌下静脈の怒張や瘀斑。少腹（小腹）急結や硬満。三陰交、足臨泣、膈兪などに左右差。脈が細渋

第7章 ● 問　診

表7-20　発熱の弁証分類（つづき）

病位	分類	病理	特徴
裏証	営分・血分証	内生の邪熱あるいは温疫毒のように強烈な邪熱が営分・血分に入り込み、心神に影響する営分証や、出血傾向や内風症状を呈し、心神症状がさらに激しくなる血分証に至る	身熱がひどく、夜間に熱が上がり、朝になると下がる。特に夜は煩躁、不眠。出血傾向（血便、鼻出血、吐血）。ぼんやりとした斑疹〜鮮明な斑疹の露見。口乾あるがさほど飲まない。震えや痙攣。ひどい場合は昏睡。膈兪、血海、三陰交に熱感などの反応。紅絳舌
	気虚発熱	気虚によってなぜ発熱するかは様々な説がある	発熱する時間帯は不定。午前中熱が上がり午後は下がってくることが多い。高熱であったり微熱であったり様々。労倦後に全身倦怠感がひどくなるとともに、発熱する。寒がりで自汗あり。易感冒で外感発熱と重なる場合あり。口渇を訴えても温飲（熱飲）を好む。頭暈、息切れ、しゃべるのも億劫。食欲低下、腹脹、軟便。舌色あせ、胖嫩。脈細弱、濡緩。太白、公孫、足三里、中脘、気海、脾兪、胃兪などに虚の反応
	血虚発熱	労倦内傷、大出血後、産後など、心肝血虚が中心となって、陰血が虚すことで虚熱によって発熱する	極度の心身疲労や産後、多量出血の後で発熱し、午後に上がることが多い。頭暈、眼花。心悸、息切れ。不眠多夢。女性の場合、経血量が少ない。眼瞼や爪甲、耳介、口唇が白っぽくなる。淡白舌、舌腹も淡白。脈芤大で弱、脈細数。三陰交、太白、足三里、脾兪、胃兪、肝兪、太衝、心兪、神門、霊道などに虚の反応
	陰虚発熱	『素問』逆調論篇に「陰気少而陽気勝。故熱而煩満也」とある通り、陰虚して陽気が相対的に偏盛することで発熱する。体質素因が陰虚の場合や熱病の後、あるいは内生火邪によって傷陰する場合や、温燥薬過多、睡眠不足や房事過度などで、傷陰する場合などがある	午後、あるいは夜間に潮熱する傾向がある、骨から蒸されるように熱いと訴える。軽く触れても熱くない場合、重按すると熱かったりする。重按しても熱くない場合もある。女性の場合、月経中〜月経後半に発熱（経行発熱）し、経血量は少ない。五心煩熱。心煩盗汗、不眠多夢口乾、咽の乾燥。兎糞便、小便短赤。舌質紅、乾燥、裂紋、無苔〜少苔。顴髎あたりが真っ赤。脈細数、あるいは滑で按じて無力など。照海、関元、（左）大巨、（左）腎兪、膀胱兪、大腸兪、胞肓などに虚の反応
	陽虚発熱	脾腎の陽気が虚損したり、体質素因が陽虚であったり、長引く寒証や寒涼薬物の過用や誤用によって陽気が損耗する。その結果、脾腎が虚弱になり、寒気が内生し、陽気が外に追いやられ、虚陽上浮の状態となり発熱する。真寒仮熱である	体温がかなり高く上がっても、熱感を自覚しない。自汗あり。午前中に潮熱し、午後には下がってくることが多い。寒がり、四肢厥冷し、布団や防寒着を欲する。腰膝酸軟、頻尿あるいはあまり出なくなる。少食で便は少なく軟便〜水様下痢、あるいは便秘。喉が焼けるような感じになり、口渇を訴えるが実際は飲まない。顔面、目が赤くなる。下肢（大腿〜下腿上部）の皮膚表面は他覚的にはかなり熱い。脈洪大であるが按じるとすぐに潰れて弱い、あるいは沈細無力。舌淡白、色あせ、胖嫩。腎兪（特に右側）、気海兪、脾兪、京門、志室、膀胱兪、胞肓、（右）大巨、気海、関元、太渓、復溜、太白、公孫、陰谷などに虚の反応

15　鼻がつまる

　鼻孔が閉塞して鼻呼吸ができないことを鼻塞といい、「鼻堵」「鼻不通気」ともいう。「鼻閉」「鼻づまり」に相当する。古代の医書では「鼻塞」「鼻窒」としている。病因病理の違いで、発作性・交替制・持続性・間歇性などの特徴がある。

177

西方白色、入通於肺、開竅於鼻、蔵精於肺。　　　　　　　　　　　　　　　　『素問』（金匱真言論篇）

　鼻塞は、鼻に開竅している肺の水道通調機能の失調によるものである。鼻竅を閉塞しているものは、脾や腎の異常によって生じた湿痰が鼻に上昇して鬱滞したものか、肝胆の変動で生じた湿熱が肝気逆によって上焦へ持ち上げられて鼻で鬱滞したものか、鼻自体で気血の鬱滞が長引いて気滞血瘀となり物理的に鼻竅を閉塞しているものかを分類をしていく。

　表7-21 に 鼻塞の弁証分類を示す。

表7-21　鼻塞の弁証分類

病因	分類	病理	特徴
外感	風寒	風寒の邪が侵入して肺気の宣発を障害したために生じる。急性鼻炎などに相当する	薄くサラサラした鼻水を呈する。風寒表証の所見もみられる
	風熱	風熱の邪が鼻竅を上擾することにより発生する。急性鼻炎などに相当する	黄色を帯びた鼻水あるいは鼻汁のことが多い。鼻粘膜が紅色を呈する。風熱証の所見もみられる
	肺経鬱熱	風熱の邪が肺経に停留し、肺気の宣発粛降を阻害するために発生する。慢性に経過する。慢性鼻炎・副鼻腔炎などに相当する	粘稠な黄色い鼻汁をともない、頭が脹ったり嗅覚の障害を呈する。肺に関する経穴に熱の反応
内傷	肝胆湿熱	肝胆の湿熱が鼻で蘊積するために発生し慢性に経過する。慢性鼻炎・副鼻腔炎などに相当する。	悪臭のある多量の黄色・粘稠な鼻汁を流し、口が苦い・頭暈などを伴う。肝胆湿熱の体表所見もみられる
	肺脾気虚	肺は鼻に開竅するが、脾の運化失調により、気血が生成されないうえに、肺気が虚して鼻が栄養されないために発症する	左右交互に鼻がつまり、軽減したり増悪したりする。寒冷下や風に当たるとひどくなる。鼻水あるいは鼻汁も出る。鼻のなかが腫れてすっきりしない。ほかに脾虚や肺気虚の所見を伴う
	肺腎陰虚	腎陰が虚して津液も上昇できないうえに肺陰も虚し、虚燥生風し肌膜が乾燥して発生する。萎縮性鼻炎に相当する	鼻腔が拡大して乾燥した痂皮が付着し、痒みが出ることがある。難聴・耳鳴・咽乾・頭暈などを伴う。鼻竅の粘膜が肥厚していても色が赤くない。肺腎陰湿の体表所見もみられる
	気滞血瘀	鼻自体で気血の鬱滞が長引いて気滞血瘀となり発生する	慢性的かつ持続的に鼻がつまる。徐々に増悪していき、嗅覚が鈍ってくる。鼻汁は粘って量が少ない。気滞血瘀の体表所見もみられる

16　（くしゃみ・鼻水）がでる

[1] くしゃみ

　くしゃみは、「噴嚔」または「くされ」という。噴嚔が誘発し、ほかに不快な症状を伴うときは疾病であるが、異物、刺激性の気体などによって数回の噴嚔が生じる場合は本項に含まない。
　陽虚の慢性病で突然の噴嚔が生じるのは、陽気が回復した好転の兆しで『霊枢』口問篇に「陽気和

利、満于心、出于鼻。故為嚔。」とある通りである。

くしゃみは肺気の不宣によって起こる。ある種、肺気の宣発粛降機能を高めるために発症する生理現象とも捉えることができる。肺気不宣が起こる原因には様々あり、その弁証分類は以下の通りである。

表7-22 に噴嚔の弁証分類を示す。

表7-22　噴嚔の弁証分類

病　因	分　類	病　理	特　徴
外感	風寒襲肺	風寒の邪を感受して発症	鼻塞を伴い、希薄な鼻水が出て、風寒表証の所見もみられる
	風熱犯肺	風熱の邪を感受して発症	鼻の痒みや鼻塞を伴い、黄色い粘稠な鼻汁が出る。風熱表証の所見を伴う
内傷	肺気虚	肺気自体が弱って外邪の影響も受けやすく肺気不宣がひどい	突然発作的にくしゃみが出て、連発する。大量の希薄な鼻水が出る。鼻塞や嗅覚減退も伴い、ほかにも肺気虚の所見がみられる
	脾気虚	脾虚によって運化失調し、水湿が鼻に集まってそれを解消すべく肺気がはたらくが肺気不宣となってしまう	鼻塞が比較的強く、希薄な鼻水が出て、嗅覚が減退する。頭重や四肢が重だるいなどの脾気虚の所見を伴う
	腎陽虚	腎陽が虚して気化機能が低下し、水湿があふれて上焦へ向かって肺気不宣が引き起こされる	慢性的でなかなか治らない。鼻塞と鼻水が止まらず、早朝など気温が低くなると増悪する。四肢厥冷したり腎陽虚の所見も伴う
	腎陰虚	腎陰が虚して虚火が上焦を襲い、肺気不宣となる	くしゃみが頻発し、なかなか治らない。鼻が痒い。鼻汁は粘稠で、咽乾や咽痛などほかの腎陰虚の所見を伴う
	気逆*	肝気が上逆したり、胃気が上逆したりして、肺気の宣発粛降が追いつかない場合、肺気不宣となることがある	一時的にくしゃみが起こる。のぼせやゲップや軽い吐き気など気逆所見を伴う

＊臨床上、肺気不宣を起こす原因となる病理として気逆がある。

[2] 鼻汁・鼻水

鼻水、鼻汁などの鼻孔より流出する分泌物を「鼻流涕」という。鼻流涕では、表裏・寒熱・虚実の弁別が大切である。頭痛、発熱、悪風寒を伴うものは表証で、白色で稀薄な鼻水は寒証で水飲邪の関与があり、黄色粘稠なものは熱証、黄色膿状で悪臭を伴うものは湿熱、少量で血が混じるのは燥熱である。気虚では息切れ、無力感、食欲不振、泥状便が、腎虚では腰や膝がだるく無力、寒がる、四肢の冷えがみられる。以上のように鼻汁の色、質、量、臭いおよび症状を分析すれば鑑別は容易である。

表7-23 に鼻流涕の弁証分類を示す。

表7-23　鼻流涕の弁証分類

病因	分類	病理	特徴
外感	風寒	風寒の邪を感受して発症	無色で希薄で多量の鼻水、鼻閉、くしゃみ、悪風寒、咳、脈浮、頭項強痛、発熱など
	風熱	風熱の邪を感受して発症	黄色っぽい粘稠の鼻汁、ひどいと鼻孔周囲の発赤腫脹疼痛、咽痛、頭痛、発熱、微悪風、舌質紅（舌尖紅が普段よりもきつくなる）、脈浮数など
内傷	湿熱	湿熱の邪が脾胃の運化を障害し、鼻竅を阻塞して肌膜を蒸灼したために発生する	腥い臭いのある黄色〜黄緑色の多量の粘稠な鼻汁、頭重、上焦にじっとりとした汗をかきやすい、胃が重苦しい、食欲不振、口の粘り、尿が濃い、舌質紅、淡黄〜黄膩苔
	燥熱	燥熱の邪が鼻竅を上犯し、津液を煎灼して発生する	黄色粘稠で、時に血を混じる少量の鼻汁、膿汁が出る場合もある。鼻腔内が乾燥し時に疼痛する。咽乾、口渇冷飲、鼻閉、頭痛、舌質紅、舌苔黄色
	気虚	気虚で津液の統摂が低下したために発生する	外邪（風寒・風熱）の影響を受けやすい（ただ、脈が浮ききっていないことが多いので注意）。鼻水・鼻汁が反復して発症するのが特徴。全身倦怠無力感、食欲不振。脈力・脈巾が弱く、押し切れの脈に注目する
	腎虚	腎虚で津液が不足し、腎気不固となるために発生する	無色の鼻汁が少量。慢性的に持続する。冷えや疲労によって増強し、色が黄色に変化することもある。腰や膝がだるい、四肢の冷え、肉体的に疲れやすい。尿の出方が悪くなったり、尿切れが悪い。脈は按じて力がなく、尺位の脈力・脈巾が弱くなるか、滑脈でも按じて無力を呈する
	気逆*	尿や汗や大便で排出すべき水湿の邪を排出しきれずに蓄積された水邪が、気逆とともに、上焦に持ち上げられ、鼻から排出される	風寒・風熱も、上焦から侵襲してくるので外邪に抗争するために一種の気逆が起こるが、ここでは内因による気逆を指す。イライラしたりカーッとのぼせやすい、冷えのぼせ、頭のふらつき、舌尖の紅刺・紅がきつい、腹診・背候診での上実下虚の反応

＊気逆による鼻流涕は、臨床上実際に見られるのでここに挙げた。

[3] 花粉症

　花粉症は、多くは春先もしくは秋口に発症し、くしゃみ、鼻水、鼻づまり、目の痒みなどの一連の症状を訴える。その主要原因は、スギ花粉などが目、鼻、皮膚を刺激して起こるアレルギー症状といわれている。

　発症には精神的ストレスなどからくる肝鬱、および飲食不節などによる脾気の弱りが大きく関与している。また病因病理の共通点として、春先の花粉症は肝気実が、秋口の花粉症は脾気の弱りが主病理となり、風寒や風熱の外因が関与することもある。

17　咳が出る

[1] 咳嗽の種類

　咳嗽（cough）は、痰とともに突然肺から一気に空気が噴出する音のこと。咳を主とする病。

第7章 ● 問　診

五蔵六府皆令人咳。非独肺也。	『素問』（咳論篇）

咳の要因は肺とは限らず、ほかの臓の変動によっても咳が出る。

①乾咳

乾咳（dry cough）は乾いた咳、空咳、痰のない咳のこと。

②五更咳

五更咳（fifth-watch cough）は夜明け前に起こる咳のこと。

③肺咳

肺咳（lung cough）は、肺気の粛降作用の失調による咳のこと。

④哮喘

哮喘（wheezing and dyspnea）は喘息の病のような、発作性の痰鳴を伴う呼吸困難で、発作時に喉でヒューヒューと音がする状態のこと。現代の中医学では、喘息のことを指す。また、哮と喘は併存することが多く区別し難いため、哮喘と称することが多い。哮は喘を伴うが、喘は哮を伴うとは限らない。

故肺病者、喘息鼻張。	『霊枢』（五閲五使篇）

肺之雍、喘而両胠満。	『素問』（大奇論篇）

労則喘息汗出、外内皆越。	『素問』（挙痛論篇）

凡人之驚恐恚労動静、皆為変也。是以夜行則喘出於腎、淫気病肺。有所墮恐、喘出於肝、淫気害脾。有所驚恐、喘出於肺、淫気傷心。	『素問』（経脈別論篇）

実喘者有邪、邪気実也。虚喘者無邪、元気虚也。	『景岳全書』（喘促）

⑤哮

哮（wheezing）は発作時に喉でヒューヒューと音がする呼吸のこと。痰鳴（喘鳴）ともいう。

寒哮、冷哮（cold wheezing）は寒痰が気道を塞ぐために起こる喘息のタイプで、薄く白色泡沫状の喀痰、口渇がない、口渇があって熱飲を好む、胸部の満悶、舌苔が白滑あるいは膩・脈が弦滑あるいは浮緊を呈する。熱哮（heat wheezing）は熱痰が肺に鬱滞して起こる喘息のタイプで、粘稠で黄色の喀痰・顔面紅潮や口渇、冷たい飲みものを好む、多汗、舌質が紅、舌苔が黄膩、脈が滑数などがみられる。

⑥喘

喘（dyspnea）は呼吸が促迫し呼吸が困難になることを主症状とする疾患。

実喘（dyspnea of excess type）は邪気が肺を襲い、肺気が壅滞し、肺気不宣となって起こる呼吸困難。呼吸が促迫し、ゼーゼーという音も大きい。虚喘（dyspnea of deficiency type）は正気が虚弱となり、肺気が宣発粛降できなかったり腎不納気によって、気の昇降が失調して起こる呼吸困難。か弱

181

い呼吸で喘鳴音が小さい。

[2] 咳嗽の弁別

　咳が出るのは、肺気の上逆（肺気不宣）が原因で、それが起こる病理として、外邪の侵襲や湿痰邪の肺への突き上げ、肝気の上逆、あるいは下焦の弱りから気が肺へ突き上げるなどさまざまである。また咳嗽が日中に強い場合は、熱証、燥証が多く、夜間に強い場合は、腎虚、脾虚、痰湿の可能性がある。

　特に「気逆咳」は、横臥すると出始め、一旦出るとなかなか止まらないのが特徴である。咳嗽については、まず外感か内傷かの弁別を行う。

　外感の咳嗽では、明らかに外邪の侵襲を受けるような原因が認められ、発症が急で経過が短く、表証を伴い、実証である。内傷の咳嗽では、外邪の侵襲を受けた経緯がなく、発症が緩慢で経過が長く、本虚標実証が多い。特に肺陰虚、腎陽虚の咳嗽は慢性的で反復発作を起こす。『霊枢』経脈篇の手太陰経脈病症に「肺脹満し膨膨として喘咳す」、足少陰経脈病症に「喝喝として喘す」とあり、肺と腎の経絡の病により起こる。「喝喝」とは咳をしてあえぐことを指す。

　表 7-24 に咳嗽の弁証分類を示す。

18　しゃっくりが出る

　しゃっくりのことを吃逆（retching）または噦あるいは呃逆（hiccup）という。吃逆は、横隔膜の痙攣により、声帯が閉じて「ひっく」という音が喉で発生し一定間隔で繰り返される現象で、横隔膜の無意識の動きとともに胃気が上逆してこのように特徴のある音を引き起こす。

> 黄帝曰、人之噦者、何気使然。岐伯曰、穀入于胃、胃気上注于肺。今有故寒気与新穀気、倶還入于胃。新故相乱、真邪相攻、気并相逆、復出于胃。故為噦。
> 　　『霊枢』（口問篇）

　胃の腑の問題と胃気が肺にうまく上注しないことが、基本的な病理である。

　表 7-25 に呃逆の弁証分類を示す。

19　ゲップが出る

　ゲップのことを噯気、噫気（belching）という。噯気は、胃のなかに溜まった空気・ガスなどが胃のなかから上逆して口から排出される現象である。その際の音は低音で持続時間が長い。

> 黄帝曰、人之噫者、何気使然。岐伯曰、寒気客于胃、厥逆従下上散、復出于胃。故為噫。『霊枢』（口問篇）

　胃気の上逆が基本的な病理である。

　表 7-26 に噯気の弁証分類を示す。

第7章 ● 問 診

表7-24 咳嗽の弁証分類

病因	分類	特徴
外感	風寒束表	悪風寒、鼻水、くしゃみ。桂枝湯証（脈浮緩、頭項強痛、悪風、自汗など）。麻黄湯証（脈浮緊、無汗など）
	風熱襲肺	咽痛、軽い悪風からすぐに悪熱に変化する、痰が黄色く粘稠、舌尖の紅が普段よりもきつくなる
	燥邪傷肺	乾咳で痰がない、無痰あるいは粘稠な黄色い痰で喀出しにくい。痰に糸状の血が混ざることもある。鼻孔や咽の乾燥、咽喉の痒みや疼痛、悪風、発熱、舌の乾燥、脈浮数
	暑湿	多汗、発汗しても解熱しない、口渇あるがあまり欲しない、痰（黄色の粘稠）が多い、舌質紅きつい。暑が湿より勝る場合、身熱して顔面紅潮し、心煩する。湿が暑に勝る場合は、熱の所見が顕著に出ないことが多い（「湿痰」を参照）
内傷	肺熱*	呼吸促迫、黄色で粘稠な痰（ひどければ痰に血が混ざる）、呼く息が熱く感じる、舌質紅、時に数脈
	肺燥	肺熱と関連性があるが、外邪性ではなく裏証である。乾咳（無痰）、咳をすると胸が痛む。鼻咽の乾燥、嗄声、舌質紅、舌苔は薄く乾燥。脈が細くなる
	湿痰	痰を出すための咳で、痰が出ると咳が治まる。白色で多量の痰（熱が関与していれば黄色くなり粘稠度が増す）、顔面がむくみ、悪心、舌苔白膩。脾兪や豊隆の反応に注目
	肺気虚	息切れ、動くと咳と自汗がひどくなりがち、風邪をひきやすい、脈虚無力
	肺陰虚	かすれたような咳でなかなか止まらない。粘稠で少量の痰、痰に血が混ざる、羸痩。肺陰虚が甚だしく陰虚火旺に至ると、胸部の鈍痛、口乾咽燥、午後の潮熱、盗汗、息切れ、五心煩熱、脈が細くなる、舌苔が少なくなる、裂紋舌になることもある
	脾虚	白色の痰が多く、咳が出やすい。顔面青白くわずかにむくむ。息切れしやすく全身が疲れやすい。食欲不振
	腎陽虚	痰が白く希薄で泡沫状。咳がひどいと遺尿する。息切れ。体を動かすと咳がひどくなる。顔面白くむくむ。肢体までむくむこともある。腰酸痛があり、畏寒。臍下から気が上に向かって奔逆する（奔豚気）感じがすることもある。舌質淡
	肝火犯肺	咳をすると顔面が紅潮してのぼせたり、胸脇部がつまって痛む。イライラ、怒りっぽい、精神的にカーッとのぼせると咳が出る。プレッシャーや嫌なことに直面すると咳が出る。痰が出ても咳は治まらない。咽喉に異物感（梅核気）があり咳をしてもとれない。舌尖の紅刺が多い。弦脈を呈することが多い

＊肺熱は表邪が裏に入って化熱する場合と裏の邪熱が肺に侵襲し肺気を上逆させる場合があるが、八綱では裏熱実証である。

表7-25 呃逆の弁証分類

病因	分類	病理	特徴
内傷	胃寒気逆	冷飲、寒邪直中などで、胃の降濁作用の失調により発生する	低音で緩慢な呃逆。胃部の痞えと脹り感、温めると軽減し冷やすとひどくなる
	胃火	辛辣物（辛いもの）を飲食するか、あるいは外感熱邪が胃腑に結するか、あるいは、情志失調で肝火犯胃により胃に熱がこもり、上逆するため発生する	大きな音で勢いよく力強いしゃっくりが出る。口臭、胃脘部が灼痛する。尿が濃く少ない、便秘
	脾腎陽虚	陽気が虚したために、胃の和降ができなくなり発生する	微弱な呃逆で途切れ途切れに出る。顔面が白っぽい。あまり食さず全身倦怠感。寒がる、手足の冷え、小便清長、大便軟など
	胃陰虚	胃陰が不足したために胃の和降ができなくなり発生する	間欠的で促迫した呃逆。口内乾燥、煩渇する

表7-26 噯気の弁証分類

病因	分類	病理	特徴
内傷	食滞胃腸	飲食不節などで中焦に食物が停滞し胃気が上逆して発生する	濁音で酸臭のある噯気、連続して出ない。胸が痞えて苦しい、食欲不振、大便が出ない、大便の臭いがきつい
	肝気犯胃	内傷七情により肝鬱となり横逆して胃を犯して胃気が上逆して発生する	音が高くはっきりしていて頻繁に出る。胸が痞える感じがして苦しい、脇肋部の鈍痛、胃脘部の脹痛
	脾胃気虚	虚弱体質、病後などで、脾胃が弱り胃気の不和により発生する	断続的で低く力のない噯気、吐き気がしてさらさらした液体が口中にあふれてくる。食欲不振。軟便

20 あくびが出る

　眠いときや退屈なとき、疲労したとき、寝起きなどに、不随意に起こる呼吸運動（あくび）のことを、呵欠（かけん）という。眠気が出て、あるいは覚醒後しばらく、呵欠が出るのは生理現象である。そうでないときにも関わらず、頻回に呵欠が出るのは病理である。呵欠自体は、大きくたっぷり息を吸い込み、大きく息を一気に吐き出す行為であるが、これは肺気の宣発粛降機能を高め、腎へ納気させようとするものと考えられる。つまりそういう大きな呼吸で、一気に呼気を吐き出すことによって、気を上から下へあるいは内外へ全身に一気にめぐらせたり、内や下焦へ気を納めようとしているものと考えられる。

　衛気昼日行于陽、夜半則行于陰。陰者主夜、夜者臥。陽者主上、陰者主下。故陰気積于下、陽気未尽、陽引而上、陰引而下、陰陽相引。故数欠。

『霊枢』（口問篇）

第7章 ● 問　診

そのため、肝鬱気滞、気滞血瘀、脾腎陽虚で呵欠が出るとされていると理解できる。

表7-27に呵欠の弁証分類を示す。

表7-27　呵欠の弁証分類

病　因	分　類	病　理	特　徴
内傷	肝鬱気滞	内傷七情により肝鬱となり、気滞を取り除く作用として発生する	時々あくびが出る。ほっとしたときなどにも出る。鬱々としていたり情緒不安定であったり、ぼんやりしていることが多い
	気滞血瘀	肝鬱気滞が長引き、血瘀が脈絡に阻滞し、陽気を宣発できず、それを解消しようとして発生する	頻繁にあくびが出て、胸部が塞がったように悶える。あるいは胸部に刺痛が出ることもある。動悸や息切れ。記憶力が減退したり、頭暈や耳鳴りがすることもある
	脾腎陽虚	先天不足、慢性病などで、脾腎の陽気が虚して虚寒が生じ、陽気を宣発できず、それを解消しようとして発生する	気力が疲弊し、弱々しく長いあくびをする。四肢が冷え、夜間尿が増えるかあるいは小便清長。飲食量が少なく腹脹する。軟便や下痢になる

21　ため息がよく出る

ため息をよくつくことを、善太息という。嘆息ともいう。胸がつまって苦しい状態を善太息によって回避させるのである。

黄帝曰、人之太息者、何気使然。岐伯曰、憂思則心系急、心系急則気道約。約則不利。故太息以伸出之。

『霊枢』（口問篇）

憂思によって、心気の流れが胸部で不利となって、大きく息を吸って一気に吐き出すことで、胸部の気滞を取り除くことができる一種の生理現象でもある。また、『霊枢』経脈篇の足少陽経脈病症に「善大息」とあるように、足少陽胆経の経気不利によって大きなため息をつくことがある。肝鬱と関連していると思われる。

表7-28に善太息の弁証分類を示す。

表7-28　善太息の弁証分類

病　因	分　類	病　理	特　徴
内傷	肝鬱	内傷七情により肝鬱となり、胸の気が滞り、それを取り除く作用として発生する	精神的に落ち込み、胸苦しい。大きく長いため息により少し楽になる。胸脇部の脹満。口苦や眩暈
	気虚	疲労や久病などで、気虚を生じ、そのため宗気のめぐりが悪くなり、大きく呼吸したくなって発生する	常にため息をしたくなる。頻繁なため息と、息切れ、自汗、倦怠感や無力感

22 痰が出る

　痰が出るということは、津液が相当停滞し有形の邪気（湿痰）を形成するに至っているとみることができる。気滞や外邪の侵襲、あるいは脾腎の弱り、また湿困脾土などによって津液が停滞し、凝集して痰を形成する。このとき、熱がその形成に絡むことが多い。また咳とともに痰が出る病証を咳痰という。

　痰が希薄で量が多い場合は寒証や湿証、粘稠で少量の場合は熱証や燥証、痰が黄色で粘稠の場合は熱証である。

　表7-29 に 咳痰 の弁証分類を示す。

表7-29　咳痰の弁証

病因	分類	病理	特徴
外感	風邪犯肺（風寒・風熱）	風寒邪や風熱邪が肺を侵襲し、肺気の宣散が阻害されて水湿が貯留して生じる	希薄で少量あるいはやや粘稠な痰、咳嗽、悪寒発熱など風寒表証あるいは風熱表証の所見を伴う
	肺寒	体質素因が陽虚陰盛で、冷えや冷たいものの飲食などによって水飲を生じ、寒飲が停滞しているところへ、風寒邪を感受することにより生じる	白色で希薄な痰、寒がる、四肢の冷え、悪寒が強く発熱が軽度、咳嗽、胸痛、呼吸促進など
外感または内傷	陰虚肺燥	湿熱の邪を感受したために肺の津液が消耗したり、慢性の咳嗽で肺陰が消耗し、肺の清粛の機能が失調して肺気が上逆することにより生じる	少量で粘稠な喀出しにくい痰で、痰に血が混じったり喀出する。燥邪あるいは肺陰虚の症状を伴う
	肺熱	湿熱の邪を感受したり、油膩物（脂っこいもの）・甘物の過食で痰を生じ鬱して化熱することによって生じる	黄色粘稠で塊や血液を混じる痰、発熱、咳嗽、胸痛、呼吸促進、鼻翼呼吸など
	湿熱蘊肺	湿熱の邪を感受したり、熱痰の体質であったり、酒、辛辣物の嗜好により湿熱が蘊結し、肺を上蒸するために生じる	膿血性の痰や腥い臭いの痰が出る。咳嗽、高熱あるいは潮熱、体を動かしにくい、甚だしければ起座呼吸など
内傷	湿邪犯肺	脾虚で水湿が運化不足となり湿痰を生じ肺を襲うために生じる	白色で多量の喀出しやすい痰（痰に血が混ざることはまずない）、咳嗽、四肢が重だるい、眩暈、すぐ横になりたくなる、顔のむくみなど

23 胸が苦しい

　胸がつまったようで脹ってすっきりしない不快な感覚を胸悶という。胸のなかが塞がったかのようになって呼吸がスムーズにできなくなる憋気を兼ねることもある。憋気のほうが胸悶よりも重く、憋気には必ず胸悶を伴う。

第7章 ● 問　診

　胸悶は実証が主体で、胸の脹りや胸の痛みを兼ねることも多い。胸痛を伴う場合は要注意である。心気虚がどの程度隠れているのかを意識して問診する必要がある。

　『霊枢』経脈篇の手太陰経脈病症に「煩心、胸満」、足太陰経脈病症に「煩心、心下急痛」、手厥陰経脈病症に「煩心、心痛」と出ている。また「甚則胸脇支満」とあり、状態がひどくなってくると胸や脇腹が突っ張ったり支えた感じや膨満感が起こってくる。さらに「心中憺憺大動」とあり、心臓や胸中が憺憺として、動悸を打ってくる。

　表7-30に胸悶の弁証分類を示す。

　憋気は、肝鬱気滞、（標実として）痰飲壅盛、心気虚損から気虚血瘀、脾腎陽虚という弁証分類となり、胸悶よりも病理が進展して虚証の段階に至るケースが増える。

表7-30　胸悶の弁証分類

病　因	分　類	病　理	特　徴
外感	風寒束肺	外邪の侵襲によって宗気がのびやかさを失い、胸が苦しくなる	表証所見のほかに、伏飲が肺にもともとあった場合には、胸悶がひどくなり呼吸がしにくく、煩燥したり安臥できなくなる
	邪熱壅肺	外感風熱が解けず、邪熱が裏に入り、肺を壅遏して発症する	高熱、煩渇、胸悶して胸中が鈍く痛む、憋気、喘急など
内傷	心血瘀阻	瘀血のために心脈が痺阻されて発症	胸悶憋気が夜間にひどくなる。胸痛を伴うこともあり、肩や上腕に痛みが出ることもある。心悸や息切れ
	熱壅血瘀	肺熱が盛んとなって血瘀を形成し胸部で鬱滞が生じるために起こる	胸悶に痛みを伴い、咳をして黄色い腥い痰や血痰が出る。口の乾燥
	肝気鬱結	肝気鬱結により肝の疏泄が停滞して生じる	胸悶に脇の痛みを伴い、よくため息が出る。頭暈目眩、口苦など

24　動悸がある

　心悸（palpitations）とは、心臓が速くそして激しく拍動する感覚のことで、怔忡（fearful throbbing）と驚悸（fright palpitations）の2種類に分けられる。怔忡は、明らかな外因がなく動悸を自覚し、器質的に問題がある場合が多く、病状としては重い。驚悸は、驚きや焦り、苛立ち、悩みなどの精神的要素によって動悸が誘発される。

　心悸と間違えやすい病症に、剣状突起の下で上腹部に感じられる脈動である心下悸（palpitations below the heart）、神経的な動揺でしばしば動悸が起こる心慌（flusteredness）、心部で落ち着かないあるいは熱感や抑圧感を覚える状態である心煩（vexation）、虚火が裏で盛んになって起こる虚煩（vexation of deficiency type）、心臓と胸のあたりでもやもやとした煩わしさと抑圧感を感じる心中懊憹（anguish in the heart）がある。ちなみに、『傷寒論』辨太陽病脈證并治中第六には、「発汗、吐下後、虚煩不得眠、若劇者、必反覆顛倒、心中懊憹、梔子豉湯主之」とある。

　表7-31に心悸の弁証分類を示す。

187

表7-31　心悸の弁証分類

病因	分類	病理	特徴
内傷	心気虚	老化による衰弱、慢性病、発汗過多や過度の瀉下などによって生じる。いずれも心気不足	動悸・息切れ・さらさらした自汗、運動や入浴で動悸が悪化する。全身倦怠感、虚裏の動が出ることがある
	心陽虚		心気虚の特徴に加え、四肢の冷え、悪寒、舌質淡など。虚裏の動が顕著になってくる
	心血虚	陰血不足、出血、思慮の過度、など心の陰液不足により生じる	動悸・眩暈感・不眠・脈細、口唇や爪が淡白など
	心陰虚		心血虚の特徴に加え、五心煩熱、盗汗、口乾、舌質紅で乾燥、裂紋など
	心胆気虚	主として突然の驚きや恐怖により生じる	些細なことにもびっくりしたり恐怖して動悸する。浅眠多夢
	心血瘀阻	心気虚、心血虚によって心の運血機能が低下して瘀血を形成し、心脈を阻塞することによって生じる（気虚血瘀、血虚血瘀に相当する）	心悸・心痛（刺痛）、胸悶感、顔面や口唇の青紫色、四肢の冷え、舌質暗紫や瘀斑など
	痰火擾心 （じょうしん）	肝鬱化火・六淫の内鬱化火、辛辣物の過食、温補薬の過服などによって、痰火が発生し、心を阻塞するために生じる	イライラしたり焦ったりすると動悸が出る。胸悶煩躁、不眠、口苦・口渇、（喀痰）
	水気凌心	心陽虚に脾肺気虚が合わさって飲邪を生じるもの	動くと動悸が増悪する、全身倦怠感、息切れ・頭のふらつき・眩暈・咳嗽、食欲低下、二便の異常、希薄な痰
		心陽虚に腎陽虚が合わさり下焦の寒湿が上泛する	動悸、全身倦怠感、尿量減少、足腰の冷えと酸痛、浮腫など
	心脾両虚	思慮過度、飲食不節などにより、心気虚、脾の運化不足により気を心に運べず心気不足で発症	運動すると動悸が増悪する、健忘・食欲低下・倦怠無力感、自汗

25　息が切れる

　息切れ、すなわち呼吸が速くなり息が十分入らないことを短気（shortness of breath）といい、虚実両面がある。少気（気少：shortage of qi）とは厳密には異なる。少気とは、呼吸が短く静かな呼吸をし、ハアハアと大きな音が出ないもので、虚証である。また、『霊枢』経脈篇の手太陰経脈病症に「少気して息するに不足す」とあるように、息をしても吸い足りないと感じ、酸素不足となり息が切れる。

　表7-32に短気の弁証分類、**表7-33**に少気の弁証分類を示す。

第7章 ◉ 問 診

表7-32 短気の弁証分類

病因	分類	病理	特徴
内傷	痰飲中阻	体質的に湿痰を溜め込みやすく、飲食不節によって湿痰を生じ、気機の昇降を阻害して発症する	息切れとともに脘腹脹満、咳が出て痰が出る。吐き気
	気滞血瘀	七情の問題から肝鬱気滞を起こし、気機の昇降が阻害されて発症する	胸悶や脇肋の脹満を伴い、よくため息が出て、情緒の激動で症状が増悪する。ひどい場合には、胸痛や背部痛も起こる
	心脾両虚	心と脾が弱り、気血が虚して心脈を満たすことができずに発症する	気力が低下し、眠れず夢をみることが多い。自汗
	脾腎両虚	脾腎ともに弱ることで納気ができずに発症する	音の静かなか弱い息切れ。体重が減少し、畏寒、四肢厥冷、大便軟もしくは下痢

表7-33 少気の弁証分類

病因	分類	病理	特徴
内傷	肺気虚	肺気が虚すと息切れする	（気虚の程度にもよるが）肉体的負荷（入浴や運動）によって息切れがひどくなる。声に力がなく、呼吸が微弱。風邪をひきやすい
	心気虚	虚弱体質、久病、思慮過度、心労などで、心気が不足すると心気の機能を保つために肺気が補助しようと活発化すると息切れが起こる	動悸、眠りが浅く、よく目が覚める、不眠
	脾気虚	虚弱体質や久病などで脾気が虚し、運化が低下して水穀の精微を化生できないために、気の産生が不足して少気が発症する	息が切れてしゃべるのも億劫になり、空腹感がなく実際に少食になる。泥状便、倦怠感
	腎不納気	肺気虚から進展して腎気虚がひどくなり納気できなくなる	話すのが億劫、腰や膝に力が入りにくい、自汗、体を動かすと息切れがひどくなる
	熱傷気陰	外感熱病の後期。邪熱が肺胃に侵入し、気や津液を損耗した場合。肺陰虚、胃陰虚	倦怠無力感、羸痩、舌苔が薄く乾燥、口乾
		「暑は気を食む」といわれる通り、暑邪によって、気・津液をひどく損耗した場合（暑邪侵襲）。傷暑証・中暑証のこと	倦怠感、身熱（体表部は冷たい）、多汗、口渇多冷飲

　また、息切れが起こる肺の病としては、肺脹、肺癰、肺癆がある。肺脹（lung distention）とは、多くは、肺疾患が慢性化し、反復発作を繰り返すことが原因で肺の脹満感、肺の宣発粛降作用が失調し呼吸困難となる。高齢者に起こる慢性疾患。

夫心脹者、煩心短気、臥不安。肺脹者、虚満而喘欬。　　　　　　　　　　　　　　『霊枢』（脹論篇）

　肺癰（lung abscess）とは、突然の肺の炎症による化膿性病証のこと。発熱、咳、胸痛、胸部が脹って苦しい・咳嗽・膿血性の腥臭のある痰などがみられる。肺癆（lung consumption）とは、消耗性の

189

肺疾患。咳嗽・喀血・潮熱・盗汗・羸痩を主症状とする。肺結核は肺癆に含まれる。

26　眩暈がする

　眩暈（dizziness）は頭暈・瞑眩ともいう。「眩」とは目がかすむこと、「暈」とは頭がふらつき、物が揺れ動いて見えることで、乗り物に乗っているような感じを指す。つまり眩暈とは目の前が暗くなり、頭がくらくらすることであり、激しいときは目を開けると周囲が回転して立っていることができず、悪心・嘔吐し倒れることもある。虚証が多く、実証は少ない。

　『素問』では「頭眩」「掉眩」「徇蒙招憂」、『霊枢』では「眩冒」「目眩」「眴仆」と記載があるが、清代以降は「眩暈」「頭暈眴仆」と呼ばれている。

諸風掉眩、皆属於肝。	『素問』（至真要大論篇）

故上気不足、脳為之不満、耳為之苦鳴、頭為之苦傾、目為之眩。	『霊枢』（口問篇）

髄海不足、則脳転耳鳴、脛痠眩冒、目無所見、懈怠安臥。	『霊枢』（海論篇）

故邪中於項、因逢其身之虚、其入深、則随眼系以入於脳。入於脳則脳転、脳転則引目系急、目系急則目眩以転矣。	『霊枢』（大惑論篇）

　表7-34に頭暈・眩暈の弁証分類を示す。

　これらのほかに、半表半裏証（少陽証）でも眩暈が現れ、足少陽胆経に左右差が生じても回転性の眩暈が起こる。

表7-34　頭暈・眩暈の弁証分類

病　因	分　類	病　理	特　徴
内傷	痰濁中阻	暴飲暴食などによって脾胃が損傷し、脾の運化が障害されて水湿が停滞し、痰が生じ、痰湿が中焦を阻滞したために清陽が昇らず濁陰が下らず眩暈が生じる	回転性の眩暈。頭が重い。雨天や高湿度で眩暈が悪化する。腹が脹って苦しい、嘔吐、悪心、食欲不振、体が重だるいなど
	肝火上炎	肝鬱化火から肝火上炎となって気が上へ突き上げ過ぎて起こる	イライラしやすく怒りで眩暈が増悪する。頭痛や顔面紅潮、眼の充血、口苦や口渇、心煩不眠
	瘀血阻絡	頭部外傷などで瘀血が経絡を阻害し、清陽が昇らなかったり気逆が起こって発症する	頭痛を伴う。健忘、不眠、心悸。精神的にすっきりしない

第7章 ● 問　診

表7-34　頭暈・眩暈の弁証分類（つづき）

病因	分類	病理	特徴
内傷	肝陽化風 （陰虚陽亢）	腎陰虚の体質や慢性病・熱病などで陰液が消耗したことにより、腎陰が肝陰を滋潤できず肝陽上亢を引き起こしたために発生する。虚風が起こると症状が激しくなる	ふらつき・眩暈・脹るような頭痛が生じ、疲れたり怒ると症状が増強する。イライラ、怒りっぽい、眠りが浅い、夢をよくみるなど
	脾気虚	過労による元気の消耗や脾胃虚弱の体質のために、中気不足となって発生する	横臥したくなり、起き上がると眩暈が増悪する。肉体負荷によっても増悪する。全身倦怠感、食欲不振
	心脾両虚	過度の心労・思考などで心脾が損傷して気血が消耗したり、大病や大出血で気血が不足して発生する	頭のふらつき、目のかすみ。心身疲労で悪化する。漠たる不安感、動悸や全身倦怠感。食欲不振、不眠
	腎精不足	先天不足・老化による腎気の衰弱・房労過度などで、腎陰が消耗して、髄が不足するために頭暈が発生する	頭のふらつき・眩暈感が慢性的に生じる。疲労感・健忘・耳鳴・目がかすむ・腰や下肢がだるく無力・遺精・インポテンツなど

27　目が（疲れる・かすむ・乾燥する・痒い）

　目の異常は、基本的には肝の問題である。また目に流れる経絡も多く、それぞれの症状に合わせて、病因病理を解析していく。両目が乾燥して潤いが不足し、目が疲れやすいことを目乾渋といい、コンタクトを装着していないにも関わらず、ざらざらした異物感をおぼえることもある。目のかすみを目昏（眼花）といい、視力が減退して、事物がはっきり見えなくなることをいう。また、目の痒みは目痒という。

　表7-35に目乾渋の弁証分類、**表7-36**に目昏の弁証分類、**表7-37**に目痒の弁証分類を示す。

表7-35　目乾渋の弁証分類

病因	分類	病理	特徴
内傷	陰虚血虚	目の酷使・酒癖や房労過度で陰精不足・悲哀で流涙過度により津液消耗・思慮過度で脾虚になり気血生化ができないことなどにより、陰血不足が起こる。その結果目を栄養できないために生じる	目が乾燥して潤いが不足し、何かを見ると目が疲れる。ほかに、血虚や陰虚の所見を伴う
	燥熱傷津	燥熱の邪によって津液が消耗したために生じる	目の搔痒を伴う。口、鼻の乾燥、口渇、多飲など

191

表7-36　目昏の弁証分類

病因	分類	病理	特徴
内傷	風痰上擾	痰が肝火から生じた内風とともに清竅を上擾して発症する	目のかすみ、眼瞼がピクピクとひきつる。頭のふらつき、眩暈。嗜眠、悪心、嘔吐、胸苦しさ。痰が多い
	肝鬱気滞	内傷七情により肝気が鬱結し、疏泄が失調したために発生する	目がかすんで、眼球に脹れを感じる。情緒が抑鬱されると、目のかすみがひどくなる。両脇が脹る
	心肝血虚	肝血が虚して目竅を濡養できず、心血が不足し目睛を栄養できず神光が耗散して発生する	視力の減退。目の乾燥感や異物感。疲労すると、目のかすみが悪化する。動悸、不眠
	脾虚	過度の思慮・飲食不節・大病などで脾胃気虚となり、運化が不足して水穀の精微が清竅に上輸されなくなって発生する	目がかすんで、注視するとすぐに疲れてしまう。眼瞼が無力となり重く開け続けることが困難になる。全身倦怠感。食欲低下。排便異常（下痢または便秘傾向）
	肝腎陰虚	肝腎陰虚で精血が不足し、精気が上栄しないために目が濡養されなくなって発生する	視力減退、目の乾燥感。頭のふらつき、腰膝酸軟。耳鳴り。盗汗、咽喉の乾燥痛。五心煩熱
	腎陽虚	老化・過労・慢性病などで腎陽が衰えて、目を上栄できないために発生する	視力減退、四肢の冷え、畏寒。腰の冷えとだるさ。排尿異常（夜間尿が多い、頻尿傾向）

表7-37　目痒の弁証分類

病因	分類	病理	特徴
外感	風熱	風熱の邪が肝胆の経脈に入り、循経上行して目竅を犯すために生じる	両目の耐え難い灼熱感を伴う掻痒。春～夏に頻発しやすい。軽度の羞明や流涙など
	風寒	風寒の邪が肺肝の経脈に侵入して生じる	両目の掻痒で冷たい風に当たると増強する。流涙、希薄な眼膏、角膜の異常はなく視力も正常。風寒表証の所見を伴う
内傷	火盛	臓腑の熱盛により、火熱が両目に上ると生じる	両目の灼熱感と掻痒、眼球結膜の充血、熱感のある流涙。粘りのある眼膏
	血虚	肝血虚で目を栄養できないために、血虚生風となって生じる	両目に軽度の掻痒があり、目を拭い押さえると一時的に治まるが再び痒くなる、目の乾燥と異物感

28　光をまぶしく感じる

　光をまぶしく感じたり、あるいは明るさを嫌い、眼球に軽い痛みを伴う。羞明（しゅうめい）または畏光（いこう）という。
表7-38に羞明の弁証分類を示す。

第7章 ● 問　診

表7-38　羞明の弁証分類

病 因	分 類	病 理	特 徴
外感	風寒	風寒の邪が皮毛から肺に侵入し、肺気を鬱滞させ白晴の脈絡を阻滞したために生じる	両目の充血は軽度。経度の疼痛、異物感など
	風熱	目は「火の戸」で、風熱邪を感受しやすいため、火熱が炎上し目を襲って発症する	両目が充血し、眼球に痛みを伴う。まず片方の目から起こり、次いで両目とも発症する。伝染性
内傷	気虚風熱	気虚により、腠理が開いている状態に風熱の邪が侵入し目竅に上って生じる	両目の充血、疼痛、異物感、目を開けられない、眼角部の緊張、風に当たると流涙、注視すると目がかすむなど
	気陰両虚	気陰が不足して、津液が清竅を満たすことができず、腎陰虚で心火が上炎するために生じる	目がかすむ、目を閉じていたい、温熱を嫌う、目の充血と痛みは軽度

29　涙が出る

　悲しみや喜びの感情に関係なく涙がとめどなくあふれ出てくることを流涙という。涙は冷涙と熱涙に分けることができ、一般的に、冷涙は肝経虚寒と肝腎両虚の範疇、熱涙は肝経風熱と陰虚火旺の範疇に属す。

　表7-39 に流涙の弁証分類を示す。

表7-39　流涙の弁証分類

病 因	分 類	病 理	特 徴
内傷	肝経虚寒	肝血が不足して栄養できず目竅が空虚となっているところに、風寒の邪が虚に乗じて侵入し涙の流出を生じる	風に当たると冷たい涙が流出する。羸痩、四肢の冷えなど
	肝経風熱	肝経に鬱熱があって風邪を感受し、風熱が目に上攻するため涙の流出を生じる	風に当たると熱い涙が流出する。両目の充血、口鼻の乾燥、耳鳴りなど
	肝腎両虚	精血の消耗や悲哀で流涙し過ぎて、肝腎陰虚から、陽虚に及び、固摂機能の低下によって涙の流出を生じる	冷たい涙が常に流出し、冷える環境下で増悪する。初期では涙が止まるが、ひどくなってくると全く止まらなくなる。目のかすみや耳鳴り、耳聾、腰膝酸軟などを伴う
	陰虚火旺	肝腎陰虚のため虚火が上炎して涙の流出を生じる	日中に熱い涙が流出し、夜間は乾燥して目の不快感がある。頭暈や視界が暗く見える症状などを伴う

30　目の病気がある

　目の病気は先天的あるいは後天的なものかを問う。

193

急激な視力の低下とともに、視野狭窄や、眼球の圧迫感、目の周囲から偏頭の脹痛を訴える場合、緑風内障（緑内障）の可能性がある。眼圧が正常域（10〜22mmHg）であっても、正常眼圧緑内障も存在するので、眼球をまぶたの上から指で軽く押さえてみて、ほどほどの弾力があるかどうかを確認してみる必要がある。あまりにもカチカチに硬くなっている場合には、眼圧が相当上がってしまっているか、何らかの異常を示すので、失明に至らないうちに正しく弁証して治療する必要がある。

緑風内障（greenish glaucoma）は、五風内障の一つで、眼球が硬くなり、瞳神が散大し、瞳の色が淡緑色になり、視力が減退する症状を主要症候とする眼病のこと。ちなみに五風内障とは、病因と症状の特徴の違いによって、緑風、青風、黄風、黒風、鳥風に分類されている。緑風内障の発症には緩急があるが、頭痛や眼脹を伴い、視力が著しく減退し、甚だしい場合には失明してしまう。

『中医症状鑑別診断学（第2版）』（中国中医研究院、姚乃礼主編、人民衛生出版社、2000年）では、「頭目脹痛」の項目に緑内障が該当するとある。

表7-40に緑風内障の弁証分類を示す。

表7-40　緑風内障の弁証分類

病　因	分　類	病　理	特　徴
内傷	肝胆風火	七情が偏り、五志化火し、肝胆の火が旺盛となって内風を生じ、風火が目を上攻して発症する	発症が急で、頭痛が激烈。眼球の脹痛も、眼球を取り出したくなるほどひどい。視力が急激に低下する。甚だしい場合は失明する。瞳内が淡緑色に変色する。眼球が硬くなり、甚だしい場合は石のようになる。悪心嘔吐、尿赤、便秘
	痰火上壅	肝鬱化火が津液を煎熬して、あるいは、脾の問題から痰湿を生じ、痰が凝集して熱と化し、痰火となって風を生じ頭目を塞ぐことで発症する	発症が急で、頭眼の症状は「肝胆風火」の場合と同様である。身熱、顔面紅潮。回転性の眩暈。悪心嘔吐。尿赤、便秘
	肝鬱化火気逆	肝鬱化火によって気が上逆し、目を襲うことで発症する	目や頭が脹痛し、繰り返し発症する。視力の低下。瞳内が淡緑色に変色する。眼球が硬くなり、甚しい場合は石のようになる。抑鬱感が強い。胸悶、ゲップが多い
	陰虚陽亢風陽上擾	陰血の消耗・虚損で、肝陽上亢し肝陽化風し、風陽が目を襲って発症する	頭目脹痛、瞳神散大、目がかすんでよく見えなくなる。眼球が硬くなり、甚しい場合は石のようになる。症状の緩解と悪化を繰り返す。健忘失眠。眩暈、耳鳴り。口乾。五心煩熱
	肝胃虚寒飲邪上犯	精神的抑鬱が肝を傷め、思慮過度が脾胃を傷め、肝胃の気が虚し、清陽が上らないために、濁陰が下らず、飲邪が目を犯して発症する	頭頂部の痛み。目の脹痛。瞳神散大、目のかすみ。乾嘔、涎をよく吐く。腹満。食欲なく、全身倦怠感。寒くなったり冷えたり、雨天前になると腹満や頭痛、乾嘔、吐涎などがひどくなる

第7章 ● 問 診

31 視力に異常がある

　近くの物はよく見えるが遠くの物が見えにくいことを近視、遠くの物は見えるが近くの物が見えにくいことは遠視という。また、片側あるいは両側の視力が突然急速に低下して視力喪失をきたすことを暴盲という。眼底出血や血栓などに相当する。

　近視の弁証分類を**表7-41**、遠視の弁証分類を**表7-42**、暴盲の弁証分類を**表7-43**に示す。

表7-41　近視の弁証分類

病　因	分　類	病　理	特　徴
内傷	気虚神傷	目の過度の酷使や労倦などによって、心気が消耗して神光が不足し、陽気が発越できないために生じる	多夢、健忘、焦躁感、倦怠無力感など
	肝腎両虚	心労、思慮過度、房事不節などで、肝腎の精気が虚して陽気が不足し神光を充養できないために生じる	目がかすむ。時に飛蚊症があり長引くと白内障が生じる、腰膝がだるく無力、インポテンツ、遺精、排尿後の余瀝など

表7-42　遠視の弁証分類

病　因	分　類	病　理	特　徴
内傷	陰精不足	房事不節、食事の不節制、疲労、過度の悲嘆などで、陰精が消耗して目に上らないために生じる	注視すると目が疲れて痛む、眩暈、耳鳴り、腰膝がだるく無力、口や咽の乾燥、甚しければ遺精や盗汗、歯の動揺など
	陰虚火旺	陰虚で陽気を制約することができず虚火が上炎して生じる	注視できない、両側の内外眼角部の発赤、眩暈、耳鳴り、腰膝がだるく無力、潮熱、頬部の紅潮、手足のほてり、盗汗など
	気血両虚	気血が不足したために神光が散乱して生じる	注視すると目が疲れて痛む、甚しければ痛みが眼の奥や前頬部に及ぶ、顔色に艶がないなど
	陰陽両虚	陰液、陽気の両方が不足したために生じる	視力減退、寒がる、手足の冷えなど

195

表7-43　暴盲の弁証分類

病因	分類	病理	特徴
内傷	熱入営血	発熱性疾患の後期に生じる。熱邪が営血に内陥して玄府(汗腺)が閉阻され、血熱妄行して頭目を上衝し目系を傷つけたために生じる	高熱、口乾、突然の視力喪失、意識障害、うわごと、斑疹など
	肝火上逆	激しい怒りなどによって肝火が上炎し、神珠(眼球あるいは黒睛)が損傷して生じる	イライラ、怒りっぽい、突然の片眼または両眼の視力喪失、眼痛、頭暈、頭痛、顔面紅潮、目の充血、胸脇痛、口苦など
	陰虚火旺	陰虚の体質・心労による心陰の消耗などで、心陰虚のために心火が旺盛となって神珠を損傷して生じる	頭のふらつき、眩暈、目前に煙がかかったようにぼやっと見え、徐々に視界が広がっていき赤い光の塊となって視力が消失する。頬の紅潮、潮熱、動悸、盗汗、五心煩熱など
	気血瘀阻	イライラして怒りっぽく、酒や辛辣物を嗜好する人は、気火が上逆して目系を侵し、眼球内の絡脈を阻滞するために気滞血瘀となり、清竅が栄養されなくなって生じる	一瞬にして片眼の視力が消失する。頭痛、口苦など

32　(悩み・心配事・不安)がある

　この項目に○印をしていないからといって、悩み・心配事・不安がないとは限らない。他人には絶対知られたくないことがあるのかもしれない。犯罪に関する悩みを抱えていて他人には絶対に言えないという患者もいる。再診過程で患者との信頼関係が築けてきたら、とんでもない悩みを打ち明けられることもある。まずは○印を付けた患者に対しては、積極的に、具体的に「何について悩んでいるのか」「どうしたいと思っているのか」「悩みはいくつ抱えていて、そのうち解決できないものはいくつあるのか」などを聞いてみる。

　そのなかに「今の主訴自体がとても心配で不安だ」という場合には、診断治療の結果、術者にとって順証であれば、「大丈夫、よくなりますよ」「時間がかかるかもしれませんけど、よくなりますよ」と正直に言ってあげることも大切な要素となる。また大切なことは、「その悩みがいつからで、それが主訴発症とどの程度関連しているか」である。

　また、悩みの種類がイライラしたりそわそわして落ち着かないなどの陽的な状態なのか、抑鬱感が強く、無気力であったり、悲しくなったりと陰的な状態かを大まかに把握し、七情のうち、どの感情に強く支配されているのかを知ることが重要である。次に、その原因が何かを正確に把握することがポイントとなる。家庭内の問題か、仕事面か、勉学面か、友人間の問題か、あるいは社会的なものかなどである。

　悩みは心の臓や肝の臓の気を鬱滞させたり化火させたりいろいろと影響するので、具体的な感情の種類とそれに伴って出現した、あるいは出現する症状の特徴を捉えることで、どの臓腑がどのような病理を生じているのかを知る手がかりとなるだけでなく、予後や養生指導にも生きてくる。

第7章 ● 問　診

33　眠れない

　眠れないことは不得臥・失眠（insomnia）あるいは不寝という。睡眠時間が減少したり、入眠困難であったり、眠ってもすぐに覚醒してしまったり、一度覚醒すると眠れない、甚しいと朝まで一睡もできないといった場合である。また眠れれば問題ないかというとそうではなく、眠り過ぎるのもよくない。『霊枢』経脈篇の足少陰経脈病症に「痿厥す、臥するを嗜む」とあり、これは病的によく寝てばかりいる、寝ることを好んで起きたがらないことをいっている。

　表7-44 に不寝・失眠の弁証分類を示す。

表7-44　不寝・失眠の弁証分類

病　因	分　類	病　理	特　徴
内傷	心陰虚	心陰が虚して、心陽が高ぶり、心神が不寧になる	なかなか寝つけず、眠っても夢をよく見てすぐ目が覚めてしまう。動悸、焦燥感、盗汗、手足のほてり感、口咽の乾燥
	心腎不交	労倦などで腎陰が虚し、心とうまく水火の交流ができずに心陽が高ぶり不眠になる	入眠困難でひどい場合には一睡もできず、寝返りばかり打つ。健忘で夢が多い。頭暈、腰や膝がだるく力が入らない、耳鳴り、盗汗、口や咽の乾燥、五心煩熱、月経不調、遺精
	心脾両虚	思慮過度により心と脾が弱り、気血の生化ができず、心血が保養されず、心神不寧となり生じる	不眠、多夢で覚醒しやすい、一旦途中で覚醒するとなかなか寝つけない。動悸、健忘、全身倦怠感、食欲なく実際に摂食量も少ない、味覚を感じない、軟便や水様下痢あるいは便秘、息切れ、物を言うのが億劫
	胆気虚	驚きや恐怖によって胆気が損傷して、決断できなくなり心気・心神が伸びなくなり、漠たる恐怖感で入眠できなくなる（心胆気虚、心胆不寧）	怖くてなかなか寝つけない、寝ていても驚きやすく小さな物音でもびっくりして起きてしまう、人に捕まえられるような気がする、びくびくする、動悸（驚悸）、息切れ、ため息が多くなる、吐き気とともに苦汁がこみあげる、眩暈感
	肝胆鬱熱	悩みや怒り、焦りによって肝鬱化火した邪熱や、飲食不節によって生じた邪熱が肝胆に影響して、肝胆に邪熱が鬱滞し、火熱が心神を擾乱することによって発症する	浅眠多夢、イライラ、怒りっぽい、胸脇部の脹痛、口苦、ため息が多い、目の充血、尿が濃い
	痰熱擾心	脾の運化機能の低下や飲食不節、熱邪が裏に入って、痰熱が生じ、心神を擾乱して生じる	浅眠多夢、胸苦しい、痰が多い、目眩、悪心、吐き気がする、口の粘りと口苦
	心火亢盛	極度の心労や煩労によって、心陽が高ぶり心火となり心神が擾乱して不眠になる	不眠多夢、動悸、胸中の煩熱、顔面紅潮、口内炎、舌尖がピリピリ痛んだり糜爛する、煩躁、（心火が小腸に下注すると）尿黄短赤、排尿痛、排尿困難など
	余熱擾膈	温熱病の後期にみられ、邪熱が清しきれず、残った熱邪が心神を擾乱して生じる	じっとしていられず寝つけない、焦燥感、胸のつまり感、胸焼けなど

34　雨の日に身体が重くなる

　雨の日に身重が起こるのは、多くは湿邪の関連が強いとされている。湿は陰邪で重、濁、粘、滞の性質を有するため、湿邪に侵襲されると身体が重くだるく感じる。身体が重くなるとは、身体が重だるく動かしにくく、体位変換も難しいことを身重という（詳細は「7　手・足が（痛い・だるい・ほてる・痺れる・震える・ひきつる）」参照）。

　臨床的には、雨天や湿度が高くなると、外環境（気候）が陰の性質に偏るため、人間も陰に偏る傾向があり、気血津液が停滞しやすくなる。つまり、気血津液の停滞、とりわけ気の停滞によっても雨天日に身体が重だるく感じることがよくあるので、湿邪が病因だと短絡的に決めつけるわけにはいかない。

35　食欲がない

　『霊枢』経脈篇の足少陰経脈病症には「飢えて食を欲せず」、『傷寒論』では「飲食を欲せず」とあり、空腹感はあるが、食べられないことを食欲不振または納滞、納呆、不思食ともいう。ひどい場合には、食べ物の臭いを嗅いだり、あるいは食べ物を見ただけで気分が悪くなったり吐き気がしたりするが、この段階のものは厭食あるいは悪食という。

傷食者必悪食。	『景岳全書』（飲食門）

本太陽病不解、轉入少陽者、脇下鞕滿、乾嘔不能食、往來寒熱、尚未吐下、脉沈緊者、與小柴胡湯。
『傷寒論』（辨少陽病脉證并治第九）

　表 7-45 に食欲不振の弁証分類を示す。

36　食後、眠くなる

　飲食後あるいは飲食している最中に身体がだるくなって眠ってしまうことを食後困頓という。
　表 7-46 に食後困頓の弁証分類を示す。

第7章 ● 問　診

表7-45　食欲不振の弁証分類

病因	分類	病理	特徴
内傷	肝気犯胃	七情の過不足によって、肝気が鬱結し、胃の腑を犯し、胃の降濁機能が停滞するために発症する	しゃっくりやゲップ、胸脇脹悶、胸脇脹痛。精神が抑鬱されている状態で、イライラしやすくなっている
	湿熱困脾（脾胃湿熱、湿熱蘊結）	飲食不節・油膩物・甘厚味なものの過食・多飲酒などによって、脾胃に湿熱が蘊積するか、あるいは外感湿熱邪の侵襲によって脾胃に湿熱邪が蘊結することなどによって、脾胃の昇降機能が失調して発症する	吐き気、食べ物を見るだけで気分が悪くなる。脘腹痞悶、口渇があってもさほど飲まない。全身重だるい、四肢が重く感じる。大便がすっきり出ない（便器にべったりこびりつくような便や、臭いのきつい便が出る）、小便短赤（小便が泡立つこともある）、口臭
	胃陰虚	外感熱病の後期で見られるもので、熱邪によって胃陰が灼消されて発症する	口渇、唇や舌が乾燥する。乾嘔、大便乾結（兎糞便になったり出なくなる）
	脾胃気虚	飲食不節や労倦によって、脾胃の気が虚してしまうことによって発症する	食欲が徐々に減退し続け、それに伴って全身倦怠感も漸増する。少量飲食しただけで嘔吐したり腹脹する。嘔吐後に全身倦怠感が出る。ひどい場合は、まったく飲食することができず、少しでも飲食すると脘腹脹悶し、全身倦怠感や息切れがする
	脾胃虚寒（脾胃陽虚）	脾胃の気虚が進展したもの。体質素因として脾胃が弱く、中陽（中焦の陽気）がうまくのびやかにめぐりにくい体質の人が、生ものや冷たいものを飲食し過ぎたり、寒涼薬物を多用し過ぎるなど、不適切な養生を続け過ぎることによって、脾胃の陽虚に至って発症する	飲食してもおいしく感じない。空腹感を全く感じない。食後に脘腹脹悶・脘腹痞満、あるいは嘔悪感がしたり、脘腹隠痛する。腹部が冷えると痛みが増悪し温めたり按圧すると痛みが和らぐ。不消化便や軟便もしくは水様下痢。気虚や陽虚が著しいと排便後に倦怠感がきつくなったり、四肢厥冷がひどくなる。四肢厥冷、全身倦怠感、気短
	脾腎陽虚	脾胃気虚から進展したもので、加齢や脾胃気虚、寒涼剤の多用によって陽気を損傷したりして、脾腎の気虚を起こし、徐々に陽気をも損傷した場合に見られる	病呈が長いのが特徴。全身倦怠感。足腰のだるさ、酸痛。腹中が冷えて痛み、温めると少し和らぐ。不消化下痢、五更泄瀉。四肢厥冷。浮腫が出る場合もある。小便異常（出が悪かったり、夜間尿が増える）
	傷食	飲食の過多によって、飲食したものが単に停滞することによって発症する	厭食（飲食物を見ただけで嫌になる）、呑酸、腐臭のあるゲップが出る。脘腹膨脹、大便の臭いがきつくなる、あるいは便秘
	邪在半表半裏	風寒邪の侵襲を受け、太陽病の段階で外邪を駆逐できずに少陽病に進展することによって食欲不振が発症する	口苦、咽乾、目眩、胸脇苦満、乾嘔、寒熱往来

7

199

表7-46　食後困頓の弁証分類

病因	分類	特徴
内傷	脾気虚 （脾虚湿盛）	毎食後に眠くなる、あるいは甚だしい場合は食事中に入眠してしまう。全身倦怠感。頭がぼーっとする。食欲不振、食後に腹脹あり。脈力弱い。舌淡、胖嫩
	湿痰中阻 （湿困脾土）	頭重して身体全体も重だるく、雨天日や雨天前に増悪し、運動して発汗すると眠気もとれてすっきりする。口粘、白膩苔
	肝鬱気滞*	特に甘いものが欲しくなり、甘味を少量食すだけでほっとして眠くなる。精神的緊張が継続している状況下での飲食後に眠くなる。脾の異常を示す所見が少ない

＊中医学では食後困頓は脾虚湿盛（虚証）あるいは湿困脾土（実証）、つまり脾の問題であると説いている。しかし、臨床的には脾のみの問題ではないことがある。精神的緊張やプレッシャーがかかっている場合、肝鬱気滞で何かを食すとそれで一気に気が緩んで眠気がくる場合がある。特に甘いものには、緊張を緩める作用がある。脾虚の場合は、その虚の程度と食す量にもよるが、毎食後（飲食すれば必ず）眠くなるのが特徴である。どういう状況下で、どの時間帯の食事の後に眠くなるのか、毎食後眠くなる場合は、どのようなものを、どの程度食すだけで眠くなるのかを問診し、ほかの脾虚症状を考え合わせて脾虚のレベルを鑑別すればよい。

37　よく（便秘・下痢）になる

　飲食したものは排泄しなければならない。その一つが大便である。大便の異常は、出なくなる便秘（大便秘結）か、形を為さない下痢かのいずれかである。便の状態、排便後の状況から、寒熱虚実がある程度わかるので、非常に重要な問診事項である。大便が軟らかく形にならないものを「泄」といい、大便が水のようなものを「瀉」という。泄と瀉をひとまとめにして、「泄瀉」と呼ぶことが臨床上一般的である。「泄瀉」とは、大便回数が増え、かつ便の質が軟便で薄く、未消化物を混じえるようなものが多く、ひどい場合には水様であるものをいう。また、『霊枢』経脈篇の足太陰経脈病症に「溏。瘕。泄」とあり、「溏」は大便稀薄のことである。足厥陰経脈病症には「胸満嘔逆飧泄」とある。「飧泄」とは粥状の下痢のことである。

是以春傷於風、邪気留連、乃為洞泄。	『素問』（生気通天論篇）

湿勝則濡瀉。	『素問』（陰陽応象大論篇）

　表7-47に大便秘結の弁証分類、**表7-48**に急性の泄瀉（暴瀉）の弁証分類、**表7-49**に慢性の泄瀉（久瀉）の弁証分類を示す。

第7章 ● 問　診

表7-47　大便秘結の弁証分類

病　因	分　類		病　理	特　徴
内傷	実秘	熱秘 （胃腸実熱）	・寒邪が裏に入り熱化し、陽明腑実となる ・温病から気分証へ（陽明腑実証） ・体質素因として陽盛体質の人が、飲食不節（酒や辛辣物、油膩物の過食・偏食など）によって胃腸に熱邪が蘊結し、津液を損傷し、燥熱の邪気が形成され、大腸腑の実証を引き起こす	大便秘結、排便困難（排便時に灼熱感を伴う）。そして、積便により、腹部脹満を起こす。ひどい場合は拒按の腹痛が生じる。口渇、口臭。顔面紅潮、イライラする。心煩、尿の量と回数が少なく色が濃くなる、小便短赤
		気秘 （肝脾気滞）	情志の失調や運動不足などにより気の運行が滞って生じた便秘のことであり、気滞便秘ともいう。肝気の疏泄失調や肺気の宣発失調、胃気の上逆などが起こり、大腸腑の伝導機能が低下して発症する。また、腹部手術の後遺症として大腸の気滞が派生することによっても発症する	精神的な緊張や旅行など環境の変化で便秘になる。便意はあるが排便できない、腹部と両脇部の脹満、口苦、噯気。あるいは、咳や喘息を伴うこともある
		陽明瘀熱	邪熱が血を煎熬し瘀血を形成し大腸腑の伝導を失調させて便秘する	大便が硬くて色が黒い。ほかに、瘀血の所見を伴う
	虚秘	肺脾気虚	脾気が虚すと、運化の低下のみならず、肺の宣発粛降も失調し、大腸の津液がめぐらなくなり伝導力も低下し便秘になる	大便の硬さは一定しない。スムーズに出ないので排便時に力むと汗が出て息切れする。排便後の疲労脱力感（排便により気の消耗が激しくなる）、甚だしければ脱肛（中気下陥）などを呈する。顔色が白い。倦怠感、懶言（話すのが億劫）などがある。大便は粗大な円柱状で、泥状便になることもある
		血虚	急激な失血（出産や崩漏など）によって、あるいは慢性的な血虚になると、大腸の滋潤作用が低下し、便秘になる	大便が乾燥して出ない。頭暈、目のかすみ、顔面が蒼白か萎黄色、唇や舌が淡白、動悸、不眠、健忘、経血量が減少して色が薄くなったり、経血が枯渇して無月経など
		陰虚	血虚便秘と同様、陰分が不足すると全身に乾燥症状が現れる。特に胃腸の乾燥症状として便秘が生じることが多い。陰虚体質の場合、熱性疾患は体内の陰津を損傷しやすく、熱の症状がなくなってからも、陰津不足による便秘が長く続くことがある。汗や下痢あるいは、乾燥性の強い生薬の過服によって大腸の津液が不足して便秘になる	発症が緩慢で経過が長いので長期間の便秘になる（血虚便秘も同様）。痩身、ほてり、微熱、盗汗。空咳、口渇
		冷秘 * （脾腎陽虚）	脾腎陽虚によって陰寒内盛し、陽気がうまくめぐらなくなり、大腸腑の伝導機能が低下して便秘になる	大便秘結、夜間の頻尿、尿量が多い。手足が冷える。腰が冷えて痛む

＊冷秘は脾腎陽虚としている文献がほとんどだが、なかには実証として分類しているものもある。臨床的には、大便秘結し腥い臭いがし、胃脘部の硬満と痛み、拒按、口渇はなく、舌苔が白潤というものがある。詳細は『実用中医診断学』（鄧鉄濤主編、人民衛生出版社、2004年）参照。

201

表7-48　急性の泄瀉の弁証分類

病　因	分　類	病　理	特　徴
内傷	寒湿	外邪のなかでも特に、湿邪の侵襲によって脾の運化機能が阻害（低下）され発症する。風寒邪や暑熱邪が伝変あるいは直中によって太陰脾土を侵した場合も同様に発症する。湿熱は陽明を、寒湿は太陰を傷害することが多い	希薄な下痢で、ひどい場合は水様になる。腹痛、腸鳴、腹部満悶、食欲低下
	湿熱		腹痛を伴う激しい（勢いのある）下痢。排出してもすっきり出し切った感じがせず、また出したくなる。便の色は黄褐色。臭いがきつい。肛門の灼熱感がある。小便短黄
	傷食	暴飲暴食や、飲食過多、油膩物・甘味の多食、生ものや冷たいもの・腐ったものを食することなどにより脾胃の機能低下を起こし、中焦に水湿が停滞するために生じる	腹痛腸鳴を伴う下痢（不消化物の混ざった腐卵臭がある）、排便後は痛みが軽減する。腹痞満、噯気、呑酸、食欲なし

表7-49　慢性の泄瀉の弁証分類

病　因	分　類	病　理	特　徴
内傷	脾虚	長期にわたる飲食不節や、長患い、労倦内傷によって、脾胃自体が弱り、いわゆる脾虚湿盛あるいは脾虚気陥、脾陽虚による寒湿内生となって生じる	軟便になったり下痢になったりして、この状態が長い期間反復する、未消化便、脘腹が脹満しすっきりしない、飲食の摂取量が減少し、食後に胃もたれする、油膩物を食すと、排便回数が明らかに増える、四肢が重だるい（力が入りにくい）、全身倦怠感、面色萎黄。脾虚気陥になれば脱肛したり、脾陽虚になって寒湿内生すれば手足が冷えて水様下痢で腹部が冷えて痛む
	腎虚	加齢や長患いによる腎陽虚衰や元々虚弱な体質の場合、命門の火が衰退してくることによって、脾の陽気も衰えてきて、脾虚となる	明け方前に臍腹痛や腸鳴を伴った下痢（五更瀉、鶏鳴泄瀉）をし、排便後は痛みが軽減する、四肢厥冷、腰膝酸軟
	脾腎陽虚	脾虚と腎虚の陽気が消耗した場合に起こり、さらに冷えの症状が加わり、生じる	腸鳴して水様下痢、腹中が冷えて痛む、四肢厥冷、腰膝酸軟、淡白舌、色褪せがきつい、脈沈細弱
	肝脾不和	精神的緊張、プレッシャー、焦り、怒りなど、肝気が高ぶる状況が強く起こったり継続することにより、木乗土（木気が土気を剋し過ぎて病理に変じたもの）を成し、脾胃の運化機能が失調して生じる	怒ったり、緊張したりすると腹痛とともに下痢する、ゲップが多い、少食傾向、腹鳴して絞られるように痛むこともある。放屁が多い
	瘀阻腸絡	寒湿や湿熱が腸で蘊結し、気血の停滞が起こり、それが長期化することによって瘀血が派生する。その瘀血が腸の気血のめぐりを阻害して発症する	固定性の刺すような腹痛（拒按）があり、下痢後も緩解しない、口乾するが多くは飲もうと思わない、瘀血の所見を伴う
	水飲留腸	平素より水分摂取が過多で、水湿が腸内で停留し、水飲邪となり気機を阻害する	腸鳴がひどく、水のような下痢あるいは泡沫状の便が出る。消痩、腹脹、尿少、さらさらの涎や水状のものを吐く

第7章 ● 問　診

38　吐き気がする

　吐き気を催すが実際に吐かない不快な感覚のことを悪心（nausea）という。一方実際に、胃のなかのもの（飲食したもの、痰涎）を吐き出すことを嘔吐（vomiting）という。

　声（えずき声）を出して物を吐き出すことを嘔という。えずき声があっても何も吐き出ないものは噦または乾嘔である。

　また、物を吐き出すときに声が出ないものを吐という。臨床上、嘔と吐が同時に見られることが多いので嘔吐と称する。

　嘔吐の種類を次に挙げる（**表7-50**）。

表7-50　嘔吐

朝食暮吐 vomiting in the evening of food eaten in the morning	朝に食べた食物をその日の夕刻に嘔吐すること。胃の逆流の特徴的な兆し
暮食朝吐 vomiting in the morning of food eaten in the evening	夕刻に食べた食物を翌朝に嘔吐すること。胃の逆流の特徴的な兆し
乾嘔 dry retching	空えずきで、声だけあって食物を嘔吐しないこと
呑酸 acid regurgitation	酸っぱい液体が胃から喉元まで持ち上がってきて、再び下がること
吐酸 acid vomiting	胃から上逆してきた酸っぱい液体を吐き出すこと

　表7-51に悪心の弁証分類、**表7-52**に嘔吐の弁証分類を示す。

　また、嘔吐物によっておおよその病理鑑別ができる。酸臭、腐ったような臭いがきつい場合は食積、苦く黄色い水は胆熱犯胃、酸っぱく緑色がかった水は肝熱犯胃、濁痰や涎沫は痰飲中阻、さらさらとした水様物は胃の気虚あるいは虫積、少量のねばねばした液体は胃陰虚である。しかしこれはあくまで「こういう場合が多い」ということであり、ほかの随伴症状、体表観察の結果も合わせて病理を絞り込む。

203

表7-51 悪心の弁証分類

病因	分類	病理	特徴
内傷	胃寒	体質素因が脾胃の陽虚、あるいは、寒冷の飲食物の過食などで、胃気が損傷する。前者は慢性に、後者は急性に起こる	悪心、時に胃痛を伴う。いつとなく、さらさらした水のような液体や涎が出てくる。温めると軽減し、冷やすと増悪する。食欲不振。泥状便など
	胃熱	油膩物や嗜好物の多食で裏熱が生じたり、暑熱を感受して裏に入ることなどにより、胃熱が生じ胃気逆して発症する	悪心、時に胃脘部の灼熱感と痛みを伴う。呑酸、口臭、尿の色が濃い、便秘など
	胃陰虚	強烈な嘔吐の後、熱病の後期、大手術などで、胃陰がひどく不足して生じる	悪心、時に激しく嘔吐し、口渇して水分を欲する、甚しい場合は水を飲むとすぐに吐く、食べられない、息切れ、倦怠感など
	肝胃不和	肝気が鬱滞し、胃を横逆して生じる	悪心、嘔吐や胸苦しさ・脇痛・口苦・食欲不振を伴う。月経不調など
	傷食	暴飲暴食で胃を損傷し、胃気が降りず上逆して生じる	悪心で吐きたくなる、腐臭のある噯気、呑酸、食物の臭いを嗅ぐのを嫌がる、胃脘部の脹満、飲食したがらない

第7章 ● 問　診

表7-52　嘔吐の弁証分類

病因	分類		特徴
外感	外邪犯胃	風寒邪[*1]	突然嘔吐するとともに、悪寒・発熱、頭項強痛、無汗、脈浮(緊)など風寒表証所見を伴う
		風熱邪	突然嘔吐する。軽ければ悪心して吐きそうになるのみであるが、ひどければ悪心してすぐに嘔吐したり飲食中に嘔吐する。発熱、微悪風(すぐに悪熱に変わる)、咽の発赤や痛みなど風熱表証所見を伴う
		暑湿邪	夏の蒸し暑いときに発症する。突然嘔吐する。軽ければ悪心して吐きそうになるのみであるが、ひどければ悪心してすぐに嘔吐したり飲食中に嘔吐する。汗がよく出る。口渇が強い。発熱悪熱(熱邪がきつければ壮熱、口内の乾燥、舌の乾燥)、心煩
	邪在膜原[*2]		温邪に感受し、膜原で邪気が鬱滞し伏してしまった場合にも、嘔吐がみられる。嘔吐に寒熱往来を伴う、舌苔が白厚で粉が積もったような状態(白腐苔)になる
内傷	食滞[*3]		臭いがきつい(鼻を突く腐ったような酸臭の)嘔吐物。胃脘部の脹満。噯気が出て飲食物を見るのを嫌がる(飲食物を見ると吐き気がする)。何か飲食すると途端に嘔吐が激しく起こるが、吐出後はすっきりして快調になる
	痰飲内阻[*4]		本来は寒痰・熱痰の区別がある。さらさらした涎や痰状のものを嘔吐する(寒証に傾いていることを示す)。胃の不快感で飲食したがらない。頭がクラクラする(頭暈)、動悸。温病の中期(気分証)でもみられる。嘔吐に胃脘部が痞え腹脹し、白膩苔が厚くなる(湿濁中阻)。嘔吐に身熱、心煩を伴い、脘腹痞満、舌苔が黄膩苔～黄濁苔(湿熱互結、あるいは熱痰中阻)
	肝気犯胃		呑酸、噯気が頻繁に出る。胸脇部が脹って痛む。イライラやプレッシャー、悩み考え出すと嘔吐、呑酸がひどくなる。春温病や暑温病の過程で、肝気がたかぶり過ぎて、肝風を起こし、肝風内動し痙攣や四肢抽搐し、高熱や頭痛、頻繁に嘔吐し、しかも噴水のように激しく嘔吐することがある
	脾胃虚寒[*5]		飲食量が少し多めになると嘔吐してしまう、あるいは嘔吐しそうになる。嘔吐しそうになったり治まったりを繰り返す。食欲不振でなかなか飲食がすすまない。胸や胃脘部が痞える感じがする。全身倦怠無力感。ひどい場合には腎陽虚を兼ねる。四肢厥冷、水様下痢
	胃陰虚		熱病の後期や肝鬱化火、繰り返す嘔吐などによって、胃陰を暗耗し、胃の腑自体が衰弱し降濁機能が低下してしまっている状態である。繰り返す嘔吐。嘔吐物の量は多くない。時々、空えづきする(乾嘔)、悪心。口中が乾燥し、咽も乾燥する。空腹感はあるような気がしても実際食べ物を目の前にすると食べたいと思わない。胃脘部の嘈雑感

*1：『傷寒論』辨太陽病脉證并治上第五に「太陽病、或已發熱、或未發熱、必惡寒、體痛、嘔逆、脉陰陽倶緊者、名爲傷寒」「傷寒一日、太陽受之。脉若靜者、爲不傳。頗欲吐、若躁煩、脉數急者、爲傳也」とある。

*2：往来寒熱を伴うと、即「少陽病」を連想するが、治療戦術として、吐法に出てよい場合と和解少陽のほうがよい場合がある。病の位置が上の前で邪気が塞いでいる場合は吐法。膜原(胸膈)に鬱滞している邪気を取り除くために吐法を用いる。病の位置が横中心であれば、和解少陽。『傷寒論』辨少陽病脉證并治第九に「本太陽病不解、轉入少陽者、脇下鞕滿、乾嘔不能食、往來寒熱、尚未吐下、脉沈緊者、與小柴胡湯」、辨厥陰病脉證治第十二に「嘔而發熱者、小柴胡湯主之」とある。

*3：『鍼道秘訣集』の吐針に「穴ハ胃腑也、針先ヲ上ヘナシテ深ク立捏ベシ。一本ニテ効無ハ二三本モ立ル。拠ハ両脾ノ募ニ邪氣有ハ立ツル可。吐スルニ胃ノ腑ニ針スル法トハイヘドモ食氣胃ノ腑ニ無クシテ下焦ニアラバ瀉ス針ニテ食氣ヲ下シテヨシ」とある。

*4：『素問』挙痛論篇に「寒氣客於腸胃、厥逆上出。故痛而嘔也」とある。

*5：『霊枢』経脈篇の足太陰経脈病症に「食すれば則ち嘔し」とある。『傷寒論』辨太陰病脉證并治第十に「太陰之爲病、腹滿而吐、食不下、自利益甚、時腹自痛。若下之、必胸下結鞕」とある。絶対に瀉下してはいけない。理中湯や六君子湯で中焦を温補健脾し、和胃降逆させる段階であるため、足三里や太白、公孫、脾兪、胃兪、中脘、気海、関元などの反応をよくみて、灸を施したり補鍼する。

205

39 乗り物酔いをする

乗り物に乗ったときに眩暈を感じて嘔吐するのは暈車（車酔い）、暈船（船酔い）とも呼ばれ、治療しなくても治まる場合がある。また車の臭いで酔ってしまう場合は、心神の問題がある。揺れによって酔う場合は、左右上下の気のアンバランスがもともとあるか、揺れによって気逆あるいは気陥となり気分が悪くなったりする。気逆が一気に起こった場合は、生唾があふれてきて嘔吐しようとし、上り過ぎた気を降ろそうと自然治癒力がはたらいた場合には、便意を催す。

40 胃が（痛い・もたれる）

心窩部付近の疼痛を胃脘痛（stomach duct pain）という。胃脘痛の主要症状は、疼痛（脹痛、刺痛、隠痛、激痛など様々）と脘腹脹満、噯腐呑酸、悪心嘔吐、食欲不振などがあり、胃がもたれる症状もこれに含まれる。

胃脘痛は心痛、脇痛、腹痛などとの鑑別を行う必要があり、心痛との鑑別は重要となる。

また、胸腹間の気機がふさがれて不快感を自覚する症状のことを痞というが、このことを患者は患者は「胃がもたれる」と表現することもあると表現することもある。脘痞・心下痞（gastric stuffiness）は、心窩部が痞えた感じで苦しく、押さえると軟らかく不快な感じはあるが、痛みはないこと。実痞（stuffiness of excess type）は、病邪によって起こる心窩部の痞え、虚痞（stuffiness of deficiency type）は、正気の弱りによって起こる心窩部の痞えである。

表7-53 に胃脘痛の弁証分類を示す。

41 胸やけする

胸やけや上腹部の不快感のことを嘈雑という。中焦（脾胃）の病変である。

表7-54 に嘈雑の弁証分類を示す。

第7章 ● 問　診

表7-53　胃脘痛の弁証分類

病　因	分　類		病　理	特　徴
内傷	脾胃虚寒		気虚の体質、慢性病による消耗などで脾胃の陽虚をきたして内寒が生じ、胃が温養されないために生じる	心窩部の持続性の鈍痛、食欲不振、摂食量が少ない、水様物の嘔吐、押さえたり温めたりすると楽になる。空腹時に疼痛が増し食後に軽減する。冷えると増悪する
	寒邪犯胃		寒冷や冷たいものや生ものの多量摂取などにより寒邪が裏に入って脾胃を侵したために生じる	胃脘部に絞られるような痛みが突然生じ、温めると軽減する。痛むときに悪寒を伴う。白い唾液を吐きだす。温かいものの摂取を好む
	肝火犯胃		肝鬱化火、辛辣物や濃厚な味の食物の嗜好や温熱性の薬物の過用による胃熱、六淫邪の化熱入裏などにより、火熱が脈絡壅阻して気血を失調させたために生じる	心窩部の強い灼熱性疼痛、拒按、冷やすと心地よく、温めることを嫌がる。胸やけ、呑酸、口乾、口苦、場合によっては吐血や便血、煩燥してイライラしやすいなど
	胃陰虚		慢性の胃病による陰血の消耗、あるいは熱病による胃陰の消耗などによって胃が栄養されず脈絡が拘急するために生じる	心窩部の灼熱性鈍痛、口や唇の乾燥、飢餓感、胸やけ、空腹感はあるが食べたくない。場合によっては乾嘔、食べ物が喉を通らない、大便乾燥など
	肝鬱気滞		肝の疏泄失調により、肝気が鬱結し、胃にも影響し、胃の和降ができず、胃気が通じず生じる	心窩部の痛みに強い膨満感を伴うが痛む部位が遊走してわかりにくい。精神面で切羽詰まると痛みが発症し増悪する。痛みが両脇に放散する、胸苦しく痞塞感がある。ため息が多い、食欲不振。噯気、呑酸、場合によっては嘔吐
	瘀阻胃絡		気滞が持続して血瘀が生じ、瘀血化が進み胃痛が生じる	上腹部に針で刺すようなあるいは切り裂かれるような固定性の痛み、拒按、吐血、タール便など
	食積		暴飲暴食により食物が中焦に停滞するために生じる	上腹部の膨満感と疼痛、拒按、胃もたれ、腐酸臭の噯気、食物の臭いを嫌う、悪心嘔吐、大便がたっぷりすっきり出ない、吐くと疼痛が軽減するなど

7

表7-54　嘈雑の弁証分類

病因	分類	病理	特徴
内傷	傷食	暴飲暴食などの飲食不節により胃内に食滞が生じ、胃の和降が障害されて生じる	上腹部の不快感、呑酸、悪心、嘔吐、腐臭の曖気、腹満、口臭、大便酸臭、嘔吐すると症状が軽減する
	胃熱	辛辣物、油膩物や飲酒癖などで胃中に熱が鬱したり、熱邪が胃腑に侵入すると胃の和降が障害されて生じる	上腹部の不快感、胃内に辛辣な感じや焼けるような熱さを感じる。口臭、呑酸、起床時に口のなかが酸っぱく感じ口を漱ぎたくなる。日中は正常になる
	胃寒	寒冷の環境、生ものや冷たいものの摂取などによって生じる。脾胃気虚があることが多い	上腹部の不快感、口内にさらさらした唾液があふれ、酸っぱい感じがする。上腹部痛、腹が痞えて脹るが、寒冷環境下や冷たいものを飲食すると嘈雑が増悪し、逆に暖めたり熱い飲食物を摂取すると軽減する。食欲不振、全身倦怠感、息切れなどを伴うこともある
	肝胃不和	肝気横逆により胃の和降が障害されて生じる	上腹部の不快感、何か食べたくなって少し食すと幾分嘈雑が軽減するも再びもとに戻ってしまう。呑酸、胸や腹が脹って苦しい、脇痛、口苦など

42　腹が（脹る・痛い）

[1] 腹の脹り

　腹（胃脘以下の大腹部）の内部に脹って満ちた感覚があるが、外見上は全く膨満して脹っていないものを腹満という。

　『霊枢』経脈篇にはいくつか腹満についての記載がある。まず足陽明経脈病症には「賁響し腹脹す」とあり、胃腸がゴロゴロと鳴って脹ることを表す。また足太陰経脈病症には「胃脘痛み腹脹り善く噫し」とあり、胃のあたりが痛み、腹部が脹ってよくゲップ（噫）が出る様子が書かれている。足厥陰経脈病症には「婦人少腹腫」とあり、女性は主に少腹が腫れると記されている。

　表7-55に腹満の弁証分類を示す。

[2] 腹の痛み

　腹部とは、胃脘部以下、恥骨毛際以上の部位を指す。厳密には、胃脘以下臍以上の大腹、臍よりも下部の両側の少腹、臍よりも下部の正中付近の小腹に分かれる。

　表7-56に大腹部中心の腹痛の弁証分類、**表7-57**に少腹部痛の弁証分類、**表7-58**に小腹部痛の弁証分類を示す。

第7章 ● 問 診

表7-55 腹満の弁証分類

病 因	分 類	病 理	特 徴
内傷	寒湿中阻	寒邪が直中したり、気温が低く湿気の多い環境下での生活、生ものや冷たいものの多食などによって、寒湿邪が中焦を犯し、脾胃の昇降失調によって発症する	腹部を按圧しても膨満感が軽減しない。食欲不振、悪心、嘔吐。頭や身体全体が重だるい。大便は軟もしくは下痢、脘腹疼痛、口渇があっても実際飲みたがらない、黄疸(陰黄〔暗いくすんだ黄色〕)、女性の場合帯下が白く量が多い
	脾胃陽虚(脾胃虚寒)	もともと脾胃が弱かったり、飲食不節(生もの、冷たいものの過食)や、寒涼薬の服用過多などによって脾胃の陽気が著しく虚して発症する	膨満感が出たり治まったりを繰り返す(膨満感の程度にも波がある)。腹部を温めたりさすったりすると気持ちよく感じ、膨満感が少し軽減する。熱いものを飲食することによって膨満感が少し軽減する)。全身倦怠感。水様下痢や不消化下痢。飲食してもなかなか消化せず、食欲がすっきり出ない
	湿熱蘊結	湿熱の邪の感受、油膩物や辛辣物の嗜好・酒癖などで、湿熱が脾胃を阻害したために生じる	腹が脹って、脘腹が痞え、嘔悪する。口渇があるが多飲しない。心中煩悶、大便溏泄、小便短赤、時々粘稠な発汗あり。黄疸(陽黄[鮮やかな黄色])
	食滞	暴飲暴食により脾胃の運化を傷害したために生じる	腹部膨満感に腹痛を伴う。臭いのある噯気、呑酸、口臭あり。厭食、泄瀉(腐卵臭に近い臭い)
	胃腸実熱(陽明熱結)	多くは、外感熱病の進展過程中に見られる。邪熱が裏に侵襲し、腸胃に壅滞し、陽明腑実証となり発症する	腹満が減少しない、あるいは腹部が硬くなって痛む(臍周付近が疼く場合もある)。便秘、手足から漐漐と汗が出る、潮熱、譫語
	肝鬱気滞*	七情の抑鬱から、肝気が鬱結し、気が滞り、それが腹部で起こると発症する	精神的緊張によって、そのストレスの強さに比例して腹満が増減する(実際に七情の不和を起こす要因があるかどうかを確認すること)。胸脇脹痛、イライラしやすい。緊張しやすい。放屁が多く、出ると少し緩解するがすぐに腹満する

＊清の時代に李用粋が編撰した『証治匯補』脹満章に「気脹者、七情鬱結、胸腹満悶、四肢多痩」とある。

209

表7-56　腹痛の弁証分類

病因	分類		病理	特徴
内傷	寒痛 (寒邪入侵)		寒邪が内侵し、中焦で気血の流れが鬱滞したり、生ものや冷たいものの過食などによって、中焦の陽気が損傷し、運化失調により寒邪が中焦に積滞することによって起こる	激しい腹痛で、温めると軽減し、逆に冷えると増悪する。小便清長、口渇なし。大便軟もしくは不消化便。四肢厥冷
	熱痛 (腸胃の実熱が多い)		暑熱邪の侵襲、あるいは中焦に積滞した寒邪の鬱火、あるいは辛辣物や油膩物の多食、飲酒過多などによって、脾の運化が失調し、湿熱が中焦に鬱滞し気機の流通が阻害されて腹痛が発症する	急激な腹痛で、拒按。ひどい場合は、腹壁拘急。便秘あるいは便血、軟便、小便短赤。温めると痛みが悪化し、冷やすと軽減する。口渇喜冷飲。発熱や壮熱、悪寒を伴うこともある
	虚痛 (中焦虚寒)		体質素因が陽虚、あるいは寒湿積滞により脾陽が受損し、陰寒が内生し、気血の化生が失調して、臓腑経絡が温養されなくなって腹痛が発症する	じんわりと痛んだり痛まなくなったりを延々くり返す。腹部を温めたりさすったりすると痛みが軽減する。畏寒、四肢厥冷、水様便
	実痛	気滞	情志の不遂によって怒ったり感情が鬱したりして、肝気の条達がのびやかでなくなり、肝気が横逆したり(肝胃横逆)、気機鬱滞して逆乱し、脾胃の気も阻害されて発症する	腹脹痛、痛むところが一定しない。情緒の変化(特に怒りや悩み)によって痛みが増減する。胸脇脹満。少腹部が引きつる痛み。噯気や矢気(放屁)を出すと痛みが軽減する
		血瘀	気滞血瘀、寒凝血瘀、湿熱血瘀によって、経脈が不通となって腹痛が発症する	腹部の固定性の刺痛。夜間に増悪する。拒按。日にちが経っても一向に腹痛が軽減しない
		食滞	飲食不節(暴飲暴食、油膩物や辛辣物の多食、不衛生な物の飲食など)によって脾胃が損傷し、食物が停滞し運化されなくなって腑気が通じなくなり発症する	脘腹部が脹満し疼痛する、拒按。呑酸、口臭、食べ物を見ただけで吐き気がする

表7-57　少腹部痛の弁証分類

病因	分類	特徴
内傷	寒滞肝脈*	少腹部が疼痛し陰部にまで響く。下に引っ張られるかのような激烈な脹痛。拒按である。陰嚢が収縮する。冷えによって増悪し温めると緩解する
	肝気鬱結	少腹部の不快感と痛みがあり急に痛くなったり緩解したりを繰り返す。情志変動によって痛みが増減する。時に、脹痛がひどく激烈な痛みで按圧できないほどの拒按を呈する。胸悶やため息、イライラしやすいなど
	肝寒*	少腹部が何となく痛み、左側の少腹部が痛むことが多い。倦怠感があり四肢厥冷や嘔吐や下痢を伴うことがある
	腸道湿熱	右側の少腹部の疼痛(拒按で激烈な痛み)と下痢に血が混ざる。裏急後重。小便短赤。口渇あり

＊寒滞肝脈証は実寒証であり、肝寒証は虚寒証である。

第7章 ● 問　診

表7-58　小腹部痛の弁証分類

病　因	分　類	特　徴
内傷	膀胱湿熱	小腹部が脹満して疼痛する。小便が少なく色が赤い（血尿）。排尿時に尿道に灼熱感と痛みがある。ひどい場合には、尿が出ない。便秘を伴うこともある
	膀胱阻滞	湿熱による阻滞（膀胱湿熱証）、気滞による阻滞、瘀血による阻滞、砂石による阻滞の区別がある ・気滞による膀胱阻滞：脹痛主体。排尿後に小腹痛が出ることが多く、小便がスムーズに出ない ・瘀血による膀胱阻滞：小腹部の刺痛。小腹拘急。あるいは血尿が出ることもある ・砂石による膀胱阻滞：絞めつけられる激痛が腰や会陰部にまで及ぶ。血尿が出る
	腎虚寒凝	小腹部がどんより痛み、冷えると増悪し温めると緩解する。腹部が冷え、腰や膝も冷えて痛む。ひどい場合には夏場でも腹部が冷たい。小便清長で尿切れが悪い

43　身体が痒い

　皮膚に瘙痒感を自覚し、爪で掻きたくなる症状で、皮膚に損害なく瘙痒が自覚される症状である。巣元方らによる『諸病源候論』では「風瘙痒」とある。身癢（generalized itching）とも呼ばれ、全身が痒いことを指す。

　皮膚掻痒の病位は皮膚なので、直接的には臓腑では肺（肺魄）が関わっているが、痒みを知覚するのは心である。心神が不安定になると痒みの感覚も激しく感じる（**図7-1**）。

　諸痛痒瘡、皆属於心。　　　　　　　　　　　　　　　　　　　　　　　　　　　　　　　『素問』（至真要大論篇）

　痒みについて、次の事柄を問診していく。

①痒い部位
　どの経絡エリア（皮部）に痒みがあるか、上下・左右差はどうか、また痒みはどのように移動していくか（例えば、頭皮から始まり、頸から胸、肘窩から膝窩部へと拡大したなど）を聞く。

②痒みの性質
　遊走性か固定性か、熱感や蟻走感といった随伴症状があるかどうかを確認する。また、ある特定の時間帯に痒むかどうか、当てはまる場合その時間帯はいつか尋ねる。

③患部の状態
　乾燥型が湿潤型か、肌汁が出る場合はその色や粘稠度、発赤具合はどうか、あるいは肌膚甲錯の有無と程度、他覚的に熱感があるか、冷えているかを確認する。

④増悪条件と緩解条件
　ある特定の季節に痒みが増悪もしくは緩解するかどうか、精神的因子・特定の飲食物で増悪するかどうか、また痒みと排便との関連、天候との関連、女性の場合は月経との関連などを聞く。

⑤既往歴と家族の既往歴、痒み発症以後の経過
　喘息・蕁麻疹・アレルギー性鼻炎・結膜炎・薬疹などの既往歴、家族の既往歴を尋ねる。ある特定の薬を服用（外用）してから痒みが発症している場合は、その薬の副作用を調べておく必要も出てく

211

る。逆に、漢方薬治療や鍼治療をして一旦緩解している場合や、逆にそれによって増悪している場合、どのような治療をしたのかが病理解析のヒントとなる。

表7-59に痒みの弁証分類を示す。さらに、『皮膚病中医診療学』（徐宜厚等主編、人民衛生出版社、1997年）には、皮膚瘙痒（風瘙痒）の弁証類型として次の七つが挙げられている（表7-60）。絶対的なものではないので、あくまで参考までとする。

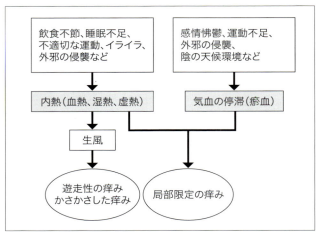

図7-1　痒みのメカニズム

血熱の場合、夜中に痒みがひどくなったり、掻いて出血すると痒みが軽減する。湿熱の場合、高温多湿、飲酒や辛辣物で悪化傾向にある。湿邪がきついと患部がジュクジュクとする（透明〜黄色、熱がきつければ色が濃く、粘稠で臭いがきつい）。陰虚内熱の場合、夕方〜夜間に痒みが増悪し、労累過度にて悪化する傾向がある。瘀血の場合、肌膚甲錯や皮膚の色素沈着（茶褐色〜黒色）がみられる。

表7-59　痒みの弁証分類

病因	分類	特徴
外感	風湿	外邪の侵襲によって肌膚での経気が鬱滞し、邪気が同部位にて停滞してしまうと気血（正気）と邪気がせめぎ合い、ますます気血の停滞が起こり、痛痒い感覚が出る。風湿客膚証、風寒束表証（桂麻各半湯証）
	風寒	
内傷	湿熱	飲食不節（油膩物、辛辣物、酒、甘いものの過食）によって湿熱が内生し、湿熱邪が皮毛腠理で鬱滞し、熱化して風を生じ、その湿熱と内風が内から疏泄もできず、外に発散させることもできない場合、皮毛腠理で鬱してしまい瘙痒が起こる。また、動風することによって、心火が助長され、血熱が肌膚を襲うと激しく痒む
	血熱	情志が怫鬱として精神的緊張がきついと、五志化火し、血熱が内蘊し、化火生風し、瘙痒が発症する
	血虚	肝腎が弱り、陰血不足になり肌膚を濡養できず、乾燥して痒くなる。（場合によっては血虚生風）

第7章 ● 問　診

表7-60　皮膚瘙痒（風瘙痒）の弁証分類

病　因	分　類	特　徴
外感	風寒束表 （桂麻各半湯証）	冬季に多い。全身痒いが特に下腿前面が顕著に痒む。寒冷に誘発されて痒みが増したり、あるいは気温の急激な変化で（外から暖房のかかった屋内に入った場合など）痒みが増す。脱衣して入眠の際に痒みが増す傾向がある。皮膚は乾燥し、温めたり汗が出ると少し痒みが引く。舌質淡紅、薄白苔。脈浮緊、あるいは浮緩
外感 または 内傷	風盛	春季に多い。身体全体に遊走性の痒み。掻いて出血し、化膿したり、瘡蓋ができたりしたところをまた掻破することを長年にわたり繰り返していると皮膚の肥厚が起こる（牛の皮のようになったり、ござのような模様になったりする）。舌質紅、舌苔薄黄、脈弦数
	風湿客肌	長夏の季節に多い。瘙痒が激烈で掻破を繰り返し、湿疹様のものが継発する。多くは下腿後面〜外側、外踝、膝窩が痒み、掻破すると黄色い水湿（汁）が出て、瘡ができる。舌質淡紅、白膩苔、脈弦滑
内傷	血熱生風	夏季に多く発する。瘙痒部位に灼熱感がある。温めたり熱によって瘙痒が激増し、冷やすと緩解する。イライラしたり精神的に動揺してくると瘙痒が悪化したり、辛辣物の摂取で痒みが増す。心煩口渇、舌質紅、舌苔薄黄、脈弦数
	血虚生風	老人や虚弱な人に多い。秋季に発症しやすい。皮膚が乾燥し、爪の掻き跡が残り、夜間に痒みがひどくなる。あるいは、肉体疲労で痒みが悪化するように感じる。全身倦怠感、気力が出ない。心悸失眠、食欲不振、舌質淡紅、舌苔が少ない。脈虚細数
	瘀血阻滞	年齢・季節に関わりなく発症する。腰周囲や足背、手腕部に多い。掻破痕が明らかに残り、褐色〜紫色の条痕が残る。皮膚の色が暗く煤けた感じ。舌質暗く、瘀斑や舌下静脈の怒張がきつい。脈細渋
	脾虚衛弱	海鮮物を好んで食し、毛皮などの毛に接触すると痒みが出たりする場合がある。皮膚には常に掻破痕があり、針の先ほどの大きさの血痂がみられる。大便の異常、肉体負荷で倦怠感が出やすい。舌質淡紅、舌苔少。脈虚細弱

44　アレルギーがある

　アレルギーにもいろいろある。ある特定の飲食を摂取したり、ある特定の動物と接すると呼吸困難や蕁麻疹が出るなどである。注目すべきは「いつから」「どのような条件で」「どのような症状が出るのか」である。それらの情報を積極的に得るよう問診する。

　ここでは、アトピー性皮膚炎を例に挙げる。

　アトピー性皮膚炎は現代病であり、中医学の概念には存在しない（皮膚瘙痒〔風瘙痒〕参照）。このため現代医学における定義を認識しておく必要がある。日本皮膚科学会による「アトピー性皮膚炎診療ガイドライン2016年版」には次のようにある（『日本皮膚科学会雑誌』126巻2号、2016年）。

　アトピー性皮膚炎の定義（概念）は「増悪・緩解を繰り返す、掻痒のある湿疹を主病変とする疾患であり、患者の多くはアトピー素因を持つ」である。アトピー素因とは、家族歴・既往歴（気管支喘息、アレルギー性鼻炎、結膜炎、アトピー性皮膚炎のうちいずれか、あるいは複数の疾患）があること、またはIgE抗体を産生しやすい素因をさす。

　次に、アトピー性皮膚炎の診断基準を挙げる。

①掻痒

②特徴的皮疹と分布

　皮疹は湿疹病変。急性病変の場合は紅斑、湿潤性紅斑、丘疹、漿液性丘疹、鱗屑、痂皮。慢性病変の場合は浸潤性紅斑、苔癬化病変、痒疹、鱗屑、痂皮がみられる。分布は左右対称性で、好発部位は、

213

前額、眼囲、口囲、口唇、耳介周囲、頸部、四肢関節部、体幹である。

　参考となる年齢による特徴として、乳児期は頭、顔に湿疹ができ始め、しばしば体幹、四肢に下降していき、幼小児期は頸部、四肢屈曲部に病変が現れ、思春期・成人期は、頭、顔、頸部、胸、背といった上半身に皮疹が強い傾向がある。

③慢性・反復性経過

　皮疹が慢性もしくは反復性を持って発現し、しばしば新旧の皮疹が混在する。乳児では2カ月以上、その他では6カ月以上を慢性とする。

　①～③の項目を満たすものを、症状の軽重を問わずアトピー性皮膚炎と診断する。そのほかは急性あるいは慢性の湿疹とし、年齢や経過を参考にして診断する。

　北辰会方式ではアトピー性皮膚炎の原因として、空気や水、食物の汚染、七情の過不足（心神の問題も含む）、様々な内熱要因、飲食の不摂生を挙げている。

　これらの病因によって、結果的に肺の臓の機能が失調し、その関連として皮膚に発疹が出る。アレルギーは肺の臓の不調を引き起こし、そのため喘息や喘息様症状として咳嗽や痰咳が現れることもある。湿疹を治そうと薬を使うと一時的に皮膚の発疹は治っても、肺気の失調が喘息という形で現れることもある。

　空気や食物の汚染は今に始まったことではないが、これが蓄積されていき、ある日発病するということはよくある。乳児が発病するのは親の妊娠中の精神状態の問題や飲食不節によるもので、親の体内の邪気が子供に受け継がれたということになる。これらは主に皮膚・粘膜を過敏にし、肺気の機能が悪くなる。

　七情の過不足とは、いわば精神的ストレスのことであるが、アレルギーが現代病といわれるのも、複雑化した社会が様々なストレスをもたらすことも関係している。

45　湿疹ができやすい

　皮膚にできる炎症で、初めは小さい紅色の点を生じ、次第に水疱や丘疹、あるいは膿疱を形成し、やがて痂皮となって湿潤するものを湿疹という。

　そもそも「疹」とは、形が粟粒状で隆起しており、手でさするとひっかかる感じがするものを指し、薄片状で色が赤や紫色で手でさすってもひっかからない「斑」とは区別する。また、いわゆる蕁麻疹は癮疹（いんしん）といい、よくみられるアレルギー疾患でもある。

　癮疹は、鮮紅色で痒みがひどく、灼熱感がある風熱型、白色で痒みがひどく悪風する風寒型、淡紅色で胸が苦しく、四肢が重だるくなる風湿型、繰り返し起こる慢性的な気血虚損型に分けられる。

　白疹、白痦（はくはい）といって温病の過程中にみられる湿疹の一種もある。白疹は、粟粒ほどの小さい疱疹（水疱）で、破れると淡黄色の液体が流れ出る。その液体が水晶のように白くきらきらと光るので晶痦とも呼ばれる。湿熱が鬱して気分で停滞し醸成してできるが、湿熱邪が外泄される兆しでもある。

　患者の主張する「湿疹ができやすい」も、どのような湿疹か、あるいは本当に湿疹なのかを確認する必要がある。どの部位に、どのような条件下で、どのような状態で（色や隆起の有無、水疱の有無、熱感の有無など）出現するのかを確認することが重要である。

第7章 ● 問　診

46　むくみがある

　全身あるいは局部的にむくみ、指で押さえると陥没してなかなかもとに戻らないものを浮腫という。

　皮膚の浮腫には水腫（水気〔病〕：edema）と気腫がある。水腫は皮膚の腫脹している部位が水のような色になって、指で押さえると陥没してなかなかもとに戻らない。体内に溜滞した水液が皮下に氾濫して、顔面・四肢・胸腹・腰背あるいは全身に見られる。肺・脾・腎の異常によって生じる。気腫は皮膚の色には変化が見られず、指で押さえても陥没しない。

　ここでいうむくみは水腫のことである。患者自身は「足がむくむ」と言って、この項目に○を付けても、実際体表観察のときに脛骨粗面を指で按圧してみてへこむことがなければむくみではない。ただ肉付きがよいだけかもしれない。水腫の分類を次に示す。

①陰水・陽水

　陽水（yang edema）は、風熱犯肺、水湿内停により肺の宣散粛降を阻害して浮腫を生じる。急性で、発熱、咽痛など上焦の症状を伴う。実証・熱証を呈するので陽水といわれる。陰水（yin edema）は、脾陽の不足・腎の陽虚で水湿を運化できないために生じる。多くは下肢に浮腫が生じ、下肢の冷え、腰がだるいなどの下焦の症状を伴う。虚証・寒証を呈するので陰水といわれる。

②風水・皮水・正水・石水

　風水（wind edema）は、外邪（風邪）を感受し肺気の宣散と水道通調ができなくなり、水湿が皮膚にあふれ水腫が生じる。急に発病し顔面や四肢の浮腫、発熱、悪風、脈が浮、舌苔が白など。皮水・裏水（skin edema）は、皮膚がむくみ、光沢がある。皮下の水湿のため指で押さえると圧痕を生じる。脾気の不足による水湿の運化失調のために生じる。正水（regular edema）は、浮腫とともに、腹部の膨満と呼吸困難を伴う。石水（stony edema）は、浮腫とともに下腹部に石のような硬さのものを感じる。

　また、四肢が浮腫で腫れる病症を、四肢腫脹という。四肢すべてが同時に腫脹したり、上肢のみ、あるいは下肢のみが腫脹したり、あるいは片側のみが腫脹する。病証は、湿熱蘊結、気滞肌表、寒湿凝滞、気虚血瘀があり、寒熱虚実の別がある。

　表7-61 に浮腫の弁証分類を示す。

表7-61　浮腫の弁証分類

病因	分類	特徴
外感[*1]	風寒犯肺	眼瞼・頭面部の浮腫[*2]が顕著。尿量減少、悪風寒・発熱・後頭痛〜項の強ばり・関節痛
	風熱犯肺	眼瞼・頭面部の浮腫[*2]が顕著。発熱、微悪風、咽の発赤や腫脹疼痛、尿が濃く少量
内傷	水湿困脾	全身の浮腫（特に下肢や腹）、身体全体が重だるい、雨天前や湿度によって浮腫やだるさが増強する、頭重感、尿量が少ない
	脾陽虚	脾気虚が進展し、寒証をも呈し、湿邪をさばけない状態。全身の肉体的な倦怠疲労感（入浴や運動で増強する）、食欲不振（実際に少量しか食べられず、悪心や腹満が生じやすくなる）、尿量が少なく色は薄い、泥状もしくは不消化下痢（ひどいと排便後に倦怠感）、四肢の冷え、浮腫は圧すると陥凹がひどくなかなかもとに戻らない
	腎陽虚	下半身の浮腫が顕著。全身の浮腫、特に踝部の浮腫がひどい場合が多い（ひどくなると、靴を履けなくなる）。腰や膝がだるく無力、四肢の冷え、全身の悪寒、尿は量が少なく無色に近い
	気血両虚	陽虚ほど浮腫はひどくない、寒証を伴わない。全身倦怠感、息切れ、動悸、顔面蒼白〜萎黄、口唇淡白、頭のふらつき

＊1：風寒犯肺、風熱犯肺は風水と呼ばれている。『金匱要略』水氣病脉證幷治第十四に「病有風水、有皮水、有正水、有石水、有黄汗。風水其脉自浮、外證骨節疼痛、惡風」とある。

＊2：顔面浮腫の場合は、肺気虚もしくは脾陽虚であることが多いが、風水証のように外邪の侵襲によって顔面浮腫を起こすことがある。

47　小便の出が悪い

癃閉（dribbling urinary block）は、膀胱腑には小便が貯留しているにも関わらず小便量が少なくなり、点滴のように出て、ひどい場合には全く尿が出なくなる病証で、小便不通と同義である。「癃」とは、小便がすっきり出ず、ポタポタと出て量も少なく、病勢が緩慢なものを指し、「閉」とは、小便が閉塞し、ポタポタとも出ず、病勢が急なものを指す。

一方で小便不利とは、尿量が少なく排尿困難であることをいう。尿自体の産生量が少ないものを指す。癃閉（小便不通）も小便不利も、「小便の出が悪い」と患者は訴えるが厳密には区別される。ポイントは、水分摂取量と尿以外での水分排泄量（汗や嘔吐や下痢など）との相関を鑑みることで、もし津液の摂取不足であればまずはそれを改善する必要がある。

表7-62に癃閉の弁証分類、**表7-63**に小便不利の弁証分類を示す。

48　小便の後、不快感がある

小便の後の不快感の一つとして、排尿が終わったはずなのに尿が点滴する尿後余瀝がある。

表7-64に尿後余瀝の弁証分類を示す。

第7章 ● 問　診

表7-62　癃閉の弁証分類

病因	分類	病理	特徴
内傷	下焦湿熱	湿熱が膀胱に停滞しているか、他臓から膀胱に熱が移り湿熱が膀胱の気化を失調させて生じる	排尿困難、排尿痛、頻尿、尿意切迫、排尿時の灼熱感、口苦、口渇あるが飲みたくないなど
	肺気壅滞	上焦に病因があって下焦の症状が出現したもの。肺は水の上源であるため、何らかの原因で肺気の粛降が障害されると水道通調が障害され、影響が下焦に及んで生じる	尿閉、胸苦しい、咳嗽、呼吸切迫、息苦しい、便秘など
	脾虚気陥	脾虚の体質、過度の労働、飲食不節による中気の消耗など、脾気虚から、中気下陥になり、排尿に必要な力がなくなるために生じる	排尿困難、疲労感、息切れ、食欲不振、腹が脹って苦しい、下腹部が下垂するように脹る。泥状便など
	腎気不足	慢性の消耗性疾患、老化、房労過度などにより、腎陽が衰弱し腎気の蒸騰気化が不足して、排尿力の低下が起こり生じる	排尿時に勢いがない、尿意が頻繁にあるが出ない、腰膝がだるく痛む、手足が冷える
	肝気鬱結*	肝の疏泄失調により膀胱に気滞が生じ、小便不通となる	尿閉あるいは尿がすっきり排出しない、憂鬱、イライラ、胸脇部が脹る、眠りが浅い、多夢、口苦、呑酸など
	血瘀	外傷、気滞、血熱などの種々の原因で血瘀が発生したために生じる	尿閉、あるいは排尿できたりできなかったりする。下腹部が脹って痛む、ほかに瘀血の所見がみられる
	砂石	下焦に湿熱が停滞したり、肝鬱化火から熱が下焦に及んだり、油膩物、甘いもの、嗜好物で湿熱が内生し下焦に流注し湿熱が尿を濃縮したために石が発生して生じる	砂石が尿道を刺激するので裂けるような痛みを感じるが、尿が出ると症状が緩解する。尿閉、あるいは排尿できたりできなかったりする。下腹部が脹って痛む

*『霊枢』経脈篇の足厥陰病症に「狐疝遺溺閉癃」という記載がある。「狐疝」とは鼠径ヘルニア、「遺溺」とは小便を失禁すること、「閉癃」とは癃閉を指す。

表7-63 小便不利の弁証分類

病因	分類	病理	特徴
内傷	肺気失宣	風邪の侵襲により肺気の宣散が阻害され、水道通調ができなくなり津液が膀胱に下輸されずに生じる	尿量が少ない、眼瞼に続き四肢から全身に浮腫が生じる、四肢が重だるい、発熱、悪風、咳嗽など
	脾陽虚	寒邪の侵襲や過度の労働による内傷などのために脾陽が障害され運化が失調し、水湿がめぐらなくなり生じる	尿量が少ない、全身に浮腫があり腰以下に甚だしい、疲労倦怠感、顔色が萎黄、締めつけられるような頭重、体が重だるい、腹が脹って痛い
	腎陽虚	慢性病による陽気の損傷または生来の陽虚の体質などで、命門の火が不足して膀胱の気化が障害されて生じる	尿量が少ない、浮腫があり腰以下に甚だしい、顔色が白い、咳嗽、喘鳴、四肢の冷え、寒がるなど
	肝腎陰虚	陰虚で津液が輸布されずに生じる	小便の色が黄色く、頭暈、耳鳴り、心煩、口苦、咽乾、五心煩熱、腰膝酸軟、水腫など
	湿熱内阻	湿熱の邪が侵入したり水湿が長期間停滞して化熱し、湿熱が停滞し三焦の水道が通じなくなるために生じる	尿が濃く少量、排尿困難、イライラ、嘔吐、口苦、口粘、口渇があるが飲みたくないなど
	気滞湿阻	肝気が鬱滞し、気滞とともに水道が通じなくなって生じる	排尿困難、口苦、咽乾、胸脇部が脹る、食欲不振、噯気、呑酸、食べると腹が脹るなど

表7-64 尿後余瀝の弁証分類

病因	分類	病理	特徴
内傷	腎気不固	久病・房労過度などにより、腎気を消耗し、腎の気化不足で膀胱の水湿の制約ができなくなって生じる	頻尿で尿量が多く色が透明。排尿後の余瀝がひどい。元気がない、倦怠感、腰背部がだるく無力、四肢が温まらないなど
	中気下陥	飲食不節、過労などで中気が消耗し、中気の昇挙力が弱って生じる	排尿後の余瀝が出現したりしなかったりで、疲労により出現する。顔色が白い、元気がない、疲労倦怠感、食欲不振、泥状便、下腹部の下墜感など
	膀胱湿熱	湿熱が下焦に蘊結して膀胱の気化が失調し、膀胱が制約できなくなって生じる	排尿後に尿が漏れる、頻尿、尿が黄色あるいは混濁、尿道の灼熱性疼痛を伴う

49　耳鳴りがある

次項「50　聴力に異常がある」を参照。

50　聴力に異常がある

　外界に音がないのに耳内に鳴声を感じることを耳鳴（耳鳴り）という。また、聴覚が低下して外界の音が聞こえないことを耳聾（難聴）といい、軽症ではっきり聞こえないものを重聴、重症で全く聞

こえないものを全聾という。

耳鳴は、耳のなかで蝉の鳴き声のような音や、潮のような音を自覚すること。耳聾は、程度の差は様々だが、聴覚が減退すること。ひどい場合は聴覚が消失する。耳鳴りに耳聾を伴うことがある。また耳聾は、耳鳴りから進展して発症することがある。

耳聾には、暴聾と重聴がある。暴聾は突然耳聾が出現するもの。卒聾、卒耳聾ともいう。突発性難聴に相当する。外邪あるいは痰熱が原因であることが多い。重聴は徐々に聴覚が減退するタイプで耳鳴から始まって、そこから発展して聴覚減退に至ることもある。多くは腎虚による。

耳鳴は一般に蝉の鳴き声のような高音で、次第に聴力が減退してゆく場合は虚、急に発症して、音の大きい低音の場合は実であることが多いとされてはいるが、絶対的ではない。音の高低だけで虚実は弁別できない。

耳鳴と耳聾は密接な関係があり、両者は明確に分けがたいことが多い。**表7-65** に 耳鳴・耳聾の弁証分類を示す。

51　扁桃腺が腫れたことがある

咽喉部が発赤・腫脹することを咽腫という。

咽喉部には、任脈、督脈、手太陽小腸経、手少陰心経、足少陽胆経、足陽明胃経、足太陰脾経、手厥陰心包経、足厥陰肝経、足少陰腎経といった多くの経絡が流注しており、また易学的に乾卦（☰）の部位に相当し、『鍼灸大成』（楊継洲、人民衛生出版社、1963年）では咽喉部は離卦（☲）に相当するとされ、陽が強い部位でもある。つまり咽喉部は、これらの経絡が属する臓腑の異常によって生じる火熱が鬱滞しやすい部位である。

『霊枢』経脈篇には咽腫に関する記載がみられる。手陽明経脈病症には「頸腫」「喉痺」とあり、前者は天鼎穴、扶突穴付近に沿って腫れが生じることである。後者は喉の詰まり、いわゆる扁桃炎様の症状である。足陽明経脈病症には「頸腫喉痺」とあり、人迎穴を中心に喉が腫れたり痛んだりする。これは、足陽明経の絡脈の流注が「下絡喉嗌」であることからも説明できる。また、手太陽経脈病症には「嗌痛頷腫」とある。「嗌」とは口を開けて外から見える部分で、咽頭のこと。「頷」とは、顎の付け根の部分。小腸は心と表裏関係にあり、心火が邪気に侵されたために咽頭が腫れる。さらに「不可以顧」とあり、腫れるために振り返ることができないとされている。風熱から生じた喉痺は、子供の扁桃炎の半数以上を占める。足少陰経脈病症には「口熱舌乾、咽腫、上気、嗌乾及痛」とあり、腎陰虚の内熱が口の中や喉にこもるために起こることが分かる。手少陽経脈病症にある「嗌腫喉痺」は咽が腫れ、喉痺を起こすことを示している。足陽明絡脈病症に「気逆則喉痺瘁瘖」とある。病症的には、脾胃に湿熱を生じてその熱が咽喉へ上って聾瘂が起こる。

表7-66 に咽腫の弁証分類を示す。

表7-65　耳鳴・耳聾の弁証分類

病因	分類	病理	特徴
外感	風熱襲肺	風熱邪あるいは風寒邪を感受し、化熱により（肺の絡は耳中に入るので）火邪が上犯して竅と絡を塞ぐために発生する	低音が聞こえにくいために自分の発声が大きくなる。風の吹くような耳鳴がし、初期は鼻づまり・鼻汁・耳痛・耳の閉塞感・発熱・頭痛などの表証を伴う。鼓膜は紅色を呈し、中耳に液が溜まることが多い
内傷	肝火	怒りなどによって肝胆の気が上逆し、精道を犯して発症する	難聴が重度で全く聞こえなくなり、発症が急速で、耳鳴も音が大きい。耳が脹って痛む、耳塞感、口が苦い、口渇、顔面紅潮、目の充血、便が硬い、尿が濃い
	肝陽上亢	肝腎陰虚で肝陽が上亢するために生じる	発症が緩慢で難聴と耳鳴に増減があり、両眼の乾燥感・口乾・頭が脹ってふらつくなどの肝陰虚の症候をともなう。腰や膝がだるく無力
	肝血虚	血の不足、大量の出血、慢性病による陰血の消耗などで、肝血が不足して発症する	音量が増減する蝉の鳴き声のような耳鳴と聴力の低下が、疲労したり午後になるとひどくなる。眩暈、多夢、目の乾燥感、視力低下
	腎陰虚腎陽虚	いずれも腎虚によって発症する	難聴が次第に進行し、蝉の鳴き声のような耳鳴が夜に増強する。五心煩熱、口乾、イライラなどの腎陰虚の症候を伴う
			難聴が次第に進行し、蝉の鳴き声のような耳鳴が夜に増強する。寒がる、四肢の冷え、腰や膝がだるく無力、遺精、インポテンツ、尿量が多い、倦怠感、食欲不振、泥状便、顔色が青白い
	心腎不交	心腎は水火の臓で水火が相互に助け合うが、水火が失調すると心腎不交となる	微かな耳鳴があり睡眠が不足するとひどくなり、聴力減退も明らかになる。焦燥感、不眠、動悸、健忘、腰や膝がだるく無力、潮熱、盗汗、尿が濃い
	脾胃気虚	脾胃気虚のために清気が上昇せず、濁陰が耳部の経脈を阻滞するために発症する	難聴・耳鳴が疲労によって増悪し、倦怠感、食欲不振、食後の腹満、顔色が萎黄、泥状便
	痰火	痰火が鬱結し、耳の経絡を壅塞して発症する	両耳がゴウゴウ鳴ってはっきり聞こえず、耳塞感、頭のふらつき、頭重感、胸が脹って苦しい、咳嗽、痰が多い、大小便がすっきり出ない
	気滞血瘀	情緒の抑鬱による肝気鬱結や外傷により、気血が停滞して発生する	突発的に難聴・耳鳴が生じ、頭暈、頭痛、イライラ、胸脇部が脹って苦しい、全身的な気滞血瘀の症候を伴う

第7章 ● 問　診

表7-66　咽腫の弁証分類

病因	分類	病理	特徴
内傷	風熱犯肺	風熱の邪が肺衛を侵襲したために肺気の宣散が阻塞され、邪が経絡に停滞して生じる	咽喉部に発赤、腫脹、疼痛、乾燥、灼熱感、発熱、自汗、頭痛、鼻閉、鼻汁、咳嗽など
	肺胃熱盛	辛辣物、油膩物を好むことにより肺胃に熱が停滞し、経絡を循って咽喉を上擾して気血を壅滞して発症する	咽喉部に発赤、腫脹、疼痛、灼熱感、梗塞感、顎下の有痛性腫塊、高熱、口渇して水分を欲するなど
	熱毒壅閉	脾胃の積熱が化火して咽喉を上擾し、肌膜を蒸灼して血肉を壅腐したために生じる	咽喉部の腫脹と激しい疼痛、発声や嚥下困難、顎下の有痛性腫塊、喘鳴、呼吸切迫、牙関緊急など
	肺腎陰虚	陰虚の体質で、虚火が咽喉に上炎して生じる	扁桃が腫脹し経度の発赤、疼痛、圧すると豆腐かす様の浸出液がみられ、咽喉部の梗塞感、乾咳、無痰など

52　のどが（つまる・痛い）

　「のどがつまる」とは、咽喉部が異物で梗塞されている感じがあり、喀出しようとしても飲み下そうとしてもとれないが、飲食物の通過には支障がないこと。梅核気（plum-pit qi）を指す。梅核気とは、咽喉部の異物感のことで、情志により気が鬱結し痰と気が凝結して生じる。

　飲み込むと咽喉の違和感を感じる咽喉不利（discomfort in the throat）や嚥下困難である噎（choke）、あるいは飲み込むことが困難またはできない呑食梗塞（blockage when swallowing）も、患者は「のどがつまる」と表現することが多い。

　「のどが痛い」とは、咽喉部が痛いことで、喉嚨痛あるいは咽嗌痛ともいう。

　表7-67 に梅核気の弁証分類、**表7-68** に咽喉痛の弁証分類を示す。

表7-67　梅核気の弁証分類

病因	分類	病理	特徴
内傷	肝気上逆	肝の疏泄失調により気の昇降が停滞したために生じる	咽喉部に球状物がつまっているような梗塞感があり、喀出することも飲み下すこともできず、時には消失し、嚥下は正常で、情緒の抑鬱により症状が増大する。イライラ、胸脇部が脹って苦しい、噯気など
	痰凝気滞	脾の運化が失調して痰を生じ、痰が凝滞し気も滞って生じる	咽喉部の増減する梗塞感、多量の黄色の粘痰、胸苦しい、食欲不振
	肺熱陰虚	肺熱が持続して陰液が消耗し、咽喉が滋潤されずに生じる	咽喉部の発赤、乾燥、軽度の疼痛、梗塞感があり、乾痰、少量の痰、強い熱感、盗汗など

221

表7-68 咽喉痛の弁証分類

病因	分類	病理	特徴
外感	風寒	風邪の侵襲によるもので、咽喉は、肺胃の門戸であり最初に邪を感受するために、肺気の宣散ができなくなり邪が咽喉に停滞して生じる	咽喉部の軽度の疼痛あるいは刺痛が生じ、粘膜が暗紅色で腫脹し、鼻閉、くしゃみ、鼻水、咳嗽、希薄な痰など
	風熱		咽喉部の刺痛があって嚥下時に著しく、咽喉粘膜は発赤・腫脹し、発熱し無汗、汗があってもすっきりせず、少しく悪風や悪寒があり、頭痛、口渇、尿が淡黄色、咳嗽など
内傷	湿熱	脾胃の運化が失調し湿熱が中焦に内蘊したり、熱邪が侵入して湿と互結し、湿熱の邪が阻塞したために生じる	咽喉部の激痛、粘膜は発赤、腫脹し、小水疱を伴って潰破後に潰瘍を形成する、発熱、咳嗽、黄色の痰など
	鬱火	鬱火が咽喉に結聚したために、気の昇降出入が不利となって生じるもので、「喉痺」の急症に属する	急激に咽喉部に強い刺痛、咽喉粘膜は発赤が強く、咽喉蓋に水腫が生じ、嚥下困難を伴って水も通らなくなり、呼吸切迫するなど
	陰虚	陰虚で虚火が上炎して咽喉を蒸灼するために生じる	咽喉部が乾燥し痛み、午後に疼痛が激しくなる、粘膜は暗紅色を呈し、口乾して水分を欲する、咽がつまったように感じるが、何も喀出できない
	気陰両虚	陰損及陽して生じる	咽喉部が乾燥して鈍痛があり、疲労により悪化し、無力感、潮熱、便が硬いなど

53 のぼせる

熱い風呂に長く浸かったときや、暑い時期に外で長時間直射日光を浴び続けたとき、あるいは外気温が寒冷な場所から急激に暖房のきいた室内に入ったとき、あるいは精神的に緊張したりプレッシャーがかかったときなどに頭がぼーっとし熱く感じる症状を「のぼせる」という。甚しい場合は眩暈や吐き気がしたり、頭痛に至る場合もある。

更年期障害ではホットフラッシュがあり、温度や精神的緊張に関係なく、急激にのぼせたかと思うと、汗とともに緩解するものがある。

一般的にはのぼせは、気逆の証明因子となる。のぼせの大きな原因として、肝気の上逆（気逆でも肝気の上逆が多い）、下焦が弱って上逆する場合、内熱が強くなりすぎて気逆が起こる場合、上焦に侵襲した外邪を駆邪するために一気に上焦へ気血津液が集まった場合（ある種の気逆）、下焦が冷えて、熱が一気に上衝する場合（いわゆる「冷えのぼせ」に相当する）がある。

54 痙攣する

痙攣は全身あるいは四肢がひきつって筋肉が強ばり、震えるように小刻みに動くこと。『内経』には抽搐の一種として瘛瘲が出てくるが、これは手足が時に伸びたり縮んだりしてひきつってとまらない状態で、小児の驚風でみられる。一般に、手足が痙攣することは四肢抽搐の範疇に属す。ここでは、薬

第7章 ● 問　診

物中毒による痙攣は除く。

表7-69に四肢抽搐の弁証分類を示す。

表7-69　四肢抽搐の弁証分類

病　因	分　類	病　理	特　徴
外感	風邪阻絡	風邪の感受によって経絡が阻塞され、気血の運行が悪くなるか、創傷から風毒の邪が侵入して営衛を阻害し、筋脈が栄養されなくなって四肢の痙攣が生じる	悪寒、発熱、四肢の痙攣、項背部の強ばり、肢体がだるく重いあるいは痛む
内傷	風痰挟瘀	飲食不節による脾胃の損傷で湿や痰が生じた上に、肝の疏泄失調により内風を生じ、肝風が痰とともに上擾して、四肢の痙攣を生じる	発作性の痙攣で、強直性の痙攣、動物のような叫び声やうなり声を出す、両眼の上方注視、口から泡をふく、大小便の失禁、意識障害を伴い、発作が治まると正常人と変わらない
内傷	肝風内動*	肝腎陰虚で筋脈が栄養されず、陰虚で陽気を抑制できないために肝陽が亢盛となり肝風が生じ、両者が合して四肢の痙攣を引き起こす	目がかすむ、腰膝がだるく無力、しびれ、筋肉のひきつり、耳鳴り、眩暈、五心煩熱、両頰部の紅潮
内傷	熱極生風	温熱病で熱邪が盛んなために陰液が消耗して筋脈が栄養されないか、湿熱の邪による湿温病の後期で内風が生じ、四肢の痙攣を引き起こす	高熱、口渇、顔面紅潮、呼吸が荒い、四肢の痙攣あるいは間代性痙攣、頸項部の強ばり、角弓反張、両眼の上方注視、意識障害、うわごと
内傷	湿熱生風		熱極生風の症状に加え、持続性で起伏する発熱、頭が締めつけられるように重い
内傷	脾腎陽虚	嘔吐、下痢、慢性病などによる消耗で、脾胃の陽気が虚したたために、経脈が温められなくなり四肢の痙攣を生じる。	寒がる、四肢の冷え、顔色が白い、持続性の四肢の痙攣、浮腫、食欲不振、泥状便、腰膝がだるく無力
内傷	肝鬱血虚	憂鬱感、悲哀感などの心神不寧の傾向を持つ人が、激怒したために肝気が上衝し、気が逆乱して気血が四肢にうまく散布されなくなり、四肢が痙攣する	憂鬱感、悲哀感、イライラ、多夢、不眠、胸苦しい、ため息が多い、泣いたり笑ったりする、怒りっぽい
内傷	血虚生風	不正性器出血や血便などによる血の消耗、あるいは脾虚による血の化生不足で、血虚となり筋脈が栄養されないために痙攣が生じる	虚弱体質で顔色蒼白あるいは萎黄、肢体のしびれ、四肢がゆっくり痙攣する、筋肉がピクピクとひきつるなど

＊臨床的には、実型の肝風内動もある。肝火生風でも四肢抽搐が起こる。内風にも虚実の別があるので、要注意である。

その他に、以下のような痙攣がある。

①牙関緊急と角弓反張

牙関緊急とは口噤ともいい、歯を食いしばって口を堅固に閉じたまま開くことができない症状のこと。角弓反張とは、項背が強急して体全体が弓のように反り返ったまま硬直すること。急性熱病や破傷風などで、熱盛や気血が著しく虚して、内風が生じて発症する。

223

②小児の熱性痙攣

熱があるときに起こる痙攣（ひきつけ）で、約2〜3分で治まり、小児だけに起こる（脳炎や髄膜炎、先天性の代謝異常などの原因のものは除く）。

③癲癇

WHOは、癲癇の定義として「種種の病因によってもたらされる慢性の脳疾患であり、大脳ニューロンの過剰な放電に由来する反復性の発作（癲癇発作）を主徴とし、それに変異に富んだ臨床ならびに検査所見の表出が伴う」としているが、心神が風痰に上擾されて発症する。

55　冷え症である（部位：手・足・腹・腰）

手足から肘膝まで冷える症状を手足厥冷もしくは厥逆という。一般的に、手首や足首まで冷えることを手足厥冷といい、肘や膝にまで冷えが及ぶものを手足厥逆という。この冷えが軽度の場合、手足清冷あるいは手足不温という。手足厥冷は裏証であり、熱厥と寒厥に大別する。寒厥とは冷えの程度に軽重があるが手足から肘膝までが冷えること、熱厥とは冷えが腕関節や足関節を越えないことを指す。

表7-70に手足厥冷の弁証分類を示す。

56　痔である

痔（hemorrhoid）は、直腸末端および肛門のところで、血脈が瘀結し小腫瘤（静脈叢の鬱滞による静脈瘤）を形成し、出血・疼痛・脱出を伴う。内痔核、外痔核合わせて、肛門生痔という。また、『霊枢』経脈篇の足太陽経脈病症に「痔」とあり、経別が流注していることより説明できる。

内痔（internal hemorrhoid）は、肛門歯状線（直腸と肛門皮膚の境界線）より口側（上方）にできる痔。外痔（external hemorrhoid）は、歯状線より肛門側（下方）にできる痔。
脱肛（prolapse of the rectum）は、肛門が脱出すること。肛漏、肛瘻（anal fistula）は、肛門周囲の膿瘍が潰破したのちに創口が癒合しないか反復して膿瘍が生じ、膿や浸出液が漏出する。

表7-71に肛門生痔（内痔核、外痔核）の弁証分類を示す。

表7-70　手足厥冷の弁証分類

病因	分類		病理	特徴
内傷	寒厥	陽虚	脾腎陽虚による陰寒内盛	手足厥冷、悪寒して体がだるく横になりたがる、水様や不消化下痢
			陰寒内盛による格陽（真寒仮熱）	悪寒なく、顔面赤く、乾嘔、あるいは咽痛
			下焦の陰盛で身体上部に陽気を格して出現する戴陽	下痢が止まらず、四肢厥冷がさらにひどくなり、乾嘔し心煩する
		血寒凝滞	血虚の体質のものが寒邪を受けて血脈の運行が傷害され、寒邪が四肢に凝滞するために生じる	本証は冷えの症状は軽い。気温の昇降と明らかな関係があり、冬や春先あるいは寒い日の雨天時に冷えが増悪する。病は経にあり、温めると症状は改善する
	熱厥	熱邪内鬱（実熱）	外邪が化熱して裏に入り、裏熱が盛んなために陽気が鬱閉されて四肢末端に達することができず、手足厥冷が生じる。熱病の極期段階でみられる	厥冷の程度がひどい。汗が出ず、高熱。顔面紅潮し心煩する。口渇して水分を飲む。胸腹部は灼熱感が強い。便秘。小便短赤
		陽気鬱阻[*1]	熱邪内鬱と同様に手足厥冷の発生機序が気の鬱滞によるが、これは正気（陽気）の鬱滞によるもの	四肢厥冷は肘や膝までは至らない。胸脇苦満、噯気。嘔吐下痢。あるいは腹痛、咳、動悸、小便不利
	痰厥	痰濁内阻[*2]	痰湿が盛んな体質で、胸陽が宣発されないために生じる	風邪をひいたり、悩みや怒りによって厥冷が出現する。胸や脘腹が満悶し、喉でゼロゼロと痰が絡む音がする。痰涎が出る。空腹感はあるが実際にはそれほど食べない
	蛔厥	蛔虫擾乱[*3]	蛔虫が動き回ったために気が逆流して生じる。蛔虫が寄生すると脾胃が虚弱となり、軽度の腹痛がみられるが、蛔虫が動いて脾胃を乱すと気の昇降が停滞し、陽気が四肢に達しないために手足厥冷が生じる	児童に多く見られる。手足厥冷が、甚だしいときは肘、膝を越えて冷える。要点として、上腹部の劇痛に伴って手足の冷えが出現し、水物あるいは胆汁を嘔吐したり、時に蛔虫を嘔吐し、顔面蒼白となり全身冷や汗が出る。腹痛が治まるにつれて、厥冷も治まってくる

*1：陽気鬱阻の四肢厥冷は四逆散証であるため、左右差がある。四逆散証は、肝気の鬱結（気鬱）が主病理なので、肝鬱から少陽胆経の左右差を生じやすくなるために、厥冷の仕方が左右で異なることが多い。四逆湯証か四逆散証かの一鑑別点となる。

*2：痰濁内阻の四肢厥冷では、痰濁が上蒙すると、頭暈や昏厥に至ったり、あるいは狂躁状態になることもある。

*3：寄生虫を除去するための治療を行うべきである。

表7-71 肛門生痔の弁証分類

病因	分類	病理	特徴
外感	風火燥結	風火燥熱の外邪を感受し、肛門で結して痔になる	排便時に痔核が脱出して血が滴下したり勢いよく放射したりする。痔の周辺や肛門部に灼熱感があり痛い。便秘し大便は堅く兎糞状で排便が困難
内傷	湿熱蘊結	飲食不節によって湿熱が内生し、湿熱が大腸に蘊結し血脈が失調して瘀結して痔になる	排便時に痔核が脱出して滴下性の出血がみられ、肛門が下墜するように脹って灼熱感を伴い、排便がすっきりせず裏急後重する
	気滞血瘀	長時間座っていたり、立っていたり、力む動作を繰り返したりし、あるいは肝気鬱結して、肛門部で気血が瘀結して痔を形成する	排便時に痔核が脱出して出血量が多く、肛門が下墜するように痛み、内外痔核の腫大のために排便が困難で残便感や腹脹を伴う
	気虚下陥	出血が長期に及び、気血が損耗したり、加齢や房労過度で脾腎が弱り、中気が不足し、固摂低下で肛門に痔ができる	排便時に痔核が脱出するので、手で押し込む必要がある。時に出血や脱肛を伴う。排便する力が弱く、力むと息切れや倦怠感が出る

57 疲れやすい（朝・夕方・一日中）

　精神的、身体的な疲労感を疲乏という。「疲れやすい」という表現には神疲と乏力の2種類がある。神疲（lassitude of spirit）は精神的に萎えることで、精神力の欠如。乏力（lack of strength）は肉体的に倦怠することで、体力の欠如。『霊枢』経脈篇の足太陰経脈病症に「身体皆重」とあり、身体全体が重だるくなることをいう。また「体不能動揺」とあり、身体が動かしにくいことをいう。

　「疲れやすい」という場合、このいずれに属するか、あるいは両方かを問診していく。患者の生活習慣、仕事内容、肉体的負荷度、精神的負荷度、趣味などを絡めて問診することがポイントとなる。

　「一日中しんどい」と訴えたとしても、「休日はスポーツをする。身体を動かした後はすっきりして元気になる」という情報があれば神疲であり、仕事場での精神的ストレスなどが原因で気の停滞が起こっているものと判断できる。

　肉体労働者で「朝は元気だが夕方以降、横になりたくなるくらいしんどくなる」という場合は乏力で、労倦による気虚の可能性が出てくる。

　「朝しんどい」という場合でも、「活動してしばらくするとその倦怠感はとれる」というのであれば、気虚ではなく気血の停滞によるものである。睡眠という安静状態が一定の気血の停滞を引き起こすためである。

　表7-72に疲乏の弁証分類を示す。

第7章 ● 問　診

表7-72　疲乏の弁証分類

病　因	分　類	病　理	特　徴
内傷	暑耗肺胃気陰	暑邪の発泄する性質により、気や津液を消耗するために生じる	盛夏の暑熱の時期に起こる。全身の無力倦怠感、元気がない、息切れ、話すのが億劫、身熱、発汗、心煩、口渇、食欲不振、軟便など
	脾虚湿困	疲労や飲食不節などによって脾が虚し、脾の運化が低下して水湿が停滞すると、湿邪は重濁の性質を持つので清陽が上昇できず、全身の疲労倦怠無力感が生じる	夏～秋によくみられる。倦怠感、話すのが億劫、体が重い、口苦、口の乾燥、軽度の寒気、胸や腹が脹って苦しい、食欲低下、尿量が少ないなど
	気血両虚	先天不足、病後、慢性病などで気血が不足し、栄養状態が低下して生じる	疲労倦怠感、息切れ、話すのが億劫、声に力がない、眩暈、不眠、自汗、動悸、手足のしびれ、顔に艶がないなど

　北辰会方式ではこれらのみではなく臨床的に、肝鬱や気滞による疲乏も弁別する。なかには心神に問題があり、実際には特に疲れる要因がないのに「疲れやすい」と訴える患者もいる。肝鬱や心神に問題がある場合は、疲れてやる気が出ない、ため息が頻繁に出る、倦怠感とともに漠たる不安感あるいは鬱々とした感情に支配される、などを伴うが、何か楽しいことをしたり気が紛れると、この疲れを感じなくなるのが特徴である。

58　先天性の異常がある

　先天性の異常といっても、骨格の異常であったり、視力や聴力の異常であったりと様々だが、ここでは五遅と五軟を解説する。これらは、小児の生長発育不良を主とする疾患である。

　五遅（five retardations）は、3歳くらいまでに発病することが多い。生後6カ月～1年の幼児に最も多くみられる。立つことができる年齢が遅い立遅、歩けるようになる年齢が遅い行遅、髪の毛が生える年齢が遅い髪遅、歯がなかなか生えてこない歯遅、言葉を発する年齢が遅い語遅の五つがある。

　五軟（five limpnesses / flaccidity）は、頭項軟、口軟、手軟、脚軟、肌肉軟がある。多くは先天の稟賦の不足（腎精不足）による。治療は脾腎を補う。

　五遅五軟は先天不足と後天の濡養失調が絡んで発症する。

　表7-73 に五遅の弁証分類、**表7-74** に五軟の弁証分類を示す。

表7-73　五遅の弁証分類

病　因	分　類	病　理	特　徴
内傷	肝腎不足	立遅、行遅、歯遅には肝腎不足が関与している	座ったり立ち上がったり、よちよち歩いたり、歯が生えて来るのが明らかに遅い（通常、生後半年くらいで歯が生え始め、生後8カ月ほどで座ったり起き上がったりでき、1歳ほどでひとりで歩くことができる）。ひどい場合には、4〜5歳になっても歩けない場合がある。平素より、活動が少なく、すぐに疲労倦怠しやすい（すぐに横臥したがる）。顔面の血色が悪く、疲れ顔
	心血不足	髪遅、語遅には心血不足が関与し、脾胃の失調あるいは気血虚弱により起こる	知力の発達が遅く、ぼーっとしている。語遅（通常1歳で、物の名前を言うことができ、1歳半で簡単な単語を話し、3歳で数字を読むことができる）、髪遅、食欲不振、舌の色褪せ、虎口三関の指紋の色が淡い

表7-74　五軟の弁証分類

病　因	分　類	特　徴
内傷	脾腎両虚	頭項が軟弱でプヨプヨしており、頭を手で支えても持ち上げることができない（頭項軟）。口唇の力が弱く、乳首に吸い付く力が弱かったり、咀嚼運動が弱い（口軟）。常に涎を垂れ流している。手腕がだらりと力なく垂れ下がり、握る力がない（手軟）。下肢全体も力がなく立って踏ん張ることができない（脚軟）。身体全体の筋肉・肌肉が弛緩しており、行動全般に力が入っていない（肌肉軟）。口唇の色が白っぽく、虎口三関の指紋の色も淡い
	気血両虚	肢体全体が軟弱。四肢関節が柔軟で、任意に力を加えられた方向にグニャグニャと曲がる。常に、口を開けっ放しにして、ぼーっとしており、反応が鈍い。舌を口から出したままの状態の場合もある。顔面の血色が悪い（蒼白に近い）。四肢末端の冷え。食事量が少なく、食欲も旺盛でない。口唇の色が白い。虎口三関の指紋の色が淡い

59　精力が減退した

　　男性がこの項目に○をした場合はもちろん、そうでなくともできる限り男性カルテには正確に記載してもらう。

　　陽痿（impotence）は、男性の勃起不全のこと。性欲淡漠（poor libido）は性的な満足に対する欲求の不足。夢交（dreaming of intercourse）は、性交行為を夢でみること。

　　性欲自体はあっても陽痿である場合や、性欲も全くなく陽痿になっている場合、あるとき急に陽痿になる場合など、いろいろなケースがある。男性の精力減退の場合、陽痿を指す。

　　表7-75に陽痿の弁証分類を示す。

第7章 ● 問　診

表7-75　陽痿の弁証分類

病　因	分　類	病　理	特　徴
内傷	腎陽虚	性欲過度による房室不節、先天不足の虚弱体質者の性交、少年期の手淫過多などで、腎気を消耗したために生じる	インポテンツ、陰部の冷え、腰膝無力、耳鳴、脱毛、歯の動揺、寒がる、四肢の冷え、羸痩、息切れ、無力感、眩暈、頭暈など
	心脾両虚	心配事、思慮の過度により心脾が傷害され、脾気、心血が消耗し、後天の化源が不足したために腎気が充足せず、腎陽が不足したことにより生じる	インポテンツ、動悸、息切れ、自汗、顔色萎黄、羸痩、元気がない、眠りが浅い、多夢
	驚恐傷腎	驚きや恐れにより腎気や腎精を消耗して生じる	平常時は勃起するが、性交の段階になると焦躁、不安のためにインポテンツ、びくびくして不安、元気がない、眠りが浅い、多夢
	湿熱下注	肥満して内湿の盛んな者が油腻物の多食や酒を嗜好し、湿熱を生じ、陽明脾胃に停滞し、湿熱が下焦に流注したために生じる	インポテンツ、陰部が湿潤して痒みや痛みがある、尿が濃く少量など

60　体重の（減少・増加）がある

　体重が減少したという場合、どのくらいの期間でどの程度（何kg）痩せたのか、痩せた結果の体重は身長に比して少な過ぎるのかどうか、痩せた結果、倦怠感はどうなのか、どういう病理が派生してきているかがポイントとなり、逆に体重が増加したという場合も同様に、どのくらいの期間でどの程度増えたのか、増えた結果の体重は身長に比して重過ぎるのかどうか、増えた結果、倦怠感はどうなのか、どういう病理が派生してきているのかがポイントとなる。

　体型が一般の人より太っていることを肥胖という。頭暈、無力感、話すのが億劫、息切れなどの症状を伴うことが多い。筋肉が痩せて体重が異常に減少することを消痩（羸痩）という。

　表7-76 に肥胖の弁証分類、**表7-77** に消痩の弁証分類を示す。

表7-76　肥胖の弁証分類

病　因	分　類	病　理	特　徴
内傷	痰湿内蘊	暴飲暴食、長期にわたる食欲亢進、美食、甘物や油腻物の嗜好により、脾の運化が失調して湿痰を生じ、肌肉に流注することにより生じる	摂食量が多い、甘物や油腻物の嗜好、胸や腹が痞えて苦しい、平素から痰が多い、身体が重だるい、暑がる。舌質は胖、舌苔厚膩など
	気虚	疲労、飲食不節などにより脾気が虚して生じる。見た目は肥満しているが実際には元気が虚している	息切れ、話すのが億劫、動くと汗が出る、寒がる、顔がむくむ、飲食不節、元気がない、横になりたがる。舌質は淡、舌苔白

229

表7-77　消痩の弁証分類

病因	分類	病理	特徴
内傷	脾胃気虚	後天の栄養不良や思慮過度による脾胃の損傷によって生じる	食欲不振、食後の腹満、軟便、泥状便、疲労倦怠感、息切れ、話すのが億劫など
	気血両虚	過労や病後の失調で、気血の生化不足のために生じる	顔色が萎黄で艶がない、疲労倦怠感、息切れ、話すのが億劫、頭暈、眩暈感など
	肺陰虚	長期の咳嗽による肺の損傷や肺を傷害するなどの原因で、肺津、肺陰が消耗したために生じる	乾咳、痰が少ない、痰に血が混じるあるいは喀血、口や咽の乾燥感、潮熱、盗汗、午後の頬部紅潮など
	胃熱	辛辣物、甘物や油膩物の食べ過ぎによる化熱、あるいは、熱邪が津液を消耗して生じる	口渇、冷たい飲みものを欲する、多食しても飢餓感がある、胸やけ、口臭、尿が濃い、大便が硬いなど
	肝火	陰虚の体質あるいは抑鬱、怒り、悩みなどによる肝鬱化火で肝火が亢盛となり営陰が消耗して生じる	イライラ、怒りっぽい、頭暈、眩暈感、脇肋部の灼熱感と疼痛、口苦、目が充血、尿が濃い、大便が硬いなど
	虫積*	不潔な飲食物で寄生虫が生じ、胃中不和や脾の運化失調が生じたために引き起こされる	顔色萎黄、胸やに、臍周囲の発作性の疼痛、食欲不振あるいは異食症、軟便など

＊寄生虫を除去するための治療を行うべきである。

VI. その他の弁病

　1〜60までの問診項目以外に、特記すべき事項はすべてこの「その他」に含める。ここでは主に、口眼喎斜（顔面神経麻痺）、卒中風と後遺症、痿証の三つを解説する。

1　口眼喎斜

　口や目が歪んで閉じることができないことを口眼喎斜<ruby>口眼喎斜<rt>こうがんかしゃ</rt></ruby>といい、顔面神経麻痺に相当する。面癱、吊綫風<ruby>綫風<rt>せんふう</rt></ruby>、歪咀風<ruby>歪咀風<rt>わいそふう</rt></ruby>、口眼歪斜などとも呼ばれる。『霊枢』では経脈篇の足陽明経脈病症に「口喎」、経筋篇の足陽明経筋病症に「僻<ruby>僻<rt>へき</rt></ruby>」「卒口僻」とある。先人たちは長年の臨床経験から、口眼喎斜は中風の前兆の一つであるとしている。そのため、口眼喎斜を治療することは、患者の苦痛を除くだけでなく、中風の発生に対する積極的な予防となる。

　表7-78 に口眼喎斜の弁証分類を示す。

第7章 ● 問　診

表7-78　口眼喎斜の弁証分類

病因	分類	病理		特徴
外感	風邪外襲	風邪が顔面の陽明経脈に侵入して気血の運行を阻害し、絡脈が栄養されないために発生する。臨床的には、風寒・風熱・風湿を区別する必要がある	風寒	患側の顔面に緊張感・疼痛・皮膚が厚ぼったく硬い感じを伴う
			風熱	患側の顔面筋が弛緩し、皮膚に熱感を伴う
			風湿	患側の顔面が腫れた感じがあり、眼瞼の浮腫を伴うことがある
内傷	肝風内動	怒りなどにより肝気が上逆し、肝陽化風となって顔面の陽明経脈*を損傷し、欠盆と両頬を牽動して顔面麻痺が生じる		突然発生する顔面神経麻痺、甚だしい場合は顔面の肌肉がピクピクと動く（痙攣する）、顔面紅潮、肢体のしびれ感、耳のつけ根の引きつった痛み、眩暈感の増強、頭が重く足が軽く感じる
	肝気鬱結	精神的な抑鬱があり愁訴の多い感受性の強い女性によく発症する。発症前に明らかな誘因が認められ、他人と口論する・欲求不満がある・不快なことを見聞きするなどによって肝気が鬱結し、陽明経絡が失調したために生じる		精神的な要因とともに顔面神経麻痺が出現し、発病後は苦悶に満ちた表情で覇気・活気がなくなり、声をあげて泣いたり、顔面抽搐したりする。ため息、胸脇部が脹って苦しい、食欲不振、悲しい
	気血両虚	中風後遺症や産後あるいは他疾患の後期によくみられ、気血が虚したために顔面の肌肉が気血の温養を得ることができず生じる		顔面神経麻痺で筋の弛緩が顕著。眼瞼に力がなくだらりとする。手足が攣急する。息切れ、話すのが億劫
	風痰入絡	気虚の体質で痰飲を伏しているか、あるいは、気鬱化風により痰が動いたり、風寒の邪を感受して痰が動き、風と痰が互結して経絡に流入し顔面部の陽明経脈を阻塞するために生じる		顔面神経麻痺と痺れ感、虫が這うような感覚があり、舌が強張ってろれつがまわりにくい。顔面は垢がついたように暗い色になり、特に目の周囲や下眼瞼の下方が蚕のように膨隆する。喉でゼロゼロと痰が絡む音がする、頭暈、目眩、吐き気を伴う

*顔面には陽明経以外にも、肝に関わる足厥陰経や足少陽経も流注している。

2　卒中風と後遺症

『金匱要略』の記載から、脳血管障害を中医学では卒中風という。西洋医学でも中風と呼ぶ場合もある。

> 夫風之為病、當半身不随、……（中略）……脉微而数、中風使然。　　『金匱要略』（中風歴節病脉證并治第五）

　脳血管障害は急性脳血管疾患ともいわれ、それは脳血管の急性の血液循環障害によって引き起こされた片麻痺、失語、人事不省などの急性または亜急性の脳傷害のこと。特に中年以上の高血圧症の患者に多いのが特徴である。基本的に、出血性のものと虚血性のものとに分類される。

　『内経』には中風の記載はなく、大厥、薄厥、偏枯、偏風という呼び方がある。中風の記載は『金匱要略』が出典である。『傷寒論』には「太陽病、発熱、汗出、悪風、脉緩者、名為中風。」と出てくる

231

が、この場合の中風の概念は、卒中風の概念と全く違う。

大厥・薄厥は人事不省を、偏枯・偏風は半身不遂を指している。

卒中風とは、突然昏倒し、不省人事あるいは突然口眼喎斜、言語不利、半身不随になる病症で、昏倒時間は長く、最悪の場合は死に至ることもある。卒中風は後遺症として、半身不随や言語不利、口眼喎斜、偏身麻木などが残りやすい。よって、長期的な治療とともに、歩行訓練や、発音訓練もしていく必要がある。また発症の前兆症状として、眩暈や身体の片側のみの麻木が見られることが多いので、できれば早いうちに予防し、根治しておくのがよい。

類中風（apoplectic wind stroke）は、内生五邪により起こる脳卒中のこと。中風前兆症（prodrome of wind stroke）は、脳卒中を生じる兆候として起こる、頭痛や眩暈、手足に力が入らない、麻痺などの症状のこと。中風後遺症（sequela of wind stroke）は、脳卒中の発作の後の機能的な障害で、例えば半身不随、不全失語症と認知障害など。

卒中風は、厥証や癇証とは異なる。厥証は、昏迷時間は一般に短く、顔面蒼白、四肢厥冷を伴うが、昏迷時に失語、口眼喎斜、四肢抽搐がない。癇証は、昏倒時に、号泣したり、動物のような奇声を発して倒れ、四肢抽搐を呈したり、涎を垂れ流したり、口や目がひきつって目は上方注視したままになったりするが、昏倒時間は短い。覚醒後はしばらくすれば、常人と変わらず、後遺症もない。

[1] 中風の病因病理

中風の病因病理には次の要因が関係している。

①精気の虚衰

加齢や思慮煩労過度、房事不節などによって、腎精・腎陰が虚衰すると、陽気が高ぶりやすくなり、内風が発生したり、外邪の侵襲を受けやすくなる。

②湿痰内生、化火生風

飲食不節（油膩物、甘味、酒食過度）によって痰濁が停滞し、鬱火して内風が生じる。

③情志不和、化火生風

過剰な精神的緊張、頭脳労働の過度、情緒の激しい変動などによって肝火を生じ、内風が起こる。

④外邪入中

気候の変化、特に急に寒冷になる時に寒邪が侵襲し、血脈の流れに影響し、血瘀（寒凝血瘀）を形成する。

①②③などにより、衛気がうまくめぐらないと外邪の侵襲を受けやすくなり、経気の流れが阻害されたり、内風が助長されたりする。①〜④が絡み合って気血が上逆したり、内風が中心となって上擾したり、それに痰濁や血瘀が絡んだりして発症するが、根本原因は下虚上実であり、本虚標実が基本病理である。

中風の分類を**図7-2**に示す。

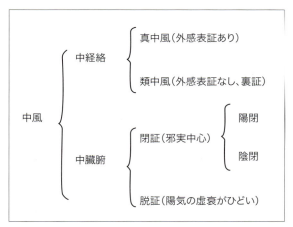

図7-2 中風の分類

[2] 中経絡

　中経絡は、病邪が経絡を襲って発症するもので、病位は比較的浅く、病状も比較的軽い。厳密には、肌膚麻木、口眼喎斜を主症状とする中絡（collateral stroke）と、昏倒することなく、半身不随・口眼喎斜・偏身麻木・言語不利を主症状とする中経（meridian stroke）とがあり、中経のほうが中絡よりも重い。中経絡には、外感表証を伴う真中風と、外感表証なく裏証の類中風がある。
　表 7-79 に真中風・類中風の弁証分類を示す。

表7-79　真中風・類中風の弁証分類

病因	分類	病理	特徴
外感	真中風	脈絡空虚 風邪入中	手足の痺れ、肌膚の感覚がない。突然口眼喎斜になる。言語不利。口から涎が流れ出てしまったり、言葉をうまく発音できなくなる。特に、ぱ行を言えなくなる。ひどい場合には半身不随。悪寒発熱、関節痛、肢体拘急。脈は浮いて硬い、もしくは細弦
内傷	類中風	肝腎陰虚 風陽上擾	平素より頭暈・頭痛・耳鳴り・浅眠多夢・腰膝酸軟があり、ある日突然、片側の手足が痺れて感覚がなくなる。口眼喎斜、半身不随、舌が強ばり言葉がスムーズに出ない
内傷	類中風	痰熱腑実 風痰上擾	突然半身不随、身体の片側が痺れて感覚がなくなる。口眼喎斜。便秘、頭暈、痰が多い。舌が強ばって言葉が出にくい。症状の悪い側と同側の脈が弦滑大であることが多い。化痰通腑して瀉下することにより痰熱が降りると、片側の麻木が軽減する

[3] 中臓腑

　中臓腑は、中腑と中臓の総称で、意識障害を伴うレベルのものである。
　中腑（bowel stroke）は意識を失うことから始まり、半身不随、顔の歪曲と不全失語症を伴う脳卒中の重大な型。中臓（visceral stroke）は突然の意識喪失、失語症、唇の麻痺と唾液分泌を伴う脳卒中の非常に重大な型。中臓腑の病位は深く、病状も重く命に関わる。中経絡の症状に加えて、意識障害が起こる。軽いものでは意識朦朧、嗜睡であるが、重篤な場合には完全に意識がなく、最悪の場合には

死に至る。中経絡も後遺症があるが、中臓腑のほうが後遺症が多く程度も重く改善や軽減するまで時間がかかる。

　虚実の比重の違いから、閉証と脱証に分類される。

①閉証

　閉証・中風閉証（wind-stroke block pattern / syndrome）は実証に属し、急いで祛邪しなければいけない危急重症。熱象を兼ねる陽閉と、寒象を兼ねる陰閉に分けられる（**表7-80**）。

表7-80　陽閉と陰閉

	病因	共通症状	精神状態	顔色	手足	呼吸	口唇	舌	脈	治則・治法
陽閉	内風 ＋ 痰火	突然昏倒し、人事不省、牙関緊急、口を堅く閉めて開かない、両手はギュッと固く握りしめる、大小便が出ない、肢体が強ばって痙攣する、舌が強ばって話せない	煩躁して落ち着かない	紅潮	温かい	粗く、口臭がする	紅く、乾燥気味	舌質紅、黄膩苔	弦滑、弦数	辛涼開竅、清肝熄風
陰閉	内風 ＋ 湿痰 （陽虚による湿生）		静かに横たわり、煩せず	青白い	冷たい	痰が絡む音がする	血色暗く、湿潤あり（涎があふれる感じ）	暗い色で、白膩苔	沈滑、沈緩	辛温開竅、祛痰熄風

　陽閉は、病情の進展が迅速で、悪化するのがとても速い。そして陽閉と陰閉は相互に転化し得る。

②脱証

　脱証・中風脱証（wind-stroke collapse pattern / syndrome）は五臓の気が衰弱し、まさに絶えようとしている危急状態。閉証よりも数段重篤で、絶命の危機である。突然昏倒し、人事不省、四肢厥冷、汗が多い（冷や汗）、呼吸が浅く弱い感じ、四肢が萎軟（だらりとして力が入らない）、口が開いたままになる、手がだらりとして開放した状態になる、舌が萎縮し、脈は微弱過ぎて今にも絶えてしまいそうな状態となる、といった症状がみられる。

　五絶の症は、口が開いたままになる、手がだらりとして開放した状態になる、目を閉じたまま開かない、二便の失禁、いびきのような声を出して昏睡するという状態で、これらが現れると治療は困難を極めることになる。

[4] 中風の予後（順逆のめやす）

　意識が次第にはっきりし、半身不随がさらにひどくならなかったり回復する場合や、中臓腑から中経絡に転化する場合は、順証で予後良好である。しかし、しゃっくりが頻繁に出たり、突然意識障害を起こしたり、四肢の抽搐が止まらなくなったり、背や腹が灼熱するように熱いのに手足は厥冷していたり、吐血や便血など出血しだすと予後不良である。そして、清代の呉又鼎著『神灸経綸』によると、五絶の症が全て現れた場合、完全な逆証で死に至るとされる。

第7章 ● 問　診

3　痿証

「7　手足が（痛い・だるい・ほてる・痺れる・震える・ひきつる）」の範疇に痿病（wilting disease）がある。痿証ともいう。痿病（痿証）とは、肢体の筋肉が弛緩し、手足が萎えて力が入らなくなり動けなくなる病症のこと。下肢が萎えて歩けなくなる場合が多いことから、痿躄（「躄」とは、倒れ伏す、両足が萎えるという意味）とも称される。左右両側のこともあれば、片側のみのこともあり、痿病と判断するには次の三つの基準が必要となる。

　　・肢体が萎えて力が入らない。ひどい場合には、物を持ったり歩くことすらできない
　　・患側の筋肉や肌肉が痩せ細り萎縮している
　　・温熱病の過程、あるいはその他の雑病の後期・末期で発症する

　痿証は次の五つに分類することができる。『素問』痿論篇や太陰陽明論篇も参照のこと。

①脈痿・心痿
　脈痿・心痿（vessel wilting）は、四肢関節が折れたかのように全く動かず、筋骨が弛んで力が入らないこと。下腿が軟弱で直立していることさえできない状態。

②肉痿・脾痿
　肉痿・脾痿（fleshy wilting）は、肌肉の麻痺、肌肉が弛緩して締まりがない、四肢が動かないこと。

③骨痿・腎痿
　骨痿・腎痿（bone wilting）は、腰や背がだるくなり脊柱を伸展させることができない、下肢全体が萎えて力が入らず立っていたり歩いたりできないこと。

④筋痿・肝痿
　筋痿・肝痿（sinew wilting）は、筋肉が痙攣したり引きつったりして、徐々に筋肉が萎えてきて力が入らなくなってくること。

⑤皮痿・肺痿
　皮痿・肺痿（lung atrophy）は、皮毛がカサカサになって萎えてきて、潤沢を失うこと。

表7-81に痿証の証候分類を示す。

『景岳全書』痿証に「蓋痿証最忌散表、亦恐傷陰也」とあるように、痿証に対しては傷陰することが最も危険なので発表（発汗）してはいけない。

『傷寒論』辨太陽病脉證幷治下第七にも、「傷寒吐下後、發汗、虚煩、脉甚微、八九日心下痞鞕、脇下痛、氣上衝咽喉、眩冒、經脉動惕者、久而成痿」とある。傷寒の病に対して、吐下法も発汗法も行った結果大きく津液（正気）を虚損し、虚煩や脈力が著しく弱くなってしまった場合、胃の気の低下を示しており、気血津液がめぐらなくなって、ついには痿証に至ることもあると示唆している。

235

表7-81　痿証の証候分類

病因	分類	病理	特徴
外感	湿熱壅滞	外邪としての湿熱邪を感受し、経絡に伝わり、筋を傷ることで、気血が肌肉筋骨を濡養できずに痿証が発症する	外感発熱期あるいは発熱後に上肢または下肢が軟弱無力になる。ひどい場合には物を持ったり、足を地につけて体重を支えることもできない。徐々に肌肉が痩せ細り、皮膚まで乾燥して艶がなくなってくる。下肢に浮腫がみられることがある。手足の感覚麻痺、微熱が続いて、悪熱。全身重だるく、顔面の気色が黄色く（茶色っぽく）なる。食欲不振、脘腹満悶、小便の色が濃くすっきりスムーズに出ない。灼熱感を伴うことがある
内傷	肺熱傷津	温熱邪の感受（肺熱熏灼）、燥邪が肺を傷る（津液枯渇）、邪熱が肺を犯す、病後の邪熱を清熱しきれないなどにより、肺の宣発粛降・水道通調失調によって津液が筋を濡養できないと痿証（皮痿、肉痿）を発症する	両足の筋肉が軟らかくなってきて力が入らなくなる。徐々に肉自体が痩せてくる。皮膚が乾燥し、艶がなくなる。空咳が多い、咽喉の痛みと乾燥あるいは違和感。心煩、口渇、小便が短赤、時に排尿時の灼熱感。紅舌、脈数
	脾胃気虚	飲食不節（油膩物の過食、飲酒過多）が、脾の機能を失調させ、脾が主るところの肌肉を濡養できなくなって痿証に至る	平素より全身倦怠感、食欲不振、大便異常（便秘あるいは軟便や下痢）、下肢の筋肉が弱り痩せてきて力が入らない。ひどい場合には、下肢の肌肉自体がかなり萎縮する
	肝腎両虚（肝腎陰虚）	腎精が大いに虚損すると、肝血も不足する。すると、肌肉・筋骨を濡養できないので痿証になる（脈痿、骨痿、筋痿など）	大腿部や下腿部の筋肉・肌肉が徐々に痩せ細ってきて、下肢に力が入らなくなり、長く立っていることができなくなる。ひどい場合には、まったく足が踏み出せない。遺溺、遺精、早泄、腰の酸痛、脊柱の柔軟性がない。咽の乾燥、眩暈、夜間の発熱
	瘀血阻絡	産後の悪露が出きらないために腰膝の経絡の流れが阻害されるか、あるいは、外傷打撲によって血の流れが阻害され、四肢が気血の濡養を受けることができなくなって痿証に至る	四肢が萎えて力が入らない、手足の痺れ、感覚麻痺、四肢に絡絡や静脈瘤が出てくる。四肢に固定性の刺痛

VII. 八綱陰陽

1　八綱陰陽とは

　『素問』陰陽応象大論篇に「陰陽は天地の道」とある通り、陰陽がすべてであるが、臨床ではどのように捉えればよいか。張仲景の『傷寒雑病論』において初めて八綱陰陽が体系化され、弁証論治の原則が確立した。これにより治療体系が確立できるのであり、八綱陰陽こそあらゆる弁証の綱領とされる所以であろう。八綱陰陽ではないが、「八綱」という単語は、1940年代に祝味菊が著した『傷寒質難』に初めて登場したそうだ。それ以降、1950年代に入って各書に八綱という単語がみられるようになったとのことである。詳細は『実用中医診断学』（鄧鉄濤主編、人民衛生出版社、2004年）参照。

第7章 ● 問　診

> 所謂八綱者、陰陽表裏寒熱虚実是也。
> 夫病変万端、大致不出八綱範囲。明八綱、則施治有所遵循、此亦執簡御繁之道也。　　　　　　『傷寒質難』

　八綱弁証については『鍼灸臨床能力　北辰会方式　理論篇』第6章Ⅱに詳述しているので割愛するが、基本的には、十問診とともに八綱陰陽弁証に沿って問診を進めていき、気血津液弁証、臓腑経絡弁証などその他の弁証の鑑別を行っていくことになる（**表7-82**）。

表7-82　八綱弁証に必要な主な問診

	鑑別目標	問　診	体表観察のポイント
第1段階	表／裏	・悪風や悪寒 ・咽喉痛やくしゃみ、鼻水などの有無 ・小便の色	浮脈、外関や身柱・風門・内関や労宮などの反応の有無
第2段階	寒／熱	・排泄物の色や性状 ・口渇の有無と飲食で寒熱どちらを欲するか ・寒がるか暑がるか	舌の色と乾湿具合
第3段階	虚／実	・肉体負荷後の倦怠感の変化や増減、主訴の変化 ・排泄や発汗後の倦怠感の変化や増減、主訴の変化 ・表証においては汗の有無	脈力・舌の力の入り具合、経穴の虚実の程度

　ただ初学者の場合、複雑な思考過程を同時に論理立てるのは難しい。そこで一つの参考手順として、八綱陰陽弁証を行うにあたり、表裏の鑑別、寒熱の鑑別、虚実の鑑別に役立つ問診項目五つを取り上げてみよう。

①寒熱について問診し、表裏の鑑別、表における寒熱の鑑別を行う

②飲食について問診し、虚実の鑑別、正気の状態をみる

③口渇について問診し、裏における寒熱虚実の鑑別を行う

④汗について問診し、表における虚実の鑑別、裏における虚実の鑑別を行う

⑤二便について問診し、寒熱虚実の鑑別を行う

　以上の手順で、それぞれある程度の八綱陰陽弁証が弁別できる。八綱を正確に把握できれば、患者を悪化させることはまずない。

2　問寒熱

　寒熱の「寒」は悪寒のこと、「熱」は発熱のことである。その有無を質問することを問寒熱（inquiry about cold and heat）という。悪寒発熱がないのは裏証か内傷雑病である。悪寒発熱があれば表証の可能性が高くなる。悪寒と発熱の発生は、病邪の性質、正気と邪気の抗争具合（邪正抗争）の両方により決定される。一般に邪気の性質からいうと、寒邪は悪寒を招き熱邪は熱熱を招く。陰陽の失調からいうと、邪正抗争が激しく、陽が盛ん（実熱）であれば発熱し、陰が盛ん（実寒）であれば悪寒す

る。陽気が不足（虚寒）すると悪寒し、陰気が不足（虚熱）すると発熱する。問寒熱では、悪寒発熱の出現時間、悪寒発熱の軽重と特徴、兼証などを質問する。

[1] 悪寒と発熱

悪寒（aversion to cold）とは、寒く感じ、暖かくしても寒気がとれない感覚のこと。風に当たらなくても寒気を感じる。寒邪により肌表の陽気が収斂し、衛気が肌表に行き渡らず正常な温煦作用を得られないために起こる。陰盛（実寒）、陽気不足（虚寒）。悪寒以外にも、暖めると寒さが緩解する畏寒（fear of cold）や、風に当たると寒気を感じ嫌悪感を抱く悪風（aversion to wind）、激しい寒気と震えを伴う寒戦（shivering）がある。

発熱・身熱（fever）とは、体温が正常体温より上昇する、全身もしくは身体の一部に発熱を自覚すること。そして、暑がって暑さに対して強い嫌悪感を抱く悪熱（aversion to heat）もある。陰虚（陰気不足）または陽盛（実熱）にはすべて熱象の症状（たとえば発熱・悪熱・煩熱・潮熱など、悪寒は一般的にない）が現れる。外邪が肌表を襲った場合、肌表を守る衛気が邪気と抗争し熱を発する。

[2] 問寒熱のポイント

悪寒発熱があれば表証の可能性が高く、なければ裏証の可能性が高い。表は表の病、つまり太陽表証（脈浮、頭項強痛、悪寒）もしくは温病の衛分証に相当する。裏は裏の病、つまり「表」よりも深いことを意味し、内傷病や臓腑病、経絡経筋病に相当する。

表証の場合は、悪寒発熱の所見が重要であるが、その他の症状についても聞き出し、より表証の弁証を確定させるために舌や脈も確認する。頭痛や身体痛は邪が体表部位の経絡に鬱滞し、気血の運行を妨げることにより起こる。また、肺は皮毛を主り、鼻は肺の竅であるため、邪気が皮毛・口鼻から侵入して、肺の宣発粛降機能が失調すると鼻閉、鼻汁、咳嗽が起こりやすくなる。邪が体内に深く侵入していないと舌苔の変化が顕著には現れないが、風寒表証では普段よりも舌が潤い、風熱表証では舌尖、舌辺が紅くなる。外邪が表を襲うと正気が奮い立って抗争し、脈気が外に向かって流れるため浮脈となる。

表証の場合は、必ず悪寒か発熱のいずれか、もしくは悪寒も発熱も同時に存在する。まずは表寒証と表熱証の区別を明らかにする。

悪寒が重く発熱は軽い場合は表寒証、発熱が重く悪寒が軽い場合は表熱証であるといえる。表寒証の症状は、無汗、口渇なし、苔薄白、舌質は無変化とされるが実際は普段よりも湿潤する、脈浮緊。表熱証の症状は、無汗または有汗、軽度の口渇、舌尖や舌辺が紅くなる、脈浮数。

ほかに、畏寒はあるが発熱しないのは但寒不熱で寒、発熱のみで悪寒しないのは但熱不寒で熱。寒と熱が規則的に交替して出現し、悪寒するときには発熱せず、発熱するときには悪寒しない状態を寒熱往来という。また、不定期な発作に加えて胸脇苦満、口苦、咽が渇く、食欲減退、脈弦がみられる場合は半表半裏証（少陽病）である。

[3] 寒熱各論

①悪寒発熱・発熱悪寒

悪寒発熱・発熱悪寒（aversion to cold with fever）とは、悪寒と発熱が同時に出現すること。悪寒

と発熱のいずれが強いかを区別する。これは衛陽と邪気の闘争（外感表証）で起こる。

悪寒が重く発熱は軽い場合

外感風寒（風寒邪）による表寒証（無汗や頭痛、身体痛、浮緊脈を伴う）である。寒邪が表を襲い（寒邪束表）体表の陽気を損傷すると、気の温煦機能が大きく低下し、悪寒が強く現れる。邪正抗争が激しく起るほど発熱も起こり悪寒も激しくなる。

発熱が重く悪寒が軽い場合

外感風熱（風熱邪）による表熱証（咽喉の腫痛や口渇、自汗、浮数脈を伴う）である。陽邪である風熱が病を引き起こすため、陽が盛んとなり発熱が重くなる。風熱が表を犯し、衛外不固となり腠理が開くと、軽度の悪寒が起こる。

悪寒と発熱両方ともに軽い場合

邪気が軽く正気が衰えている（傷風表証）。

悪寒、発熱ともに重い場合

邪正ともに盛んな状態である（表寒裏熱証など）。

②但寒不熱

但寒不熱（chills without fever）とは、畏寒はあるが発熱しないもの。

虚寒証

久病などで陽気が虚すと内寒が生じ、肌表を温めることができないので顔面蒼白、四肢の冷え、就眠時に寒気を訴える。

寒邪直中

寒邪が臓腑に直中し陽気を損傷する。この場合は畏寒あるいは病変部に冷えと痛みが起こる。

実寒証（寒凝中焦）

いきなり冷たいものを食べて中焦に寒邪が凝滞すると脘腹部の冷痛のみならず畏寒や悪寒することもある。外感の寒邪によるものでは温めてもこの悪寒はとれないが、陽虚によるものでは温めると悪寒は軽減する（畏寒）。

③但熱不寒

但熱不寒（fever without chills）は発熱のみで悪寒せず、次の通りいくつかのタイプがある。

壮熱

壮熱（high fever）は、持続性の高熱（38℃以上）が下がらず、悪寒せず、逆に悪熱するもの。風寒が裏に入り熱化したもの、あるいは風熱が内に伝わった裏実熱証によくみられる。正気が十分にあり、そのうえで邪気実のため顔面紅潮、口渇（冷飲）、多汗を伴う。

潮熱

潮熱（tidal fever）は、潮の干満のように、朝や夕刻などのある定刻になると発熱あるいは熱が高まること。

骨蒸潮熱

骨蒸潮熱（bone-steaming tidal fever）は、陰虚証。骨のなかから蒸すような熱感が自覚的に感じられる潮熱。病機は陰液の不足であり、陰が陽をコントロールできずに相対的に陽が盛んとなり内に虚熱が生じることで発熱する。午後あるいは夜になると発熱し、微熱（38℃以下）が特徴。五心煩熱、頬紅、盗汗、口や咽喉が乾燥するなどの陰虚症状を伴う。

日晡潮熱

日晡潮熱（late afternoon tidal fever）は、陽明腑実証。日晡（14 時くらい〜夕方）頃になると熱が高くなる。高熱を特徴とし、心煩、口渇（冷飲）、大汗、腹部脹満（疼痛を伴う）、大便秘結、舌苔黄燥などの症状を伴う。陽明経は気血ともに多く、抵抗力がかなり強いため、邪気が陽明を犯せば正気が抗争して大熱が出現したまま熱が下がらない。陽明の熱はこの日晡の頃に旺盛となるので、陽明潮熱という。熱邪が裏に伝わり、腸中の老廃物と結することによって生じる証候（胃腸燥熱）。

午後潮熱

午後潮熱（afternoon tidal fever）は、午後になると定期的に熱が盛んになる、手を当ててすぐはさほど熱くないがしばらくすると灼熱感を触知できる身熱不揚（unsurfaced fever）の特徴を持つ。午後に熱がひどくなるのは湿熱の邪気が中焦に閉じ込められるためで、午後に陽明の熱が旺盛になり、熱は上昇する。湿熱の邪気が人体を犯せば、湿鬱熱蒸の状態となり、湿と熱とが結合されて湿のなかに熱がこもって出られずに身熱不揚となる。頭や身体が重い、胸悶、空腹でも食欲がない、泥状便、膩苔などの症状を伴う。

身熱夜甚

身熱夜甚（fever worsening at night）は、昼より夜に甚だしい潮熱が出現する。血熱や陰虚や、肝の熱、陰邪との邪正抗争、あるいは瘀血が関与している。

微熱

微熱（mild fever）は、長期（半月以上）にわたって軽度の発熱（38℃以下）が続く。あるいは、発熱を自覚するが、実際の体温上昇はみられない。大部分は内部の熱による。

夏季発熱

夏の暑い盛りになると発熱が続くこと。小児に多くみられる。気陰不足に属す。煩躁、口渇、無汗、多尿などを伴う。

気虚発熱

微熱が長期間続き、肉体疲労時に悪化する。気虚発熱のメカニズムは歴代の医家たちによる様々な論がある。たとえば、脾気虚損により中気下陥し、清陽が上昇せずそれが鬱結することにより起こるという説などがある。顔面蒼白、食欲はなく、力がなく、息切れし、話したがらない、疲れてだるい、舌淡、脈虚弱などの症状を伴う。

④寒熱往来・往来寒熱・寒熱交作

寒熱往来・往来寒熱・寒熱交作（alternating chills and fever）とは、寒と熱が規則的に交替して出現し、悪寒するときには発熱せず、発熱するときには悪寒しない状態をいう。寒熱往来の発作は 1 日に数回、あるいは 1 日に 1 回、隔日に 1 回といった具合に規則的で常に口苦や咽の渇き、眩暈などの症状のいくつかを伴う。邪気が少陽、つまり半表半裏にあることを表している。また寒熱往来が生じるときは、邪気があまり盛んでなく正気もまだ衰えていないので、正邪が争って双方が譲らない状態にある。正気が勝てば発熱し、正気が負ければ悪寒し、互いに勝ったり負けたりするため、寒熱が往来するのである。

⑤瘧疾

瘧疾（malaria）は、悪寒・戦慄と壮熱が交互に出現する。発作は 1 日に 1 回あるいは 2 〜 3 日に 1 回と周期的。激烈な頭痛、口渇、多汗を伴う。瘧疾にはいくつか種類があるが、伝染性のものについ

第7章 ● 問　診

ては西洋医学に委ねたほうがよい。

⑥煩熱
煩熱（heat vexation）とは、不安や落ち着きのなさが付随する熱のことをいう。裏熱が盛んになりすぎて起こる。

[4] 手足の寒熱

①手足厥冷・厥冷・厥逆
手足厥冷・厥冷・厥逆（reversal cold of the extremities）とは、膝と肘まで、または末端で冷たく、四肢の冷えを呈すること。

②厥
厥（reversal of qi）は気逆により、突然の意識喪失とともに通常短い期間の肘と膝までの四肢の冷えを呈する。あるいは厳しい寒さで失神により、四肢の冷えを呈する。

③手足煩熱
手足煩熱（vexing heat in the extremities）とは、四肢の不快なほてり（熱知覚）。『霊枢』経脈篇の手太陰経脈病症に「掌中熱」とあり、手太陰の経脈が掌中に流注しているので、掌中が熱くなる。

④五心煩熱
五心煩熱（vexing heat in the chest, palms and soles）とは、手掌・足底・胸に熱感を感じる。陰虚で起こる傾向が強い。

⑤手足心熱
手足心熱（heat in the palms and soles）とは、四肢の主観的な熱性の感覚。『霊枢』経脈篇の、手厥陰経脈病症に「手心熱」とあり、労宮穴を中心として、手掌全体が熱くなる。

3　飲食と味覚

飲食を問うことは、胃の気がどのくらいあるかを知るために非常に重要な情報となる。つまり、脾胃（後天）のはたらきに関わる重要な問診である。適切な飲食によって、水穀が胃の腑で受納腐熟され、脾がそのエキス（水穀の精微）を肺に上げて（昇清）、全身に散布する。しかし、宿食（retained food）や傷食（food damage）によって脾胃の機能だけでなく他の臓腑の機能にも影響を与える。宿食とは、胃と腸にとどまっている消化不良の飲食物。傷食とは食べ物による脾胃への病的な負担のこと。つまり飲食は気血を養うことにつながるので非常に重要な問診要項になってくる。

[1] 胃の気
胃の気とは「生体の生命力」で、脾胃のはたらきを示す。胃の気を増強させることは、後天の元気を強化することであり、先天の精（腎気）を強化することにつながる。胃の気の脈診により、生体の生命力の状態をうかがい知ることができる。詳細は『胃の気の脈診―図解鍼灸脈診法』（藤本蓮風、森ノ宮医療学園出版部、2002 年）参照。

[2] 八綱と飲食

241

飲食において、冬でも冷たいものの飲食を欲する場合は「熱」、夏でも温かいものしか受けつけない場合は「寒」という鑑別はできるが、表裏虚実に関しては、飲食のみではなかなか判定しがたい。よって食欲の有無、食事の量、食後の状態などの情報が必要になってくる。

[3] 食欲と実際の食事の量

①食欲がある

腹がすいて食べるが思ったほど食べられない、腹はすかないが食べようと思えば食べられる、腹はすかないが食べたいと感じて食べる、食べたいのに腹が脹って食べられない場合などはいずれも「食欲がある」とみなす。

②食欲がない

腹はすくが食べる気が全くしない、食べたいと思わないが食べているうちに少しずつ食欲が出てくる場合などは「食欲がない」とみなす。

納呆

納呆（torpid intake）とは、食欲がなく空腹感もないこと。食欲不振。肝胃不和、脾胃湿熱、胃陰虚、脾胃気虚、脾胃虚寒、脾胃陽虚、傷食。

消穀善飢

消穀善飢（swift digestion with rapid hungering）とは、食欲旺盛で食後もすぐに空腹感を感じること。胃火、陽明蓄血。

嘈雑

嘈雑（gastric upset）とは空腹なようで空腹でなく、痛むようで痛まず、懊悩して安らかでない状態のことであり、次第に胃脘部が痛むようになる。この痛みは、胃に食物が入ると止まる。痰熱、肝脾不和、胃熱、血虚。

厭食

厭食（anorexia）とは、小児に多くみられる食欲欠乏のこと。

③大食（多食）

多食すれば脾胃を痛め、また脾胃が弱れば甘いものを欲する。

食欲旺盛で食べてもすぐ空腹になる（消穀善飢）のは胃火亢盛。

空腹になりやすく、多く食べる場合で、大便溏薄、腹部脹満、消化不良を呈するのは胃熱脾寒。

空腹になりやすく、多く食べる場合で、小便が多く、身体は痩せているのは中消証。

久病で食欲がなく、食事を受けつけなかったが突然暴食するのは除中。

④少食（食欲減退、納呆）

あまりにも少食が続くと気血が弱っていく。

新病でも食欲がなく、胃脘部痞満、腹部脹満、舌苔厚などを呈するのは脾湿不運。

久病で食欲がなく、顔色萎黄、倦怠無力などを呈するのは脾胃虚弱。

空腹感はあるが食欲がない、時々乾嘔がみられるのは胃陰不足・胃陰虚。

[4] 食後の状態

①眠くなる

飲食は脾胃に一定の負担を与える一方、緊張を緩める作用もある。食後に眠くなるのは、脾の問題（湿困脾土、脾虚湿盛）や肝の問題が考えられる。

②気分が悪くなる

食後に気分が悪くなり、吐き気や胸やけがしたり、胃液が逆流する場合は胃気上逆。

③排便したくなる

食後すぐに排便したくなり、1日のうちに何回も排便する場合は脾虚。

④腹が脹る

食後すぐに腹が脹った感じがしたり、ガスが出る場合は、食滞による陽明の気機不利（大腸の気滞）といえる。また、蔵結、臓結（visceral bind）といって、冷たい飲食物の摂取により、寒邪が内に入り上腹部の膨満感が出現し、下腹部の脹り感と痛みを伴う状態を呈することもある。

[5] 飲食の内容

①飲食物の陰陽

嗜偏食（dietary predilection）は、特定の味または特定の食品に対する好みの偏りのことである。飲食物の陰陽は、寒熱の問題を読み解く有力な裏付けになる。陰性のものを嗜好する場合は陰に傾く。陽性のものを嗜好する場合は陽に傾く。

②食事の時間

食事の時間が不規則な場合も脾胃を傷めやすい。

③食べ方、飲み方

早食いや丸飲みは脾胃を傷める。また、少しずつチビチビと飲むのは、脾の昇清作用が低下して津液を十分に口内まで上昇させられなくなった場合が多い。一気にゴクゴクと飲むのは内熱。潤す程度は津液の停滞。

④水分摂取量

身体の津液（陰液）量と水液代謝をみる。水分摂取量と尿量を比較して、同等なのかどうかを調べる。尿量が少ない場合、汗や大便など他の水液排泄の状況とも考え合わせてみる必要がある。

[6] 味のバランス（五味）

『霊枢』五味論篇や『難経』三十四難に五味に関係する記載がある。味の偏りによって五臓のどこが病んでいるか、また過剰摂取する場合は、その五味に関連性の強い臓を傷める可能性がある。たとえば、甘味は緊張を緩める作用を持つが、過剰摂取により脾を傷める。

[7] 嗜好品

酒は種類によっては中焦に熱（湿熱）を溜めやすいが、体質に合わせて適量飲むことで理気することができる。タバコは湿を乾かし、心神を安定させる。カフェインは精神を鼓舞するので、多量に摂取すると精神が興奮して肝気が高ぶり、のぼせ、寝られない、イライラなどの症状を助長する。

4 口渇

　口渇（thirst）は、喉が渇いて水分を欲することをいい、内熱がある状態が多い。口乾（dry mouth）、口燥は、口のなかが乾燥するが水分を飲み込む必要は必ずしもないことを指し、陰虚であることが多い。口渇は体内の津液の量や散布の状態が反映されており、寒熱虚実を弁証するときに非常に参考になる。

[1] 八綱と口渇
　口渇の有無と冷熱いずれを欲するかを明らかにすることにより、裏における寒熱の鑑別ができる。口渇があって（冬でも）冷たいものを欲するようであれば、裏熱証である。しかし病位によっては熱証であっても口渇が出なかったり、寒証でも口渇を訴える場合もあるので、口渇自体よりもむしろ「温かいものを欲するか」「冷たいものを欲するか」が寒熱の弁別には重要である。
　口渇がなく、かつ（夏でも）温かいものしか受けつけない場合は寒証。口渇があり、かつ（冬でも）冷たいものを好む場合は熱証。

[2] 口渇と飲む量
①口渇多飲
　口渇して冷たいものを多飲するのは熱証・燥証・陽明証・気分証。
　強い口渇があり、冷たい飲みものを好むのは熱盛傷津
　非常に口渇しよく飲むが、それ以上に小便がよく出るのは消渇（糖尿病）に相当する。
②口渇少飲
　口渇があっても飲みたがらないか、多くは飲まないのは熱邪が営血分に入って起こる。
　口渇して水を口に含むが、飲めないのは瘀血が気機を阻滞して、津液が上昇できなくなって口が渇くだけで本当の脱水ではない。
　口渇して冷たいものを飲みたがるが量はあまり飲めないのは湿熱証で湿邪の比重が大きい場合ほど飲みたがらない。
　口渇、少飲、熱いものを欲しがるのは陽気が虚弱で津液が口まで到達しない場合や下焦に虚寒があり、腎陽が衰微して気化機能が失調し水津を蒸騰させて上昇させることができなくなるためである。
　口渇というよりはむしろ口のなかが乾燥して（口乾）、少飲の場合は陰虚火旺証で、盗汗、午後潮熱、五心煩熱、頬紅、舌紅苔少、脈細数を伴う。
　口渇して飲みたがるが、飲めば嘔吐するのは痰飲・水飲内停である。水湿や痰濁が中焦に停滞して津液の上昇や散布を阻滞するので口渇が生じるが、飲邪が内停していて少ししか飲めず、飲めばすぐ吐く。

[3] 口腔
　口腔の味覚（口味：taste in the mouth）や、口腔内の状態によっても鑑別できる（**表7-83**）。

第7章 ● 問　診

表7-83　口味

口苦 bitter taste in the mouth	口のなかで苦い味がすること。胆の病。熱証（とりわけ肝胆に熱がある場合に現れやすい。肝胆実熱）、胃熱亢盛、心火上炎、熱邪
口酸 sour taste in the mouth	口のなかで酸腐臭がすること。肝の病。肝熱、肝脾不和、食滞（食積内停に多い）
口甜 sweet taste in the mouth	口が甘く、粘ること。脾の病。穀物が発酵すると甘くなることに由来している。脾胃湿熱に多い、湿邪、脾胃気陰両虚
口鹹 salty taste in the mouth	口の中がしょっぱいこと。腎の病。腎陰虚・腎陽虚
口辛＊ pungent taste in the mouth	口が辛いこと。肺の病。肺熱が上蒸するため、よく生臭い臭気を伴う。生姜を噛んだときに似る。肺熱（肺中蘊熱）
口淡 bland taste in the mouth	味を薄く感じたり、味を感じないこと。脾胃気虚、湿困脾土
口渋 astringent taste in the mouth	口のなかが収斂しているような感覚があること
口麻 numbness in the mouth	舌の麻痺により味覚感度が減少すること。血虚
口粘膩 sticky slimy sensation in the mouth	口のなかが粘着性をおび、不快な感じのこと。湿邪

＊口辛：WHOのテキストには掲載されていないが、五味の説明文より、pungent taste in the mouthとした。

5　問汗

[1] 汗

　問汗（inquiry about sweating）とは、患者の発汗状況に関する質問。「汗は心の液」「血汗同源」ともいわれ、心や血と関連性が深い。春夏は陽気が外泄して気血が表に向かうので汗が出て、秋冬は陽気が潜蔵して気血が裏に向かうので、汗が少ないか無汗が正常である。汗とは、陽気のはたらきによって津液が蒸発し、体表に排泄され、陰液が陽気の宣発作用によって出たものである。厚着での発汗も、体温を調節し、生体の陽気と陰液との平衡を保持する生理的発汗である。

　汗の有無、かき方、量、性質、発汗部位、発汗に伴う諸症状について尋ねることにより、陽気と津液の状況および病邪の性質などを知ることができる。

[2] 腠理の開闔

　腠理の開闔を調節しているのは気の固摂作用である。特に衛気が大きく関わる。衛気は水穀の精微が脾胃のはたらきによって運化昇清され、肺に上輸され、肺の宣発粛降によって全身に布散される。脈外の気として身体の一番表外部を周流して外邪から防衛し、皮毛を温煦し、腠理の開闔を調節している。その衛気の充実には腎の蒸騰気化のはたらきが欠かせない。そして肺の宣発・粛降がうまく機能

245

するには、心や肝が肺の機能を抑制しすぎないことが肝要となる。つまり、心気がのびやかで肝気も（上逆して）肺気を犯さない程度に疏泄できれば、衛気は理想的なめぐり方をして、その機能を大いに発揮する。体内での水（津液）と火（熱）との陰陽バランスをとるために、時に腠理を開いて汗として水を排出しようとしたり、逆に無汗となって熱が発散されないようにする。

　水があふれた場合（水邪、湿邪）、その水湿邪を減らそうという方向に身体がはたらき、発汗する。また内熱がきつくなった場合は、津液が蒸されて汗となる。これは、汗とともに熱を冷まそうとするはたらきでもある。局部的に気の固摂が低下し、津液が漏れ出て発汗する場合もある。特に精神的緊張や恐怖感によって、気が鬱し手掌や足底、時に顔面の気が瞬時にめぐらなくなり、津液が漏れ出ることがある。逆に、陰を保持するために無汗となることもある。

［3］ 生理的な発汗と病理的な発汗

　生理的な発汗と病理的な発汗を区別する。生理的な発汗のメカニズムについて、五臓の生理と関連して総合的に説明していく。

> 陽加於陰、謂之汗。 　　　　　　　　　　　　　　　　　　　　　　『素問』（陰陽別論篇）

訳：陽が陰に加うる、これを汗という。

　陽とは体内の陽気のことであり、陰とは陰精や津液など、体内の有形のものを指す。通常は、陰精や津液などの水液成分に陽気が作用して、わずかに発汗させることによって、生体内の陰陽のバランスや相互の協調関係が維持されている。

①生理的な発汗

> 天暑衣厚則腠理開、故汗出、……（中略）……天寒則腠理閉、気湿不行、水下留于膀胱、則為溺与気。
> 　　　　　　　　　　　　　　　　　　　　　　　　　　　　　　　　　　　『霊枢』（五癃津液別篇）

訳：気候が暑く、衣服を重ね着していると腠理が開いて汗が出る。気候が寒いと腠理が閉じ、気と水湿がめぐらず、水は下焦・膀胱において溜まり、小便となる。

　排出すべき津液が二便で出しきれない場合、汗として排出することがあるが、これも全体の津液の観点からみて「排出できている」とみれば生理になり、「二便で出しきれない」という観点からみれば病理でもある。

②病理的な発汗

　病理的な発汗とは、最終的には腠理の開闔失調によって起こるものを指す。

　全身的な発汗異常は、自汗、盗汗、戦汗、絶汗など、局所的な発汗異常は頭汗、手足汗、鼻汗、腋汗、心汗、半身発汗などである。また、汗の色が異常なものとして黄汗、血汗がある。

　汗は水液代謝の一つの役割であり、三焦が関わっている。『霊枢』経脈篇の手少陽経脈病症に「汗出」とあり、三焦経絡の失調により、衛気が乱れ汗が出ることを示唆している。

第7章 ● 問　診

[4] 汗のかき方

①自汗

　自汗（spontaneous sweating）とは、運動や厚着、暑い気候によらず、日中安静にしていても汗が出ること。あるいは少し動くだけで、かなりの汗が出る状態。体表を守る衛気（陽気）には、腠理の開闔によって汗の分泌を調節するはたらきがある。この衛気の不足によって腠理が開き、汗が出る場合は気虚の証明に用いられることが多いが、果たして気虚による自汗なのかどうか、ほかの所見と照らし合わせる必要がある。表寒虚、営衛不和、風湿傷表、熱盛陽明、暑傷気陰、気虚、陽虚。

②無汗

　無汗（absence of sweating）とは、発汗の異常な不足または欠如（無汗症）のことで、厳密にいえば「汗が出るはずのときに出ないもの」をいう。表寒実、気滞など。

③寝汗・盗汗

　寝汗・盗汗（night sweating）とは、睡眠中に発汗し、目が覚めると自ずと汗が止まるものをいう。陰虚で発症することが多いとされている。睡眠中は、日中の活動で活発にめぐっていた気血津液の動きが緩慢となって、内へ内へと温存されるべく収蔵される時間帯となる。つまり、活動中よりも相対的に皮表における気の固摂機能が低下しやすい状態となっているのである。このときに、陰虚（陰の力、すなわち固摂や収斂する力が不足したり、陰虚内熱となって虚熱が旺盛）であれば、津液が漏れ出やすくなったり、津液が虚熱に蒸されて排出される。覚醒し、活動し始めると、気血のめぐりが一気に活発化するので皮表における固摂機能も高まり、津液が漏れ出なくなり、発汗が収まる。これが陰虚による盗汗の基本的なメカニズムである。

　また、陽明熱盛の状態においては、陽気が有余となり、陰の時間帯（夜間）になっても減退することなく内熱によって津液が蒸し出されて盗汗が起こることがある。

　ほかには、心血虚（心血不足により心気が浮越して心液である汗が蔵されずに外泄する）、湿邪阻遏（運化失調したために湿濁が生じ、湿が気の流通を障害して昇降失調を引き起こして発生）、邪在半表半裏（外邪が侵襲して表邪が解さず少陽に伝入すると、半表半裏を阻滞して邪正が抗争し、津液を外部に押しやるために発生）などでも盗汗が起こる。

④手足心汗

　手足心汗（sweating from the palms and soles）とは、緊張したときに手足に汗が出ること。心や肝の問題（疏泄太過）。

⑤戦汗

　戦汗（shiver sweating）とは、震えが来た後に汗が出ること。熱病の進行中にみられる邪正抗争の表れ。

⑥絶汗

　絶汗（expiry sweating）とは、瀕死状態の患者の絶え間ない大量発汗のことで、陽気が絶えようとしている徴候を示す。

⑦漏汗

　漏汗（leaking sweat）とは、絶え間ない発汗のこと。表証で衛虚不固になると発症する。

247

[5] 汗の左右差（汗出偏沮）

　上半身のみや下半身のみの発汗、あるいは左半身のみや右半身のみ発汗することを半身汗出（half-body sweating）、上半身のみや下半身のみ発汗がない、あるいは左半身のみや右半身のみ発汗がないことを半身無汗（half-body absence of sweating）という。

　汗の左右差は人体の気血の運行が偏側に偏るために発生し、邪気による阻害もしくは気血の不足がその病理機序である。気血両虚、寒湿痺阻、営衛不和などによる。また、中年・高齢者に、汗出偏沮がみられるときには、中風の前兆（風痰）の恐れがあるので注意が必要である。

汗出偏沮、使人偏枯。	『素問』（生気通天論篇）

[6] 汗の量

　汗の量は、水分摂取と二便などでの排泄量との関係を鑑みる。汗の量のみで病理だとは診断できない。

　多汗・大汗（profuse sweating）は暑い環境や運動、発汗薬などに関連していない過度の発汗であり、暑熱、内湿過多などによる。反対に少汗は汗が少ないことで、陰液不足、気滞などによる。

[7] 汗の性質・種類

　汗が冷たく水のようにサラサラして無味無臭なものほど陽虚であることを示し、逆に汗が熱く粘稠で臭いが強く、塩味が強いものほど実熱傾向であることを示す（黄色くなることもある）。汗の種類を**表7-84**にまとめた。

[8] 発汗部位

　発汗部位によっておおよその病理を推測できる。**表7-85**にまとめた。

[9] 発汗後の疲労

　発汗後、肉体的に疲労感が強くなる場合は正気の弱りがあることを示唆する。「疲れない」というのは実はグレーゾーンであり、「発汗したほうがすっきりして楽になる」のであれば正気の弱りがほぼなく、湿邪や熱邪が発汗によって軽減したと解析できる。

[10] 八綱と汗

　表における虚実の弁別として、自汗があれば表寒虚（桂枝湯証）、無汗であれば表寒実（麻黄湯証）という鑑別要因の一つとなり得る。

　既述の通り、汗の性質で、寒熱虚実がある程度わかるが、他の所見と総合して判断することが重要である。

第7章 ● 問 診

表7-84　汗の種類

冷汗 cold sweating	大量発汗により身体や四肢が冷えること
わきが	虚証・実証ともにみられるが、病因としては湿熱蘊結か遺伝的なものが多い。肝胆湿熱の液汗として弁証論治する
油汗 oily sweat	油のようなねばねばの汗
大汗淋漓 great dripping sweat	異常な大量の汗が流れ続けること
黄汗 yellow sweat	黄色い汗が出て着衣が黄染すること。汗のついた衣服が黄色く染色される。黄疸を兼ねる場合もある。営衛壅閉、湿熱蘊積

表7-85　発汗部位と病理のめやす

全身	全身の発汗は腎の弱り
上半身	気の上逆を示すことが多い。気の上逆と内湿
下半身	内湿、特に粘った熱い汗は湿熱を示す。手のひら・足のうらの少量の汗は一般的な生理現象である
手足	手足汗（sweating from the hands and feet）は、手と足からの過度の発汗のこと。脾胃湿熱、脾胃気虚、脾胃陰虚
頭・首	頭、顔または首の過度の発汗は頭汗（sweating from the head）。実証では上焦の邪熱、中焦の湿熱によるものが多い。虚証では陽気不足によるものが多い。その他、関格、水結胸、少陽病など。重病の末期で、突然汗がたくさん出る場合は虚陽浮越
額・鼻	額・鼻の頭の発汗は脾胃の弱り
腋	腋の下からの過度の発汗は腋汗（sweating from the armpits）。心肺の弱り、肝陰虚、肝胆湿熱
胸	心脾気虚、心腎陰虚、虚証。特に、前胸部の過度の発汗は心汗（sweating from the heart region）であり、心脾両虚、心腎陰虚
陰部	陰部の局所的な発汗は陰汗（genital sweating）といい、多くは下焦の湿熱

6　大便

　大便・小便のことを二便という。二便の情報から裏における寒熱虚実の鑑別を行う。
大便の排泄は、直接的には大腸が主っているが、その他の臓腑（脾胃、小腸、腎、肝、肺など）とも密接な関係がある。

　まず摂取された飲食物は、胃の腑での腐熟と脾の運化と肝の疏泄によって小腸へ送られ、小腸で清濁を泌別する。そこで泌別された濁なるものを大腸へ送り、大腸での燥化と伝導によって、大便が形成され、排便に至る。そのため大便の排泄には、脾胃・小腸・大腸の機能だけでなく、それらをのびやかにするための心や肝の作用、そして、大腸と表裏関係にある肺の宣発粛降と水道通調機能、腎陽の温煦や固摂機能も間接的に関わってくる。

[1] 八綱と大便

　硬く臭いが強いものほど実熱傾向にあり、ひどい場合には大便秘結し、腹脹、腹満や腹痛が強く出現するのが特徴で、下痢するとすっきりして疲労感が全く出ないのが特徴である。

　水様下痢で臭いがないものは虚寒を示し、排便後に倦怠感が出現するものほど虚である。1日のうちに複数回排便したり、細切れの状態で出たり、不消化であったり、逆に数日以上全く出ていないのに腹満や腹部膨満感がないものは虚証である。

[2] 排便の回数

　明代の書物の『医学入門』には、便秘であるか否かは排便回数で決まり、1日1行（大便の回数は「行」を使う）を順とし、3〜4日便のないものを便秘、1日3〜4行のものを利となす、とある。このとき、食事量と大便の量との相関性、多少に注意する必要がある。

[3] 大便の性状

　正常便は、有形で適度な潤いがあり、バナナのように黄褐色で1本に繋がっており、水に沈む。臭いも（飲食物の種類にもよるが）極端に強くない。飲食の内容にも関係するが便が便器に浮くのは正気の弱りを示している。

　便が便器にねっとりとつく場合は熱、さらっとして便器につかない場合は寒。コロコロとした小さな便がいくつも出る（兎糞状）場合は陰虚で、なかでも色が黒い場合は瘀血である。便がいつも緩んでいて、軟らかい場合は虚寒。大便に出血が見られる場合（便血）に注意が必要である。

[4] 排便感覚

　排便感覚より寒、熱、虚、実を決める。便が硬くて出にくい場合は一般に熱とする。下痢では、排便時に肛門の灼熱感があり、臭いがきつい場合は熱、反対に排便時に肛門の冷感があり、あまり臭わない場合は寒。排便後に疲れる場合は正気が弱っており、すっきりする場合は正気は充実していて実邪が排出された状態である。肛門に下垂感がある場合は中気下陥。

[5] 排便の状況

　排便の異常について主なものを**表7-86**にまとめた。本章 V-37 も参照のこと。

第7章 ● 問　診

表7-86　排便の異常

裏急後重 tenesmus	「裏急」とは、大便が出る前に腹痛があり便がしたくて我慢できない状態をいい、「後重」とは大便が急迫するが排便後、残便感があり肛門が下墜する感じがあるものをいう
溏泄 sloppy diarrhea	大便の性状が軟らかくなり、形を成さない（泥状便）もの。泄瀉（diarrhea）といって大便が水のようになり、排便回数が増加する（水様便）ものもある
下痢清穀・完穀下痢 clear-food diarrhea	不消化性の下痢のこと。食べ物が消化されず、そのまま下痢して糞臭のないもの。清穀下痢あるいは完穀下痢ともいう。軽い脾気虚では一応消化された便となるが、脾陽虚に至ると未消化物の混ざった便となる
五更泄 fifth-watch diarrhea	五更の刻（夜明け前、鶏が鳴く頃）になると下痢するものをいう。脾腎陽虚
大便自痢 spontaneous diarrhea	大腸での燥化と伝導機能に起因しない下痢
水瀉・注泄 watery diarrhea	水様のひどい下痢で勢いよく排出するもの
瀉下不爽 ungratifying diarrhea	排便してもすっきりした感覚を得られないこと。残便感や腹部違和感を感じる
完穀不化 undigested food in stool	消化不良の食物を含む便の状態、未消化便
滑泄 efflux diarrhea	便失禁を伴う下痢
洞泄 throughflux diarrhea	食後の下痢で、消化不良の食物が便に混ざっている
暴瀉 fulminant diarrhea	突然おびただしい量の下痢をする病変
寒泄 cold diarrhea	寒邪の直中によって起こる下痢
濡泄 soggy diarrhea	湿邪が脾を損傷することによって起こる下痢
飧泄 swill diarrhea	消化不良の食物を含んでいる下痢
便溏 sloppy stool	軟らかく、形を成さない便が排泄されること。軟便のこと
溏結不調 stool sometimes sloppy and sometimes bound	形状が一定していない便
便膿血 stool containing pus and blood	痢疾ともいい、ゼリー状の膿や血液が混ざった下痢があり、裏急後重などを伴う。大腸湿熱、寒湿、時疫、暑入厥陰、下焦虚寒、陰虚内熱などによって発症する
大便硬結 hard bound stool	水分が不足し硬化した便で排出が困難になる

251

表7-86 排便の異常（つづき）

脾約 splenic constipation	脾の運化失調による硬い糞便の通過障害のこと
大便乾燥・燥屎 dry stool	含水量が不足している便で排出が困難になる
大便滑脱 fecal incontinence	排便のコントロールができず、無意識に排便してしまうこと

7 小便

　飲食物を摂取すると胃を経て小腸にて清濁に分けられる。濁なるものは大腸に送られ、清なるものはまた清濁に分かれ、その清中の清は精微なる気として肺中の気と合して宗気となり、化して営気と衛気に分かれる。さらに心肺の作用を受けて五臓六腑・四肢百骸を栄養するのである。清中の濁なるものは肺の水道通調作用により三焦と腎の気化作用を経て膀胱の腑に滲入し、尿として体外に排出される。

　排尿は直接的には膀胱が主るが、腎の気化、脾の運輸、肺の宣散・粛降、三焦の決涜などのはたらきが密接に関与している。よって身体内部の気の昇降出入と津液の状況が尿の排出機能や尿量に影響するのである。

[1] 八綱と小便

　小便の性状と排出状況の情報は、表裏・寒熱・虚実の鑑別の一助となる。

　色が透明であれば表（未だ裏に入っていない段階）、もしくは裏寒である。色が濃く臭いが強い、あるいは排尿時に灼熱感を感じるものは熱。水分摂取量がさほど多くないにも関わらず、夜間尿が頻繁で色も透明で量も多いのは虚寒。色が濃く量が少なく勢いがないものは虚熱。排尿すればするほど全身の倦怠感が強くなってしまうものは虚の程度が強い。尿が混濁し、臭いが強く、泡立つのは実（湿熱）である。

[2] 小便の回数

　小便の回数にこだわる前に、水分摂取量・大便の性状・発汗量の問題など、津液の出入の兼ね合いを総合して勘案し、頻尿が病理か生理かの区別をする必要がある。下痢をしているにも関わらず小便も出過ぎている場合や、小便が多過ぎて大便が出なくなっている場合、水分摂取量が多すぎるために頻尿になっている場合、水分摂取量が少ないにも関わらず頻尿になっている場合など、様々なケースがある。必ずしも「頻尿＝病理」とは限らない。

①頻尿

　頻尿に伴い尿量が減少し、しかも尿の色が濃く、尿意急迫や排尿痛がある場合は下焦湿熱。頻尿でも尿の色が透明、夜間尿を呈する場合は下焦虚寒。頻尿で大便が乾燥して硬くなる場合は脾約である。「約」とは、斂約、拘束、束縛の意。脾が弱り運化失調で津を化すことができなくなって腸内で津液が不足し、大便が乾燥して硬くなり出にくくなる病。『傷寒論』に出てくるが、湯液では麻子仁丸で潤腸

通便する。

②小便頻数

小便頻数（frequent urination）とは、小便の量は関係なく、1日のうち、回数が昼夜を問わず十〜数十回に及ぶものを指す。膀胱炎になると、小便の回数が頻繁になる。膀胱湿熱、腎陰虚、腎気不固など。

[3] 小便の性状

色が無色透明だと寒、色が濃く淡黄〜濃黄色で臭いがある場合は熱。尿が泡立つ場合は湿である。勢いがない場合は虚もしくは実。

[4] 尿量

尿の量によって寒熱の偏りや、水湿代謝の異常の程度などを知ることができる。

①多尿

尿の量が多く、色が透明な場合は寒証、透明な尿が多量に出て、冷える環境下や夜中に排尿が多くなる場合は虚寒証。口渇、多飲、多尿に伴い体重が減少する場合は消渇病（糖尿病）が考えられる。

②少尿

尿以外で津液の排出（嘔吐、下痢、発汗など）が過剰の場合や、内熱によって津液が消耗し津液不足となる場合、あるいは津液代謝が滞り排出されない場合（水腫病）などがある。

[5] 排尿の異常

排尿の異常について主なものを**表7-87**にまとめた。本章 V-47、48 も参照のこと。

表7-87　排尿の異常

夜間尿	夜間に尿意を催し目覚めてトイレに駆け込むこと。腎の弱りや腎虚の一つの証候となるが、就寝前に水分を多く摂取したとき、下焦を冷やしたとき、また日中に仕事や何らかの原因で尿意があったにも関わらず尿を我慢して余分な水湿をためこんでいたときにも起こるので、詳しい問診が必要となる
小便難・癃閉 difficult urination	排尿困難、ひどければ閉塞不通。「癃」は排尿したくても小便が思うように出ず、一滴一滴しずくが落ちるようにしか出ないこと。「閉」は小便が一滴も出ないこと。実証の場合は湿熱下注、瘀血、結石など、虚証の場合は腎陽不足による気化不利、腎陰虚による津液内停である
小便失禁 urinary incontinence	意識ははっきりしているが、小便を思うように制御できずに漏らしてしまうこと。腎陽虚、肺脾気虚、膀胱湿熱、肝腎陰虚。臨床的には極度の気逆によっても起こることがある
遺尿 enuresis	寝ている間に知らずに排尿してしまうこと。腎陽虚、腎陰虚、中気下陥、肺陽虚。多くは腎気不足の虚証（腎気不固）。小児の遺尿は身体機能の発育が不十分なために起こる場合が多い
尿後余瀝・余瀝不尽	排尿後も尿が滴り落ちて止まらないことで、老人あるいは久病で身体が弱っている者にみられる。腎気不固、中気下陥、膀胱湿熱、気滞
小便自利 spontaneous urination	尿が自然によく出ることで尿量が多いこと。『傷寒論』に出てくる用語
小便不利 inhibited urination	尿量が少なく排尿困難があるか、無尿のこと
小便不通	膀胱に尿の貯留はあるが排出ができないこと
小便渋痛 difficult painful urination	すっきりと排尿せず疼痛を伴う、また急迫、灼熱などの感覚を伴う。湿熱下注
小便渾濁・尿濁 turbid urine	尿が混濁して排尿痛を伴わないこと。下焦湿熱、腎陰虚、腎陽虚、脾虚気陥、脾腎陽虚
小便淋漓 dribbling urination	尿が勢いよく出ず、渋って出る。回数は多いことが多く、虚実両面ある。虚証の場合は脾腎の虚、実証の場合は尿石（尿路結石）や湿熱や気滞で起こる
小便黄赤 reddish yellow urine	尿が濃く、深黄色・黄赤色あるいは黄褐色さらに甚だしければ茶褐色を呈する。心火、胃腸実熱、肝胆湿熱、寒湿鬱滞、膀胱湿熱などの熱証で発症する。色が濃く量が少ない状態は尿黄短赤という

VIII. 八綱弁証と六経弁証

　張仲景が著した『傷寒雑病論』は、『黄帝内経』を理論的指針とし、その影響を受けつつも、後漢以前の多くの医家の臨床経験を総括したもので、後漢時代の建安年間（200～210年）に完成したと推定されるが、当時の相次ぐ戦乱により、原著は成立からほどなくして散逸してしまった。そしてその後、『傷寒論』と『金匱要略』に再編された。中医学では、この『傷寒論』の六経（太陽・陽明・少陽・太陰・少陰・厥陰）を弁証法として運用して六経弁証として位置づけている。中医学の弁証は八綱弁証が基本となるが、六経弁証も「陰陽・表裏・寒熱・虚実」という八綱で貫かれている。

三陽病はすべて陽証に属し、三陰病はいずれも陰証に属する。太陽は表であり、陽明と三陰は裏、少陽は半表半裏である。しかし、陽明と三陰は裏であっても、陽明は実証・熱証主体であり、三陰は虚証が中心である。このように六経と八綱は弁証論治上一体不可分のものである。臨床に際しては、六経をよく理解し、外感病の弁証の要領と発病の趨勢を理解し、八綱によって表裏・寒熱・虚実をよく弁別して治療を進めていかなければならない。

表（太陽病）における虚実の弁別は汗の有無が有力な情報となる。有汗の場合は表寒虚であり、無汗の場合は、表寒実である。それぞれに適した方剤は次の通り。

①桂枝湯証（表寒虚証）

桂枝湯は解肌、営衛を調和する方剤である。八綱陰陽では表寒虚であるが、この場合虚というのは表が邪気で満ちる表寒実証（麻黄湯証）に比べると相対的に虚という意味であって、絶対的虚証ではない。

`北辰会方式` 取穴は、申脈—三陰交—百会（申脈—後渓の変化）、申脈—三陰交—後渓（奇経八脈の陽蹻脈の配穴を応用）、虚側の外関。

②麻黄湯証（表寒実証）

麻黄湯は、解表し邪気を取り除き発汗する峻剤（比較的きつい薬）である。これは傷寒を治療する主方になっている。

`北辰会方式` 実側の合谷あるいは実側の外関に瀉鍼（予備穴として実側の列欠を使用することもある）。表寒の邪が取れないと皮毛から肺に影響する。咳は肺気不宣によるものなので列欠でもよい。技術的に難しければ、両後渓に整えの灸を施す。整えの灸とは左右交互に、熱さの感覚が左右同程度になるまで灸を施すこと。経穴の反応に左右差が強く出ている場合、灸の熱さにも左右差が顕著となり、ひどい場合には片側が無感覚であることがある。最大31壮まで施し、左右差が整わなければその日は31壮で止める。

③葛根湯証（表寒虚証＜表寒実証）

葛根湯は、解肌発汗、舒筋する方剤で、表寒実証に対して使う薬であるが、特に陽明と太陽の肌表を開いて寒邪を外達させる。桂枝湯（表寒虚）をベースにした方剤で、葛根と麻黄を加えれば葛根湯になる。つまり実と虚がつながっており、微妙なところで実から虚へ、虚から実へと転化するということがわかる。これも陰陽転化の法則に則っている。

`北辰会方式` 取穴は実側の合谷（瀉）—申脈（虚の側を軽く補）あるいは、身柱に燔鍼。

桂枝湯は解肌、麻黄湯は解表と宣肺をもたらす（**図7-3**）。麻黄湯と葛根湯ともに八綱陰陽では表寒実の方剤であるが、麻黄湯証は完全に病位が皮毛で太陽主体であるのに対し、葛根湯証は病位が皮毛〜肌肉で、太陽から陽明にかけてが主体となる。葛根湯証は『傷寒論』に「項背強几几」とあるように項や肩がガチガチにこるのが特徴である。

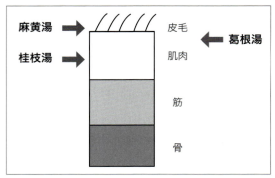

図7-3　各方剤の病位

IX. 心神

　心神を養うのは、心血でありまた陰血である。睡眠は陰血を養うために非常に重要である。睡眠不足が続くと陰血が消耗し、陰虚となり、虚熱によりさらに血を消耗し、やがて心神が不安定となり、精神や知覚などが乱れてくる。

　睡眠状況や夢の内容の情報を得ることで、心神の状態をうかがい知ることができる。睡眠が浅い、眠れないのは、陽が陰に勝る状態（陽の過多）であり、それにより興奮状態となるためである。臓腑では特に、肝と心が関わる。

　また食べ過ぎると眠れないのは、食べ過ぎにより脾胃の失調が起こり、湿痰や湿熱が心を衝いて心神が不安定になるためである。

1　睡眠のメカニズム

　まず、睡眠を陰陽で読み解くとどうなるのかみていく。

> 衛気昼日行于陽、夜半則行于陰。陰者主夜、夜者臥。陽者主上、陰者主下。故陰気積于下、陽気未尽、陽引而上、陰引而下、陰陽相引。故数欠。陽気尽、陰気盛、則目瞑。陰気尽而陽気盛、則寤矣。
>
> 『霊枢』（口問篇）

　衛気は、陰の時間帯（夜）になると身体における陰（体表に対して体内）を行るものである。「陽気尽、陰気盛」つまり、陽気の活動が鈍化し、陰気が盛んになると、目が閉じて眠りに入ることができる。これとは反対の「陰気尽而陽気盛」が起こると、「寤」（不眠）になるということである（**表7-88**）。

第7章 ● 問　診

表7-88　睡眠のメカニズム

	気・血	陰　陽
睡眠前〜睡眠中	外を活発に流れていた衛気が内へ向かう。血もそれとともに内（肝）へ蔵される	陰のはたらきが強くなる（沈静化）
覚醒後〜活動中	衛気が外を活発に流れ出す。血もそれとともに活発に外へも流れる	陽のはたらきが強くなる（活性化）

2　寝つき、寝起き

　睡眠中に沈静化していた気血が活発に動いて目に注がれて開眼でき、全身にめぐって四肢が動き活動できるようになる。これが覚醒のメカニズムで、瞬時に静的状態（陰）から動的状態（陽）に切り替えられる人は寝起きがスムーズであるが、逆の人はなかなか起きられない。寝起きが悪いのは、気虚のみならず気血の鬱滞が強過ぎる場合にも起こる。

　布団に入ってもなかなか入眠できず、かえって煩躁して静臥することができないことを睡臥不寧という。ベッドから降りてしばらく床に座り込んだり、戸口に立って風に当たったり、部屋の外に出てしばらく歩き回ったりするというような状態は主に実証にみられる。それに対して、なかなか入眠できなくても布団に入って静臥していられるのは虚証に多くみられる。

　その他に、寝つきが悪いことを入眠困難、眠りが浅く中途覚醒が多かったり多夢であることを熟眠困難、朝早くに目が覚めて、再び眠りにつくことができないことを早朝覚醒、一晩中一睡もできないことを終夜不眠という。

3　夢

　熟睡すればするほど夢をみない、もしくはみていても鮮明でなく覚醒後は忘れている。しかし夢が多かったり、鮮明なものをみて眠った気がしない、あるいは怖い夢で途中覚醒するなどといった睡眠状態は病理である。

　鮮明な夢をみるということは、魂が安定していないことを意味する。魂は肝と関係し（肝魂）、心神と密接な関係にある。肝気が高ぶり過ぎて陰のはたらきが不足してしまうと、肝魂が安定せず心神も不安定となり、精神だけが高ぶって安眠や熟睡ができなくなる。

　多夢（profuse dreaming）は、しばしば夢をみることにより睡眠を妨げられる状態。夢遊（sleep walking）は、眠っている最中に、ベッドから起き上がり、合目的的な行動を起こすもので、寝ぼけの強いもの、まさに肝魂が活発になり過ぎている状態である。

4　問診の要点

　睡眠の状況、寝つき、寝起き、熟睡感、日中の状態（日中の眠気、食後の眠気など）が重要になってくる。

[1] 嗜眠・嗜睡・嗜臥

　嗜睡・嗜臥（somnolence）とは、疲労倦怠感に伴って、昼であれ夜であれ関係なく眠ること。嗜眠ともいい、知らぬ間に寝入ってしまう。湿困脾土、脾気虚（脾虚湿困）、腎陽虚、腎精不足などで起こる。

[2] 失眠・不寐・不得眠

　失眠・不寐・不得眠（inability to sleep）とは、異常な不眠のこと。睡眠の病的現象で、常に睡眠が不足することをいい、一時的な精神緊張、悩みごと、住居環境の変化、異常な暑さや寒さなどにより起こる不眠は含まれない。また発熱や疼痛、咳嗽、喘息などにより二次的に起こる不眠は、それぞれの原因に対して処置する。

　西洋医学の不眠症とは、入眠や睡眠の安定した持続を妨げられることを悩んだり、それが原因となって心神の不調が生じている状態とし、単なる不眠とは区別している。

　東洋医学では、『黄帝内経』に「目不瞑」「不得眠」「不得臥」、『難経』に「不寐」、『中蔵経』に「無眠」、『外台秘要』に「不眠」、『聖済総録』に「少睡」、『太平恵民和剤局方』に「少寐」、『雑病広要』に「不睡」といった名称が挙げられている。

　不眠の病因として、七情の乱れ、飲食不節、思慮過度、労倦過度、暴受驚恐、稟賦不足（先天的な虚弱）、房事過多、久病、年老が挙げられる。

[3] 病機

　病機は、実証の場合は実火（肝火、痰火、心火）による心神上擾、虚証の場合は陰虚火旺による心神上擾、血虚による心神失養、気虚あるいは脾胃の弱りによる心神不安が挙げられる。

X. 肉体負荷試験

1　正邪弁証

　八綱陰陽により、虚実を明らかにできるが、実際の臨床では、虚実錯雑であることもよくある。その場合、正気の弱りが主なのか、邪気実が主なのか、あるいは正気の弱りと邪気実がほぼ同程度なのか、正気と邪気の陰陽消長関係における標本主従を明確にし、治療方針を確定する（扶正・祛邪どちらを優先すべきかを明らかにする）。

　北辰会方式では、虚実の度合いを見極めるための弁証として正邪弁証を設けている。

　正邪弁証の詳細は、『鍼灸臨床能力　北辰会方式　理論篇』に譲り、ここでは概略のみに留める。

2　虚実

　正気が充実しており、邪気が虚しているのは健康な身体といえる。虚実という言葉は、虚は正気の虚であり邪気の虚ではないこと、実は邪気の実であり正気の実ではないことを意味する。

第7章 ● 問 診

[1] 正気の虚

　正気の虚とは、気・血・津液・精が虚すことをいう。気虚、血虚、津液不足、精虚。そのうち虚であり、かつ冷えの証候が顕著であれば陽虚、熱の証候が顕著であれば陰虚といい、また気血両虚や気陰両虚、陰陽両虚など、正気の弱りの種類の組み合わせによって、様々な虚の病態の表現法がある。

　さらには、これらがどこの臓腑で起こっているのかで、肺気虚や心気虚、腎精不足、腎陰虚、肝腎陰虚、脾腎両虚などに細分化されていく。

[2] 邪気の実

　六淫の邪気に加え、気滞や瘀血、湿痰邪などがあり、もともとは正気であっても、その機能が発揮できないような状態になったものを邪気という。

　本来、風や湿なども自然界にはなくてはならないものである。しかし、風は風でも暴風・強風・竜巻などになった場合、それが害を及ぼすことがある。あるいは、そよ風であってもそれを受ける身体の状態によっては強烈すぎる場合もある。各々の身体にとって害になっている場合、邪という概念に変わる。

　気や血、津液も同じことである。滞りなくスムーズに全身満遍なく流れていれば問題ないが、どこかで停滞すると、よどみができて気血津液が流れなくなり、邪気となる。ひどい場合には有形の邪気（瘀血や湿痰）を形成するに至る。

3　問診の要点

　正邪弁証するうえで必要な情報を得るために、肉体負荷試験（入浴や運動）による倦怠感の有無や主訴の変化について問診する。

　「北辰会専用初診カルテE［主訴・環境］」の「負荷試験」には【入浴】【運動】【季節・天候】【排泄後】という項目があるが、特に肉体負荷試験としては入浴と運動の情報が大切である。また、これらの項目では、情報の混乱を防ぐため「主訴の変化」と「身体の変化」とを別々に記載するようにしている。問診者自身が混乱しないように十分留意する。

[1] 入浴

　入浴は湯船の湯の温度と浸かる時間によって、体にかかる負荷が異なってくる。そのため、全入浴時間と湯船に浸かっている時間と湯の温度の情報をまず得て、入浴後に倦怠感・疲労感が出るかどうか、あるいはすっきりして体も心も軽くなるかどうかを問診する。

　入浴には温めて気血津液をめぐらせたり、リラックスさせたり（心神安寧）、発汗による祛湿と清熱したりする効果、また足湯や腰湯には気を降ろす作用がある。入浴後の汗の出方や倦怠感やのぼせなどの情報から、虚実・寒熱の判断材料が得られる。

[2] 運動

　普段の運動、また体力面においても個人差がある。まずどれくらいの負荷で、疲労感が出るのかを知ることが重要である。

259

具体的には、運動を何日おきにしているか、1回にどのくらいの時間運動するのかなど、頻度と程度、運動の種類とその具体的内容、どのくらい発汗するか、運動後の疲労感・倦怠感などについて問診する。

重症患者の場合は、緩やかな坂道や上り坂、平坦な道を歩いたとき、トイレへの往復、家の中での階段の昇り降りについて問診する。

[3] 二便排出・発汗後

二便排出、発汗後の倦怠感や主訴の変化をきく。診断については「Ⅶ. 八綱陰陽、5　問汗、6　大便、7　小便」を参照。

[4] これまでの治療

これまで受けてきた治療内容と、治療を受けた後に倦怠感があったかどうかや主訴の変化を尋ねる。特に、鍼灸の治療を受けていたり、漢方薬を処方されている場合は、具体的内容を聞くことは重要である。

4　体表所見

体表所見からも正邪弁証するうえで必要な情報を得ることができる。

①脈診

脈力、脈幅をみたり、押し切れの脈診を行って、胃気の盛衰状況を把握する（詳細は第8章「Ⅳ. 脈診（胃の気の脈）」参照）。

②舌診

力の入り具合、胖嫩の程度、苔の力、色褪せ具合などをみて、正気の弱りの有無やその程度を知ることができる（詳細は第5章「Ⅲ. 舌診」参照）。

③経穴

経穴の虚実はどちらが目立っているかを判断する。

以上の所見から正邪の消長関係の度合いを判断する。以下に例を示す。

【例A】今まで漢方薬の補剤を中心に服用してきたが主訴が緩解することなく、かえってほかの症状が増えてきており、体表所見でも虚の反応がほとんどみられず、肉体負荷試験でも倦怠感が全く出ないとなると、「邪気実中心」という判定になる。

【例B】今まで局所鍼でたくさん刺してもらってきたが、抜鍼後2～3日疲労倦怠感が出現し、3分間入浴すると発汗が止まりにくく倦怠感が出ることが多い。そして、体表所見でも舌に力が少し入りにくく、脈力も弱く、1指では押し切れないが、2指で押し切れ、経穴も虚の反応が多くみられるとなると、「正気の弱りが中心」という判定になる。

【例C】起床時倦怠感が強いがシャワーを浴びるとすっきりし、通勤で歩いているうちに倦怠感がなくなるが、夕方帰宅すると倦怠感が強くそういうときに5分入浴するとさらに倦怠感が増してしまう。舌はやや胖嫩傾向で脈力が弱く、経穴も虚の反応と実の反応が半々である。ただ、脈は押し切れない。仕

第7章 ● 問 診

事で肉体労働が軽度のときは帰宅後の倦怠疲労感も軽度であるといった場合、虚実が同程度である可能性が高くなる。

XI. 自然の陰陽との関連

1 天地人相応と四時陰陽

天食人以五気、地食人以五味。『素問』（六節蔵象論篇）

天覆地載、万物悉備、莫貴於人。人以天地之気生、四時之法成。『素問』（宝命全形論篇）

人与天地相参也、与日月相応也。『霊枢』（歳露論篇）

　人は自然から生まれ、相対的に独立するも、自然とともに生きる。しかし、現代中医学では自然の時の移ろいによる人の変化について、臨床次元で明らかにしていない部分が多い。『黄帝内経』において自然の移ろいと人の身体については、次のようにある。

迺問於天師曰、余聞上古之人、春秋皆度百歳、而動作不衰。今時之人、年半百而動作皆衰者、時世異耶、人将失之耶。岐伯対曰、上古之人、其知道者、法於陰陽、和於術数、食飲有節、起居有常、不妄作労。故能形与神俱、而尽終其天年、度百歳乃去。今時之人不然也。以酒為漿、以妄為常、酔以入房、以欲竭其精、以耗散其真。『素問』（上古天真論篇）

夫四時陰陽者、万物之根本也。所以聖人春夏養陽、秋冬養陰、以従其根。故与万物沈浮於生長之門。逆其根、則伐其本、壊其真矣。故陰陽四時者、万物之終始也、死生之本也。逆之則災害生、従之則苛疾不起、是謂得道。道者、聖人行之、愚者佩之。『素問』（四気調神大論篇）

　自然陰陽に則って生きる、養生することが基本であり理想である。実際、夏場は陽気が盛んになるので陽虚や寒証を治しやすくなり、陰虚や熱証は治しにくくなる。逆に冬は、陰気が盛んになるので陰虚や熱証を治しやすくなるが、陽虚や寒証は治しにくくなる。

2 季節

　季節との関わりについては、次のような記述がある。

春胃微弦曰平、……（中略）……夏胃微鈎曰平。……（中略）……長夏胃微耎弱曰平。……（中略）……秋胃微毛曰平。……（中略）……冬胃微石曰平。『素問』（平人気象論篇）

春三月、此謂発陳。天地俱生、万物以栄。夜臥早起、広歩於庭、被髪緩形、以使志生。生而勿殺、予而勿奪、賞而勿罰。此春気之応、養生之道也。逆之則傷肝、夏為寒変、奉長者少。夏三月、此謂蕃秀。天地気交、万物華実。夜臥早起、無厭於日。使志無怒、使華英成秀、使気得泄、若所愛在外。此夏気之応、養長之道也。逆之則傷心、秋為痎瘧、奉収者少、冬至重病。秋三月、此謂容平。天気以急、地気以明。早臥早起、与鶏俱興。使志安寧、以緩秋刑。收斂神気、使秋気平、無外其志、使肺気清。此秋気之応、養收之道也。逆之則傷肺、冬為飧泄、奉蔵者少。冬三月、此謂閉蔵。水冰地坼。無擾乎陽。早臥晩起、必待日光、使志若伏若匿、若有私意、若已有得。去寒就温、無泄皮膚、使気亟奪。此冬気之応、養蔵之道也。逆之則傷腎、春為痿厥、奉生者少。

『素問』（四気調神大論篇）

　生体は四季に応じて変化するので四季ごとの養生・疾病予防に関して記載されている。人体は四季の移ろいと同調している。つまり、我々は1年を1周期とする身体のリズムを持っていて、これと四季のリズムとの調和によって、身体機能が円滑に維持されるのである。逆にいえば、当然気候変動が人体に悪影響を及ぼすということになる。

[1] 六気

　『黄帝内経』成立地の黄河流域での季節の区分と天地の気（六気）の変化を示す（**表7-89**）。長夏は華北の梅雨に相当する。日本では芒種頃より雨季（梅雨）となる。

表7-89　六気

季　節	六　気
春（立春〜）	風
夏（立夏〜）	暑・火
長夏（小暑〜／陰暦6月）	湿
秋（立秋〜）	燥
冬（立冬〜）	寒

　六気の過剰・不足、季節との不相応によって様々な症状が出現する。たとえば、いつも雨の降る前に調子が悪いのは湿邪の影響であり、陰の作用が強くなり気血津液が停滞しやすくなることが考えられる。また、寒い時期になると冷え、暑い時期になると熱を発症しやすくなる。急に気温が上昇すると陽の過多、あるいは気逆が起こる。

[2] 二十四節気

　太陰暦では月の周期に基づいて月を決めるため、太陽の周期との間にずれを生じるので潤月などが入り、農耕などに不便である。そこで古代中国では、本来の季節を知る目安として、太陽の運行に基づいた二十四節気（1年を24等分した季節区分法。各節気は約15日間）が導入された（**表7-90**）。
　臨床では、二十四節気を大いに意識して病理解析することも重要である。

第7章 ● 問　診

表7-90　二十四節気

季　節	月(旧暦)	各節気(現代の暦)	
春	1月	立春(2月4日頃)	雨水(2月19日頃)
	2月	啓蟄(3月6日頃)	春分(3月21日頃)
	3月	清明(4月5日頃)	穀雨(4月20日頃)
夏	4月	立夏(5月5日頃)	小満(5月21日頃)
	5月	芒種(6月6日頃)	夏至(6月21日頃)
	6月	小暑(7月7日頃)	大暑(7月23日頃)
秋	7月	立秋(8月7日頃)	処暑(8月23日頃)
	8月	白露(9月8日頃)	秋分(9月23日頃)
	9月	寒露(10月8日頃)	霜降(10月23日頃)
冬	10月	立冬(11月7日頃)	小雪(11月22日頃)
	11月	大雪(12月7日頃)	冬至(12月22日頃)
	12月	小寒(1月5日頃)	大寒(1月20日頃)

3　昼夜

故陽気者、一日而主外、平旦人気生。日中而陽気隆。日西而陽気已虚、気門於乃閉。是故暮而収拒、無擾筋骨、無見霧露。反此三時、形乃困薄。
　　　　　　　　　　　　　　　　　　　　　　　　　　　　　　　　『素問』(生気通天論篇)

　人体は、1日24時間の陰陽とも同調している。最も陽気の高まる昼間～夕刻に人間も陽気が最も盛んとなり、最も陰気が盛んとなる真夜中～明け方に人間も陰気が最も盛んとなる。

4　風向き

風従其所居之郷来為実風。主生、長養万物。従其衝後来為虚風。傷人者也、主殺主害者。謹候虚風而避之。
　　　　　　　　　　　　　　　　　　　　　　　　　　　　　　　　『霊枢』(九宮八風篇)

黄帝曰、願聞歳之所以皆同病者、何因而然。
少師曰、此八正之候也。
　　　　　　　　　　　　　　　　　　　　　　　　　　　　　　　　『霊枢』(歳露論篇)

　その季節特有の風向きがある（夏は南～南東の風、冬は北～北西の風など）が、その季節には吹くはずのない風向きで風が吹くと人体に悪影響を及ぼすことが『霊枢』で説かれている。

263

5 月齢

> 月始生、則血気始精、衛気始行。月郭満、則血気実、肌肉堅。月郭空、則肌肉減、経絡虚、衛気去、形独居。是以因天時、而調血気也。　　　　　　　　　　　　　　　　　　　　　『素問』（八正神明論篇）

　気血が大いに弱っている重病患者においては月齢の影響を大きく受けるので、術者は大いに意識しておくべきである。特に新月あたりは気血がさらに弱る傾向にあるので要注意である。

6 天地陰陽・四時陰陽に従った刺鍼術

[1] 月齢
　正気が相当弱っている患者に対して、新月あたりは強い瀉法は施さないのが鉄則である。

[2] 季節、風向き
　春であれば上へ上へ気が昇るから、気を下げるような治療を考える。春の花粉症や喘息など、上へ上へ突き上げるものは、必ず気を引き下げなければいけない。上半身に取穴するか下半身に取穴するかは多面的観察によって判断する。
　風向きは東西南北から吹き、通常なら春には東から、夏には南から、秋には西から、冬には北から吹く。また、その季節に吹くはずのない風向きであれば、逆風（邪風）となる。そういう場合には、慎重に選穴しなければならないない。
　たとえば台風が近づくと、外界の湿熱が一気に過度となる。湿熱の影響を大きく受ける患者には、台風が去った後で治療するのが賢い選択肢であるが、それができない場合には、清熱袪湿を強化する目的で、合谷や陰陵泉や陰谷を使って、健脾利水し下へ気を降ろすような方法を考える。このように、治療の原則論に合わせ、自然の状況も鑑みて治すべきである。

XII. 男性の場合

1 男性の生殖機能

　「北辰会専用男性カルテ」は、現代中医学における男科をもとに試作したものである。これらの情報は弁証に大いに役立つ。
　まず、男性の生殖機能について臓腑経絡学的見解を示す。

[1] 男性生殖機能に関わる臓腑
　「心」が直接あるいは間接的に性欲と宗筋勃起に大きく影響を与える。また、「腎」は、生殖を主る。腎精がしっかりしていれば天癸至り命門の火が高ぶりそれを維持できる。この命門の火のはたらきによって性欲を起こし、宗筋勃起の原動力と生殖の力を与える。さらに、「肝」は血を蔵し、疏泄を主り、

第7章 ● 問　診

宗筋を主る。肝気の疏泄のもと、一気に陰器に気血が集まれば、勃起が起こる。

[2] 陰器に関わる経絡

　足厥陰肝経（経脈、経筋）、足少陰腎経経筋は「陰器に結ぶ」（『霊枢』経脈篇、経筋篇）と言われている。足陽明胃経と足太陰脾経（いずれも経筋）も関連している。また、任脈・督脈・衝脈については、特に督脈は直接宗筋に達し、陰茎の勃起を制約している。

　つまり腎気がしっかりしていて、心神が安定し、肝気の疏泄がのびやかな状態で、陰に関わる経絡に気血がめぐり集まる状態であれば、正常に勃起し生殖可能となる。

2　問診内容

[1] 初射精と不能年齢

　『素問』上古天真論篇には「腎気が盛んになって、天癸至り精気があふれ瀉すことができるようになるのがおよそ16歳。そして、56歳くらいに腎が衰え天癸が尽き始める、いわゆる不能になってきてもおかしくない段階」とある。

　現代では栄養状態などの改善によって、11〜12歳前後で初射精する男子が多いようだ。初射精の年齢が極端に遅い場合や、不能年齢が若すぎる場合には、腎気が弱っている可能性がある。ただし不能年齢に関しては、若年で急に起こっている場合には、七情や心神の問題が絡んでいる場合が多いので、短絡的に腎虚としてはならない。

> 丈夫八歳腎気実、髪長歯更。二八腎気盛、天癸至。精気溢寫、陰陽和。故能有子。三八腎気平均、筋骨勁強。故真牙生而長極。四八筋骨隆盛、肌肉満壮。五八腎気衰、髪墮歯槁。六八陽気衰竭於上、面焦、髪鬢頒白。七八肝気衰、筋不能動。天癸竭、精少、腎蔵衰、形体皆極。八八則歯髪去。腎者主水、受五蔵六府之精而蔵之。故五蔵盛、乃能寫。今五蔵皆衰、筋骨解墮、天癸尽矣。故髪鬢白、身体重、行歩不正、而無子耳。
>
> 　　　　　　　　　　　　　　　　　　　　　　　　　　　　　　　　　『素問』（上古天真論篇）

[2] 性欲

　性欲は本能であり、個人差はあっても、腎気が盛んな状態では性欲はあって当然といえる。性欲低下（減退ぎみ、ない日が多い、全くない）の病因病理として、命門の火の衰え、心脾両虚、肝気鬱滞、湿熱下注、心腎不交、気血両虚がある。「性欲低下＝腎虚」と短絡的に判断することはできない。

　性欲が並に、あるいは盛んにあるのに肉体面がついていかない場合は、腎の弱りの可能性が高くなってくるので、この性欲の情報と以下の実際の射精情報を合わせて考えるとよいだろう。

[3] 射精頻度

　射精頻度は、健全健康な人の場合、若いうちは盛んで、40代、50代となるにつれて徐々に減退していくのが生理である。男性カルテにおいて、『素問』上古天真論篇の天癸の変化を時間軸の目安として、射精状況の変遷をおおよそのグラフとして示してもらう。グラフ化することによって、年齢不相応に極端に低減（あるいは過剰）している時期がないかに注目することができる。もしそういう時期

265

があれば、七情の問題の有無や肉体過労の有無、生活環境・家族環境の変化と関連があるのかどうか
を考え合わせる。また、明らかに射精頻度が多過ぎて、房労による労倦になっていないかどうかも調
べることができる。

　江戸時代の貝原益軒『養生訓』では、唐代の孫思邈『千金方』を参考にしている。『千金方』では、
男女の交接回数を「20歳では4日に1回漏らす。30歳の者は8日に1回漏らす。40歳の者は16日
に1回漏らす。50歳の者は20日に1回漏らす。60歳の者は精を閉じて漏らさないが、体力は盛ん
であれば1カ月に1回漏らす。……（中略）……60歳を過ぎて性欲がなければ、閉じて漏らしてはい
けない」とあるが、あくまで参考までとする。

　年齢不相応に性欲が亢進している場合、生理か病理かの区別が大事である。たとえば、新婚でもた
まにしか一緒にいない生活環境の場合、連続して複数回の性交があってもこれは病理ではない。また、
毎週3～4回の性交があれば、身体が壮健で精力旺盛である。性欲亢進の病因病理としては、肝鬱化
火、陰虚火旺が挙げられている。

[4] 精液の色と性状

　正常な精液は、乳白色～灰白色の不透明な液体で、1回の排出量は2～6ml。粘稠で、腥い（栗の
花の）臭いがあるものが正常。

　無色透明でさらさらしており臭いもない精液が出る場合は、虚寒証である。黄色で粘稠度が高く、臭
いがきつい場合は湿熱下注。精液に血が混ざり、鮮紅や淡紅色のもの、あるいは血塊が混ざる場合、血
精の可能性がある。

[5] 血精の弁証分類

　血精とは、精液が紅色あるいは血の糸のようなものや血塊が混ざるものをいう（**表7-91**）。

表7-91　血精の弁証分類

病　因	分　類	特　徴
内傷	火熱熾盛	鮮紅色あるいは紫紅色。性交時に少腹～会陰に痛みがあり、射精時に増悪する
	湿熱蘊結	射精疼痛に熱感を伴う。睾丸～陰部の熱脹酸痛がある。会陰の潮湿を伴う
	陰虚火旺	鮮紅色の精液。精液中に血の糸を帯びる。性欲亢進と勃起過多と早泄。陰部および睾丸の堕脹隠痛
	脾腎両虚	精液量が少なく希薄な性状で、血液が混在（色は淡紅）し、反復的に起こる
	瘀血内阻	暗紅色の精液。血塊が混ざる場合もある。射精持渋痛がある。会陰～陰茎部の刺痛。陰部の手術や外傷の既往がある

[6] 精液の量

　正常に勃起し、性交維持時間も長いのに、性的興奮とともに精液が出ない（不射精症）場合は、心
腎不交、肝鬱気滞、腎精不足、湿熱蘊結、瘀血敗精阻竅。また、精液量過多（6ml以上）の場合は、腎
気不固、命門火衰、脾虚失運で、性状はサラサラのことが多い。

第7章 ● 問　診

[7] 勃起状況

陰茎の勃起は、勃起時の堅度・持続時間と頻度が腎気の強弱を示す。インポテンツ（陽痿）の場合は、腎陽虚、陰虚火旺、肝気鬱結、肝経湿熱、瘀血阻絡、脾胃気虚、寒滞肝脈、恐驚傷腎。

[8] 射精状況

①遺精

遺精（seminal emission〔disease〕）とは、無意識の状態で精液が漏れることをいう。遺精の病因病理は、陰虚火旺、心虚肝鬱、心腎不交、腎気不固（陽虚あるいは陰虚に偏重している場合あり）、湿熱下注、痰火内薀、脾虚気陥（心脾労傷による気の不摂精）。

一般的に、成年の未婚男性あるいは結婚して分居している夫婦の場合の遺精が月に1～2回（多くても4回）あり、次の日には特に体調に異変をきたさないものは生理現象であり問題ない。しかし、毎週数回遺精したり、一晩に数回遺精する場合は病理である。その場合、眩暈がしたり疲労感が出たり腰酸痛や足腰のだるさ、心が落ち着かず息切れしたりするなどの症状を伴う。

②早泄

早泄（premature ejaculation〔disease〕）とは、挿入後すぐに、またはその前に射精してしまうこと。性交時間が2～6分以内の射精は正常とされているが、それより早く射精してしまう。早泄の病因病理として、腎気不固、陰虚火旺、心脾両虚、肝経湿熱がある。

物理的刺激がないのに射精することがあるかどうか、性交前または性交開始後2分以内に射精してしまうかどうかを確認する。

[9] 射精後

射精は陰液を外泄し正気を一定消耗するものであり、また一気に気を下す作用と逆に上気させる作用もある。射精後に倦怠感や動悸、発汗が収まらず倦怠感がひどくなったり、腰のだる痛みがひどくなったり、目のかすみが出る場合は、正気の弱り（腎の弱り）を示唆している。射精後、手足のほてりや眩暈、盗汗がひどくなる場合は陰虚（陽亢）を、寒気がしたり手足の冷えがきつくなる場合は陽虚を疑う。逆にすっきりして身体も軽くなる場合は、正気の弱りがなく、正常健全である。

XIII. 女性の場合

女性にとって月経の状態は、病気や身体の変化に大きく左右され、東洋医学においても身体の異常をみるうえで非常に重要な項目になってくる。月経痛などがない人にとってはあまり気にしないかもしれないが、それぞれの体質によって様々な月経の状態がある。これが普通なのかなと思っていても異常のサインを発している場合も多々ある。更年期に現れる症状もその一つである。月経に関して特に細かく問診するのは、女性にとって体質や病気を知るための、より的確な情報となるからだ。できる範囲で情報収集すれば、より正確な弁証が可能となる。

1 月経

まず月経のメカニズムについて説明する。月経前は腎気が盛んとなり、衝任脈が通じて気血が盛んとなり、受胎できる状態となる。受胎すれば腎気の主導のもと、肝は血量を調節し、脾は化生を主り、心は胞脈を主り、衝任脈は充満し胞中に注がれ、胞宮は気が満ち血が盛んとなり、胎児に生育環境を提供し養育する。受胎しなければ、充満した余分な気血は経血として排出される。

そのため、月経、帯下、受胎、出産、授乳には、腎、肝、脾、心、衝脈、任脈、督脈、帯脈といった臓腑や経絡が関わってくる。

人体の基本的な臓腑、経絡、気血津液の生理機能に男女の差異はないが、女性は男性に比べて毎月月経が来たり、妊娠出産をしたりすることで、血の変動が大きい。よって、女性は月経や出産などの情報から体質素因としての気血の過不足や気血の停滞しやすい部位、変動しやすい臓腑などを解析しやすい。問診にあたっては「北辰会専用女性カルテ」を参考にしていただきたい。

[1] 正常な月経

一般的な月経では、初潮は14歳（現代は10歳前後）で迎え、月経が終わって次の月経が始まるまでの周期は28±7日、経期は3〜5日、長くても6〜7日である。

経血の量は1回の月経につき50〜80ccで、初めは少なく次第に多く、2日目は最も多くなり、以後次第に少なくなって終わる。明らかに多すぎたり、少なすぎたりする場合は異常である。色は指を切って出る血の色よりも濃いめの紅から、日が経つと徐々に深紅となり、終了時には黒茶の強い色調となるのが正常。また、経血は薄くもなく、粘っこくもなく、明らかな血の塊がなく、特別な臭いがないものが一般的である。

帯下は月経と月経の間に出ることが多いが、常に出ている人もいる。卵の白身状のものは正常。

[2] 異常な月経

①周期

正常な月経の周期よりも短い場合は熱傾向、長い場合は寒傾向である。年に数回、あるいは無月経の場合は、虚証もしくは瘀血や気鬱などの実証、あるいは虚実挟雑証である。

②経血の色と量

経血が鮮紅色で多量であれば熱、暗紅色で少量であれば寒、淡紅色は血虚傾向や正気の弱り、暗紫色は瘀血と判断する。実際の臨床では、色が薄く多量の場合に脾不統血や脾腎陽虚によるものもあり、逆に邪熱が強すぎて血が煎熬されて色が濃く量が少ない場合もある。そのため色と量のみで短絡的に寒熱虚実を決めることはできない。経血量の多少の判断は、おおよその目安として、生理用ナプキンを交換する回数が1日何回か、あるいは昼に夜用のものを用いていたり、またその逆かなどから推測する。

③経血の臭いと性状

経血の臭いが強い場合は熱傾向である。粘性が強く血塊が多い場合は瘀血や瘀熱。血塊は、ごく小さなものから鶏卵大までいろいろあり、毎回出るのかそうでないのかなど、詳しく問診する必要がある。希薄でさらさらしている場合は、寒熱については大きく傾いていない。

第7章 ● 問　診

[3] 月経前・中・後の状態

①精神状態

　月経前にイライラが顕著になる場合は、肝気実型。イライラする反面、落ち込む場合は肝気実と心脾の弱り。月経中〜後に落ち込み、漠たる不安感がある場合は、心血虚や脾腎の弱り。

②体調

　月経前・中・後の体調は虚実の判別において、非常に重要な問診である。月経前に様々な不調を訴え、月経後に身体全体がすっきりする場合は、大きな正気の弱りはない（邪実型）。月経中〜後に身体全体の疲労倦怠感が顕著になる場合は、虚・血虚。

③大便の状態

　月経前に便秘になり、月経が始まると出やすくなる（軟便〜下痢）のは肝脾不和。肝気実が強すぎる肝脾不和型の場合、生理前に便秘にならずに下痢になることがある。月経後に便秘になる場合は、気血の弱り（脾虚や腎虚）。

[4] 月経時の養生

　血の停滞を避けるため、油膩物や寒涼の薬物の服用を避ける。刺激物や、生ものや冷たいものの摂食を避ける。冬季には身体を温め、夏場は冷やさない。精神面はのびやかに。

[5] 痛経・月経痛・経行腹痛

　痛経・月経痛・経行腹痛（dysmenorrhea）とは、月経期あるいは月経の前後に下腹部に強い疼痛が発生することをいう。初潮を迎えて数年間はあるのが普通で、月経周期などが安定してきてもなおあると病理である可能性が高い。その場合、痛経がどの程度の痛さなのかが問題であり、ごくごく軽度で日常生活に全く支障がない程度のものは正常範囲とみなしてよい。

　痛経でどの程度の苦痛を患者が感じているのかを聞く。たとえば、寝込んで仕事を休まざるを得ないのかなど。痛経の要因は子宮や卵巣など、骨盤内そのものの器質的病変であることも多いので注意が必要。精神的に起こる機能的病変の場合、気血の運行が大きく関与している。

　痛経では邪気が中心か、正気の弱りが中心かを判断しなければならない。そのために、月経前後の変化を聞くことが大切である。また、痛みの性質や種類についても問診する。さらに緩解因子と増悪因子を聞くことは、病理や体質を知るうえで非常に重要である。これらの問診事項は**表7-92**にまとめた。

　また、時には月経時期や月経の前後に腹部以外の部位が痛むことがある。その部位から、どの位置で気血の停滞が起こっているのかがわかる。頭痛や肩こりが出現する場合は上焦における気血の停滞。上腹部痛や背部痛の場合は中焦での気血の停滞。腰痛や下腹部痛であれば下焦での気血の停滞。頭痛もあり、上腹部痛も下腹部痛もあれば上焦〜下焦すべてにおける気血の停滞である。

表7-92 月経痛の問診事項

問 診	回 答	疑われる病理
時期	①月経前～初日・2日目に痛みがあり、月経後は楽	邪実型・肝気実型
	②月経中期～後期にかけて痛み、月経が終わっても鈍痛が続く	正気の弱り
	③月経の後半に向けて身体が弱り、血色が悪く（青白く）なる	血虚あるいは気血両虚
	④ ③＋さらに冷や汗をかいて疲労倦怠、四肢厥冷	血虚＋陽虚
性質	遊走性・間欠性・脹痛・痛みに下堕感を伴う	気滞
	固定性・持続性・血塊がある・血塊が出ると痛みが軽減する	血瘀、瘀血
	激痛・ひきつるように痛む・圧痛がある	実証・熱証
	鈍痛・押さえると楽になる	虚証
	絞約痛	寒証
	刺すような痛み	熱証・血瘀
緩解因子	温める・さする・入浴	寒証あるいは気滞
	冷やす	熱証
	運動	気滞
	排便	実証
	好きなことをしている間	心神の問題
増悪因子	温める・さする・（入浴や運動）	熱証
	冷やす	寒証
	運動・（長時間の）入浴・肉体疲労・排便	虚証
	精神疲労	心肝の問題
	天候（雨・曇り）	湿邪・心神の問題あるいは気血の停滞

2 帯下

　健康な女性の帯下（おりもの）は、白色あるいは透明で少し粘りけがあり、無臭で、一般的には排卵時に量が増える。帯下は胞宮（下焦）における津液なので、主に脾腎のはたらきと任脈・帯脈の脈気によって分泌が調整されている。色や性状によって寒熱などがある程度推測できる。

　さらさらしている場合は寒証、ねばねばしている場合は湿熱、ぱさぱさしている場合は湿よりも熱が強い。黄色や茶色で粘り気が強く臭う場合は熱傾向で、水のようにさらっとして量が多く、無臭の場合は寒傾向である。白濁している場合は湿邪である。

第7章 ● 問　診

3　出産

[1] 妊娠

　つわりの有無と程度や全身の状態を確認する。胸がムカムカする、食欲がなくなる、特定の食べ物の臭いをかぐと気分が悪い、吐き気、吐く、微熱、身体がだるい、眠気が顕著かどうかなど。つわりは、妊娠6〜9週目頃から出現し、14〜17週目頃には落ち着く。肝気が高ぶりやすい人は、つわりが顕著に出現しやすい。そのため、つわりの有無と程度を知ることで肝気の問題を明らかにすることができる。

[2] 分娩

　正常分娩かどうか、胎児の仮死、母体の異常などはないかを確認する。

[3] 流産

　人工流産の場合、環境や精神的な背景を聞く。自然流産の場合は、体質的・精神的な問題を考える。

[4] 妊娠異常

　妊娠異常があった場合、妊娠中毒症、切迫流産、切迫早産、死産のいずれかを確認する。また、不妊治療の有無（ホルモン療法、人工授精など）を確認する。

[5] 産後

①産褥期（産後1カ月）

　産後、子宮が妊娠前の大きさに戻るのに約4週間かかる。この時期に無理をすると、後々体調を崩すきっかけになる。産後に体調を崩した場合は、どういう症状が出たのか、産後1カ月をどのように過ごしたかを聞いておく必要がある。

②肥立ち

　出産は母体に大きな負担を与える。産後の体調の変化で体質素因がどの程度丈夫かがわかる。特に、髪・爪・歯の変化で肝腎や気血の衰微具合を知ることができる。

③悪露

　悪露とは、子宮内の胎盤が剥がれ落ちた部分から少量の出血があり、それに卵膜の残りや分泌物が混ざり合ったもので、膣から排出され、産後3週間以内で完全排出されるのが一般的である。要するに悪露とは、胞宮内の余血や濁液で、瘀血や湿熱・湿熱の類に相当する。

　一般に、最初は暗紅〜鮮紅色で、1週間ほどすると徐々に淡紅色となり、2週間後には白や淡黄色に変化する。

④主訴

　産後に主訴が変化したかどうかを確認する。

⑤母乳

　乳汁は気血から化生する。衝任脈が充実し脾胃の機能が正常であって初めて気血が旺盛となり乳汁も充溢する。気血の停滞が強い、あるいは気血が虚弱である場合には乳汁が化生されないので、出な

くなる。気血が旺盛でめぐっていることが前提となるので、臓腑的には脾胃のみならず、腎や心肝も大いに関与することになる。

乳汁分泌不全がある場合は、一般的には乳房の脹痛の有無を聞く。柔軟で脹りも痛みもない場合は気血両虚で、硬く痛み圧痛あるいは発熱（微熱）を伴うものは気血の壅滞（肝鬱気滞）の可能性が高い。

母親が油膩物や熱性に偏ったものを過食していると、母乳も熱に偏り、それを飲む子供も熱に偏る。

⑥月経

授乳期は、一般的に月経はない。月経の再開時期、月経の量や質の変化を聞くことで、気血や臓腑の変動を知ることができる。

4　更年期障害

「更年期障害」という病名は、東洋医学の伝統的な医籍にはみられない。現代中医学においては閉経の前後に起こるいろいろな症状という意味で「経断前後諸症」としている。西洋医学の名称を参考にしたものかもしれない。しかし更年期障害という概念は一般的になっており、閉経前後に起こるいろいろな症候群というものを東洋医学的に捉えて病因病理を考えていくという見方も大事である。

『素問』の上古天真論篇にある通り、女性は49歳頃任脈、衝脈の機能が衰えてきて閉経を迎える。任脈、衝脈の大本は腎であるが、肝の疏泄作用が関与する。肝の臓は、精神情緒の不安定や抑鬱などに大きく影響されるので、更年期が40〜60代ぐらいとすれば、それよりも早く起こる人は腎そのものが弱い場合のみならず、肝の変動が衝任に影響を及ぼしている病理も考えられる。

自然に閉経が近くなるということは、天癸が衰えてきていることに間違いはない。つまり腎が弱ってきているということである。腎は封蔵固摂を主り、腎が弱ると陽を抑制することができないので、気が上へ上へと衝き上げやすくなる。心肝の気が高ぶりやすくなるということでもある。これがホットフラッシュ、のぼせ感覚、熱感、発汗や悶え、精神状態不安定、不眠や動悸、肩こり、眩暈、記憶力の低下などを引き起こすメカニズムである。腎の弱りから脾胃に影響し胃気逆を起こせば嘔吐や噦逆や噯気、脾虚になると下痢、便秘あるい肥満もしくは痩身などを引き起こす。

もともと虚寒型の体質の場合は、腎の陽気不足の症状が全面に出てくる。脾の運化作用にも影響して、脾腎陽虚を呈する場合もある。

要するに、腎虚が根本にあって心肝が高ぶる（肝陽上亢、心腎不交）か、あるいは脾虚を助長させる（脾腎両虚）か、というパターンに分かれることが多い。

XIV.　耳、目、鼻、口腔

耳、目、鼻、口腔は、それぞれ多くの臓腑経絡が関わる器官であり、これらの問診情報は、病位、臓腑経絡の異常を察知するのに役立つ。

第7章 ● 問　診

1　耳

『素問』陰陽応象大論篇に、「腎主耳」とあり、耳は腎の外竅であり、腎に問題がなければ耳はよく聞こえる。耳の外は手太陽小腸経が主る。耳の奥は腎、手少陽三焦経が主る。風邪で耳が痛くなるのは、手太陽経に熱がこもり、それが深くなって、腎に影響することが多いと考える。

[1] 耳に関わる経絡

『霊枢』経脈篇・経別篇・経筋篇に書かれている耳に関係する経絡を**表7-93**にまとめた。

表7-93　耳に関わる経絡

手陽明絡脈	入耳合于宗脈
足陽明経脈	循頬車、上耳前
足陽明経筋	其支者、……（中略）……結于耳前
手太陽経筋	結于耳後完骨。其支者、入耳中。直者、出耳上
足太陽経脈	其支者、従巓至耳上角
手厥陰経別	出耳後
手少陽経脈	繋耳後直上、出耳上角、……（中略）……従耳後入耳中、出走耳前
手少陽経筋	循耳前
足少陽経脈	従耳後入耳中、出走耳前
足少陽経筋	出太陽之前、循耳後

[2] 耳に関わる臓腑

耳に関係する臓腑は腎・心・肝・脾である。腎は耳を主り、耳は腎の竅、腎の官、腎の候といわれる。また張璐の『張氏医通』に「腎為耳竅之主、心為耳竅之客」とあるように、心は耳に関連する。肝は耳の機能をまっとうする血を蔵し、足少陽胆経と関わる。脾は後天のもとである水穀の精微を輸布し、水湿を運化する。脾の昇清によって、精気は上り濁気は下る。耳は清竅であるため、精気を得れば潤養される。

[3] 耳の症状

①耳鳴

耳鳴（tinnitus）は耳中で音声が鳴るのを自覚することで、聴覚の妨げにもなる。音が大きい場合は実証、音が小さかったり、セミのような低い音の場合は虚証。肝気あるいは肝胆の火が急に上るとキーンという高音の耳鳴りが起こる。ただし、音の高低では虚実を必ずしも決定できないので、多面的情報から判断しなければならない。

②耳聾

耳聾（deafness）は聴力の低下であり、甚だしいと聴覚喪失に至る。暴聾といって、突発性難聴の

273

ように突然耳が聞こえなくなる病症もある。

『素問』厥論篇や通評虚実論篇、『霊枢』厥病篇や経脈篇などに、暴聾や聾、耳聾といった単語が登場する。その病理としては、肝火や痰火、風邪襲肺、気滞血瘀、心火、気陰不足（心脾両虚など）、腎虚などがある。

『霊枢』経脈篇や経筋篇には、手陽明別絡病症として「耳聾」、手太陽経筋病症として「応耳中鳴痛引頷」、手太陽経脈病症として「耳聾目黄頬腫」、手少陽経脈病症として「是動則病耳聾渾渾焞焞」など、耳鳴りや耳聾が登場する。

2 目

目は肝の外竅であるが、『霊枢』大惑論篇に「五蔵六府之精気、皆上注於目而為之精」とあり、目は五臓六腑すべてと関係がある。

[1] 目に関わる経絡

『霊枢』経脈篇・経別篇・経筋篇に記述のある目に関わる経絡を**表7-94**にまとめた。このほかにも、任脈は「目に入る」、督脈は「目に系る」、陰蹻脈、陽蹻脈は「目内眥に交わる」という記載がある。

表7-94 目に関わる経絡

足陽明経別	還繋目系
足陽明経筋	太陽為目上網、陽明為目下網
手少陰経脈	繋目系
手少陰経別	合目内眥
手太陽経脈	至目鋭眥、……（中略）……其支者……（中略）……至目内眥
足太陽経脈	起于目内眥
足太陽経筋	其支者、為目上網
手少陽経脈	至目鋭眥
足少陽経脈	起于目鋭眥
足少陽経別	繋目系
足少陽経筋	支者、結于目眥為外維
足厥陰経脈	連目系

[2] 目の症状

目の主な症状を**表7-95**にまとめた。

第7章 ● 問 診

3 鼻

『素問』陰陽応象大論篇に、「肺主鼻」とあり、肺が正常に機能すれば、鼻から呼吸ができ、臭いを感じることもできる。

表7-95　目の症状

目痒 itchy eyes	目が痒いこと
目痛 * eye pain	目の痛み。目痛かつ充血がある場合は、肝陽上亢、肝火上炎、心火旺、風熱
目眩 dizzy vision	目が眩むこと。眩暈に伴うことが多い
目昏・視物模糊・視瞻昏渺 blurred vision	物がはっきり見えないこと。気血両虚、腎精不足
視岐 double vision	物が二重に見えること
眼花	目がかすむこと。肝血不足
目渋	目の乾燥や異物感のこと
雀目・雀盲 night blindness	日中は視力が正常であるが、夜間や暗所では物がはっきり見えないこと。肝血不足

＊『霊枢』経脈篇の足太陽経脈病症に「目似脱」とある。流注が目から頭を上って項に下るために起こる。緊張の極みが原因で、眼球が脱けるように痛む。

[1] 鼻に関わる経絡

『霊枢』経脈篇・経筋篇に記載されている鼻に関わる経絡を**表7-96**にまとめた。

表7-96　鼻に関わる経絡

手陽明経脈	上挟鼻孔
足陽明経脈	起於鼻、之交頞中、旁納太陽之脈、下循鼻外
足陽明経筋	下結于鼻
手太陽経脈	別頬上䪼、抵鼻
足太陽経筋	結于鼻

[2] 鼻に関わる臓腑

鼻と最も関係の深い臓腑は肺である。

『素問』陰陽応象大論篇には「肺主鼻」、金匱真言論篇には「入通於肺、開竅於鼻」、五蔵別論篇には

275

「五気入鼻、蔵于心肺。心肺有病、而鼻為之不利也」とある。また、『霊枢』脈度篇に「肺気通於鼻、肺和則鼻能知臭香矣」、五閲五使篇に「鼻者、肺之官也」、『難経』四十難には「心主臭、故令鼻能知香臭」、『医学入門』巻四には「鼻竅于肺、而能知香臭者、心也」と書かれている。嗅覚に関しては、肺のみならず心も大きく関与していることがわかる。『霊枢』邪気蔵府病形篇には「其宗気上出於鼻而為嗅」と記載されている。

[3] 鼻の症状

①鼻塞・鼻窒

鼻塞・鼻窒（nasal congestion）とは、鼻の通路が妨害されること。心肺に熱が蘊蓄したり、肺衛が弱って寒邪が留滞したり、脾胃が虚して湿痰が留結したり、あるいは気血が瘀滞したりして発症する。寒熱虚実の問題と外邪の問題がある。

②鼻不聞香臭

鼻不聞香臭（loss of smell）とは、ある特定の種類の臭いがわからない、あるいは臭いが全くわからないこと。多くは鼻塞によって起こるが、鼻塞がないにも関わらず嗅覚がない場合には、心や肺の問題が大きい。

③鼻衄

「XV．出血」を参照。

4 　口腔

口腔には歯や舌があり、飲食や発音のために非常に重要な役割を果たしている。

[1] 口腔に関わる経絡

『霊枢』経脈篇・経別篇・経筋篇に書かれている口腔に関わる経絡を**表 7-97** にまとめた。

表 7-97　口腔に関わる経絡

手陽明経脈	入下歯中、還出挟口
足陽明経脈	入上歯中、還出挟口環唇
足太陰経脈	連舌本、散舌下
足太陰経別	貫舌中
足少陰経脈	挟舌本
足少陰経別	繋舌本
手少陰絡脈	繋舌本
足太陽経筋	別入結於舌本
手少陽経筋	繋舌本
足厥陰経脈	下頬裏、環唇内

第7章 ● 問　診

[2] 口腔に関わる臓腑

　脾は口唇を主り、口に開竅している。腎は骨を主り、歯は骨の余りである。心は舌を主り、舌は心の苗である。脾腎心が唇や舌や歯の機能を正常に保つことで水穀摂取をスムーズなものとし、後天（胃の気）をつないでいくことができる。

[3] 口腔の症状

①牙痛、歯痛

　『霊枢』の経脈篇に手陽明経脈病症として歯痛（toothache）が、論疾診尺篇に齲歯（dental caries）が挙げられている。齲歯とは虫歯を指し、歯のエナメル質や象牙質を侵食する疾患のことである。610年に巣元方らが著した『諸病源候論』には次のようにある。

又有虫食於牙歯、則歯根有孔、虫居其間、又傳受餘歯、亦皆疼痛。

（『諸病源候論』巻二十九、牙歯病諸候・牙歯痛候）

　歯痛の場合、齲歯であろうとなかろうと、齲歯になる原因も含め、風寒、風熱、胃火熾盛、虚火上炎が病因病理として挙げられる。

　熱が甚だしいと歯齦出血したり歯茎が腫れたりする。また熱によって傷陰していくと歯茎が痩せてくる。

②口内炎

　口内炎（thrush / aphtha）は鵝口瘡・雪口（thrush）といい、口瘡（aphtha）の範疇に属す。心脾積熱や陰虚火旺、あるいは脾腎の陽虚による虚陽上越でも起こる。舌にできた場合（舌炎）、舌のどこにできるかでどの臓腑の熱かをある程度推測できる。舌尖であれば心熱中心、舌辺であれば肝胆の熱が中心ということになる。

XV. 出血

1　血病

　血病（blood disease）とは、血の病を示す一般用語で出血、血瘀と血熱を含む。

[1] 吐血

　吐血（hematemesis）は、血を吐くこと。

[2] 喀血、咳血

　喀血、咳血（hemoptysis）は、血または血の混ざった痰を吐くこと。『霊枢』経脈篇の足少陰経脈病症に、「欬唾則有血」とある。

277

[3] 衄血

衄血（epistaxis）とは非外傷性外出血で、耳、鼻、歯茎、舌からの出血や皮下出血のこと。

①鼻衄

外傷とは無関係な鼻からの出血を鼻衄（nosebleed）といい、鼻閉と鼻水を伴う場合は、鼽衄^{きゅうじく}という。『霊枢』経脈篇に手陽明・足陽明・足太陽の経脈病症として鼽衄が出てくる。風寒邪が侵襲して発汗の代わりとして出血する場合もあれば（紅汗）、熱が上へ突き上げ、足陽明経や手陽明経を上って、血絡を傷るために起こる場合もある。

②歯衄

外傷や創傷がないにも関わらず歯茎から出血することを歯衄（gum bleeding）という。腎陰虚火旺や胃に熱や湿熱が鬱積すると歯茎が腫れて出血する。また脾虚（脾腎の弱り）によっても歯衄が起こる。これは脾不統血や虚陽上越による歯衄である。

[4] 便血

大便の前後に出血がみられるものや、大便自体は出ずに出血のみするもの、あるいは糞便に血が混在しているものを、総じて便血（hematochezia）という。

①便血・圊血

便血・圊血（bloody stool）とは大便が肛門を通るときに出血すること。

②遠血

遠血（distal bleeding）とは肛門から遠位で出血すること。通常、上部消化管からの出血に関連する。

③近血

近血（proximal bleeding）とは排便前もしくは排便中に鮮血が出ること。肛門出血あるいは直腸出血を示す。

「遠血」「近血」という単語と治療方剤は、『金匱要略』の驚悸吐衄下血胸満瘀血病脉證治第十六に登場する。

[5] 尿血

尿血（hematuria）とは排尿時に血尿が出る、あるいは尿に血が入り混じることで、排尿時痛は伴わない。

[6] その他

①唾血

唾血（spitting of blood）とは、唾液に血が混ざること。

②蓄血

蓄血（blood amassment）とは、内部に蓄積していく瘀血のこと。

③失血・奪血

失血・奪血（loss of blood）とは出血のことで、多種多様の大量出血の一般用語である。

第7章 ● 問　診

2　出血のメカニズム

　出血については、寒熱虚実の鑑別をしっかり行い、そのなかでも寒熱を判別することが非常に重要である。

　熱による出血は、鮮紅色で出血量が多く、急激に発生することが主な特徴で、発熱や数脈を呈する。寒による出血ではジワジワと出血し、一般的な冷えの証候があり、脈は大きくても無力か、細く無力となる。出血の弁証分類は、**表7-98**を参照のこと。

表7-98　出血の弁証分類

病　因	分　類		病　理	特　徴	病位の中心と虚実
内傷	熱証	営血熱盛 迫血妄行	営分血分に邪熱が入って血絡を傷って出血が生じる	九竅からの出血、夜間に発熱、夜間に症状が悪化する。朝方になると落ち着く	心・肝中心で実証
		肝不蔵血 疏泄失調	血熱妄行型：肝の異常によって気分の熱が増し、出血を生じる	激しい出血、ストレスにより悪化する。ジワジワと出血することもある。この場合、徐々に疲労感が増す	
			疏泄太過型：疏泄が失調し、疏泄太過となり血絡が傷れて出血する		
		瘀血阻絡 血不循経	瘀血による出血	黒い粘った艶のある性状で、ジワジワと出血する。血塊などの瘀血の証候を呈する	虚実寒熱さまざま
		打撲外傷 血絡破損	傷による出血	出血が多量で、出血とともに元気が弱っていく	血虚の程度とそれに伴う五臓の虚実の問題
	寒証	元気虚損 気不摂血	気の消耗により、摂血作用がなくなり出血を生じる	激しい出血ではないが、出血が止まりにくい	脾腎中心で虚証
		脾腎陽虚 統摂無権	脾の統摂作用が失調し、出血を生じる	血がダラダラと流れて、止まりにくい	

279

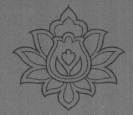

第 8 章

切 診

I. 切診の種類

切診の基本は、脈診と腹診であり、一般的に中医学では、脈診を重視しているが、日本では腹診も重視されてきた。

北辰会方式では二つとも重視するが、いずれも弁証を導き出す情報収集の一要素として考えている。つまり脈診と腹診を中心に証を決定することはあるが、あくまでも多面的観察において総合判断する。ただし腹診は、夢分流腹診を採用しており、打鍼術を行うことにより診断即治療を行う場合もある。

日本の鍼灸家は、経絡の反応や経穴の反応をみるなど体表の反応を重視している。これは、日本鍼灸の歴史における特徴でもある。しかし経穴の反応は変化しやすく、また直観に頼る部分も多く、経験を積んだ臨床家であれば、経験則のもとでの的確な治療は可能であろう。これらを一定水準におく場合には、それぞれの診察法を診察診断過程や治療過程においてリンクさせる必要がある。

最初は診察法ごとに得手不得手があったとしても、得手とする診察法のスキルアップにより、本来ほかの診察法で読み取るべき側面の気の歪みを読みとれば、不得手な診察法による情報をカバーでき、最終的には不得手の診察法を克服することができるようになってくる。つまり一つ一つの診察法の体表観察能力が向上するに従い、それぞれの診察法の相関性が確認でき、効果判定の経過観察により予後の診断も的確になってくるのである。

一定水準の診察能力、治療能力、効果判定能力が身につけば、未熟な鍼灸臨床家であっても、診察の段階において得られる重要な情報量が増え、治療過程における補瀉手技を決定する判断材料となる。それぞれの診察法から得られた所見が、鍼灸施術によりどう変化したかを確かめることで、治療が適切か否かを術者自身で判断することができるのである。

1　腹診・脈診

[1] 腹診
北辰会方式では夢分流腹診を中心に採用し、背候診と同様、臓腑を中心にしながらも身体の上下、左右の気の偏在（人体の縮図）をみる。基本的には腹部の緊張を邪とし、気の偏在部位とする。

[2] 脈診
脈診は、胃の気の状態をみる。この脈診法の特徴は、簡単に述べれば脈幅・脈力・脈のリズムから、総合的に「胃の気の微妙な盛衰」をみて順逆の判断を行っていることである。また、治療の効果判定をみるためにも重視している。

2　その他の切診

[1] 経穴診
腹診・背候診・原穴診・尺膚診・空間診に関わる経穴の状態、あるいは一番顕著な反応をみる。または、弁証を踏まえ刺鍼しようとする経穴の反応や刺鍼後の経穴の反応の変化をみて効果を判定する

など、治療をするうえで欠かせない診察法。皮膚診（体毛や皮膚の色をみて経絡や経穴の異常をみる診察法）や労宮診（掌の労宮部分で体表観察し、生体の気〔衛気〕の虚実、寒熱〔冷感・熱感〕をみる診察法）も含まれる。

[2] 背候診

背部の兪穴を触診して詳しくみる。背部の望診も行う。関係兪穴を観察することにより、臓腑を中心にそのバランスをみることができる。

[3] 原穴診

原穴は、十二経脈に三焦の元気が注がれるところで、臓腑・経絡・経筋などの変調を把握できる。

[4] 井穴診

井穴は表裏の経絡を繋ぐ「絡穴」なので、経絡の異常や急性疾患、あるいは古い病の診断点として重要である。

[5] 尺膚診

手先から肘までを切経し、経脈の流注上の異常（発汗・熱感・冷感・緊張・弛緩・硬結・膨隆・陥凹・膏沢・色など）を観察し、空間的気の偏在をみる。

[6] 空間診

百会、臍、懸枢の周囲の圧痛をみることにより、空間的気の偏在をみる診察法である。

3　切診のために

[1] 手のつくり方

臨床において手の感覚は非常に重要である。理想的な手指は、小指球・母指球がふっくらとし、温かく適度に潤いがあり、指は真っ直ぐとしなやかで、各指の均整がとれている。

手指の形状はすぐに変えられるものではないが、訓練し、多くの患者を誠実に治療していくと小指球・母指球がふっくらとし、手掌や指腹に気血がよくめぐり衛気も充実した手に変わってくる。衛気が十分めぐっていれば肺魄が機能し、指や手掌の感覚がよくなる。指や手掌が患者の体表の衛気の状態や発汗具合、冷えているのか熱を持っているのか、皮膚が弛緩しているのか緊張しているのか、センサーとして機能し、素早くかつ的確に感知することができる。

そのような手になるための訓練法の一つとして、まず「常に合掌して左手と右手両方に気を集めてくる癖」をつけておくとよい。合掌は、感謝を示す姿勢で、心を平静に保って、術者の「治神」にも役立つ。合掌を基本にし、関節を痛めない程度に指を曲げるストレッチをしておくとしなやかな指になっていく。

指の感覚を研ぎ澄ます訓練法として、花札の絵柄の凹凸を読みとる、ロール状の食品包装用ラップの切断面を読みとる、時計の秒針に手をかざして通過状況を読みとるなどの訓練法がある。

[2] 患者への切診の仕方

　臨床家にとって、患者への切診の仕方で最も重要なことは「心地よい触り方ができるかどうか」である。優れた鍼灸臨床家は、患者に触れるだけで安心感を与え、それにより気がめぐり治療効果向上にも繋がってくる。

　これらの訓練として、北辰会方式では「フェザータッチ」を重視する。フェザータッチとは、軽く触れ、その触圧が重すぎず、くすぐったがらせず、触れている範囲が狭くならないような触り方、また深部を観察する際も不快感を与えない触り方のことをいう。

　このデリケートなフェザータッチの最初の訓練法としては、腹診がよい。腹部は臓腑を収めている部位であり、背部や手足に比べ、一般的により敏感な部位といえる。上手な腹診をすれば大変心地よく、患者は安心でき、それだけで邪が動き生体全体が良性の方向に向かうのがわかる。逆に、少しでも乱雑な触り方であれば、二度とその術者には触れられたくないと感じさせてしまう部位でもあり、即病状が悪化する可能性もある。

　まず徹底的に普段から自分自身の腹を触り、また呼吸に合わせて上下する腹壁に対して柔軟に対応できるように意識しフェザータッチを習得する。そこまでできたうえで患者に切診を行い、各部における緊張を中心とした邪の状況を観察するようにしていく。

[3] フェザータッチの練習法

　図8-1にフェザータッチの練習法を示した。

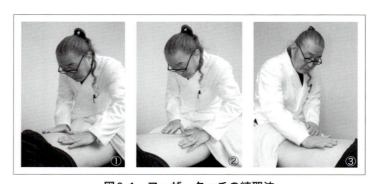

図8-1　フェザータッチの練習法
①・②指腹で皮膚表面のみをスライドさせる。
③手掌全体で触れ衛気の状態も意識してみる。

II. 腹診

1　腹診とは

　北辰会方式の腹診は夢分流腹診を採用している。元来、夢分流打鍼術を行うための診察術としての腹診であったものを、中医弁証に沿った形で実践を重ね、次の三つの要素を確立した。
・中医臓腑弁証における証明因子の一つ

- 打鍼術を行う指標の一つ
- 全身の縮図として上下左右前後の法則を用いた診断法の一つ

2　腹部の邪

[1] 邪の概念
　夢分流における疾病感は「疾病＝気血の鬱滞」と捉えている。病というものは、五臓六腑の不調和であり、五臓六腑の不調和は腹部に全部反映すると考えている。またその病理観は、気の留滞しているところをすべて実邪と捉えている（気滞病理学説）。

　腹診における実邪とは、通常の虚実とは意味や次元が異なる。臨床的に、病人の腹壁を按じたときの邪の反応は、「緊張」を主としながらも、表面に「光沢」「腠理の広がり」「熱感」「冷感」「汗の有無」「弛緩」「圧痛の有無」「くすぐったい感覚」なども「気（血）の留滞」つまり「邪」と捉える場合もある。

　また「腹壁の緊張＝邪」と捉え、腹部は面と点の立体的二重構造をなしており、点から面へ、面から点への診察を両方行う（図8-2）。

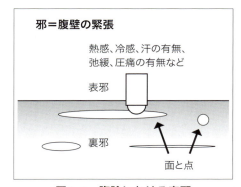

図8-2　腹診における実邪

[2] 腹部における邪の変化
　健康な場合、腹部はふわふわして適当な弾力があり、皮膚はなめらかで艶がある。病の初期は、うっすらと浅いところに緊張が出てくる。やがて病が進むにつれて表在部全般に緊張が広がり、深在部も固くなる。浅部の邪がなくなって、深部の邪だけが残る。その邪は、ビニール袋にこんにゃくを入れたような緊張である。あるいは表在部も深在部も弛緩し、あるいは表在部だけが緊張してくる。

　腹壁の緊張が少々触って変化する程度であれば、気滞が関与し、少々触っても変化しないようであれば有形の病理産物、特に瘀血や湿痰と捉えることができる。

[3] 腹部の臓腑配当図と経穴
　図8-3に腹部の臓腑配当図と経穴の分布を示す。

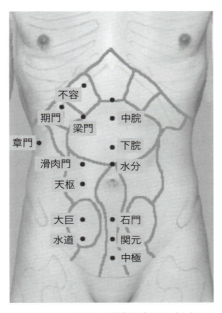

図 8-3　腹部の臓腑配当図と経穴

3　面での診察

面での診察は、臓腑の配当と、全身の縮図の 2 通りの捉え方がある。

[1] 臓腑の配当

臓腑経絡学の立場で、経絡の面から考えても腹部は十二経絡、奇経八脈などすべてに関連しているため、腹部のみの診断で全身の異常をすべてみることができる（**図 8-4**）。

[2] 全身の縮図

図 8-5 は、夢分流腹診図に全身の縮図を当てはめたものであり、気血の左右上下のバランス（気の偏在）をみる。その理論的根拠は『素問』三部九候論篇に源を発し、臓腑経絡学説が完成する以前の理論である。人間を一つの小宇宙と捉え、大宇宙と対比させ、自然界に上下の交流や気の昇降出入があるように、小宇宙である身体にも昇降出入があり、気がめぐっていると考えている。そして、この正常な気のめぐりが崩れると、大宇宙すなわち自然界では天変地異が起こるように、小宇宙である人体では、気の偏在やある部分では気の流通がうまくいかなくなり病を発症する、と考えている。たとえば、心下部で頭顔面の状態をうかがい、肋骨弓の部分で肩から上肢の状態、肝相火の中程から下のあたりで下肢の状態、少腹で下焦の状態をうかがう。

以上より、腹部では面での診方が中心となり、背部や四肢など点（穴）の診察とは診方が異なる。

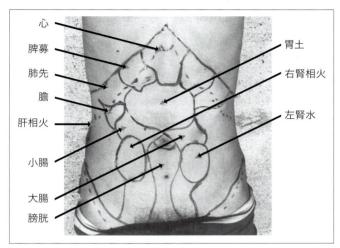
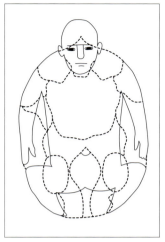

図8-4　臓腑の配当　　　　　　　　図8-5　全身の縮図

4　点での診察

　腹部にはすべての十二経絡、奇経八脈が流注する。また、診断価値の高い経穴（鳩尾・不容・梁門・滑肉門・天枢・大巨・中脘・水分・神闕・気海・関元・中極・章門・期門など）が多数存在している。
　日本鍼灸古流派の吉田流では、腹部における経穴と病証の法則性を見出し腹部の重要穴を臨床応用している。梁門・中脘そして関門・太乙といった経穴である。
　江戸末期の杉山流の流れを汲む石坂宗哲の『鍼灸説約』の要穴の第一に四霊刺として「臍の上下左右各々一寸半を刺す」とある。

> 天枢之上、天気主之、天枢之下、地気主之、気交之分、人気従之、万物由之、此之謂也。
>
> 　　　　　　　　　　　　　　　　　　　　　　　　　『素問』（六微旨大論篇）

訓読：天枢の上は、天気これを主り、天枢の下は、地気これを主り、気交の分は人気これに従い、万物これにより、これをいうなり。

　近代では沢田流の沢田健が滑肉門、大巨を四霊穴とし、馬玄台の注釈からひらめいて滑肉門を司天、大巨を在泉として臨床に応用した。
　さて、腹部が全身の縮図を示すように、人体を一つの空間物体として考えた場合、人間の身体の中心とは一体どこにあるのだろうか。
　藤本蓮風は、人間の身体の中心は臍であるから、臍の周りに空間的気の歪みの反応が現れるはずだと考えた。上下左右への気血の傾斜が臍周に現れやすいことについては、文献的な理論的根拠が示されている。詳細は「日本鍼灸古流派の研究―腹診および腹部刺鍼を中心として」（奥村裕一、『全日本鍼灸学会雑誌』47巻4号、1997年）参照。
　北辰会方式が提唱する上下左右前後の法則によると、前部における常用兪穴は滑肉門・天枢・大巨が基本となるが、さらに拡大して上は不容・梁門、下は水道・帰来あたりも空間の上下左右を示す。

5　六経弁証、衛気営血弁証と腹診

　傷寒病では六経弁証、温病では衛気営血弁証、三焦弁証を用いる。北辰会方式では、これらの弁証方法を統一する理論が、日本鍼灸古流派より学んだ腹部の重要穴の空間的解釈に内在していることに着目する。
　すなわち傷寒病であれ温病であれ、病が浅ければほとんどが梁門から滑肉門までの部位に反応があり、さらに病が深くなれば大巨や水道など天枢以下の穴所に反応が現れる。

[1] 六経弁証
　六経弁証において、太陽病であれば上の部分である梁門～滑肉門、太陽と少陽の合病あるいは併病では中間部分である滑肉門～天枢に反応が現れる。

[2] 衛気営血弁証
　衛気営血弁証において、基本的には胃土に気分の反応、章門には営血分の反応が現れ、かつ章門は、気分と営血分の間の部分である。梁門～滑肉門の間は、衛分証に属し、天枢はせいぜい気分証までである。そして営血分では、大巨・水道・帰来穴あたりに現れる（図8-6）。
　ただし、気分・営分・血分とはいうものの、はっきりと分けて線引きできるものでもなく、曖昧な面がある。たとえば気分と営分でいえば、少し深ければ営分であり、少し浅くなると気分となる。
　つまり、六経弁証と衛気営血・三焦弁証において、病の深さがどの程度なのかを腹診で探ることも可能ということになる。

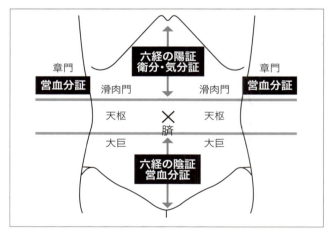

図8-6　腹診と衛気営血弁証

6　腹診の手順

　健康人の腹壁は、表面がなめらかであり、細かい毫毛が生えることもない。健康な色を示し、肋骨弓が狭すぎることもなく、広すぎることもない状態が正常である。また臍の状態はほぼ円形で、しっ

かりとへこんでいることが重要である。これが上下どちらかに強く引きつけられていたり、横に引きつられていたり、平旦になっていたり、逆に膨隆したりするのはよくない。また、軽く中脘・関元を触って一定の緊張状態があり、左右の天枢を中心としてほどほどの緊張状態がある腹部の状態を健康な腹壁と考えている。

続いて、触診の手順をみていこう。

Step 1　体位の確認

患者の体位は仰臥位で行う。

術者は患者の百会から踵までの体勢が真っすぐになっているか確認する。体幹がねじれていると左右差の反応が正確にわからなくなるためである。下着は上前腸骨棘まで下げ、下焦までみえるようにする。術者は仰臥位の患者に平行に位置する。

Step 2　望診

色、光沢、腠理の広がり、左右の肋骨弓の膨隆、臍の歪みなどを観察する。

Step 3　切診

手掌全体のフェザータッチで表在 → 深在 → 圧痛・動悸の順に診ていく。（図 8-7）

Step 4　表在の冷感・熱感・発汗

次に腹部の表在の冷感・熱感・発汗をみていく。片手の労宮の部分で腹部上に軽く触れて表在の冷感・熱感をみる。手掌は、労宮が一番過敏で感覚の鋭いところである。表邪を触る場合、患者の呼吸をはかり、それに自分の呼吸を合わせる。

手掌の厚さは個人によって異なるため、労宮あたりがしっかりと密着するよう手の形を工夫する必要がある。母指球や小指球が肉厚な人は指先を少し浮かせ、労宮が皮膚に当たる密着度を高める。術者によっては、左右の手の皮膚温が異なるため事前にチェックしておくことも重要である。

腹部の表在の触診は、1秒以内で行うこと。触れてすぐに感じるのが表在の反応で、長く手を当てていると表在の反応が変化してしまうことがある。

Step 5　腹部の発汗

指頭を使ってもう一度発汗をみていく。最も敏感な指の指頭を用いる。なかでも指紋のうずの部分またはそれより末梢の鋭敏な部位で、頭側から下肢方向へ皮膚表面を滑らす程度の圧で発汗をみていく。

指頭で発汗をみるときは、指先を動かすのではなく、肘を引く感じで指を滑らせる。発汗部分に触れたら、その指頭で次の部位をみるのは反応が取りづらいため、自分の指頭についた発汗をタオルで拭き取る。

指頭の皮膚が堅いと感覚が鈍くなる。発汗をみる指頭のうち指紋のうずの部分、またはそれより末梢の部位のどちらがより鋭敏に反応を捉えることができるかを把握する。

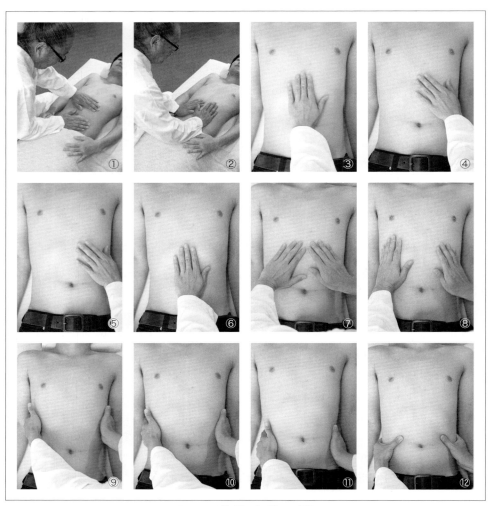

図8-7　腹部の切診の手順
①両手を中脘と関元に置き、大局的に腹壁の緊張の度合い（上下のバランス）をみる。
②両手を両天枢に置き、だいたいの左右の腹壁の緊張（左右のバランス）をみる。
③片手で心の部位（巨闕・鳩尾）をみる。
④片手で左の脾募をみる。右も同様に行う。
⑤片手で左の肺先を診る。右も同様に行う。
⑥片手で中脘を中心に胃土をみる。
⑦・⑧両手で左右の脾募と肺先をみる。
⑨〜⑪両手で左右の肝相火をみるが、背面寄りのエリア（⑨）から側腹部（⑩）、下方にいたるまで（⑪）、広い範囲をみる。
⑫左右の肝相火を両手で母指とその他の指と掌で把握するようにしてみる。

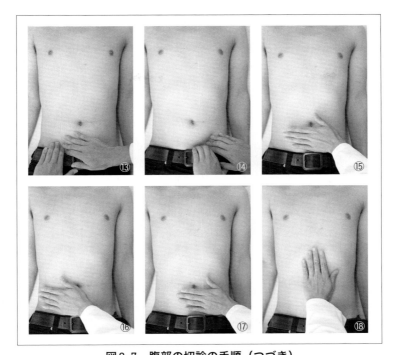

図8-7　腹部の切診の手順（つづき）
⑬片手で右肝相火の上前腸骨棘内側をみる（少腹急結・少腹硬満をみる）。
⑭片手で左肝相火の上前腸骨棘内側をみる（少腹急結・少腹硬満をみる）。
⑮片手で関元を中心に膀胱をみる。
⑯片手で右腎相火をみる。
⑰片手で左腎水をみる。
⑱神闕を中心にみる。

Step 6　表在の緊張

　表在の緊張をみていく。第2〜4指のDIP関節から中節骨のあたりを用い、指を軽くそらせてみていく。指頭のみでみてはいけない。心下部ならば手を置くくらいの軽い圧で、手を上下に軽く動かしながら表在の反応をみるよう注意する。「点」ではなく「面」で全体をとらえる。次に巨闕、左右の不容、左右の期門の下方、気海・関元の順にみていく。心下部・季肋部は、剣状突起・肋骨弓のやや上方までみていくこと。側腹部は前後に広がりがあるので、側腹部全体をみるため両手の労宮中心で大きく包み込むように、章門から帯脈の方に順にみていく。

Step 7　深在の緊張

　表在の緊張をみた後、深在の緊張をみていく。表在の診方と同様に行うが、深在をみる場合は腹部に軽く手を置いた状態から「気持ち悪かったら言ってください」と伝え、ゆっくり手を上下に軽く動かしながら深部をみていく。指1本分の厚みまで抵抗なく押さえられれば正常とみる。指1本分の厚みに至るまでに抵抗を感じた場合、「緊張あり」とみる。抵抗を感じたらそれ以上押圧しない。これは痛みを誘発させないためで、深在を触診する場合、約200〜300g程度の圧が適当である。

III. 夢分流腹診

1 心（心下）

[1] 心（心下）とは

『鍼道秘訣集』では「心」と名づけられているが、北辰会方式では「心下」と呼ぶ。心下の概要を**表8-1**にまとめた。

表8-1 心（心下）

場　所	臓腑配当	疾　患
鳩尾、巨闕を中心とした両脾募に挟まれた広がり	心、肺、髄海、目、頭、舌、咽	[表邪]肩こり、咳、痰など [裏邪]喘息、肺気腫、心臓の病、脳の病、精神疾患、高血圧など

[2] 心（心下）の疾患

肩こり、咳は風寒表証の場合、邪は肺先よりも心下に出る。喘息や肺気腫などによる呼吸困難、喘息、心臓の発作は、胃土、脾募を中心に邪が集まり、心下を衝いた場合に起こる。心下の邪は、脳の病、精神的な疾患、人事不省（癲癇、小児のひきつけ）、悪心嘔吐などでもみられる。また、高血圧は脾胃の邪が心を衝いたものである。この場合、激しい頭痛を起こし眩暈を伴う。

[3] 診断鑑別のポイント

心の邪は、太った人はわかりやすいが、痩せた人では沈んでいるため表在部を捉えにくい。そこで剣状突起付近の季肋部に指を押し当てて、それを下から持ち上げるようにして圧するとよくわかる。あるいは剣状突起の上を直接こすってみるとよい。

①心の邪と胃土の邪の鑑別

鳩尾・巨闕を按圧して横に揺さぶったときの圧痛と、上脘・中脘を按圧したときの圧痛を比較して、圧痛の強い方の邪が中心となる。

②心の邪と脾募の邪の鑑別

鳩尾・中庭の間の圧痛と、不容の圧痛を比較する。

2 脾募

[1] 脾募とは

脾募の概要を**表8-2**にまとめた。

表8-2　脾募

場　所	臓腑配当	疾　患
不容を中心とした部分。邪は肋骨弓の上にも現れる	脾、肩、頸、頭、胃、膈、肝など	[表邪]葛根湯証の肩こり、頸腕症候群など [裏邪]頑固な脾胃の病、慢性の痼疾、腎臓病など

[2] 脾募の疾患

　肩こり、頸腕症候群など上半身の異常、反応を示した不容と同側の頸・肩関節や顔面の異常、肝胆の病を示すこともある（心下、脾募と同側の肺先、肝相火にも邪が現れる）。頑固な脾胃の病、慢性の痼疾など脾胃を中心とした病が甚だしい場合は、脾募から胃土にかけてのエリアに邪が顕著に現れる傾向がある。膈に関わる病、あるいは陰陽気血ともに虚していることを示す。腎臓病の中期から末期の場合は、必ず脾募に邪が出る。邪が腎膀胱にまで及ぶと、尿が出なくなって尿毒症になる。

3　胃土

[1] 胃土とは

　胃土の概要を**表8-3**にまとめた。

表8-3　胃土

場　所	臓腑配当	疾　患
中脘・梁門を中心に、上は上脘から下は水分あたりまでを覆う広範な部位	胃、中焦	胃土から心下・脾募に邪が出てくるものは、精神の安定を欠くことが多い

[2] 診断鑑別のポイント

　胃土に全く邪がないもの、波板状に硬いもの、軽石の上にビニールシートを敷いたように硬いものは、みな逆証である。逆証かどうか迷ったときは、胃土に関わる要穴に一鍼打ってみる。良性のものなら緊張が緩んできて、脈が和緩となり艶が出てくる。反対に緊張が変化せず、脈が弦急になるものは逆証である。逆証のときは必ず舌に異常が現れる。

4　肺先

[1] 肺先とは

　肺先の概要を**表8-4**にまとめた。

表8-4 肺先

場　所	臓腑配当	疾　患
期門を中心とする部分。邪は季肋部のかなり上まで出るので期門の親指一横指上くらいまでみなければならない。北辰会方式では、乳線の直下の季肋部で反応のあるところを取穴する。期門（第9肋軟骨付着部）の下際に取る（国際標準経穴は乳中線上の第6肋間）	同側の上半身（特に肘関節から手指まで）	咳などの呼吸器疾患

［2］肺先の疾患

　風寒邪の初期、風邪が長引く場合や非外因性の咳などは、肺先よりも心下あるいは脾胃の邪が中心となる。

［3］診断鑑別のポイント

　一般に肺先の邪は左右同程度に出ることはなく、右に偏ることが多い。喘息発作は七情の不和によっても誘発されるが、この場合は邪が肝相火から肺先、脾募、胃土、心下に入ることが多い。このような邪の出方は、蕁麻疹や皮膚アレルギーでもみられる。

5　肝相火

［1］肝相火とは

　肝相火の概要を**表8-5**にまとめた。厥陰経、少陽経（開闔枢理論）だけでなく、少陰経、陽明経、陽維脈、陽蹻脈、帯脈と深く関係する。

表8-5 肝相火

場　所	臓腑配当	疾　患
章門・居髎を中心とした部分	肝胆、身体の外側、肝相火に接する部分は手指	大抵の病。腰部捻挫、眩暈、耳鳴、耳聾、転筋、中風の後遺症、リウマチ熱、坐骨神経痛、三叉神経痛、虫垂炎の手術後、胆石疼痛など

［2］肝相火の疾患

　肝相火の邪は身体の外側の病や、肝臓や胃の病の場合に現れる。たとえば脾胃の病で臀部の疼痛を訴える患者は、肝相火に邪が現れることが多い。この邪は脾胃の治療によって消散する。このことからも多面的観察の重要性がわかる。足陽明の反応が肝相火に現れるのは、足陽明の経筋が脇を循行しているからである。したがって肝相火の邪をもって即肝胆の異常としてはいけない。

　腰部捻挫は、多くは肝胆の異常と捉えるが、多くの場合同側の腎相火あるいは腎水に邪が現れる。背

部では十七椎下・鳩杞・関元兪・小腸兪など胆経の流注している穴所に反応が出る。

[3] 診断鑑別のポイント

章門を境にして、章門より上に邪が偏っていれば上半身に病があり、章門より下に邪が偏っていれば下半身に病がある。症状に偏りがあれば、邪は必ず片側に出る。ただし症状の偏りは肝胆の異常だけとは限らず、足陽明や足少陰に起因することもある。

また、『鍼道秘訣集』に「諸の病に寒気を出すは皆以て肝の業也」とあるように、一般に発熱する前に悪寒がするが、このとき邪は肝相火にあることが多い。

6 右腎相火・左腎水

[1] 右腎相火・左腎水とは

右腎相火・左腎水の概要を**表8-6**にまとめた。右腎相火は命門の火、左腎水は腎の陰精（腎陰）に相当する。

表8-6 右腎相火・左腎水

場　所	臓腑配当	疾　患
水道・大巨・帰来 を中心とする部分	腎、腰、下半身	咽喉や耳の疾患、頭部の疾患、 婦人科疾患など

[2] 腎の疾患

慢性の咽喉疾患、耳疾（耳痛、中耳炎など）、なかでも耳の奥の方の病（外耳から耳殻の病は胆経と小腸経が主る）、上気して頭痛を起こすもの、頭（膀胱経）の凝りを伴って、項が凝り眼の奥が痛む、下焦に関する各種の病、婦人科疾患。特に大巨の部分には、腰痛、足の病、冷え込みによる病症が現れる。

[3] 診断鑑別のポイント

この部位に縦に太い筋様のものが触れ、しかも痩せているものは腎虚の極みである。大巨・水道のあたりの皮膚は弛緩しているのに、少し深くの腹直筋の走行に対して直角に按じると抵抗を感じる。これは邪が深いところにあることを示している。

女性において、左の関尺脈が右より力強く滑を帯び、かつ大巨あたりにうっすらと邪が現れ、あるいは圧痛を覚えるものは月経が近いことを示している。この場合、膀胱にも邪が波及している。

[4] 大巨・水道・帰来

夢分流腹診においては大巨・水道・帰来の3穴を囲むあたりがだいたい両腎になる。腎にアプローチする場合、大巨・水道・帰来も全般に打鍼を施したほうがよい場合と、一点だけに絞って打鍼したほうがよい場合がある。夢分流では左を腎水、右を腎相火としている。

また吉田流では、右下腹部の大巨・水道・帰来を命門上脘、命門中脘、命門下脘としており、左下

腹部の大巨・水道・帰来を腎上脘、腎中脘、腎下脘としている。

　流派は違うが、注目するところはよく似ている。時代を超え、地域を越えても診察と治療に共通点が出てくる。それが伝統だと我々は考えている。

7　膀胱

[1] 膀胱とは

　膀胱の概要を**表8-7**にまとめた。

表8-7　膀胱

場　所	臓腑配当	疾　患
関元を中心とした部分、両腎の間	腎、膀胱、子宮、腰、下半身	膀胱炎、転胞、痛経、子宮発育不全など

[2] 膀胱の疾患

　膀胱炎の場合、中極から関元にかけて非常に緊張してくる。同時に片側の肝相火に邪が現れる。

[3] 診断鑑別のポイント

　気海・関元いわゆる臍下丹田の力は、押圧した手を離したときの皮膚の戻り具合をみて判断する。臍下丹田に力のあるものは、押圧した手を離したとき、皮膚が瞬時に戻ってくるが、丹田に力のないものはゆっくりと戻ってくる。正常な腹部は、押圧により指の厚さ程度の深さまで緊張なく押圧でき、適度に温かく下腹部に力がある。ここは腎の邪とともに現れることが多く、その症状もほとんど腎と同じである。

8　小腸、大腸

[1] 小腸、大腸とは

　小腸、大腸の概要を**表8-8**にまとめた。

表8-8　小腸、大腸

場　所	臓腑配当	疾　患
肝相火、胃土、両腎に隣接し、膀胱にさえぎられる部分	小腸、大腸	五臓六腑の病が複雑に絡み合った状態の疾患

[2] 診断鑑別のポイント

　この部分は臍を囲み天枢を含んでいるので非常に重要である。この部位は五臓六腑の移行部位であるため、五臓六腑の病が複雑に絡み合った場合に邪が現れる。

第8章 ● 切　診

9　三焦（臍）

[1]　三焦（臍）とは

夢分流では神闕（臍）を三焦の腑としている。

> 何れの処を三焦の腑と云うなれば、即ち臍の中、神闕是なり。……（中略）……臍即ち一身のくくりとす。
> たとえれば袋の口を結ぶが如し……
> 　　　　　　　　　　　　　　　　　　　　　　　　　『鍼道秘訣集』（三焦腑之大事）

『素問』三部九候論篇は、人体を上中下に分け、中の中の部分が腹で、人体の中心であり、その真中が臍である。臍は、夢分流では三焦の腑とされている。北辰会方式では、臍（臍周）の反応について以下の見解をもっている。

- 正常な臍は、きれいな丸型をしている
- 臍の形の傾斜（変形）は気の偏在を示す
- 臍周囲の緊張・膨隆は肝気の関わり（気滞）がある。睡眠不足などで疲れているときは、臍周の邪（膨隆、緊張、動悸、冷えなど）がみられる
- 臍周の弛緩は正気の弱りを示す。甚だしい場合は臍が中心（正中線）から（左右いずれかに）移動する
- 正気が衰え、最終段階近くなると臍が浮き出てへこみがなくなり膨隆する
- 臍周の正常な気の流れの方向は時計回りである

神闕は任脈上にあり、帯脈も流れているから胆経と同様、枢のはたらきをする。手少陰経筋と足太陰経筋も流注している。しかも腹の中心、かつ全身の中心であるから極めて重要である。

[2]　診断鑑別のポイント

心・脾・腎・三焦の反応が現れる。臍は全身の縮図であるから、全身の気血の偏りが現れる。すなわち臍の傍ら5分を按診して、圧痛・硬結があれば、その延長方向に気が偏在していることを示す。臍の形の歪んだ方向によっても気の偏在の方向がわかる。

[3]　腎間の動気

臍下腎間の動気とは、気海・丹田を指すことが多いと思うが、臍の周辺も臍下腎間の動気に含まれる。そのなかでも気海・丹田が重要であることは間違いない。北辰会方式では、空間論で臍周と同時に、滑肉門・水分・天枢・大巨・気海もみるが、これらはすべて腎間の動気の範疇に入る。なおかつ、『鍼道秘訣集』には、右命門（右腎相火）、左腎水とあるが、これは「陰陽の分かれ」といえる。動気は陰陽に分かれるのである。

たとえば、腎陰虚の場合には左の腎水が弱ることが多い（たまに例外もある）。『難経』三十六難に「右命門学説」が説かれている。後世清代において様々な医家が命門の位置について論及しているが、いずれも的を射ていない。『難経』が正解である。

こういったことは鍼を用いて臨床していなければわからない。『難経』がいわんとする命門を臨床によって照合するならば、それは右の大巨〜水道・帰来付近であることがわかる。

297

『鍼道秘訣集』に「腎水を泄らすと相火、命門の火が昂ぶる」とある。そうなるとあらゆる病が起きてくるため、この相火を打ち消すために「止ル鍼」という大変優れた鍼を編み出している。

また『意仲玄奥』では「動悸」がどこに打っているのかに着目している。脾胃の弱い者は下脘あたりに動悸が打つものだが、実の場合と虚の場合で動悸の打ち方が異なる。これは重い病を多くみているとわかってくる。

重症の内科疾患を扱う場合、『意仲玄奥』は非常に素晴らしい内容といえるが、これだけでは逆に軽い病気が治せない。『意仲玄奥』では皮膚の潤燥については述べているが、皮膚の寒熱については述べていない。北辰会方式では、体表の熱感・冷感・緊張・弛緩、発汗の有無を重視しているので邪がどこにあるかがわかりやすくなる。

10　腹診における順逆

鍼をして腹部の邪が変化すればよいが、ある部分の邪だけ一向に取れない場合、逆証の可能性もあるので、慎重に対応しなければならない。

[1] 全体の状態

腹部のどこを触っても弛緩して邪がないように感じる場合、これは邪がないのではなく邪が沈んでしまっているのである。ビニールシートに触れたときのように全く生気が感じられず、臍の周辺に動悸を触れたり、深在にわずかに邪を触知する程度である。糖尿病の中期〜末期、あるいは重篤な腎臓病の場合にこのような腹候が見受けられることが多い。慎重に対処し、いくら治療しても邪が浮いてこない場合は逆証である。

腹部で上から下まで一様に、邪で満たされているもの、どこが邪でどこが邪でないかわからないほどに腹部全体が緊張しているものも逆証である。

[2] 胃土、脾募、肺先

胃土から脾募、肺先のあたりに鉛筆の芯ほどの大きさの波板状の凹凸の邪が、浅在・深在の両方に現れ頑固に消散しにくいものは、ほとんどが逆証である。

邪の出方としては縦方向・横方向・斜め方向のいずれの場合もあり得る。じゅうたんの表面や指の上にビニールシートを置いたときのでこぼことした感触に似ている。

[3] 臍（三焦）

臍は普通円形もしくは円に近い楕円形で輪郭がはっきりしているが、病的になると変形してくる。

全体的に締まりがなく広がっている臍もよくない。伸びて縦あるいは横に一直線になっている臍や、べたーっと緩んで広がっている臍は、よほど慎重に扱わなければならない。治療して、臍が引き締まり戻ってくるもの、引きつれた部分がなくなってくればよい。それが戻らない場合は、やはり危険である。臍のくぼみは深いほうがよく、それを横からみた場合にうず高く盛り上がっているのがよい。健康な乳幼児はそのような臍である。

痩せた人でよく上下に引っ張られて縦一文字に伸びている臍は、胃アトニー体質に多くみられ、脾

第8章 ● 切　診

腎が弱い人に多い。こういった体質で病んだ場合にはなかなか治癒しがたく、逆証に移行していくこともある。慎重に多面的観察をして順逆を弁えなければならない。

[4] 膀胱、右腎相火・左腎水

臍下（夢分流では膀胱・関元）で任脈に指が容易に入るほど虚軟になり、両サイドの少陰腎経が縦に割り箸を置いたように硬い場合は先天の元気が極度に弱っているものであり、逆証に近いものといえる。肩こりなど、一見軽症を訴えていても治療しないほうがよい。

右の脾募・腎・胃土において異常に冷感があり、治療を重ねても冷感が消えない場合は重症で逆証に繋がることがあり、注意が必要である。

[5] 腹水

重篤な肝臓病による腹水の場合、触れてみて冷感が強い場合は逆証であり、またどれだけ腹水で充満していても触れて温かい場合は順証である。腹水が生じていること自体、一般には重症だといえるが、その重症のなかでも順逆がある。

11　『傷寒論』などにおける腹診用語

日本の腹診は、古方派を中心に行われている。古方派は『傷寒論』を原典としている。『傷寒論辞典』（劉渡舟主編、解放軍出版社、1988 年）を参考とした。

心下急

心下急（distress below the heart）とは、胃脘部の拘急疼痛あるいは耐えがたい圧迫感のこと。太陽病の段階ではないことを示し、少陽の邪が陽明にも入って熱化して実することで起こる。

心下堅・心下鞕

心下堅・心下鞕（rigidity below the heart）とは、胃脘部が堅く満ち、按圧すると充実していて硬いこと。燥熱が裏にあって胃気が不和になったり、太陽と少陽の併病などで少陽に邪があり、経気がめぐらないために起こる。あるいは、邪熱が内陥し水湿がめぐらずに熱と水湿が鬱結して起こる。

心下支結

心下支結（tightness below the heart）とは、心下部に何か痞えて塞がっている感じがし、実際心下部に触れると何かが鬱滞しており、もやもやとして不快な感覚があるものをいう。少陽に邪があり経気が鬱滞し、心下部で鬱滞が起こる。柴胡桂枝湯証でみられる。

心下痞堅・心下痞鞕

心下痞堅・心下痞鞕（stuffiness and rigidity below the heart）とは、胃脘部が痞え塞がり、ここを按圧すると硬いが痛がらないものをいう。誤治やほかの原因で中焦を弱らせ、昇降出入がうまくできず邪熱が内陥したり気機が鬱滞することで起こる。たとえば食滞で水湿が上逆したり、中焦が弱っているにも関わらず誤って下法をかけてしまって邪気が上逆したり、誤治によって中焦を弱らせ肝気がこれに乗じ、痰気が痞塞したりして起こる。また、もともと懸飲があり、胸の陽気がめぐりにくく気機が壅滞することで起こる。あるいは、陽虚によって水邪が上泛したり（陽虚水泛）、太陽と少陽の併病で経気が不利となって起こる。

心下満

心下満（fullness below the heart）とは、胃脘部が張満すること。邪熱が内陥して裏において水湿と熱が凝結するか、実邪が鬱滞して気の流れが停滞することで起こる。

痞

痞（stuffiness）とは、気機が阻滞して昇降出入ができなくなって起こるもの。胸腹間になにか塞がったような感じがし、もやもやとしてすっきりしないことを指す。邪が胃脘部にあり、これを按圧すると軟らかく痛がらないものを心下痞といい、按圧して硬ければ心下痞鞕という。邪が胸脇にあり、これを按圧して硬く痛がらないのを胸中痞硬あるいは脇下痞硬という。

胸中痞硬・胸下痞硬

胸中痞硬・胸下痞硬（stuffiness and rigidity in the chest）とは、胸部が痞えて悶える感じがし、何か物が塞がっているかのように硬く脹満していること。実邪（湿痰や宿食など）が膈上に壅滞し、気機を塞いで起こる。

胸脇満・胸脇苦満

胸脇満・胸脇苦満（fullness in the chest and hypochondrium）とは、胸脇部が満ちて張ってのびやかでない状態。肝胆の気が鬱滞して起こる。

腹満

腹満（abdominal fullness）とは、腹部が脹満して不快な状態。陽明に邪が入って胃熱が熾盛になる実証でも、太陰虚寒や胃気の虚衰などの虚証でも起こる。

小腹急結

小腹急結（lower abdominal cramp）は『傷寒論』には「少腹急結」として出てくる。少腹部が痛んだり張ったりして拘攣して苦しい状態。瘀熱が下焦で結して気血が凝滞することで起こる。

小腹満・小腹硬満

小腹満・小腹硬満（flower abdominal fullness）は、『傷寒論』ではそれぞれ「少腹満」「少腹硬」あるいは「少腹硬満」として出てくる。小腹満は少腹部が脹満して違和感があるものをいう。水湿が下焦で停滞する、あるいは、熱が下焦に入り血と結して起こる。「少腹硬」や「少腹硬満」は抵当湯証などで見られ、少腹部が脹満してここを按圧すると硬いものをいう。湿熱や瘀血が下焦で結することで起こる。

小腹不仁

小腹不仁（lower abdominal numbness）とは、小腹あるいは少腹部が力なく弛緩している状態。臨床上よくあるのは「臍下不仁」だがこれは『傷寒論』には出てこない。

臍下悸・臍下悸動

臍下悸・臍下悸動（palpitations below the umbilicus）とは、臍の下が跳び動くようにピクピクと動悸を打つこと。奔豚病の発作の前兆とされる。

痞満

痞満（stuffiness and fullness）とは、痞に脹った感じを伴うこと。

鞕満・硬満

鞕満・硬満（hardness and fullness）とは、病邪の存在により圧すると抵抗があって硬く触れること。心下で熱邪が有形の痰と結びついて心下に結すると「心下痞鞕」という。

第8章 ● 切　診

胸悶

胸悶（oppression in the chest）とは、胸の抑圧されたような感覚のこと。

痃癖

痃癖（paraumbilical and hypochondriac aggregation）とは、臍の両側に枝状の筋塊が隆起し、弓玄状であり、大小様々で、痛むものもあれば痛まないものもあるのが「痃」であり、「癖」とは、両脇の間に潜伏している積塊を指し、平素は探り当てることができないが、痛むときに触按してみると腫塊を触知する。多くは飲食不節によって湿痰が凝集し気血が鬱結して生じる。詳細は『中国漢方医語辞典』（中医研究院ほか、中国漢方、1980 年）参照。

脇や腹が弦のように張っていて、咳などをするとひきつるような痛みを感じる病のことを指す。「痃」という字は「かたかい」と読むので、和田東郭（1742 〜 1803 年）の時代に、「肩の害」として「痃癖」のことを「肩癖」と書き、肩こりの意味にも用いる。詳細は『歴史の中の病と医学』（山田慶兒・栗山茂久共編、思文閣出版、1997 年）参照。

小腹拘急・小腹弦急

小腹拘急・小腹弦急（lower abdominal contracture）とは、小腹あるいは少腹部がひきつって拘攣すること。

臍上悸

臍上悸（palpitations above the umbilicus）とは、臍の上が跳び動くようにピクピクと動悸を打つこと。

臍傍悸

臍傍悸（palpitations beside the umbilicus）とは、臍の傍らが跳び動くようにピクピクと動悸を打つこと。

臍下拘急

臍下拘急（contracture below the umbilicus）とは、臍の下の筋肉が痙縮した状態。

臍下不仁

臍下不仁（numbness below the umbilicus）とは、臍の下が弛緩して、緊張感がない状態。

IV. 脈診（胃の気の脈）

1　脈診とは

脈診は慢性、急性ともに術前・術後に必ずみるべき切診の一つである。脈診にはいくつか種類があるが、北辰会方式では「胃の気の脈診」を行う。

表8-9 に脈に関する用語をまとめた。

表8-9 脈に関する用語

切脈 pulse diagnosis	診断をするための脈の検査
脈診 take the pulse	指先に感じる血管の波動を調べること
脈象 pulse condition	脈診の結果感じられる脈の状態
脈象主病 disease correspondences of the pulse	特定のタイプの脈は、特定の病気を示すこと
平脈 normal pulse	正常な人の脈
病脈 morbid pulse	正常ではない異常の脈

2 脈診法

[1] 三部九候診法

『素問』三部九候論篇に基づく診法で、天地人の三才思想をベースとし、遍診法ともいう。この脈法の真意は各経絡の虚実を察するということもあるが、それよりも人体における上下の空間的な気の偏在を追求しようとしたところにあると考えている。特に9カ所の部位を診察する必然性は、十二経絡学説とそぐわないからである。

以下にこの脈法における診脈部位の分布状況、およびその概略を示す（**表8-10**）。

遍診法は中医学の脈診理論の基礎の一つだが、煩雑で不便であるという理由からあまり応用されなかった。

第8章 ● 切　診

表8-10　三部九候診法の診脈部位の分布と概略

上部（頭）	天	太陽穴	深側頭動脈	頭角を候う
	人	耳門穴	浅側頭動脈	耳目を候う
	地	巨髎穴	眼窩下動脈	口歯を候う
中部（手）	天	太淵穴	橈骨動脈	肺を候う
	人	神門穴	尺骨動脈	心を候う
	地	合谷穴	第1背側中手動脈	胸中を候う
下部（足）	天	足五里穴	大腿動脈	肝を候う
	天	太衝穴	第1背側中足動脈	
	人	箕門穴	大腿動脈	脾胃を候う
	人	衝陽穴	足背動脈	
	地	太渓穴	後脛骨動脈	腎を候う

[2] 人迎気口診法

　『霊枢』終始篇、経脈篇、禁服篇に根拠を置く脈診法であり、その診察部位は人迎（足陽明胃経）と寸口部（手太陰肺経の太淵・経渠付近）の脈動を比較するものである。すなわち人迎を陽経の代表診脈部位とし、寸口部を陰経の代表診脈部位として、この2部を比較し、どのような差があるかによって病んでいる経絡を判定するものである。時代が下り、晋代に太医令・王叔和が著した『脈経』においては、この脈診法を簡略化して、いずれも寸口部（太陰肺経の寸関尺）にて候うようになった。すなわち人迎を左手関前1分、気口を右手関前1分の部位とし、人迎で外感病を、気口で内傷病を候うようになったのである。

[3] 寸口診法

　手首の橈骨動脈で脈をとる方法を寸口診法という。『難経』以降、脈診といえばこの寸口診法・寸口脈診を指す。「手太陰肺経は中焦に起り、肺は百脈を朝す」ことから、肺経上に位置する寸口において胃気の状況、全身の状況を読みとることができるとするのである。寸口のことを気口とも称する。

①寸関尺

　寸口部を3部に分けた部位で、寸・関・尺の各部に術者の示指・中指・薬指を接して診脈を行う。まず橈骨茎状突起の内側の部位に中指を当てて関を定め、手首側を寸として示指を当て、肘側に薬指を当てて尺と定める。示指・薬指を置く位置は、患者の同身寸で3部合わせて1寸9分になるよう、患者の身長に合わせて決定する。

②反関脈

　診察部位である橈骨動脈は通常手太陰肺経上に存在するが、まれに橈骨動脈が蛇行して手陽明大腸経側に存在することがあり、この脈を反関脈と称する（**図8-8**）。この場合は手太陰肺経に拘泥せず、脈動に触れるよう術者の指を合わせる。古来、長寿の脈との説がある。

303

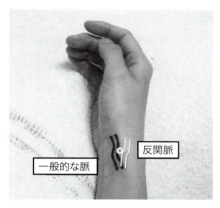

図8-8 　反関脈

3 　脈診の歴史

　脈診は中国伝統医学における独特な診法であり、切診の主要な内容を占めてきた。その歴史は古く、内容は平易なものに始まり徐々に複雑化していき、広まるにしたがって、再び簡潔な内容に集約されるという歴史をたどっている。

［1］上古の脈診

至今言脈者、由扁鵲也。	『史記』
所以貴扁鵲者、非貴其随病而調薬、貴其摩息脈血、知病之所従生也。	『淮南子』（泰族訓）

　脈学における扁鵲（へんじゃく）の貢献を重視している。

［2］『黄帝内経』の脈診

　『内経』を構成する『素問』『霊枢』はいずれも脈学の専門書ではないが、多くの篇において脈診について詳しく述べており、その理論と方法は後世の脈学の発展に大きく寄与した。その内容は以下の通りである。

- 脈診を行うに当たって守るべき条件
- 三部九候診法（遍診法）、人迎気口診法、気口診法の3種の脈法
- 30種以上の脈象とそれらの主病
- 気候因素や情緒変動が脈象に及ぼす影響
- 胃の気の有無の観察を重視

[3] 漢・晋・隋・唐代の脈診

①『難経』の脈法

『難経』では脈診を非常に重視しており、全八十一難中、二十一難までを脈診に割いている。「独取寸口（気口診法のみを行う）」を提唱しており、寸関尺を定めて寸口部において三部九候をそろえるようにした。その他、陰陽虚実・四時の常脈と病脈・五臓の病と脈の関係、寸関尺と臓腑の分配、指法など様々な観点から脈診を論じている。

②張仲景の脈法

張仲景の『傷寒雑病論』は、脈診の臨床応用の規範を提示した。

病脈と症候から弁病と弁証を行い、主に寸口脈法を用い、脾胃病には趺陽（衝陽）脈法、婦人科疾患には補助として少陰（太渓）脈法を用いた（北辰会方式では、この脈法も活用することがある。詳細は後述する）。

本書には20種以上の脈象が提示されているが、陰脈・陽脈の2つに大きく分けてまとめている。また、体質と情志の状態が脈象に影響することを指摘し、臨床においてその時々に示す脈象から病因・病機を認識して治則・治法を決定し、予後診断にも脈診を用いている。

③王叔和の脈法

西晋の太医令・王叔和は『脈経』を著した。これは中国における最初の脈診専門書である。

本書にて寸口脈法の脈診部位と臓腑配当が確定した（**表8-11**）。また、24種の脈象の名称と指下に感じる具体的な脈の形状を明確にした。さらに、相類脈の鑑別を導き出し、各種脈象の臨床意義を総括した。

表8-11　寸口脈法の脈診部位と臓腑配当

脈診部位	左		右	
	浮・腑	沈・臓	浮・腑	沈・臓
寸口	小腸	心	大腸	肺
関上	胆	肝	胃	脾
尺中	膀胱	腎	三焦	心包

[4] 宋・元・明・清代の脈診

宋代以後の脈学は通俗化、図解化、簡約化の方向に発展した。また明・清代には脈学に関する数多くの専門書が著された。

①通俗化

六朝時代の高陽生編による『王叔和脈訣』以後、『青烏子脈訣』『七表八裏三部脈』など類似した脈学書が多く現れた。これらの書物は『脈経』の深遠な内容を歌賦形式にすることで、初学者の脈診習得に大きく貢献した。しかし『脈訣刊誤』により、『王叔和脈訣』の内容に錯誤や欠点が多いことがわかり、『脈経』が流布した。

②挿図脈学書の出現

宋代以後、多くの脈学書において文字による解説の不足を補うため、挿図が行われるようになった。

図によって指下に感ずる各種の脈象の形状を表現し、後学の学習の助けとしたのである。現存する最古の挿図脈学書は宋代の許叔微が著した『仲景三十六種脈法図』である。

③簡約化

『内経』以来、年代を経るにつれて脈象の内容・認識が豊富になり、臨床医家にとっては、いかにその豊富な内容を簡潔にまとめるのかが、重要かつ切実な問題となってきた。そのなかで有識な医家たちは、各種脈象が持つ要素に注目して脈象を大きく陰陽に分類し、さらに脈位・脈数・脈勢から浮沈・遅数・虚実を綱として定めた。また相類する脈象の対比、相反する脈象の対比を行って脈象の認識の要領をつかむようになった。宋代の陳言による『三因極一病証方論』や明代の李時珍による『瀬湖脈学』などである。

[5] 現代中医学の脈診

現代中医学における脈診（脈状診）の臓腑配当を示す（**表8-12**）。脈状は28脈ある（**表8-13**）。

表8-12　脈診（脈状診）の臓腑配当

脈診部位	左	右
寸口	膻中、心	胸中、肺
関上	胆、肝、膈	胃、脾
尺中	小腹（腹中）、腎	腎、命門

第8章 ● 切　診

表8-13　28脈

浮脈 floating pulse	軽い押圧で触れることができ圧を強めると感じとることができない、浅い位置の脈。表証
沈脈 sunken pulse	強く押圧した時にのみ感じとることのできる深い位置の脈。裏証
遅脈 slow pulse	術者の1呼吸の間に脈拍が4回未満の脈。北辰会方式では1息3至半を平人の脈とみるので、1息3至以下を遅脈としている。虚寒や陽明腑実証の腑気不通がひどいもの
数脈 rapid pulse	術者の1呼吸の間に脈拍が5または6回以上の脈。北辰会方式では4至以上を数脈の部類とみる。熱証や虚証
洪脈 surging pulse	洪水の波のように力強い脈。気分熱盛
細脈 fine pulse	糸のように細いが、明らかに触れることができる脈。気血両虚、湿病
虚脈 vacuous pulse	弱く無力の脈。虚証
実脈 replete pulse	寸関尺とも強大で有力な脈。実証
長脈 long pulse	真っ直ぐに長く寸口〜尺中を越えて触れる脈。肝陽有余、陽盛内熱
短脈 short pulse	寸口と尺中で触れにくい脈。気鬱、気損
滑脈 slippery pulse	珠が転がるように円滑に流れる脈。痰飲、食滞、実熱
渋脈、濇脈 rough pulse	脈中の血の流れが渋ってスムーズでなく、小刀で竹をそぐときのようにひっかかる脈。気滞血瘀、傷精血少
弦脈 string-like pulse	弦のようにまっすぐぴんと張った脈。肝胆病、諸々の痛み
緊脈 tight pulse	強く引っ張ったひものように感じる脈。寒証、痛証
濡脈 soggy pulse	軽い押圧で浮いて細く感じられ、押圧を強くするとつぶれる脈。諸虚、湿証

表8-13　28脈（つづき）

緩脈 moderate pulse	術者の1呼吸の間に4回拍動し、緩い脈。あるいは緊張に乏しい脈。湿病、脾胃虚弱
微脈 faint pulse	かろうじて触れることのできる弱く軟らかい脈。陰陽気血の諸虚
弱脈 weak pulse	沈位で触れることができるが、細く軟らかく無力な脈。気血不足
散脈 dissipated pulse	軽い押圧で散ってしまう弱い脈。元気の離散
芤脈 hollow pulse	浮位で大きく触れ、中位で空虚となり、沈位で再び触れる脈。ネギのように中空の脈。失血、傷陰
革脈 drumskin pulse	堅く感じる中空の脈で、太鼓の表面を触っているような脈。亡血、失精
牢脈 firm pulse	浮位〜中位では触れず、沈位で大・弦・長・有力の脈。陰寒内実、疝気
伏脈 hidden pulse	沈よりさらに深い位置にあり、骨の部位まで重按して初めて触れることができる脈。邪閉、厥証
動脈 stirred pulse	豆のように短小で滑数有力な脈。疼痛、驚
代脈 intermittent pulse	緩慢で規則的に脈拍が欠落する脈。臓気の衰微、痛証、内傷七情、打撲傷
結脈 bound pulse	緩慢で不規則に脈拍が欠落する脈。陰盛気結、寒痰、血瘀
促脈 skipping pulse	急数で不規則に脈拍が欠落する脈。陽盛実熱、気滞、宿食
疾脈 racing pulse	1息7至以上の非常に速い脈。元気逸脱

4　脈の要素

以下の組み合わせで様々な脈状となり、16脈、24脈、28脈などに分類される。
また、次の［2］［4］［5］［6］を要約すると、六祖脈（浮沈、遅数、虚実）となる。

［1］脈管の太さ

太いものは実あるいは熱を示すことが多い（洪・大脈など）。細いものは虚を示すことが多い（細、弱など）。

［2］脈幅

脈管の太さとも関わるが、胃の気の脈診では、浮位の脈と沈位の脈の距離を脈幅という。浮沈の間はすべて中位の脈で、胃の気をうかがう場でもあり、脈幅と関係が深い。

第8章 ● 切　診

[3] 脈力

　沈位における脈の押し返す力。沈位よりもさらに脈管を押しつぶしてみる場合もある。押し切れの脈法は寸部の脈を触知したまま、関・尺の脈を押しつぶし、寸部の脈動が変わらずに触れるかどうかをみる。江戸時代に原南陽により記された『叢桂亭医事小言』にもそのような記載がある。

　脈力のある脈は実、牢など。脈力のない脈は虚、弱、微など。

[4] 脈拍と脈の形状

　脈拍は結・代・促脈などのように打ち切れることがなく、一定のリズムを保っている。脈拍数は、古典では1呼吸に対し4〜5至を正常としているが、現代人は術者（健康人）の1呼吸に対し3.5至（三至半）を標準とすべきであると考えている。血が脈管中をスムーズに流れるか、渋ったように流れるかも確認する。流れのスムーズな脈の代表は滑脈であり、渋った脈の代表は濇脈である。

　触知する脈の長さの違いによって、長脈、短脈がある。弦、緊、滑などの脈象はそれぞれ特徴的な形状をもつ。

[5] 脈の緊張性（弾力性）

　脈に触れたときの緊張度をみる。緊張度の高い脈象は、緊脈、弦脈、牢脈など。緊張度の低い脈象は緩脈、濡脈など。

[6] 脈の浮沈

　実際に拍動に触れられる深さのこと。脈が浮いているか（浮脈）、沈んでいるか（沈脈）をみる。

5　胃の気の脈診

　様々な脈診法があるなか、北辰会方式が採用する胃の気の脈診は最もシンプルながら脈診の特性を最大限に生かすことができると思われる。この胃の気の脈診は『内経』を真っ当に継承しており、また最終的に簡約化されてきた脈学の歴史の延長上にあるといえよう。

平人之常気稟於胃。胃者平人之常気也。人無胃気曰逆。逆者死。	『素問』（平人気象論篇）
人以水穀為本。故人絶水穀則死。脈無胃気亦死。	『素問』（平人気象論篇）
五蔵者、皆稟気於胃。胃者五蔵之本也。	『素問』（玉機真蔵論篇）
胃者、五蔵六府之海也。水穀皆入于胃、五蔵六府皆稟気于胃。	『霊枢』（五味篇）
人之所受気者穀也。穀之所注者胃也。胃者水穀気血之海也。海之所行雲気者天下也。胃之所出気血者経隧也。経隧者五蔵六府之大絡也。	『霊枢』（玉版篇）

| 胃為五蔵六府之海。 | 『霊枢』（動輸篇） |

[1] 胃・神・根

胃（stomach）、神（vitality）、根（root）について示す。

心は血脈を主り、気口の脈もその一部である。そのため脈は心が蔵する神の状況を表すといえる。

脈にみる神の状況を金・元代の李東垣は「脈中有力、即有神也」といい、『四診抉微』では有力である以外に、神ある脈状を「形体が円潤活溌である」と表現している。

脈にみる神は胃すなわち胃の気を示しているといえるだろう。なぜならば脈（寸口脈）とは五臓六腑が胃の腑より受け取った気血が手太陰肺経に流れ出てきたものであり、心神と不可分である心血をも養っているからである。

脈の大元は胃であり、胃の気がある状態は一定の有力感としなやかさ（弱以滑）として脈に表れる。脈診とは胃の気という生命力をうかがう診法といえる。また根とは脈（特に尺中の脈）を重按した際でも脈気を感じるかどうかで、先天・腎気の盛衰を知る手がかりとなる。

[2] 胃の気

胃の気とは、中焦の気すなわち後天の本、気血営衛の源であり、生体の生命力そのものである。

| 人以水穀為本。故人絶水穀則死。脈無胃気亦死。所謂無胃気者、但得真蔵脈、不得胃気也。 |
| 『素問』（平人気象論篇） |

訓読：人は水穀を以て本となす、故に人の水穀を絶てば則ち死す。脈に胃気無きもまた則ち死す。いわゆる胃気なしとは、ただ真蔵脈を得て、胃気を得ざるなり。

脾胃が受納降濁し、水穀の精微をつくり、気血を生じ、人は水穀に支えられ生命活動を維持している。そのため、補給が絶えると死に至るし、脈に胃の気が消失するとやはり死に至る。最終的な段階では「食べられる」「食べられない」ということは非常に大きなポイントとなる。

胃の気の脈状について、張景岳は以下のように主張している。

『内経』に説くように、胃の気が充実すると脈は穏やかにしてしなやかで生き生きとした状態、表現するならば「弱以滑」「緩滑」「軟滑徐和」といった脈状を示す。胃の気が脈に表現される様は、胃が五行において中央の位置に存在するがごとく、その脈も様々な脈状に存在し、名状を以てするに難しき「偏りのない脈」なのである。逆に邪気が旺盛であると堅くて厳しく柔軟性のない脈となるが、それらの脈のなかにも「弱以滑」「緩滑」「軟滑徐和」といった、中庸にして穏やかな和緩の脈状をみて取れば、それは未だ胃の気を含んでいること示し、後天の元気が機能しており、脈診上は順証であることを示している。すなわち後天の元気の有無が人の生死を決定するのである。

また、胃の気が充実していれば、四季折々に現れるべき脈状がわずかに現れる。『素問』平人気象論篇にあるように、春は微弦、夏は微鈎、秋は微毛、冬は微石という脈状（四時の脈）が現れる。生体が自然界の一部であることを脈を通して表しているのである。胃の気の脈状は、胃の気が衰微するに従い、逆に四時の脈をよりはっきり現すようになる。普通のリズムと均衡を失った脈を脈無胃気（pulse bereft of stomach qi）といい、胃の気の欠如を示す。軟滑徐和の脈状ではなく、四時の脈状の

みを現すようになれば、逆証を示す真臓脈（true visceral pulse）となる。

[3] 四診における胃の気の脈診

　北辰会方式では、脈診のみですべてを診断するわけではない。中国伝統医学の流れの通り、四診から得られた情報を合参し、それをもとに病因病理を構築し、弁証論治を行っている。四診のそれぞれが提供してくれる情報は一様ではなく、病態を様々な角度から浮き彫りにするのである。望診のうち顔面気色診は長期的順逆を、舌診は主に寒熱・陰陽の状態を、背候診では臓腑の虚実の状況をよく示している。

　では、胃の気の脈診はどうだろうか。先に示した通り、またその名称が示す通り、「胃の気＝後天の元気＝正気の状況」を示す。張景岳は「胃気、正気也。病気者、邪気也。邪正不両立、一勝則一負、凡邪気勝、則正気敗、正気勝則邪気退矣」といっている。つまり胃の気の脈診は、正気そのものの状況を把握することにより、抗邪能力の程度を認識するのに長けているといえる。

[4] 臨床における胃の気の脈診

　胃の気の脈診の臨床的価値について次に挙げる。

①病の順逆を知る

　扱っている病気が順か逆かについて、胃の気の脈診を用いて判定する。適切な治療処置をした場合に脈が改善されれば順であり、脈に変化がなかったり、悪化した場合には逆証である場合が多い。ただし順逆は気色・舌などの所見と照らし合わせて最終決定するものとする。

　胃の気の脈診および気色・舌その他の診法を重ね合わせ、逆証であると判定を下した場合でも、その患者の余命に対してもある程度判断することができる。飲食あるいは飲水後、脈に変化がないものは胃の気の消失であり、非常に重篤であることを示す。

②施術直後における処置の適否の判定

　順証であることを前提に、適切な治療処置を行い、脈が改善されるか、または脈が悪化するのかによって、処置の適否を判断することができる。

③よりよい処置を模索するための指標

　施術後の脈の改善程度から現在の処置の効果の程度がいかほどかを知り、より脈が改善する最適な処置を模索することができる。熟達してくると、何回程度の治療で治癒に導けるかを判断できるようになってくる。

④正邪弁証の証明因子

　弁証の側面でいえば、八綱弁証における虚実、そしてより積極的に正邪の競合の状況を把握するために我々が提唱する正邪弁証に必要な情報を提供してくれる。詳細は『鍼灸臨床能力　北辰会方式理論篇』参照。

[5] 弦急脈の概念

　胃の気の脈法の実際を原理的に理解するため、張景岳の『景岳全書』脈神章の弦急脈について述べる。

若欲察病之進退吉凶者、但当以胃気為主。察之之法、如今日尚和緩、明日更弦急、知邪気之愈進、邪愈進則病愈甚矣、今日甚弦急、明日稍和緩、知胃気之漸至、胃気至則病漸軽矣。即如頃刻之間、初急後緩者、胃気之来也、初緩後急者、胃気之去也。此察邪正進退之法也。至於死生之兆、亦惟以胃気為主。

『景岳全書』（脈神章）

　ここでいう邪は病を指し、その脈状を弦急とし、それに相対する胃の気の脈状を和緩と表現している。邪が勝てば胃の気が退き、胃の気が勝てば邪は自ずと退く。最終的にもっぱら胃の気に注目すべきで、脈状における弦急と和緩の対立と消長において、邪正の盛衰すなわち病の進退、そして死生を知るべきであるといっているのである。

　胃の気の脈法の原理はこの張景岳の説に基づく。そして、景岳が象徴的に提示した弦急脈に対する理解をさらに広げることにより、よりいっそう臨床の実際に即応させることが可能になった。

　すなわち平人（健康人）の脈には、諸々の脈状に弱以滑（和緩、緩滑、軟滑徐和）の脈象（胃の気の脈）が存在するが、この脈象に反するものはすべて弦急脈であると解したのである。藤本蓮風はこの弦急脈を第1〜4脈までの4種に分類した。

6　弦急脈

　胃の気の脈状である弱以滑、軟滑徐和、緩滑（衝和の脈）以外の「堅い」「弾性がない」「緊張がなく緩み過ぎ」「堅くもなく、しなやかさはあるが、一定の力と緩みがない」といった脈は、すべて弦急脈として扱う。

　胃の気の脈診の弦急脈は、緊張なく、緩み過ぎ、滑不足すなわち第4脈のような脈状を含み、広義においてはこういった脈も弦急脈として扱う。

[1] 第1脈（弦急脈）

　第1脈は、張景岳が提唱した典型的な弦急脈、狭義の弦急脈とする（**図8-9**）。堅く緊張した脈（和緩と滑利がなく、堅くひきつった感じ）で、ギシギシと指に触れる。力の有無は関係ない。高血圧症の患者の脈は堅く弦急であることが多いが、ほぼこれに相当する。

　牢脈は沈脈であることが前提だが、脈の「堅さ」という面についてはほぼ弦急脈と同じである。また、脈の有力・無力も胃の気の盛衰を候う一側面といえるが、第1脈のように堅く緊張した脈をすべて脈力ありとするのは間違いで、ていねいに按じてみると意外と無力なものもある。

　また第1脈には逆証を伴うことがある。正しい鍼治療をした後、脈が回復する場合はよいが、脈が不変であったり、むしろ堅くなるものは、予後はほぼ不良であることが多い。数脈と重なる場合はより一層危険で脈の堅さに比例して病が重いことを示す。

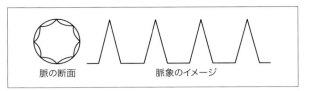

図8-9　第1脈
ギシギシと堅くひきつった感じの拍動をイメージした図

[2] 第2脈（枯脈）

　第2脈（枯脈）は第1脈のように、ひきつったり著しく堅いということはないが潤いがなく、しなやかさや緩和に乏しく、ちょうどひからびた餅の表面に触れた感じでカサカサしている（図8-10）。枯葉のようにしなやかさのない点から「枯脈」と呼称した。各脈学書が「鼓皮を按ずるがごとく」と表現する革脈に近い脈状といえる。ほとんど浮位にみられ、中・沈位ではあまりみられない。枯脈は弦脈と重なることが多く、この場合は「枯弦」と呼称する。

　また、第2脈は、第1脈と連動している（枯↔枯弦↔弦急）。第2脈がより一層堅い弦を呈せば第1脈となる。第2脈以外の第1、3、4の脈が現れていなければ、第2脈を呈している部位の脈の変化を意識して治療を進めていけばよい。

　第2脈を呈する病は一般に急変して悪化することはない。第2脈を呈する病は久病に多い（一部の急性病でもみられることはある）。

　弦急脈が枯弦脈に、枯弦脈が枯脈に変化していくと快方に向かう。またそれとともにそれらの脈の位置が沈から中、中から浮に浮いてくるのが良性の反応である。

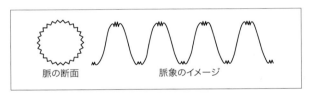

図8-10　第2脈
脈の表面がカサカサとした感じをイメージした図

[3] 第3脈（細急脈）

　第3脈（細急脈）は、一定の緩滑の脈状のなかに、一筋の細い芯のある弦脈を打つもの（図8-11）。本脈は、第1脈を糸筋様に細くしたような脈状である。どちらかというと軟らかい脈のなかに存在する脈であるため、安易に検脈していると、緩みの脈に気を取られ見過ごすことがある。脈の位置は、中あるいは浮の位置で得ることが多い。

　また、第3脈を示す場合、その病は重篤で逆証であることが多い。第3脈を触知するにはかなり熟練が必要で、まず第1、2、4脈をきっちり触知できるようになっておくべきである。

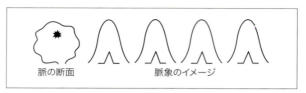

図8-11　第3脈
軟らかい脈のなかに一筋の細い芯がある様をイメージした図

[4] 第4脈（滑不足・緩不足）

　第4脈（滑不足・緩不足）は、第1、2、3脈以外の弦急脈で緩、滑ともに存在するのだが、どちらかが一定不足するものである（図8-12）。緩が滑に勝っていれば「滑不足」、緩が滑に負けていれば「緩不足」という。

　第4脈の緩脈とは遠心性の脈、滑脈とは求心性の脈を指す。胃の気の脈診における緩脈と滑脈の定義と一般の脈状診では少し異なることと、滑不足で広がった脈を「脈巾あり」と触知して病は軽いと断定できないことに注意が必要である。

　第4脈の滑不足あるいは緩不足が甚だしければ病は重く、わずかであれば病は軽い。ただし、数脈が著しいもの、あるいは正しい処置を加えても変化しない場合は要注意である。

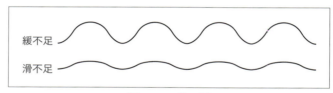

図8-12　第4脈
緩が不足した状態と、滑が不足した状態をイメージした図

7　胃の気の脈診の手順

Step 1　脈を取る

　一般には仰臥位で行う。緊急を要する場合など、必要に応じて座位で脈を取ることもある。患者の精神を安定させ、肩、躯幹、下肢にも力が入らないようにし、同時に術者も精神と肉体の安定を図る。

　術者は患者に向かって右あるいは左に位置する。患者の両眼を閉じさせ、両手を合掌させる。合掌式の姿勢を取るのは、いつでも同じ姿勢で同一の脈診部位を得るためである。合掌した手首の掌面の横紋が、ほぼ臍のあたりにくるように調節するが、肥満体もしくはその他の理由により、この姿勢が取れない場合は、多少合掌している手が離れても構わない。

　まず術者の示指を寸位、中指を関位、薬指を尺位の部位に正確に置く。

　第一に関位を正確に捉える必要がある（図8-13）。その部位は橈骨茎状突起の外方突起部に術者の中指掌面の第1関節横紋が位置するように触れ、中指の末端で橈骨動脈を触れるようにする。中指を横に倒す位置は、常に橈側手根屈筋腱と垂直でなければならない。脈診するときは、いつもこの位置が基本となる。

関位に触れた中指に添えて示指と薬指を置き、それぞれ橈骨動脈に触れる。
　このとき、患者が術者より身長が高い場合は関位から少し離して寸位と尺位を取り、身長が低い場合はこれを詰めて取る（図8-14）。
　示指、中指、薬指が脈に触ると同時に、母指で陽池穴あたりを按じて支え、検脈に自在性を持たせる。運指法の詳細は『胃の気の脈診—図解鍼灸脈診法』（藤本蓮風、森ノ宮医療学園出版部、2002年）参照。
　寸関尺のいずれかの部位を1本の指で按じてみる診方を単按（pressing with one finger）といい、寸関尺の3カ所を指3本で同時に按じてみる診方を総按（simultaneous palpation）という。左右同時に合計6カ所を指6本で同時に按じてみることが多い。

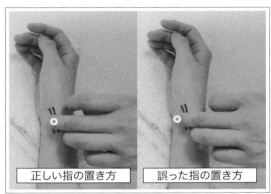

図8-13　指の置き方

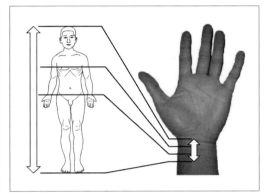

図8-14　脈と身長の関係

Step 2　脈幅と脈の至数

　寸・関・尺の位置を正確に触れてから、脈幅（脈の浮中沈）を調べる。
　垂直に圧を加え、皮膚表面に触れた状態で脈の応動を触れる位置が「浮」の位置。少しずつ垂直圧を増していくと脈が完全に潰れ、硬い組織に到達するがこれより少し手前で脈の応動を触知できる所が「沈」の位置。「浮」と「沈」の中間が「中」の位置である。
　「浮」と「沈」の距離が長いものを「脈幅あり」とし、距離が短いものを「脈幅なし」とする。つまり浮沈間の脈の幅を診ていることになる。
　脈管の位置が浅いか深いかによって、六祖脈の浮・沈を判定する。
　一般に肥満の人の脈は沈み気味であり、痩せている人の脈は浮き気味である。したがって肥満の人の浮の脈は通常、やや圧を加えて検脈し、その反対に痩せている人の浮の脈は極く軽く触れて検脈する。
　次に、術者の1息に対し、患者の脈の至数を確認する。1息3至半を正常とし、それより少ないものを六祖脈における遅、多いものを六祖脈における数と判定する。脈動の恒常性・結代の有無も確認する。
　脈幅をうかがうなかで、名状をもってするに難しき胃の気の脈状（弱以滑・緩滑・軟滑徐和）の有無や四時陰陽に従う脈の状況もみておく。

Step 3　脈力

①脈力をみる

脈力から虚実を判断する。

沈位の脈を触知し、その位置で指に押し返してくる脈が有力か無力かをみる。押し返す力があるものを「脈力あり」とし、押し返す力の乏しいものを「脈力なし」とする。沈位からさらに指を沈めた状態で（重按し）さらに指に押し返してくるものを「重按有力」とし、押し返す力がなく、脈が触れなくなるものを「重按無力」とする。脈力がなければ虚の可能性がある。

②押し切れの脈法を行う

前述の Step 2 の通り脈幅を確認したうえで脈力をうかがい、胃の気の衰亡が疑われる場合には押し切れの脈法を行う。

押し切れの脈法では、片方の 2 本の指で、寸関尺の「関上」「尺位」を脈が潰れる（脈が触れなくなる）まで按じた状態で、もう片方の指で「寸位」の脈が触れるかどうかをみる（図 8-15 ①）。触れれば、「2 指で押し切れず」とし、正気が充実していることを示す。2 指で押し切れてしまう場合、尺位のみ脈を潰し、寸位の脈が触れるかどうかをみる（図 8-15 ②）。触れなければ「1 指で押し切れる」とし、正気の弱りを示す。左右両方の脈を診て判断する。

押し切れの脈法は、虚脈、実脈ともに主観的な部分を含むが、なるべく一定水準の診断を行うための手法である。これは正気の充実度を診るものであり、押し切れなければ正気が充実、押し切れれば正気の衰退を示す。虚と実の判断基準（正邪弁証）となり得るが、弁証と照らしたうえで順逆の指標ともなる。

押し切れの脈にも段階があり、2 指よりも 1 指で押し切れるものはなお悪いといえる。

たとえ押し切れたとしても、伏脈という脈象があるように、実証で胃の気が伏せているだけの場合がある。多面的に胃の気の脈診およびほかの診法と合わせて、胃の気の存亡を確認することが大切である。

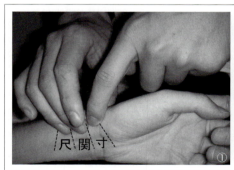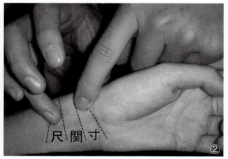

図 8-15　押し切れの脈法

Step 4　六祖脈

脈幅・脈力を確認するなかで、六祖脈（浮沈、遅数、虚実）を確認していく。基本的には、六祖脈の情報が八綱を示すといわれている（表 8-14）が、実際の臨床においてはその情報をそのまま八綱に用いず、ほかの所見とも照らし合わせて確認しなければならない。

第8章 ● 切　診

表8-14　六祖脈と八綱

六祖脈	浮脈	沈脈	遅脈	数脈	虚脈	実脈
八　綱	表	裏	寒	熱	虚	実

①浮沈

　浮沈は、中医学では一般に表裏の鑑別として用いるが、必ずしも表裏の証候としては証明できない場合もある。

　浮脈は一般的には外感病を示すが、内傷病（慢性雑病）の場合もある。陽気の有余、中焦の虚（陰気の不足）、陰虚の極、虚陽上浮（陽虚の極）などでも浮脈を呈する。内傷病で浮脈を示す場合、重篤な病態の可能性があり、特に注意が必要である。沈脈は陽気が体内に鬱滞して舒びないものや陽気が衰微するものを示す。

②遅数

　中医学では一般に数を熱、遅を寒として、寒熱の鑑別として用いるが、実際は、熱は「滑＋洪＋数」（急・疾・緊・促は数脈の部類に入る）、寒は「濇＋細＋数」であることが多い。

　また、遅脈は陽気の虚損、陽気の停滞により、胃の気が陽気の不順を起こしていることを示し、数脈は邪気が盛ん、もしくは正気が著しく虚衰していることを示す。

③虚実

　虚脈は胃の気の衰退、胃の気の負け戦、無力のものである。対して実脈は胃の気と邪実との拮抗状態、もしくは胃の気の勝ち戦を示す。ただ、実脈も真仮があり、真の実脈はそのまま前述した通りであるが、仮の実脈は虚実錯雑を呈している場合があるので、押し切れの脈や、先天の脈・後天の脈、あるいはほかの体表観察にて判断していく。

Step 5　拍動のリズム

　拍動のリズムもみていく。不整脈を一般的に結代脈といい、脈学では促脈・結脈・代脈・散脈に相当する（**表8-15**）。促脈は数脈に属し、時々間欠がある（間欠の頻度は不規則）。結脈は緩（遅）脈に属し、時折拍動が1回間欠する（いつ間欠するかは不規則なことが多い）。代脈は遅脈に属し、規則的な間欠があり、間欠時間が比較的長いのが特徴であるが諸説ある。散脈は、拍動のリズムが不規則で浮にして虚大、按じて無力となり触れなくなる脈で、つかみどころがないのが特徴である。結脈はじめ拍動の間欠の状況は、浮中沈を探りながら脈が潰れるかどうか（虚と実）を判断するが、結脈一つにしてもいろいろあり、重症度の鑑別が難しい。

　結代脈自体が危険というわけではなく、何よりも脈状が一定していることが重要であり、頻繁に脈状が変化するものは要注意といえる。そのようなものは胃の気の衰絶の可能性がある。特に数脈を兼ねるものはよくない。

317

表8-15　不整脈

脈　状	脈の速さ	拍動（間欠）の特徴
促脈	数脈	時々間欠する（間欠頻度は不規則）
結脈	遅脈	時折1回間欠する （いつ間欠するかは不規則）
代脈		間欠は規則的だが、間欠時間が 比較的長い
散脈	数脈〜遅脈、 いろいろ変化する	拍動のリズムが不規則

Step 6　弦急脈

　弦急脈を調べるには、示指・中指・薬指を個別にではなく、これらの指を同時に寸・関・尺に触れたまま（総按）で行う。

　まず総按にて、浮・中・沈、あるいは中・沈、さらに中・浮の順に脈の浅深を把握する（脈の浮中沈）。総按にて、第1、2、3脈の弦急脈を観察する。

　浮位の脈を観察する場合、中の位置まで脈を押し沈めて、1〜2秒間そのまま按じ、瞬時に指の押圧を抜き、浮位の脈をうかがう。第1脈の場合は、堅くてギシギシとした軋轢のある脈が指端を弾いてくる（狭義の弦急脈）。第2脈の場合はカサカサした脈を感じる（枯脈）。

　中位の脈を調べるには、沈位まで指で押圧を加え、先と同じように1〜2秒そのままにしておいて、その後瞬時に圧を緩めて中位に指を移動させ脈をうかがう。

　沈位にある脈を得ようとすれば、沈位よりさらに深いところ、つまり硬い組織に触れ、脈が潰れるところまで押圧を加え、1〜2秒そのままにしておいて、瞬時に圧を緩め、沈位に指を移動させ、脈をうかがう。

　観察しようとする脈の位置より、一段階深いところに指の押圧を加え、一定時間そのままにして脈力を溜めておき、咄嗟に力を抜いてその上の位置の脈を捉える。この場合、じわりと緩慢に指を動かすのでなく、急激に力を抜いて脈を得ることがポイントとなる。

　第4脈は浮中沈のすべてにおいて得る脈であり、観察の方法は、「総按」にて各浮中沈の部において緩と滑の混合状態を触知し観察する。

　脈状（弦急脈）観察の優先順位は、第1脈→第2脈→第3脈→第4脈となる。

以上の手順を**図8-16**にまとめた。

　総按で、脈全体に滑弱や緩滑である場合、胃の気の脈診から比較的良好な脈状であるといえる。ただ脈幅から分ければ、やや脈幅が少ないのが滑弱、脈幅が十分あるのが緩滑でそのような脈状に一部、枯（枯弦）などがある場合、それぞれ滑弱枯・緩滑枯という。この場合、枯脈のある部位は寸・関・尺のどこか、左右の脈幅・脈力はどうかなど、より細かく感じとることができたほうがよい。

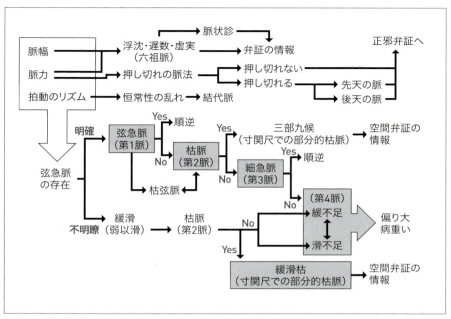

図8-16　胃の気の脈診の手順

8　脈診の応用

[1] 四時陰陽に従う脈

　天人合一思想に基づいて、自然の現象がそのまま人間の脈にも映し出される（**表8-16**）。人間は自然の一部で、これについては『素問』平人気象論篇に詳しい。

　臨床現場では、冬場は暖房により乾燥し風熱を受けやすい状態となり、脈状が浮いて数になりやすい。夏場は冷房により腠理が閉じ、熱を発散できないため、脈が沈みやすい。

　各季節に応じて四時の脈状が現れること自体は「胃の気がある」ということだが、和緩、軟滑徐和の脈が全く含まれていない場合は、「胃の気の衰絶」を示している可能性があるため注意が必要である。

表8-16　四時陰陽に従う脈

季　節	臓　腑	脈　象
春	肝の脈	弦
夏	心の脈	鉤（洪）
長夏（土用）	脾の脈	緩
秋	肺の脈	（浮）毛
冬	腎の脈	（沈）石

[2] 小児虎口三関

　小児の脈はまだ定まらないため、脈診の代わりに虎口三関（示指掌面）に現れる静脈の形状・色に

よって判断する。詳細は第5章「VI. その他の望診」を参照。

[3] 先天の脈、後天の脈

先天の元気、後天の元気の状況をそれぞれ、足少陰腎経の太渓、足陽明胃経の衝陽の脈で察知する方法がある。衝陽の脈のほうが太渓の脈よりもしっかりしており大きければ、胃の気は十分にありとする。

逆に衝陽の脈が非常に弱く、太渓の脈のほうが衝陽の脈よりも大きければ、胃の気の衰えを示す。『傷寒論』の辨脉法や平脉法に、「趺陽脉」「少陰脉」に関する条文がある。

9 逆証脈

古来伝承されている逆証脈は七死脈あるいは怪脈（strange pulse）と呼称され、雀啄脈（pecking sparrow pulse）、屋漏脈（leaking roof pulse）、弾石脈（flicking stone pulse）、解索脈（untwining rope pulse）、魚翔脈（waving fish pulse）、蝦遊脈（darting shrimp pulse）、釜沸脈（seething cauldron pulse）がある。それぞれ以下に山延年が著した『脈法手引き草』の原文を読み下したものを記す。

①雀啄脈

雀啄は連なり来ること三五啄、是を候うに、指の下に急に連なり天て息数なし。俄に絶して暫く来らず、筋肉の間に有りて雀の物をついばむがごとし、此の脈を見わせば四五日は保つ事有りといえども、脾胃の絶脈なるが故に終には死するなり。

②屋漏脈

屋漏は半日に一滴落つ。是を候うに、筋肉の間に有りて、時々踊りて相続かず、二息の間に只一動も来り又暫く止まるなり。屋の雨漏の連なり落ちて又止まるが如し、此の脈を見わせば胃の気の絶脈なるが故に死するなり。

③弾石脈

弾石は硬くして来り、尋ぬれば即ち散ず。是を候うに、石を弾くが如し、按ずるも挙ぐるも強く物を提ぐが如く集り来るなり。腎と肺との絶脈なり。

④解索脈

解索は指を搭って散乱す。是を候うに筋肉の上に有り。動はやくしてちりぢりになりて集まらず、乱れたる縄を解く状の如し。五臓の絶脈なるが故に死期にあらわるる脈なり。

⑤魚翔脈

魚翔は有るに似又無きに似たり。是を候うに、皮膚に有り、去ること疾く、来ること遅し。寸部には脈動かずして、魚の尾ばかりひらひらと動かす形のごとし。腎の絶脈なり。是を見わせば六時より外は生きずといえり。

⑥蝦遊脈

蝦遊は静なる中に踊ること一躍なり。是を候うに、皮膚に有り。細く長く来るなり。能能尋ぬれば失せて行方知らず、見われることは遅く、失せることは早し、蛙の水中に遊んで卒かに水の底に入り、又水の面にあらわるるが如し。脾胃の絶脈なるゆえに立所に死するなり。

⑦釜沸脈

釜沸は躁しくして定りがたし。是を候うに、皮肉の間に有り、出ること有りて入ることなし。肥たる羹の上を探るが如し。指の下に湯の湧きいづるが如く覚えたるなり。この脈旦に見わるれば夕に死し、夕に見わるれば旦に死すと知るべし。

V. 経穴診

1 経穴

[1] 虚実の反応

まずは経穴の虚実をみていく。虚実の反応の基本は、虚は発汗、冷感、弛緩、実は熱感、緊張、硬結である。

病が進行するのと同じように、経穴の反応も時系列的な変化をたどる（**図 8-17**）。

まず最初に、体表の浅いところに緊張（実）や表在部のみの比較的狭い範囲で弛緩して発汗（第1の虚）が起こってくる。2番目に、緊張して深いところにも硬結が形成される場合（実）と、弛緩して下に硬結が出てくる場合（虚中の実・第2の虚）がある。3番目に、体表の表面から虚の反応が出てさらに虚が進み、中も虚してしまう（第3の虚）。あるいは虚の反応が出ずに緊張した状態で硬結が中へ沈んでいく（沈んだ実）。さらに進むと、表在部から深在部まで広範囲かつ奥深くまで空虚な状態となる（第4の虚）。これら虚と実の反応の特徴をまとめておく（**表 8-17**）。

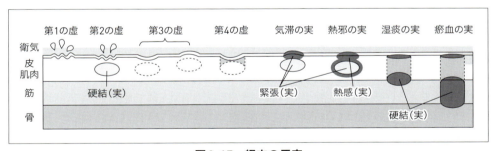

図 8-17　経穴の反応

表8-17　穴の虚実

虚の穴	表　在	深　在	
第1の虚	弛緩・発汗・冷感	正常（周囲と同じ）	
第2の虚（虚中の実）	弛緩・発汗・冷感	緊張	＋硬結（こんにゃく状）
第3の虚	弛緩またはやや膨隆	弛緩	空虚
第4の虚	弛緩・空虚	空虚	

実の穴	表　在	硬結の所在	深　在
気滞の実	緊張（冷え）	分肉の間 （皮と肌肉の間）	緊張または正常
熱邪の実	緊張（熱）	肌肉と筋の間	緊張または正常
湿痰の実	緊張（粘稠な発汗・魚鱗の如き皮膚質）	肌肉と筋の間	緊張
瘀血の実	緊張（肌膚甲錯・細絡）	筋と骨の間	緊張

［2］虚の経穴

　虚の経穴を切診すると、表在部で弛緩・発汗・冷感を触知することが多い。

虚の反応は、正気の虚の進行とともに、段階的に四つのバリエーションが出現する。ただしこれらの反応は、病の進展とともに段階的に状態が変わるので、第1と第2の虚の間の穴の状態や、第2と第3の虚の間の穴の状態など様々な穴の状態を呈する場合もある。

①第1の虚

　病が新しく浅い虚は、表在部で弛緩・発汗・冷感の反応を触知する（図8-18）。

②第2の虚

　古くなるに従い次の段階として、表在部で弛緩（発汗・冷感を伴うこともある）の状態のまま、深在部にて緊張を呈し硬結を形成する。これを「虚中の実」という（図8-19）。

③第3の虚

　虚がより古くなると、表在部で弛緩・陥凹またはやや膨隆し、深在部で弛緩し空虚な状態になる（図8-20）。

④第4の虚

　最終的には表在部から深在部まで広範囲かつ奥深くまで空虚な状態となり、望診で明らかに陥凹していることもある（図8-21）。

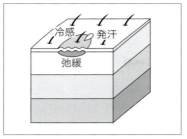
図8-18　第1の虚

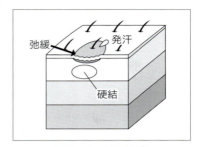
図8-19　第2の虚

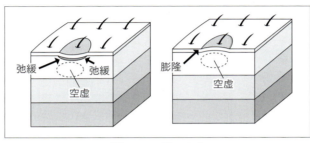
図8-20　第3の虚

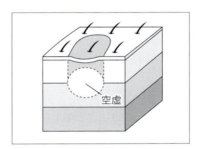
図8-21　第4の虚

[3] 実の経穴

　実の経穴を切診すると、表在部で緊張・熱感、深在部で緊張・硬結を触知することが多い。実の反応もその性質により四つに分類される。

①気滞の実

　表在部で緊張・分肉の間（皮と肌肉の間）に硬結を触知する（**図8-22**）。気の停滞により、表在部が冷えていることもある。

②熱邪の実

　表在部で緊張・肌肉と筋の間に硬結を触知する（**図8-23**）。

③湿痰の実

　表在部で緊張・肌肉と筋の間に硬結を触知する（**図8-24**）。

④瘀血の実

　表在部で緊張・筋と骨の間に硬結を触知する（**図8-25**）。

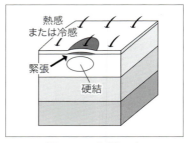
図8-22　気滞の実

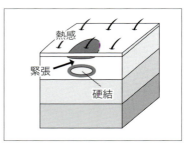
図8-23　熱邪の実

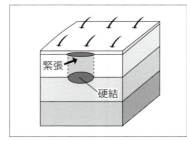
図8-24　湿痰の実

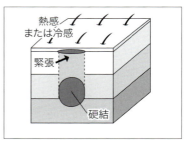
図8-25　瘀血の実

2　経穴の体表観察の手順

　穴の観察の基本は、指先の最も敏感な部位で衛気を察知して触察することである。熟練してくると、手掌の労宮で触知できるようになる。
　その場合、体表から2〜5cmほど離れたところに手をかざし、労宮穴で衛気の動きを察知しながら指先で触れることにより、経穴の虚と実の両面の反応（特に虚の反応）を診察し、臓腑経絡の異常を把握していく。

Step 1　経穴の望診
　経穴の望診を行い、皮膚の滑渋と乾湿、腠理、丘疹などの状態を観察する。
①皮膚の滑渋と乾湿
　皮膚がガサガサしているか、滑らかか、乾燥しているか、湿っているか、これらはそれぞれ臨床意義がある。滑渋とは、一般に津液が皮毛をどの程度潤しているかということを示している。渋で乾燥している場合、津液不足かもしれないし、ガサガサとした皮膚（肌膚甲錯）は瘀血を示していることもある。つまり滑渋という観点だけでも様々なケースがあるので、脈診のほか多面的に観察して判断しなければならない。
②腠理
　皮膚のきめの細やかさをみる。肝鬱できめの細かいものは非常にデリケートな鍼をしないと刺入痛を感じやすく、効果をあげにくい。そういう人は性格的にも几帳面で、「仕事をやれ」といわれると頑張りすぎて疲れやすいタイプであることが多い。肝鬱である割に毛穴が広く、大きい人はさほど神経質でもないことが多い。腠理の状態と年齢を合わせて肝鬱のレベルを勘案すれば、性格や病気の病み

第8章 ● 切　診

方の傾向性まで、様々なことがわかる。また膏沢の状態、すなわち膏がのっているかどうかも、非常に重要な意味を持つので、合わせてよく観察していただきたい。

③丘疹

一般に丘疹は赤く腫れるものが多く、熱を示す。吹き出物がひげ剃り跡にばかりできるのであれば、顔面気色診の診断法から下焦に熱があるといえる。同じく経穴診においても、特定の経穴に丘疹ができる場合にはその穴に関連する臓腑に熱が篭っていることを示す。しばしば肝兪や筋縮付近に丘疹ができるのは、肝に熱を篭らせやすいからである。

Step 2　経穴の表在の発汗

経穴の表在の発汗をみる。

①発汗

皮膚表面を指頭で軽く触れるか、または皮膚を引っ張らない程度に指頭を左右に動かし、ほかの部位に比べて発汗を感じるか否かをみる。発汗がある場合にはその経穴の気の固摂機能の低下、すなわち気の不足であり、一般的にその経穴に関連する経絡、経筋、臓腑の虚を示唆する場合が多い。原穴診において発汗の左右差は非常に有力な指標となる。また一般に発汗している側が、冷感を伴う場合（温煦機能の低下）が多い。また両方が発汗している場合は、より発汗している側を虚とする。

発汗の程度と範囲が重要で、左右において、より広範囲に多く発汗している側の方が、虚しているのである。

汗の質にも留意すべきであり、粘稠度の高い発汗なのか、水のように希薄な発汗なのかを観察する。純粋に虚の場合には水のような汗である。

指で1〜2回でさするだけでわかるような手の感覚をつくっておくことが、非常に重要である。

Step 3　経穴の表在・深在の寒熱

経穴の表在・深在の寒熱（冷感・熱感）をみていく。一般に発汗している側に冷感があり、虚を示す場合が多い。

初学者が虚の側を確認する方法としては、線香を使って左右の同じ経穴にかざした場合、より温かく感じるほうが虚である。また、虚の側に触れると術者は冷えた感じがするとともに、何か熱気を取られる感覚が生じ、被験者のほうからすれば、温かく気持ちよく感じることが多い。

①熱感

一般的に熱感を感じられる側が実側であることが多い。患部の皮膚表面に術者の手掌の労宮を軽く当て表在に熱感を感じるか否かを診察する。次に少し圧を加えしばらくの間押し当て、熱感を感じるか否かを診察する。

②冷感

一般的に冷感を感じられる側が虚を示すが、表在だけ冷感がある場合は気滞（実）として判断することもある。熱感と同様の手順を行う。冷感がある場合は皮膚や筋肉の弛緩・萎縮・硬結・筋肉の繊維化が混在している場合も多くみられる。それぞれの存在に十分気を付けてみるべきである。

Step 4　経穴の表在・深在の弛緩と緊張

　経穴の表在・深在の弛緩と緊張をみる。緊張と弛緩は穴の虚実の判断根拠の一つである。気が密になれば体表は緊張し、気が粗になれば体表は弛緩するという基本原則がある。

　まず浅いところから緊張と弛緩の状況を確認し、徐々に圧を加えて深在の状況を探る。経穴の広がりをみるには指の先だけでは敏感過ぎて、全体像が見えない場合がある。労宮を使うと、どの程度まで広がっているのか判断しやすい。たとえば、肝兪・胆兪から脾兪・胃兪まで全部経穴が繋がるほど広がることがある。そういった場合には、示指や中指よりも、労宮を使った方が緊張や弛緩をみやすい。

①弛緩

　表在の弛緩状況を診る場合には示指や中指の指腹を用いる（第1の虚）。

　まず穴の皮膚表面を指頭で軽く押さえたときに表面に反発力があるか否か、また約2～3mm押さえた後、指頭を離したときの反発力、すなわち皮膚の戻りが悪いか否かをみる。深在の筋組織の場合は、さらに強く押さえ筋組織に弾性・反発力があるか否かをみる。弾性・反発力に乏しい側が虚である。

　一般的に弛緩や萎縮は、その部位に関連する経絡、経筋、臓腑の虚を示唆する場合が多い。また、表在のみ弛緩しているもの、表在は弛緩しているが深在が緊張しているもの、表在も深在も弛緩して陥凹するものすべてを虚と考える。また、病態が悪化すればするほど弛緩のエリアが拡大し、弛緩の程度が強くなる。

　たとえば、脾兪・胃兪の弛緩・陥凹の反応が急激に進んだり、弛緩したエリアが隣接する経穴にまで拡大するのは、予後不良や病態の急激な悪化を示唆する場合が多い。また逆に弛緩・陥凹の反応部位に抵抗感が出てきたり、弛緩エリアが縮小すると病態が改善傾向にあることを示唆する場合が多い。

②緊張

　緊張をみる場合も示指、または中指を用いる。表在・深在ともに緊張している場合は実である。表在が弛緩し深在のみ緊張しているものは虚（第2の虚）とする。

Step 5　経穴の表在・深在の硬結

　経穴の表在・深在の硬結をみる。硬結そのものは一般的に実の反応として捉える。深在部に硬結があるとき、表在部が実の反応（熱感、緊張）の場合は「実」、虚（弛緩や発汗）の反応がある場合は「第2の虚（虚中の実）」である。

　硬結はほとんどの場合、筋緊張の中にみられる。そこでまず筋緊張部位を大まかに把握し、その次にこの緊張部位の中にある硬結を探すようにすると見つけやすい。その具体的方法は、中指（場合によっては示指）の指頭を緊張している筋肉に当て、その筋繊維の方向と同方向あるいは直角方向に擦るように指を動かして、楕円状・丸状などの硬い組織が触れるか否かをみる。硬結とその周辺との境界線を探るには、指頭を硬結の幅に合わせ、上下・左右など各方向に動かして観察する。

　硬結は、一般的にその部位に関連する経絡、経筋、臓腑に何らかの実邪が存在することを示唆する場合が多い。飲食の不摂生により、胃腸に食滞があれば、脾兪や胃兪に硬結が現れることがあるし、肝鬱気滞では、肝兪や胆兪に硬結を認めることが多い。背部の経穴では、硬結が硬いものは病は新しく、こんにゃくのように弾性に富むものは久病を示唆する場合が多い。

Step 6　経穴の圧痛

　経穴の圧痛をみる。圧痛は急性の病や新しい病においては実の反応として、診断の目安となることが多いが、慢性の病においては必ずしも指標とはならない（穴が沈んでしまって圧痛が現れなくなる）。

　圧痛を引き出すには、経穴の深部に腱（筋）や骨がある場合には、それらに押し当てるように押圧するとよい。原穴あるいは督脈上の場合は、下に腱や骨の下敷きがある場合が多いため、圧痛は出やすい。特に背部の一行線の圧痛は、一行線からやや斜めに椎骨の方向に向けて圧を加えると圧痛が出やすい。合谷のように深部に腱や骨がない場合には、裏面から経穴を押し上げ、経穴を広げて緊張させたうえで押圧すると圧痛が出やすい。弛緩した状態のままでは圧痛はみにくい。

　以上が基本的な経穴の体表観察の手順である。

　虚実がはっきりわからないときは、その経穴を詳しく望診し、気色の違いを確認してみる。また手をかざしてどちらが反発する感じがあるかをみるとよい。水が高いところから低いところへ流れるのと同じで、気も多いほうから少ないほうへ流れる傾向があり、気が多いもの同士が接すると反発する性質がある。詳細は『体表観察学─日本鍼灸の叡智』（藤本蓮風、緑書房、2012年）参照。一般的に反発する側が実である。

　また、肥満の患者で背部の経穴が沈んでいたり、腹壁の贅肉が分厚いために邪が沈みきって反応が判断しにくいときは、原穴診が診断根拠として最も有効となりやすい。しかし、こういったみづらい反応も、表在のみへのフェザータッチや労宮診によって、寒熱・虚実を判断できるようになってくる。

3　刺鍼による虚実の判定

　体表観察にて虚実などの反応がわかりにくい場合は、刺鍼してみて虚実を判定する方法がある。詳細は第10章「各種刺鍼法」参照。

[1] 実の場合

　浅い部位に刺入して最初に鍼先にひっかかった感じが生じれば、多くは肌表における気の停滞、または外感の邪気である。風寒邪（軽い風邪ひき）の場合は「気滞」のような感じが生じ、「寒邪」の場合は少し堅いような感じを覚える。

　さらに中～深い部位に刺入すると「気滞」「寒邪」「熱邪」「湿痰」「瘀血」を鑑別できる。刺鍼した段階で反応がわからない場合は、刺して少し引き上げて気が至るのを待つ。これは、邪気が遅れて来る場合に有効な手法である。さらに少し刺しては引き上げ、刺しては引き上げることを繰り返していると気が至りやすく、刺手の手ごたえの感覚で鑑別しやすくなる。

①気滞

　「気滞」の邪に鍼先が当たった場合の感覚は、ちょうど洗面器に張った水に油を1滴垂らした際に、同心円状に水紋が広がるように、邪気（気滞）が解けて緩む。気の停滞は緩みやすいのである。しかし気滞にもいろいろあり、瘀血や邪熱が関与している場合には、グーッと引き締められるような感じを覚えることもある。

②寒邪・熱邪

熱邪は素早く鍼先に反応するため、捉えやすい邪気の一つである。それに対し、寒邪は少し時間がかかって鍼先に反応してくる。これは陰陽において熱は陽で「動」であり、寒邪は陰で「静」であるためである。

「熱」の場合一定の深さに刺入すると、一気にまとわりつくように鍼先を締めつけてくる。

「寒」の場合、煎餅を水につけて柔らかくしたものに鍼を当てた感触としてイメージすることができる。また硬いなかに独特の粘度があるような感じがすることもある。

③湿痰

「湿痰」の場合は、鍼を動かすと鍼先にネバネバとまるでチューイングガムに刺している感じのように絡みつく。比較的サラッと歯切れがよいものはより湿が中心であり、反対に粘りが強いものは痰の比率が高い。

④瘀血

「瘀血」の場合は、どちらかといえば深い部分にある邪気であり、感触は軽石に鍼先が触れるようなカサカサした感じを覚える。初心者であると、骨に当たる感触と混同してしまうが、実際は当たった深さで雀啄や旋捻をしていると、表面から溶けていくような感触が得られる。

[2] 虚の場合

比較的浅い部分で鍼を刺し、虚ろな感じであれば、衛気・陽気の虚である。それに対し、深めに刺鍼して、虚ろな感じであれば、陰血・営気の虚である。

VI. 原穴診

1 原穴診とは

原穴診の論拠は主に『霊枢』九鍼十二原篇、小針解篇、『難経』八難、六十六難にある。

五蔵有六府。六府有十二原。十二原出於四関、四関主治五蔵、五蔵有疾、当取之十二原。十二原者、五蔵之所以稟三百六十五節気味也。五蔵有疾也、応出十二原、而原各有所出、明知其原、睹其応、而知五蔵之害矣。

『霊枢』（九鍼十二原篇）

訓読：五臓に六腑あり、六腑に十二原あり、十二原は四関に出ず。四関は五臓を主治す。五臓に疾あれば、当に之、十二原に取るべし。十二原は五臓の三百六十五節に気味を稟ける所以なり。五臓に疾あるや、応は十二原に出ず、而して原に各おの出る所あり。明らかに其の原を知り、その応を観、五臓の害を知る。

我々は手足（手が2本、足が2本）を四関と解釈し、気を動かす合谷と血を動かす太衝を代表穴としている。また、人体を空間物体とみた場合には、合谷は上の左右、太衝は下の左右を主ると考えられ、全身の左右上下のバランスをとる経穴と考えられ、生体そのものの歪みを治すとともに、気と血を動かすことで、五臓を治す重要な経穴であることがわかる。

第8章 ● 切　診

　実際、五臓（六腑）に病が起こった場合は原穴に反応が現れ、反応のある原穴に適切な処置を加えることにより治すことができる。五臓六腑から発した経脈は全身をめぐり、経脈上に365の経穴があり、それらを統べた反応が、やはり十二原穴に現れるのである。よって、十二原穴を詳しく診察することによりどこの臓腑あるいは経絡に異常があるかを察知し、治療するのである。

> 陽中之少陰、肺也。其原出於大淵。大淵二。陽中之太陽、心也。其原出於大陵。大陵二。陰中之少陽、肝也。其原出於太衝。太衝二。陰中之至陰、脾也。其原出於太白。太白二。陰中之太陰、腎也。其原出於太谿。太谿二。膏之原、出於鳩尾。鳩尾一。肓之原、出於脖胦。脖胦一。凡此十二原者、主治五蔵六府之有疾者也。
>
> 『霊枢』（九鍼十二原篇）

訓読：陽中の少陰は、肺なり。その原は太淵に出で、太淵は二つ。陽中の太陽は、心なり。その原は大陵に出で、大陵は二つ。陰中の少陽は、肝なり、その原は太衝に出で、太衝は二つ。陰中の至陰は脾なり。その原は太白に出で、太白は二つ。陰中の太陰は腎なり。その原は太谿（太渓）に出で、太谿（太渓）は二つ。膏之原は鳩尾に出で、鳩尾は一つ。肓之原は脖胦に出で、脖胦は一つ。凡そこの十二原なるものは、五臓六腑の疾有るを治すなり。

　『霊枢』九鍼十二原篇に初めて紹介された原穴は、現在必ずしも経穴学にあるような配置ではなく、一部体幹上に存在している。また、五臓（陰経）の原穴のみを挙げ、陽経の原穴については述べていない。現在用いられている原穴の配置は『難経』六十六難に基づくものである。

> 三焦所行之兪為原者、何也。然、臍下腎間動気者、人之生命也、十二経之根本也、故名曰原。三焦者、原気之別使也、主通行三気、経歴于五臓六腑。原者、三焦之尊号也、故所止輒為原。五臓六腑之有病者、皆取其原也。
>
> 『難経』（六十六難）

訓読：三焦のゆくところの兪を原となすは何ぞや。然り、臍下腎間の動気は人の生命なり、十二経の根本なり、故に名づけて原と曰う。三焦は、原気の別使なり、三気を通行して、五臓六腑に経歴することを主る。原は、三焦の尊号なり。故に止る所を輒ち原となす。五臓六腑に病あるは、皆その原を取るなり。

　『霊枢』でいう「原」は大元、すなわち「五臓六腑の大本」という意味で用いられていたが、『難経』では臍下腎間の動気あるいは三焦と関わり、またそのことが五臓六腑および十二経に関係が深いとされる。つまり「五臓六腑之有病者、皆取其原也（五臓六腑に病あるは、皆その原を取るなり）」とあるように原穴は、治療穴にもなる。原穴の虚実・寒熱を診れば、どの臓腑や経絡が病んでいるのかがわかるので、原穴は診断・治療の重要な経穴である。

2　原穴診の取穴部位

[1]『霊枢』と『難経』における取穴部位の違い

　『霊枢』では五臓に関わる陰経の左右と、鳩尾と脖胦を加えて十二原としている。脖胦というのは気海のことである。一方『難経』では、五臓六腑（十二経絡）にそれぞれ一つずつあることを以て十二原としている（**表8-18**）。

表8-18 『霊枢』と『難経』の十二原

『霊枢』九鍼十二原篇		『難経』六十六難	
肺	左太淵	肺	太淵
	右太淵	大腸	合谷
心包	左大陵	胃	衝陽
	右大陵	脾	太白
肝	左太衝	心	神門
	右太衝	小腸	腕骨
脾	左太白	膀胱	京骨
	右太白	腎	太渓
腎	左太渓	心包	大陵
	右太渓	三焦	陽池
膏	鳩尾	胆	丘墟
肓	気海	肝	太衝

　十二原とは、五臓六腑および十二経絡の異常を観察する重要なところであり、五臓六腑と十二経絡を主治する肝要な治療部位となる。藤本蓮風らは、これらを論拠として、五臓六腑や十二経絡と原穴の相関性をみるために、原穴の体表観察および刺鍼を行い、その臨床効果を追試してきた。

　その結果、十二経絡の原穴の状態（虚実・寒熱・その他）とそれらの変化をみることで、臓腑や経絡の変調と原穴の間には密接な関係があるらしいということと、原穴には臓腑よりも経絡の変動が現れやすいということを把握できた。

[2] 十二原穴の診察部位の反応

　以上を根拠に手足の原穴の診察を臨床上追試し五臓六腑の病の治療に用いた。しかし、原穴の反応をみる場合に、正規の取穴場所よりも実際の反応部位に少しずれが生じていたり、原穴よりほかの五要穴を用いたほうが臨床上効果があることも確認した。これは、生体の個々における体型、筋肉の発達度合や生活環境などに起因するものと考えられる。

　そのため原穴に反応が乏しい場合には、その他の要穴の反応を診察して、五臓六腑の異常を診断する場合もある。また診察の注意点として、正確な取穴と局所解剖、体表解剖の理解が必要となる。経穴の反応が正常な反応か、それともその部位の解剖学上の皮膚、筋肉、血管等の異常なのか、各人の筋肉の発達具合なども十分に考慮したうえで原穴の虚実を調べ、臓腑経絡の異常を診察していくことが重要である。

3　原穴診の診察部位

　原穴は先に述べたように、通常の取穴部位にその反応が現れるとは限らない。原穴は臓腑経絡（特

第8章 ● 切　診

に経絡）の異常を総合的に判断するため、五兪穴を含めながらみていくことになる。反応が出にくい部位に対しては、同経上の隣の経穴の反応をみるとよい（**表8-19**）。たとえば太白穴は、公孫穴の反応を参考にしてみるとよい。最終的に経絡の異常として察知していく。

　したがって原穴とともに五兪穴・五要穴の観察も行うことになる。個々の経穴には特徴・法則があり、たとえば『霊枢』邪気蔵府病形篇「榮輸治外経、合治内府」や『難経』六十八難「井主心下満」などがあるが、これらの法則を機械的に運用してはならず、基本はあくまで触診によって決定する。

　太陵・陽池・腕骨・太白は、腱に挟まれたり、反応が小さいために診にくい場合は、代用穴を用いる。

表8-19　原穴の取穴部位と主な代用穴

経穴名		取穴部位	代用穴
手の原穴	太淵	手関節前外側、橈側茎状突起と舟状骨の間、長母指外転筋腱の尺側陥凹部	列欠
	大陵	手関節前面、長掌筋腱と橈側手根屈筋腱の間、手関節掌側横紋上	内関
	神門＊	手関節前内側、尺側手根屈筋腱の尺側縁で、豆状骨の際（WHOでは手関節前内側、尺側手根屈筋腱の橈側縁、手関節掌側横紋上）	霊道 陰郄 通里
	合谷	手背、第2中手骨中点の橈側	陽渓
	陽池	手関節後面、総指伸筋腱の尺側陥凹部、手関節背側横紋上	外関
	腕骨＊	第5中手骨基底尺側（WHOでは手関節後内側、第5中手骨底部と三角骨の間の陥凹部、赤白肉際）	後渓
足の原穴	太白	足内側、第1中足指節関節の近位陥凹部、赤白肉際	公孫
	太衝	足背、第1、第2中足骨間、中足骨底接合部遠位の陥凹部、足背動脈拍動部	行間
	衝陽	足背、第2中足骨底部と中間楔状骨の間、足背動脈拍動部	第二衝陽
	太渓	足関節後内側、内果尖とアキレス腱の間の陥凹部	照海
	丘墟＊	外踝の前下方陥中で、ほぼ金門穴の直上。（WHOでは足関節前外側、長指伸筋腱外側の陥凹部、外果尖の前下方）	足臨泣
	京骨＊	第5中足骨の基底部の前（WHOでは足外側、第5中足骨粗面の遠位、赤白肉際）	申脈

＊北辰会方式では通常とは異なり、臨床的に取穴すべき位置を示す。

4 原穴診の手順

Step 1 診察前の姿勢

　患者を仰臥させ、心身ともにリラックスさせる。足部の経穴の反応をみる場合、発汗を除くため靴下は5～10分間脱がしておく。5歳以下の子供ははっきり発汗するが、大人ははっきり出ない場合がある。その場合には発汗以外の反応を診て左右差を確認する。また経穴の発汗と全身の発汗は異なるため、間違えないようにすること。

Step 2 経穴をみる

　経穴に触れる前に全体的にみる。経穴の発汗・色・光沢を可視光線的にみる。次に不可視光線的に気色をみる。触れずに手の中指または労宮を原穴などにかざして、原穴の温感・冷感をみる。

　左右の原穴の虚の反応（発汗・冷感・弛緩［陥凹］）をみる。原穴診は基本的には虚の側をチェックする。さらに実の反応（熱感・緊張・硬結）をみて、相対的にどの程度虚の側との差異があるかをみる。極端に左右差がある場合は、その原穴が所属する臓腑経絡の異常が顕著であると考える。

　その他の経穴診（切経）を行い、反応の左右差が顕著な経穴をチェックする。

　経穴診において術者は指頭感覚を鋭敏にし、手関節を柔軟にしておく。特に第1、2、3指は重要である。

　初学者の場合、エリアが広く比較的反応がはっきり出やすい原穴からみるとよい。たとえば、弛緩の反応を比較的捉えやすい経穴として、太渓・太衝・合谷などがあり、それらの経穴を裏から指で肌肉を押しあげ、経穴を浮かせて反応をみるとさらに捉えやすくなる。

　原穴はデリケートなので、慎重にすばやくみること。何度も触ると経穴の反応、特に冷えや熱感、軽度の弛緩は変化してしまい、正確に判別しにくくなることがある。

　原穴は、まず左右の虚の段階を把握し、実の反応もみるようにしていく。ただし原穴の実邪の見分け方は背部兪穴に比して、範囲が狭く、深さも浅いため判別が難しい。原穴の実邪の現れ方は背候診のそれと同様であるが、背候診よりもていねいに浅く優しく触っていくことが重要である。実の部分はその周辺に比べて、緊張として現れ、按じると硬結に触れる。

　虚と実の左右差が顕著なほどその原穴が所属する臓腑経絡の異常度が高いことを示す。原穴は臓腑よりも、経絡経筋の異常を示す傾向が強いが、最終的には総合的に判断する。

5 原穴の診察方法

[1] 太淵 (LU9 Taiyuan)

①取穴

　手関節前外側、橈側茎状突起と舟状骨の間、長母指外転筋腱の尺側陥凹部に取る。手関節掌側横紋の橈側、橈骨動脈上にある（図8-26）。

②診察方法

　手の陰経の原穴は手関節をやや背屈してみるほうがよい。虚の状態がわかりにくいときは、列欠・経渠から擦上してみる。

太淵の左右差をみる訓練として、鼻毛を抜いてみる方法がある。左の鼻毛を抜くと必ず左の太淵が発汗してくる。ただし、鼻毛を抜けば、肺を傷め風邪を引きやすくなり、くしゃみが出やすくなるので注意が必要だろう。

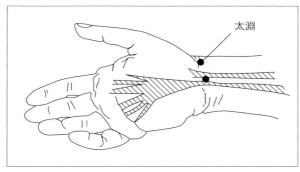

図8-26　太淵

[2] 大陵（PC7 Daling）

①取穴
手関節前面、長掌筋腱と橈側手根屈筋腱の間、手関節掌側横紋上に取る（**図8-27**）。

②診察方法
こぶしをつくり、手関節を軽く掌屈すると長掌筋腱と橈側手根屈筋腱がより明瞭に現れる。手関節掌側横紋の中点で長掌筋腱と橈側手根屈筋腱の間、豆状骨位端の神門と同じ高さにある。少し関節を広げてみる。

手の厥陰心包経の内関・郄門は、気血が弱っている人に対しては弾発的に触らないこと。

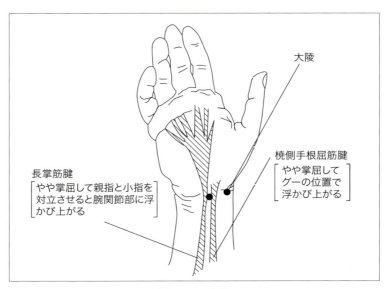

図8-27　大陵

[3] 神門（HT7 Shenmen）

①取穴
通常の取穴は、手関節前内側、尺側手根屈筋腱の橈側縁、手関節掌側横紋上に取るが、北辰会方式では、手関節前内側、尺側手根屈筋腱の尺側縁で、豆状骨の際に取る（**図8-28**）。

②診察方法
太淵と同様、霊道・通里・陰郄から擦上する。

[4] 合谷（LI4 Hegu）

①取穴
手背、第2中手骨中点の橈側に取る。

②診察方法
母指と示指で輪をつくってもらい、取穴する（**図8-29**）。反応がわかりにくいときは、裏（肺経側）から圧迫し、経穴を浮かせる（**図8-30**）。合谷は便法として大指と示指の両骨の間へ、反対側の親指を交えたところの末端に取穴する。ルーペなどで観察してみるとよくわかるが、その経穴の部分を探ると発汗していたり弛緩していたり、そこだけ毛穴が広がっていたりする。また、毛穴は日によって大きくなったり小さくなったりしている。まれに合谷の代わりに陽渓を使う場合がある。

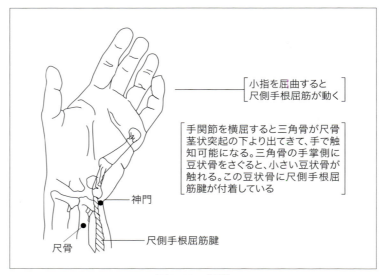

図8-28　神門

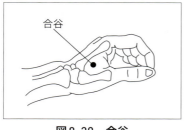
図8-29　合谷

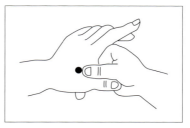
図8-30　合谷の浮かせ方

[5] 陽池（TE4 Yangchi）

①取穴
手関節後面、総指伸筋腱の尺側陥凹部、手関節背側横紋上に取る（図8-31）。

②診察方法
第4・第5中手骨間陵を擦上すると触れることができる。抵抗に抗して手関節を伸展すると、総指伸筋腱を触れやすい。三焦経の流れと横紋の交わるところで、薬指を持って手関節を中心に前後・左右に動かしてみると、総指伸筋腱を触れる。小指伸筋腱を触診するには、患者の手掌をテーブルの上に置かせ、そのまま小指だけを上に上げさせ、尺骨茎状突起の橈側を押さえるようにすると触知できる。遠位橈尺関節部に位置する。

[6] 腕骨（SI4 Wangu）

①取穴
WHOでは手関節後内側、第5中手骨底部と三角骨の間の陥凹部、赤白肉際に取るが、北辰会方式では第5中手骨基底尺側に取る。（図8-32）。

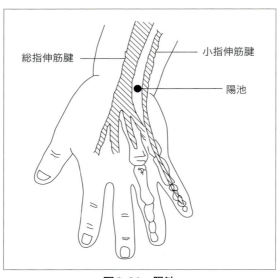
図8-31　陽池

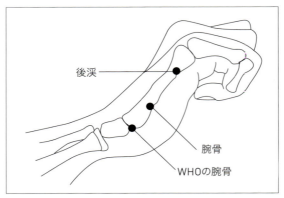
図8-32　腕骨

②診察方法

　北辰会方式では、手は軽く握り、後渓から第5中手骨を骨の突起まで擦上し、WHOの取穴位置の手前、第5中手骨底部の尺側に取穴する。骨際の部分を中心に診ていく。腕骨と後渓が繋がっている場合があるので、よくみることが必要である。腕骨を労宮で包むようにしてみると全体がみやすい。

[7] 太白 (SP3 Taibai)

①取穴

　足内側、第1中足骨指節関節の近位陥凹部、赤白肉際に取る（図8-33）。

②診察方法

　大都から近位に向かって擦上すると、第1中足骨指節関節の近位陥凹部に触れる。
公孫と太白の左右差が著しい場合は、胃の気が衰亡している可能性が高い。そのため胃の気の衰亡の疑いがある場合には、原穴診ではとりわけ太白・公孫の虚の状態をよくみることが重要である。これらの経穴に極端な左右差があり、虚側の経穴が異常に弛緩・陥凹していたら、脾胃に異常があるのは明白であり、背候診や腹診に異常が出ていなくとも、非常に重いとみなければならない。

　少なくとも気虚レベルであれば、足三里に灸をすえたり、湯液では人参・黄耆を加えて胃の気を常に高めておくことが大切である。

　正しい治療をしても公孫・太白の異常が改善しなければ、これは相当重いので、早めに西洋医学での精密検査などが必要かもしれない。

　胃の気の衰亡の疑いがある場合には、公孫・太白以外に、足三里もよくみるべきである。意外と患者の肥痩に関わらずはっきり反応を呈しやすい。

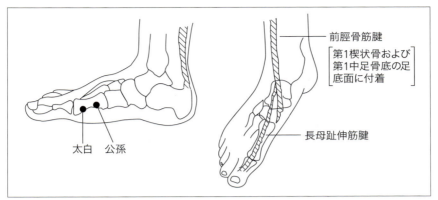

図8-33　太白

[8] 太衝（LR3 Taichong）
①取穴
　足背にあり、第1・第2中足骨間、中足骨底接合部遠位の陥凹部、足背動脈拍動部に取る（図8-34）。
②診察方法
　中足骨底接合部の前に取る。穴が大きいので、取りにくいときは足底から押し上げて浮かせるとみつけやすい。

[9] 衝陽（ST42 Chongyang）
①取穴
　足背にあり、第2中足骨底部と中間楔状骨の間、足背動脈拍動部に取る（図8-34）。
②診察方法
　穴が小さいので指頭に意識を集中して反応をみる必要がある。

[10] 太渓（KI3 Taixi）
①取穴
　足関節後内側、内果尖とアキレス腱の間の陥凹部に取る（図8-35）。
②診察方法
　足背を背屈させたほうがみつけやすい。

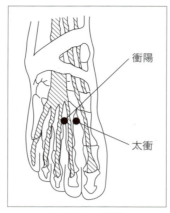

図8-34　衝陽

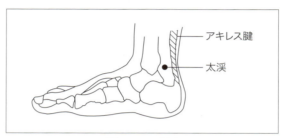

図8-35　太渓

[11] 丘墟（GB40 Qiuxu）
①取穴
　WHOでは足関節前外側、長指伸筋腱外側の陥凹部、外果尖の前下方となっているが、北辰会方式では、外踝の前下方陥中、金門穴のほぼ直上に取る（**図8-36**）。金門穴は、外果前縁の遠位、第5中足骨粗面の後方、立方骨下方の陥凹部に取る。
②診察方法
　足の第2指から第5指を伸展させると、長指伸筋腱が明瞭に現れる。胆経ラインと踵骨と立方骨の関節部の直上あたりに反応が現れる。丘墟は大きい穴である。

[12] 京骨（BL64 Jinggu）
①取穴
　WHOでは足外側、第5中足骨粗面の遠位、赤白肉際とあるが、北辰会方式では、第5中足骨の基底部の前に取る（**図8-36**）。
②診察方法
　金門から束骨へ擦上していくと、虚の反応を呈す京骨をみつけやすい。

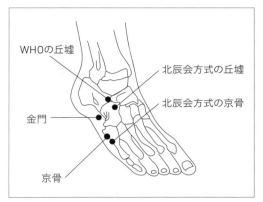

図8-36　丘墟、京骨

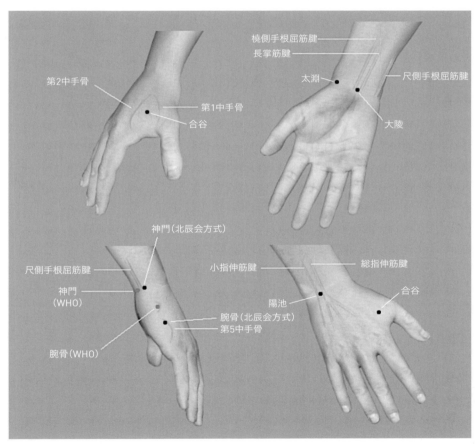

図8-37　手の原穴
「神門」「腕骨」以外はWHO / WPRO標準経穴部位に準じる。

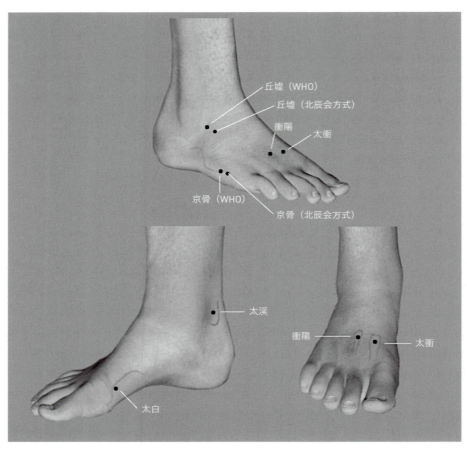

図8-38, 39　足の原穴
「丘墟」「京骨」以外はWHO / WPRO標準経穴部位に準じる。

VII. 背候診

1　背候診とは

　背部の診断・治療については、すでに『素問』気府論篇、血気形志篇、刺熱篇、水熱穴論篇、『霊枢』五邪篇、癲狂篇、背腧篇などに記載されている。

> 熱病気穴、三椎下間、主胸中熱、四椎下間、主鬲中熱、五椎下間、主肝熱、六椎下間、主脾熱、七椎下間、主腎熱。栄在骶也。項上三椎陷者中也。
> 　　　　　　　　　　　　　　　　　　　　　　　　　　　　　『素問』（刺熱篇）

　熱病における背部兪穴の臨床意義が記載されており、臨床上実際に有効である。日本医学史における背部の診察の記載のある文献としては、香川修庵（1683〜1755年）の『一本堂行餘医言』がある。そのなかで「必ず背部を熟視せよ」とあり、背部の診察を促している。

香川修庵の医学の師である後藤艮山（1659 ～ 1733 年）もすでに背部兪穴の診察を取り入れていたようである。

昭和初期においては、澤田健が背部の経穴の反応をみたうえで施灸していた。これは『素問』骨空論篇「視背兪陷者灸之」に基づいて、灸が施されていたのであろう。その後の診察法として、「背診」や「候背診」「腹候背診」などの命名があり、特に募穴と兪穴を関連づけて診察していた。

背部のみの診察法としては、『臨床東洋医学概論—漢方の診察と治病医術の基本原理と方法』（西澤道允、一皇漢医道研究所、1957 年）に「背候診」として、「背腰部にある太陽膀胱経に属する五臓六腑の兪穴の凸凹の状態や圧痛、凝り、弾力の有無などをみたり、触覚したり、あるいは温覚の左右差などを測定して各臓腑や各経絡の虚実を判定する方法」とある。

『鍼灸経絡治療』（岡部素道、續文堂出版、1974 年）の背候診の項には、「初めは、少し離れて患者の姿勢をみると、悪い部分は隆起しているか、あるいは陷下している。……（中略）……経穴の部分を上下に按圧すると硬結が発見できる。この硬結以外の場所では、治療効果は少ない……（中略）……兪穴というものは、ある程度上下、左右に移動があり、また一つの帯状態として縦型にも横型にもとらえうる。そして深在性のものとして触知できることもあり、浅在性のものとして捉えることもある」としている。

1976 年に、藤本蓮風（当時大阪経絡学説研究会）が、東方会の雑誌『鍼灸医学』に、「われわれの診断法」と題して紹介し、中医学の弁証論治を柱とし、脈診・舌診以外に弁証論治を補う手法として背候診を取り入れた。

藤本蓮風の背候診は、それまでのものと違い、日本伝統医学の特徴として体表観察と各種診察法の評価位置づけを弁証論治の観点から明確にした。「夢分流の腹診」「原穴診」も同様である。

そういった背景をもとに北辰会方式では、先述した経穴の反応の診方を基本に、背部の経穴をみていく。肺の臓が悪くなると臨床的に身柱あるいは肺兪に反応が出てくる。そのなかで顕著な反応部位に刺鍼すると、肺の臓の陰陽を調整することができる。ほかの背部兪穴も同様に、その経穴を使うとその臓腑の陰陽を調整できるので、背部の経穴をみて、五臓六腑すべての変調を察し、治療することができるという法則性を実践より確認した。

つまり背部の膀胱経上に五臓六腑の兪穴がすべて並んでいることから、体表観察のなかでも臨床上重要な位置を占めることになる。また藤本蓮風自らが提唱する「太極陰陽論」の法則を応用し、兪穴の左右差のバランスを整えるのに督脈の経穴を用いるなどの手法を編み出した。

2　背候診の手順

Step 1　背部のラインと背部兪穴

背部のラインの名称と位置を図 8-40 に示した。1 行は棘突起の真横 0.5 寸あたり、2 行は督脈の外方 1 寸 5 分（脊柱起立筋の膨隆の頂点）、3 行は督脈の外方 3 寸に取る。

また、背部兪穴の位置を図 8-41 に示した。1 行の穴は、棘突起の横水平線上の傍ら（骨の際）に取る。2 行の穴は、棘突起間の外方 1 寸 5 分（脊柱起立筋の膨隆の頂点）に取る。3 行の穴は、棘突起の横水平線上から外方 3 寸に取る。北辰会方式では背部兪穴の 1 行と 3 行は棘突起の横水平線上に取る。

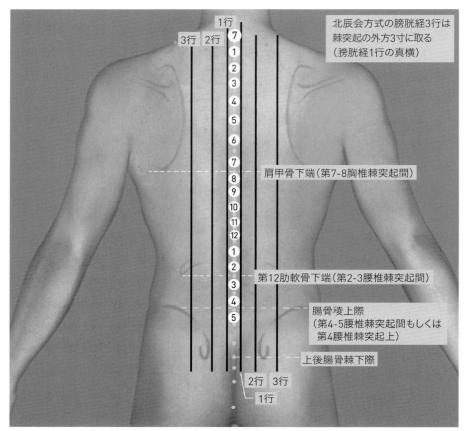

図8-40 北辰会方式の背部のライン
督脈上の数字は椎骨の棘突起間の位置を示す。
1行のラインは棘突起の真横0.5寸あたり、
2行のラインは棘突起間の外方1寸5分、
3行のラインは棘突起の外方3寸に位置する。

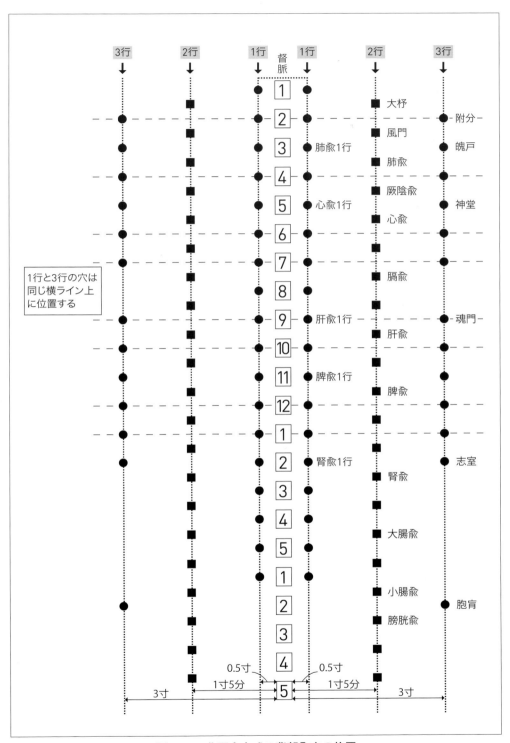

図8-41　北辰会方式の背部兪穴の位置
●印が1行と3行の背部兪穴、■が2行の背部兪穴を示す。1行と3行は棘状突起の真横のライン上に位置する。背部兪穴の名称は巻末の付録、北辰会方式専用カルテ内を参照

Step 2　背部兪穴の取穴

先に、基準となる経穴を数カ所正確に取穴する必要がある。

①膈兪以上の経穴を診察する場合

坐位（開甲法）にて左右の肘を合わせて、両手を頬に当てる（**図8-42**）。

左右の肩甲骨下角を結んだ線が正中線と交わる部が第7胸椎棘突起と第8胸椎棘突起の間にあたる。その両方の棘突起間（至陽穴）に印をつける。ここを基準に座位の状態で上方に数えていく（大椎で数が合うか確認する）。棘突起が急に大きくなっているところは第7頸椎であることが多いが、第6頸椎あるいは第1胸椎であることもある。首を左右に振って動かない骨が第1胸椎であり動く骨が頸椎であるから、この動く骨と動かない骨との間が大椎穴である。第7頸椎棘突起と第1胸椎棘突起間（大椎穴）に印をつける。

②膈兪以下の経穴を診察する場合

伏臥位にて行う（**図8-43**）。

左右の腸骨稜上縁を結んだ線（ヤコビー線）が第4腰椎棘突起と第5腰椎棘突起の間（腰陽関穴）を通る。まずヤコビー線をとり、督脈との交点（第4腰椎棘突起と第5腰椎棘突起の間）が腰陽関の目安となる。次に、仙骨と第5腰椎の間（十七椎下）を探り、その位置を確定し、その一つ上の窪み（腰椎の棘突起の間）が、先ほどの腰陽関の目安の位置と一致すれば、腰陽関が確定する。腰陽関に印をつける。

腰陽関から、棘突起間を順に上に一つずつたどっていき、二つ上の棘突起間が、命門の目安となる。ここで、左右の第12肋骨下端を結んだ線と督脈上との交点が、第2腰椎棘突起と第3腰椎棘突起の間（命門）となる。先ほどの命門の目安とした位置と一致すれば、命門確定である。命門にも印をつける。

命門確定後は、棘突起間を一つずつ上に取穴していけばよい。特に初心者は、五臓が付着するとされる部位（命門・脊中・筋縮）に印をつけるとよい。原則として伏臥位にて取穴するのは、筋縮もしくはその一つ上の八椎下までである。

伏臥位での背候診の場合、至陽穴から取穴して、下方向へ順に取穴していってはいけない。肩甲骨下端を結ぶ線と督脈との交点の位置は座位において安定しやすく確実に取穴できる方法であり、伏臥位では上肢の動きや角度によって肩甲骨の位置がそれに連動して上下し位置が安定しないので正確に取穴できない。

Step 3　診察

患者より少し離れて気色、形態の変化（背中の彎曲・棘突起の状態・筋肉の状態など）を大雑把にみる。また患者に近づいて脊椎のカーブ、皮膚の状態（腠理・毫毛・色素沈着・できものなど）、筋肉の膨隆、陥凹などをみる。次に手をかざして背中の冷感、温感などを診る（**図8-44**左図）。

手を接触して乾湿、温冷（風寒の邪が侵襲し、発熱前であれば大椎〜身柱、風門〜肺兪付近が冷たくなる）、皮膚のざらつき、筋肉の張りなどをよく観察する（**図8-44**右図）。背筋と運動習慣の関係を鑑みる。肉食の人は、筋肉が硬く、赤黒く濁った色になりやすく、野菜食の人の筋肉は柔らかい。

Step 4　督脈の体表観察

　棘突起の整列の状態、棘突起の大きさ、棘間の間隔をみる。形体レベルでこれらに異常があれば関係する臓腑に慢性的あるいは頑固な病が潜んでいる可能性が高い。次に、全体の左右のバランスをみる。また、督脈上の虚実、圧痛をみる。

Step 5　1行の体表観察

①取穴

　背部の1行は、華陀挟脊穴あるいは挟脊穴のライン上にあるが位置が少し異なる。北辰会方式では、棘突起の真横 0.5 寸あたりの骨の際をみる。

　挟脊穴は『千金翼方』が出典であり、華陀挟脊穴は『鍼灸阿是要穴』には『類経図翼』10 巻の記載の引用で「肘後方のものは華陀の方法である」とし『肘後備急方』が出典である。詳細は、『中国鍼灸学講義』（上海中医学院編、中国漢方、1977 年）参照。

　『針灸学』（上海中医学院編、刊々堂、1977 年）に挟脊（華陀挟脊）「定位：第一胸椎から第五腰椎まで、各椎棘突の傍 0.5〜1 寸」と記載されている。1812 年、石坂宗哲により書かれた『鍼灸説約』を調べてみると、華陀挟脊穴について『後漢書』華陀傳と記載されている。

　その後『沢田流聞書―鍼灸眞髄』（代田文誌、医道の日本社、1941 年）にて「石坂宗哲なども華陀の挟脊穴として応用範囲の広いことを言っているが、第一行として組織するまでには至らなかった」と記載している。これらのことを踏まえて、北辰会方式では背部の1行も臨床に応用している。

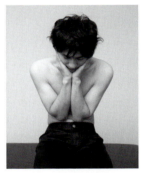

図 8-42　肘を合わせ手を頬に当てた姿勢

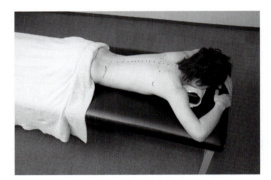

図 8-43　伏臥位

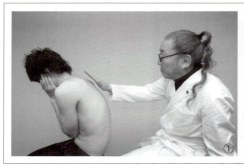
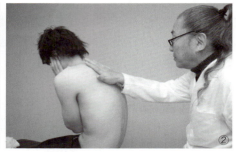

図8-44　背部の診察

②診察方法

　棘突起の骨に指を沿わせて、少し圧をかけて縦方向（上下）に動かし、圧痛および硬結の左右差をみていく（図8-45）。筋肉は多裂筋・回旋筋・棘筋などが存在する。

　背部の空間診の診察法として、第1腰椎の周囲の圧痛・硬結などをみていく。詳細は『鍼灸治療　上下左右前後の法則―空間的気の偏在理論　その基礎と臨床』（藤本蓮風、メディカルユーコン、2008年）参照。

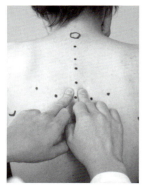

図8-45　背部の1行の診察

Step 6　2行の体表観察

①取穴

　2行は棘突起間の外方1寸5分である。

②診察方法

　フェザータッチで脊柱起立筋の頂点を目安にして触診していく（図8-46）。筋肉は上下に起始停止しているため、左右を中心に、左右上下に指を動かしてみるが、圧を加えすぎないよう注意する。中指で筋肉をやさしく弾くように左右に動かし、実の状態をみる。

　虚の状態は病の進行に従って第1虚から第4虚へと変化する。実の反応は、硬結が硬いほうが病としては新しい。こんにゃくのように柔らかいものは古い。

　索状の硬結は、こんにゃく状の範疇に入り、古くて重いといえる。深在の索状の硬結は密集しているよりも、散在しているほうが病は重い。

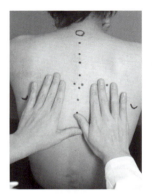

図8-46　背部の2行の診察

Step 7　3行の体表観察
①取穴
　第3行は、棘突起の真横の外方3寸の位置にある。
②診察方法
　この部位は腸肋筋、下後鋸筋が斜めに走行し、肋骨も斜めに走行しているため、肋骨間に沿って斜めに指を動かし触診していく（**図8-47**）。
　2行に準じて、表在、深在を診ていく。病が重いほど反応は深くなる。
　まずフェザータッチで経穴の表面の状態、次に表在、深在へと慎重にみていく。

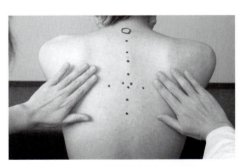

図8-47　背部の3行の診察

3　背候診で注目すべき反応

　同じ高さで、左右のバランスが大きく崩れているものや相対する臓と腑の兪穴のバランスが崩れているものは問題である。
　予後不良の疾患では、特に脾兪と胃兪の反応に注意する。脾兪と胃兪の虚が大きく広がりすぎて一つの大きな虚となることがある。虚のエリアが大きく深くなると急激に悪化する（胃の気の存亡に関わる）。病が重いほど経穴は大きくかつ深くなり、脾兪と胃兪（胃の気の存亡）、三焦兪と腎兪など隣接する上下あるいは左右の経穴がくっついて大きく触知する場合もある。病が軽くなるほど経穴の反応は小さく浅くなっていく。異常を呈す部位は、原穴診とほぼ同側に出ることが多い。心筋梗塞・狭

心症で、上背部右側に反応が出る場合、特に肺兪・厥陰兪・心兪にかけての反応が頑固にとれにくい
ものは注意が必要である。

　肓門・志室付近が硬くなり柔軟性に欠ける反応は中年以降に現れやすく、腎の弱りと関連する。色
抜け、まだらはその経穴の弱りや異常と考えられるが、ほかの部分と比較して色抜けが、体全体の異
常を表すのか部分的な異常を表すのかを四診を総合して判断する必要がある。

VIII. 井穴診

1　井穴診とは

　井穴診とは、井穴・裏井穴の反応をみる診察法であり、井穴とは陰から陽、陽から陰へ経絡が移行
するときに必ず通る穴で、陰経と陽経とを繋ぐ一種の絡穴としての意味をもつ。裏井穴はその存在を
知られていなかったためか、従来からあまり使用されていなかった。これは藤本蓮風が、長年の臨床
経験と一種のひらめきから発見し、その後、多くの人々によって追試が繰り返されるなかで、治効の
確実さを実証してきた穴処である。裏井穴の経穴名は、基本的にその所属経絡の井穴の名称にちなん
で命名している（裏少商、裏衝陽、裏関衝など）。ただし第5指には、手少陰心経と手太陽小腸経が
流注するので「裏心小腸」あるいはその位置が手少陰心経により近いので「裏少衝」と呼ぶ。同様に、
第1趾と第5趾には、各々足厥陰肝経と足太陰脾経、足太陽膀胱経と足少陰腎経が流注しているので、
臓腑名を冠して「裏肝脾」「裏腎膀胱」と呼ぶ。

　また第3趾には井穴が存在せず、これに出入りしているのは足陽明胃経であるため、第2趾の裏井
穴を「裏第1厲兌」、第3趾の裏井穴を「裏第2厲兌」と称している。裏井穴と呼称するくらいであ
るから、治効の面では従来の井穴に準じるものと考えてよい。

　井穴では鍼の刺入が部位的に困難であるばかりでなく、疼痛を伴うことが多いが、裏井穴を用いる
ことにより刺鍼が容易となる。詳細は『針灸舌診アトラス─診断基礎と臨床の実際』（藤本蓮風・平田
耕一・山本哲齊、緑書房、1983年）、『藤本蓮風　経穴解説（増補改訂新装版）』（藤本蓮風、メディ
カルユーコン、2013年）参照。

　井穴と裏井穴の所属経絡と位置（指趾）についてまとめておく（**表8-20**）。

　井穴診では、臓腑経絡の異常、とりわけ急性疾患に於いて反応が現れやすい。北辰会方式では急性
疾患、あるいは逆に極端に古い病気の治療穴として井穴を用いる。

　病が新しいとき（急性期）、あるいは逆にかなり古い慢性期は、井穴に反応が現れやすい。

　ほかの関節に比べて特定の指の関節だけが動きにくい場合は、その経絡に異常があることが多く、井
穴に反応が出ることが多い。井穴や榮穴付近などにささくれ、たこ、いぼなどができるのも同じこと
である。

　臓腑が悪い場合や、経絡経筋が悪い場合、どちらの場合も反応は出てくる。慢性的に病んでいるも
のは、臓腑から経絡経筋に伝播して傷めていることが多い。

第8章 ● 切 診

表8-20　井穴と裏井穴

	指 趾	所属経絡	井 穴	裏井穴
手	母指	肺経	少商	裏少商
	示指	大腸経	商陽	裏商陽
	中指	心包経	中衝	裏中衝
	薬指	三焦経	関衝	裏関衝
	小指	心経	少衝	裏少衝 （裏心小腸）
		小腸経	少沢	
足	母趾	脾経	隠白	裏肝脾
		肝経	大敦	
	次趾	胃経	厲兌	裏第1厲兌
	中趾		第2厲兌	裏第2厲兌
	薬趾	胆経	足竅陰	裏竅陰
	小趾	膀胱経	至陰	裏腎膀胱
	（足底）	腎経	湧泉*	

＊諸々の井穴は指の尖端にあるが、足少陰の井穴だけは足底にある。あえて湧泉を井穴にしていることには非常に重要な意味がある。穴の名前も「泉が湧く」というように、この穴には腎精が深く関与していて生命力を大きく動かす。臨床的にも昏厥状態に対して、湧泉に鍼をして戻すのはこのためである。北辰会方式では昏厥状態に対する経穴として、百会・湧泉・人中・神闕（臍）・命門・三里（足）などを用いる。厥の状態（病理）によって、陽気を補うべき場合もあれば、陽気を瀉して心包の邪を除くべき場合など様々で、施術法が異なる。生命が緊急を要する場面にさらされたとき、こういった経穴を用いて起死回生の効果を図る。

2 取穴

　手には指の末端に計6つの井穴がある（**図8-48**）。足には足底部の湧泉も含めると趾先の6つと合わせ計7つの井穴があるが、北辰会方式の井穴診は趾先の井穴を中心にみる（**図8-49**）。

　手の裏井穴は手掌にあり、指を屈曲しきって指頭が手掌と接触する位置にある（**図8-50、51**）。足の裏井穴は足底にある。足趾の末端には肝・脾・腎・胃・胆・膀胱などの経絡の起始と終末が出入りしている。足底の各趾のつけ根中央部分に裏井穴が存在しているのである（**図8-51**）。

349

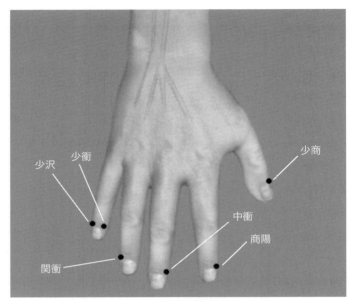

図8-48　手の井穴

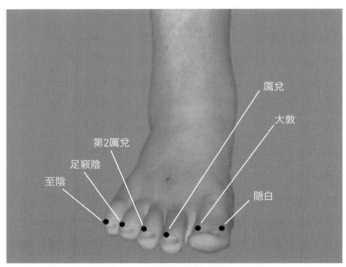

図8-49　足の井穴

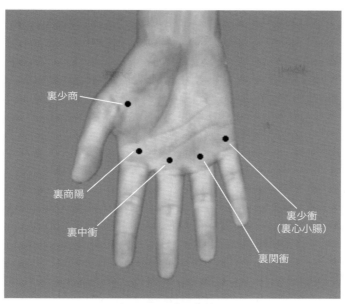

図8-50　手の裏井穴

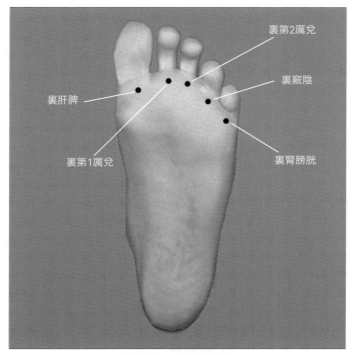

図8-51　足の裏井穴

3 井穴診の手順

Step 1　診察部位
　井穴は小さく、触診でその虚実をみるのが困難であるため、該当の井穴が位置する指や趾のPIP関節（第2関節）やMP関節（第3関節）の周囲を用いる。

Step 2　診察
　親指と示指で、PIP関節（**図8-52**左図）またはMP関節周囲（**図8-52**右図）を按圧して硬結の有無とそれに付随する圧痛を主として調べる。全ての指や趾を圧するとき、一定の圧で按ずることが前提となる。臨床的にも第1節よりもこの第2節・第3節によく反応が出る。圧痛が最も顕著に現れている井穴の属する経絡、およびそれに関連する臓腑が大きく変調を来していることを示唆している。

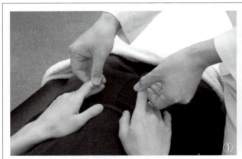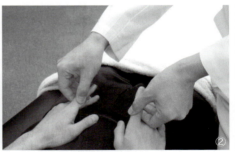

図8-52　井穴診

IX. 空間診

1　空間診とは

　空間診は『素問』三部九候論篇の理論を発展させ、病を空間的気の偏在という側面から捉える診断法で、その他の診察法と総合的にリンクさせ、空間弁証を行い、配穴決定や予後の診断に用いる。

　患者の訴える症状が、全身のなかで上下左右前後のどこに偏る傾向があるのかを問診で確かめることにより、気の偏在がどこにあるのか、あるいはどこに偏在しやすいのか、ということがわかる場合がある。

　たとえば慢性的左少腹痛に加え、時折左膝内側痛を起こしやすく、左足首ばかり捻挫しやすい場合、左前下に気の偏在を起こしやすい傾向にある可能性が高いと診立て、左照海にて治癒させることができた、ということが起こる。空間診の詳細は、『鍼灸治療　上下左右前後の法則―空間的気の偏在理論　その基礎と臨床』（藤本蓮風、メディカルユーコン、2008年）参照。

第8章 ● 切　診

2　空間診の方法

[1] 百会・臍・懸枢の反応

百会・神闕・懸枢の周囲の反応によって、空間的な上下左右前後の気の偏在をみることができる。それぞれの経穴の周囲で圧痛を指標とし、圧痛が最も強い場所を調べる。

急性症では圧痛がよく出るが、慢性症では圧痛だけでは正確に診きれないことが多いので注意が必要。習熟してくると、部位の凹凸、寒熱などで偏在を捉えることができるようになってくる。

①百会（上における左右と前後）

百会の反応は広く、百会右から右絡却、絡却中央、左絡却、百会左、左通天、通天中央、右通天そして百会右、百会（右）、百会（左）の順に時計回りにみていく。特に左右のへこみと圧痛を重視する。百会右、百会左はそれぞれ太陽膀胱経上にあり、通天と絡却の間にある。督脈から3mmほど左右の穴を、百会（右）、あるいは百会（左）と呼称する（**図8-53**）。

②臍（前の上下左右）

臍（神闕）を中心として、その周囲を八方に区分して調べる。「真下＝1」から右回りに、「右下＝2」「右横＝3」「右上＝4」「真上＝5」「左上＝6」「左横＝7」「左下＝8」とそれぞれ名づけ区別する（**図8-54**）。

この区分した部位と「神闕」を結ぶところを放射状にこするようにすると、気の偏在している方向に相応する箇所に圧痛が現れる。うまくなると手掌をかざすだけで、その箇所独特の反応（冷感など）を感知できる。もし、これらの部位に反応がなければ、それらの延長上にある滑肉門・天枢・大巨・水分・陰交などを直接切診してみて、どこに反応があるかを探る。

③懸枢（後の上下左右）

臍（神闕）のへこみに対応するのは、その対である背部の懸枢あたりの突起部、つまり懸枢の直上の第1腰椎棘突起である。ここも第1腰椎棘突起の周辺を八方に区分する。「真下＝1＝懸枢」から右に回転し「左下＝2」「左横＝3」「左上＝4」「真上＝5＝接脊」「右上＝6」「右横＝7」「右下＝8」とそれぞれ名づけ、区分する（**図8-55**）。

その8区画の各部位に指腹を置き、第1腰椎棘突起の骨の際を指で強めに上下に按圧し、順番にみていく。気が偏在している方向のところに、硬結や圧痛がある。

反応が顕著に出ていない場合は、懸枢周囲の胃兪（上左右）、三焦兪（中左右）、腎兪（下左右）などの反応で代用することができる。

④百会・神闕・懸枢の反応の方向

百会・神闕・懸枢の3カ所の反応の方向（ベクトル）が一致しているかに着目する。たとえば、百会右、神闕右上、懸枢右上であれば、気の偏在は「上の右」にあることを示すので取穴の候補として百会右など、右の上に位置する経穴が考えられる。

353

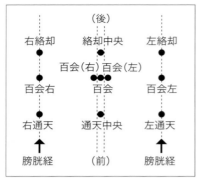 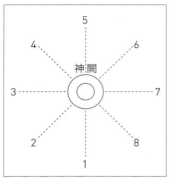 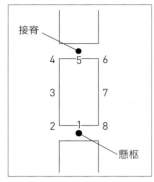

図8-53　百会とその周辺の空間診　　図8-54　臍（神闕）周囲の空間診　　図8-55　懸枢周囲の空間診

[2] 尺膚診

『霊枢』論疾診尺篇や『素問』脈要精微論篇にある、手首〜肘の陰経側を診る尺膚診を参考にして、北辰会方式では指先から肘までのすべての面を全身の縮図として捉える。指先が頭部であり、肘付近が腰下肢に対応し、手太陽は体側（少陽部位）に対応するとみるのである。

尺膚診は、術者の労宮を中心として手掌全体で、指先から肘までの前腕のすべての面をみていく。

尺膚診において、冷感は気の停滞を示す場合と正気の弱りを示す場合がある。熱感は熱とみてほぼ間違いない。発汗は正気の弱りを示すことが多い。その他、皮膚の滑渋、膨隆・陥凹などをみる。

これらの所見がいずれの部位にあるかによって、空間的気の偏在を読み取る。たとえば、左支正の冷えがあり、左肝相火（章門穴付近）に邪を認められれば、中左に気が偏在するということになる。

[3] 外関・内関・申脈・照海の偏り

四肢には多くの要穴があるがほぼ次の四穴に集約できる。すなわち八脈交会八穴のうち外関・内関・照海・申脈である。

外関・内関は上肢において前後を統べる。外関は後、内関は前で、上部を主っている。照海・申脈は下肢において前後を統べる。照海は前、申脈は後で、下部を支配する。これら左右の8カ所に圧痛や極端な冷えなどの左右差がないかをみればよい。

[4] 原穴診における虚実の反応の偏り

手を上、足を下とし、左右上下どこの原穴に虚や実の反応が偏るかによって左右上下（前後）の空間的気の偏在を知ることができる。特に四関穴と呼ばれる合谷・太衝は原穴のうち空間の気の偏在を示す代表穴であると考えている。

たとえば、肝鬱気滞による下腹痛がみられ、症状は下にあっても、左手原穴に反応が偏り、ほかの空間の診察部位が左上を示すのであれば、左上に気の偏在があると考えられる。そして、太衝よりも合谷の左右差が大きい場合は、病位は前下だが、上の合谷に取穴したほうが有利である可能性が高い。

[5] 脈診における第2脈

胃の気の脈診については『胃の気の脈診―図解鍼灸脈診法』（藤本蓮風、森ノ宮医療学園出版部、2002

年）参照。北辰会方式の寸関尺に対する認識は脈診の項でも述べた通り、臓腑経絡を示すものではなく、主に空間的な臨床意義を見い出している。つまり、寸は上、関は中、尺は下、左の脈は人体の左側、右の脈は人体の右側に対応していると考えているので、寸口脈診において人体の上中下・左右を診ることができる。そして、胃の気の脈診における第2脈、すなわち枯脈は大体実側に出るものと考えてよいため、枯脈の存在する箇所が気の偏在部位を示すのである。特に急性疾患においてはっきりと現れるようである。

ただし、枯脈の現れる部位と病症の部位の対応に関して、左右については必ず一致するが、上下については必ずしも一致しないことが臨床上わかっており、さらに上中下・左右はわかっても、前後については脈診では判断できないため、ほかの診察法を参照する必要がある。そういった意味でも必ず多面的観察を行うことが肝要であろう。

［6］背候診における虚実の反応の偏り

背候診を行った結果、左右上下いずれに経穴の反応が偏るのかによって、後面における左右上下の偏在を知ることができる。

背部においては懸枢周辺の反応を中心としてみるが、その周囲の胃兪・三焦兪・腎兪、さらにそれらの延長上にある神堂や肝兪や京門や胞肓などの背部兪穴を目安に左右上下の広がりをみる。

［7］腹診における邪の偏り

夢分流腹診は先に述べた通り、臓腑とともに臍を中心として人体の縮図としてみていく診法である。腹診において邪のある部位が上下左右のどの方向に偏るのかによって、気の偏在部位をみることができる。

［8］舌診における偏り

舌背の臓腑配当部位である左右（肝胆）・上中下（心肺・脾胃・腎）の状態を診る。舌も左右上下の反応が現れることが多い。苔の偏りや、紅点の集中する部位、また苔の剥げの位置などに注目すべきである。

舌腹では、舌下静脈の怒張の左右差、囊胞の位置（左右上下）などに注目する。

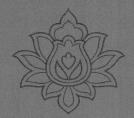

第9章

総合判断能力

総合判断能力とは、四診で集めた情報を整理し取捨選択し、より確からしい病因病理を解析していく過程で、どの情報がより重要で、それが何を意味するのかを一つ一つ振り分け、最終的に患者の病態の順逆や治療法の選択、治療後の効果判定や予後を総合的に判断していく能力である。論理的思考に加え、天地自然の動きを察知して判断する洞察力や、患者の気の動きに応じた施術ができるかどうか、またその適否の判断など、あらゆる角度から瞬時に判断していく力が要求される。

I. 判断能力

1　標本と治療方針の判断

　「標」とは現象、「本」とは病の本質である。この標本を認識することにより、病理の主従が明確になる。たとえば、病因病理から考えられる証が二つあるとする。病との関わりでこれらの主従がはっきりすれば、より有効な治療手段の判断が可能となる。

> 黄帝問曰、病有標本、刺有逆従、奈何。
> 岐伯対曰、凡刺之方、必別陰陽、前後相応、逆従得施、標本相移。　　　　　　『素問』（標本病伝論篇）

訓読：黄帝問いて曰く、病に標本あり、刺に逆従ありとはいかん、岐伯対えて曰く、凡そ刺の方、必ず陰陽を別かち、前後相い応じ、逆従施すことを得て、標本相い移る。

　鍼灸治療は、まず病状が陽か陰かを弁別し、どの病が先に患ったもので、どの病が後に病んだものかの区別をしなければならない。そして刺法（鍼灸治療）における逆従の正解を得れば、標本いずれを先に、いずれを後に治療するかを臨機応変に選択していけるとしている。

　つまり時系列的な経緯の前後関係を明らかにし、原因と結果の因果関係を探っていくことで、より的確な治療ができるというわけである。たとえば最初に腰痛を発症したが、しばらくしたら腰痛が治まり膝痛が出現したという場合は、先発の病が腰痛で、後発の病が膝痛となる。この場合、膝痛ばかり治療してもなかなか治らないことがある。腰痛の起こった病因病理を見直し、その処置をすることにより膝痛が癒えることはよくある。膝痛が標、腰痛が本であるので本治によって標の病も癒える例である。また、腰痛と膝痛の病因病理が違うこともあり、その因果関係の有無を判断するためにも病因病理チャートの構築が必要である。

　総じて標本とは、病の根本と枝葉（より重要なものとそうでないもの）、原因と結果、本質と現象、主従、先後を整理し、処理の優先順位を考える概念といえる。言い換えれば、標本とは病を根本的に治すため、病証の主従と先後、軽重緩急を分析し処置する順序を決定するものである。ただし、根本と枝葉、原因と結果、本質と現象、主従、先後をつなぐ条件を考慮する必要がある。

[1] 標本は相対的なもの

　標と本は、病の進行と変化に伴って変わる。つまり相対的な基準であり、絶対的なものではないことにも注意が必要である。参考までに**表9-1**に標本の具体例をまとめた。

第9章 ● 総合判断能力

表9-1 標と本

	標	本
疾病	症状	病因
人体と病因	病因（邪気）	人体（正気）
疾病の段階	新病、続発	旧病、原発
病の位置	上、外	下、内

[2] 治病求本が原則

陰陽者、天地之道也、万物之綱紀、変化之父母、生殺之本始、神明之府也。治病必求於本。

『素問』（陰陽応象大論篇）

治病求本とは、四診を通して得られる情報を総合的に分析して弁証し、病因病理などを確定したうえで、証、病因病理に従って治療するということである。

一般的に「瘀血が生体に悪影響を及ぼす」という認識があるが、顔が黒っぽい、舌が紫色、小腹硬満があるということだけで活血・駆瘀血するのは治病求本とはならない。瘀血は、その存在によって様々な病態・病状を引き起こし得るが、まず瘀血そのものが形成される病因病理を解消するようにしないと、解決にならない。今述べたような瘀血の所見があっても、気滞が主要な問題である場合や、気虚が主要な問題である場合もある。

[3] 治療方針の決定

①扶正と祛邪

疾病は正気と邪気が相争う過程であり、邪気が勝てば病変は悪化し、正気が勝てば治癒に向かう。つまり、治療の基本は正気を扶助し邪気を排除することにある。

扶正は「虚すれば則ちこれを補う」方法、祛邪は「実すれば則ちこれを瀉す」方法である。扶正と祛邪は、対立する概念ではあるが緊密に関連しており、扶正することにより抵抗力を増強して祛邪し、祛邪することによって正気を回復させるのであり、「扶正はすなわち祛邪する所以なり、祛邪はすなわち扶正する所以なり」といわれるように、扶正と祛邪は相互に補い合う。

扶正と祛邪のいずれを主にし、いずれを先にするかは、疾病の虚実を明らかにしたうえで決定しなければならない。つまり正気の程度の把握が重要で、そのために正邪弁証にて分析を行う。正気が弱ければ病はますます重くなり、邪気が強ければ強いほど病は急変していく。

②扶正と祛邪の治療方針

扶正（補）と祛邪（瀉）の治療方針には、先攻後補、先補後攻、攻補兼施の3つがある。

先攻後補とは、邪実正虚の病証で、正虚が軽度で攻法に耐えることができ、扶正するとかえって邪気を留めることになると判断できた場合に、まず邪気を攻瀉したのちに正虚を補う方法である。

先補後攻とは、正虚邪実の病証で、正虚が甚しくて攻邪に耐えられない場合に、まず扶正して正気を回復させ、攻伐に耐えうる状態になった後に祛邪を行う方法である。

攻補兼施とは、虚実挟雑の病証で、正虚と邪実がいずれも同等に存在する状況において、扶正と祛邪を同時に行う方法である。正虚と邪実のいずれが主体であるかを明らかにし、正虚が主体であれば扶正に祛邪を兼ね、邪実が主体であれば祛邪に扶正を兼ねる。

③標本緩急と標本兼治

　「緩則治本、急則治標」（緩なればその本を治し、急なれば則ちその標を治す）とあるように一般的な状況では、治病求本で本を治療すべきである。しかし、標の病症が重篤になって病態の主体をなす場合、あるいは標の症状が生命の危機につながる場合には、「急なれば則ちその標を治す」で標治すべきである。

　これは急を要する状況における便宜的な方法であり、「緩なれば則ちその本を治す」とあるように、治病求本の大原則から離れてはならない。

　また、標の病症と本の病症が同程度に重くて相互に関連がある場合は、標と本を兼治する。これを標本兼治という。

[4] 処置の序列

　病因病理チャートを構築することが基本となる。

有其在標而求之於標、有其在本而求之於本、有其在本而求之於標、有其在標而求之於本。

『素問』（標本病伝論篇）

訓読：それ標にありてこれを標に求むるあり、それ本にありてこれを本に求むるあり、それ本にありてこれを標に求むるあり、それ標にありてこれを本に求むるあり。

　これは、どのような手順を踏んで治療していくかという四つのパターンを示している。次に、具体的な例を当てはめて解説していく。

①標にあり標に求む

　肝鬱、肝血虚から生じた視力低下では、病因は本、症状は標であることから次のように考える。内傷七情による心理的ストレス（本）により肝鬱（本）が起こり、相対的に肝血虚（標）を起こし、視力低下（標）が起こった場合、肝鬱（本）の処置によって効果が得られない場合は、視力低下（標）に対して肝血（標）を補う。

②本にあり本に求む

　腰痛から生じた座臀風（坐骨神経痛）では、原発は本、続発は標であるため、以下のような対策をとる。腰痛（本）があり、その影響で坐骨神経痛（標）を起こした場合、標を先に治療すると、腰痛が悪化する場合がある。原発（本）である腰痛（本）に対して処置を加え、大腿下腿の症状（標）に対しては治療を行わない。

③本にあり標に求む

　慢性の湿困脾土があり、急性の肝鬱の気滞腹痛を発症しているケースでは、慢性は本、急性は標であることが当てはまる。もともと、慢性的な湿困脾土（本）で腹痛や下痢などがあり、急に肝鬱（標）の気滞腹痛（標）が起こって腹痛が激烈な場合は、急なれば標を治す法則に従って、肝鬱（標）の治療をして急性腹痛を治める。

第9章 ● 総合判断能力

④標にあり本に求む

　肝鬱療によるリウマチでは、人体の正気は本、病因となる邪気は標であることが当てはまる。風寒湿の邪により関節痛（標）を起こすが、それぞれの邪気を処置するだけではなかなか取れない場合、肝鬱気滞など（本）が内因にあって、肺衛の気がうまくめぐらないために常に外邪の侵襲を受けやすくなっている。その場合は、本である肝鬱を処置することによって治す。

[5] 正治と反治

> 故治有取標而得者、有取本而得者、有逆取而得者、有従取而得者。故知逆与従、正行無問。知標本者、万挙万当。不知標本、是謂妄行。
>
> 『素問』（標本病傳論篇）

訓読：故に治すに、標に取りて得るものあり、本に取りて得るものあり、逆取して得るものあり、従取して得るものあり。故に逆と従とを知れば、正行して問うことなし。標本を知る者は、万挙して万当す。標本を知らざるは、これ妄行という。

> 謹察陰陽所在而調之、以平為期。正者正治、反者反治。
>
> 『素問』（至真要大論篇）

　正治と反治は、治療方法あるいは薬物の性質と病変の本質・現象との関係を示している。あくまでも治病求本の基本原則に基づくものである。

①正治

　治療方法あるいは薬物の性質が、疾病が表す証候の性質と反対であることをいう。つまり寒証は温め、熱証は冷やし、虚証は補い、実証は瀉す。病態に対して反対のことをするので「逆治」ともいう。正治の方法について**表9-2**にまとめた。

表9-2　正治の方法

寒者熱之 （寒はこれを熱す）	寒証に対しては温熱の治法を用いることを指す。表寒証に対する辛温解表、裏寒証に対する温陽散寒などがこれに相当する
熱者寒之 （熱はこれを寒す）	熱証に寒涼の治法を用いることを指す。表熱証に対する辛涼解表、裏熱証に対する清熱瀉火などがこれに相当する
虚則補之 （虚はこれを補う）	虚証に補益の方法を用いることを指す。補気・補血・温陽・滋陰などがこれに相当する
実則瀉之 （実はこれを瀉す）	実証に攻瀉の方法を用いることを指す。表証に対する解表、裏実証に対する瀉下、瘀血証に対する活血化瘀、食積や痰飲に対する涌吐などがこれに相当する

> 寒者熱之、熱者寒之、微者逆之、甚者従之、堅者削之、客者除之、労者温之、結者散之、留者攻之、燥者濡之、急者緩之、散者收之、損者温之、逸者行之、驚者平之、上之下之、摩之浴之、薄之劫之、開之発之。適事為故。
>
> 『素問』（至真要大論篇）

361

②反治

病変の仮象（本質とは反対の現象）と同じ性質の治療方法を用いることで、「従治」とも称する。「従」とは仮象に従うことを意味する。治療の方法あるいは薬物の性質が病変の仮象と一致しているということは、病変の本質に対しては反対の性質になっているので、やはり治病求本の大法にかなっている。表9-3のような方法がある。

表9-3　反治の方法

熱因熱用 （熱は熱により用う）	仮熱に対して温熱薬を用いることで、真寒仮熱に対する治法である。内にある真寒が陽気を外方に押しやるために外面に仮熱が現れている。温熱薬で真寒を除けば陽気がもとに復して仮熱も消失する
寒因寒用 （寒は寒により用う）	仮寒に対して寒涼薬を用いることで、真熱仮寒に対する治法である。内にある真熱が陽気の流れを抑制するために外に仮寒が現れている。寒涼薬で真熱を除けば陽気が外達して仮寒も消失する
塞因塞用 （塞は塞により用う）	閉塞不通の病証に対して渋滞する補益薬を用いることで、真虚仮実に対する治法である。脾胃気虚で推動無力のために腹満を呈しているときに、益気健脾和胃の方薬を用いると、脾気が健運することにより腹満が自然に消失する
通因通用 （通は通により用う）	通瀉の病証に対して通利薬を用いることで、実邪積滞による通瀉に対する治法である。熱痢、食積による腹痛下痢、熱結傍流、瘀血留滞による崩漏、膀胱湿熱による頻尿や尿意切迫などは、実邪の積滞のために通瀉しているので、清熱瀉下・消導瀉下・活血化瘀・清熱利湿などの方法で通利するのである

> 熱因寒用、寒因熱用、塞因塞用、通因通用。必伏其所主、而先其所因。其始則同、其終則異。可使破積、可使潰堅、可使気和、可使必已。　　　　　　　　　　　　『素問』（至真要大論篇）

複雑な病証では、真寒証に仮熱が、真熱証に仮寒が出現し、虚が極まると仮実の証候が、実が極まると仮虚の証候が現れることがあるので、仮象に迷わされないよう十分に注意が必要である。反治法で本治すれば仮象も自然に消える。

> 逆之、従之、逆而従之、従而逆之、疏気令調、則其道也。　　　　　　　　　　　　『素問』（至真要大論篇）

反治するには深い考察が必要であり、変化する証候の真と仮を見極めた正確な弁証を行わなければならない。

［6］治則と治法

中医学の疾病治療の法則のことであり、治則は人体と病邪の関係を総合的に把握して判断をした治療の方針であり、治法は弁証に基づいて決定される具体的な治療の方法である。また、治法は治則を臨床への適用という観点から具体化したものである。つまり、どのような具体的な治療方法（治法）も、必ず一定の治療法則（治則）に属しているという前提のもとにあることを忘れてはならない。

第9章 ● 総合判断能力

[7] 基本的な治法

　清代に程国彭（程鐘齢）によりまとめられた『医学心悟』の医門八法のなかでみられる8種の治法。詳細については、『鍼灸臨床能力　北辰会方式　理論篇』に譲り、ここではポイントのみを押さえておく。

①汗法

　解表法ともいう。外邪が表にある段階の治法である。主に早治防変・祛邪・正治といった治則と関わるといえるだろう。具体的には辛温解表と辛涼解表に大別され、辛温解表の鍼灸の代表的な配穴は合谷、代表的な湯液は麻黄湯。辛涼解表の代表的な配穴は少沢・関衝・商陽、代表的な湯液は銀翹散。

②吐法

　涌吐法・催吐法ともいう。治則としては祛邪に属する。正気を損傷しやすいので、老人・虚弱者・妊産婦などには慎重を要する。代表的な湯液は瓜蒂散。代表的な鍼灸は夢分流打鍼術の胃快の鍼に相当する。

③下法

　瀉下法・攻下法ともいう。治則としては祛邪に属する。裏実証に対する治法であり、病態に応じて寒下・温下・潤下・逐水・攻瘀の区別をして用いる。北辰会方式では通腑法として用いる。代表的な湯液は承気湯類、代表的な鍼灸の配穴は上巨虚など。

④和法

　和解法ともいい、透邪・解鬱・疏通・扶正などにより病邪を除き臓腑間を調和させる治法。治則として主に扶正・祛邪・調理気血・調理臓腑に基づいているといえる。代表的な湯液は小柴胡湯、代表的な鍼灸の配穴は足臨泣などで、場合によっては天枢なども使用する。雑病では調和肝脾などの治法となる。

⑤温法

　温裏法・散寒法ともいう。裏寒を解消させる治法である。治則として主に調整陰陽に基づいている。温中散寒、温経散寒、回陽救逆（正治と反治、いずれの場合もある）などがある。温中散寒の「中」は中焦・脾胃のことで、胃寒証の治法として用いる。温経散寒は陽気を温通して、寒邪を取り去る方法。回陽救逆は回陽固脱ともいう。鍼灸では、亡陽や真寒仮熱（虚陽外脱）に対して臍に温灸をすることに相当する。

⑥清法

　清熱法ともいい、裏熱を消退させる治法。治則として主に調整陰陽に基づいている。清気分熱、清虚熱、清熱解毒、清熱化湿、清営涼血、清臓腑熱などがある。

⑦消法

　積滞を次第に消除する治法であり、気・血・食・痰・湿などで形成された積聚・癥瘕・痞塊などに適用する。祛邪に属する。消食導滞、化湿、活血祛瘀、利水、軟堅散結、化痰などがある。

⑧補法

　補益法・扶正法ともいい、陰陽気血の不足を補う方法。治則として扶正・調整陰陽・調理気血などに属する。補気（益気）、補血（養血）、滋陰、補陽（温陽・壮陽）がある。

363

2　問診における判断能力の基礎

[1] 中医弁証の症状鑑別診断学を参考に

　主訴が決まれば、それに対する弁病について調べる。弁病については、中医学の内科学など各科の教科書や中医診断学の教科書を参考にする。次に病名を決定した時点で、その病の弁証分類を参考にしながら問診を進めていく。つまり、問診を進めていくうえで病因や主訴に付属する症状の目処がつき、その選択肢のなかから主訴の発症に至るストーリーを考えて整理していく。ストーリーの筋から外れる症状があれば、なぜなのか原因を再度考える。

[2] 証明因子（証拠）をもとに情報を確認

　たとえば、虚が中心か実が中心かの目安を立てる場合、虚に注目するのであれば、目的意識を持って、虚を示す症状についての問診をしていく。それらが虚による症状ではないと判断できる場合には、実としての症状として矛盾がないかどうかを確認する。目的意識のないままただ単に問診して情報を羅列しても正確な弁証はできない。

　問診において、弁証や表・裏・寒・熱・虚・実などが確定しても、実際の体表観察（脈診、舌診など）と一致するかどうかも重要となる。一致しなければなぜ一致しないのかを考え直し、矛盾する現象があればもう一度問診をし直す。また、経過観察で症状が悪くなる一方であれば、再度弁証の見直しが必要となる。

[3] 負荷試験で正気の程度を計る

　入浴負荷試験は、正気の虚と邪実の程度を決める決定的な因子の一つとなりやすい。湯船にどれくらい入れるのか。正気が充実していないと長く入れない。いくら虚の証明因子が多くとも、虚の程度を考えた場合に、こういった負荷試験が正気の状態を正確に示す基準となることもある。

[4] 性別による生理を活用

　男性の生理、女性の生理の傾向をうまく聞き出すと有益な証明因子の一つになりやすい（巻末の付録 「北辰会専用男性カルテ」「北辰会専用女性カルテ」参照）。ただし中年以降の男性は、これを書くのを嫌がり、高齢の女性は忘れている項目が多い。そのような場合は、無理に書いてもらうと誤った情報を提供されるかもしれないため注意が必要である。

3　体表観察能力を高める

　昭和初期に古典を生かし灸治療を行った澤田健氏は、体表観察だけで診断治療し、予後の判定までしていた。多くの鍼灸臨床家が不問診で治療することがある。特に急性病であればあるほど、あまり問診できないことが多々ある。たとえば、腎石疝痛などは、激痛でのた打ち回る。心臓の発作を起こした場合なども問診できない。

　北辰会方式においても、中医学の問診情報にプラスして体表観察を行い、経過観察を追い続け慢性病の治験を増やしていけば、急性病に応用できるようになる。平生から多面的観察をする習慣、整合

性のある理論を身につけておけば、身体を触るだけで「今、この段階だな」ということがすぐにわかるようになる。そのため、この証拠探しの重要な部分として体表観察を重視する。

たとえば触診したときに、ある経穴に明らかに左右差があり、硬結を押さえて圧痛の有無を聞いた場合に「痛くない」と言う患者がいる。督脈上のある穴所に圧痛が出ているはずなのに、そこを押さえても全然痛みを感じない人がいる。本当は痛みを感じるはずなのだが、「痛い」という感覚がどういうものかわからないのか、あるいは「痛い」という範疇に入っていないので痛がらないのか、本来あるべき痛みの情報がとれないケースがある。

あるいは問診票で、「全く変化なし」というところに丸を付けたりする人もいる。実際には苦痛があるはずなのに、それを正直に訴えなかったり、感覚が鈍感で術者側の質問したことに対して正確に応答ができない者に対しては、問診を重ねていくことになるが、その場合は、その患者が正常な感覚をある程度持っているかどうかを疑ってかかる必要がある。感覚的に鈍感な患者は、自分で鈍感だと思っていないので、術者が斟酌しなければならない。

4 弁証問診における総合判断能力

一般的に、初学者からベテランの臨床家まで、次のような様々な手法を用いて総合判断を行っている。

[1] スクリーニング方式

すべての可能性を網羅してから可能性の低い要素を除外する方法。問診による情報（症状）や体表観察の情報を手順通りに漏れなく集め、それらの情報から考え得る疾患や病理の可能性を網羅的にリストアップした後、当てはまらないものは一つ一つ否定していく消去法を用いた診察法。臨床教育においては有効であり、初心者でも一通りの診察法を行うことができるようになる。だが臨床現場では時間がかかり実用的ではない。

[2] アルゴリズム方式

問診で得た弁証に関わる情報や体表観察の情報の有無により、弁証を枝分かれ式に判断して最終的な証を決定する方法。証決定までの考え方を整理しやすいが、枝分かれの判断がしにくかったり、情報の不足により判断ができない可能性、あるいは見落としが生じる危険性がある。

図 9-1 は、八綱弁証における鑑別の流れと駆使する弁証について、アルゴリズムを用いて表したものである。

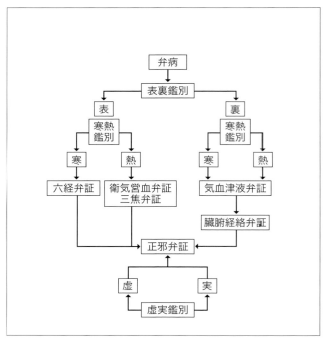

図9-1　アルゴリズム方式による八綱の鑑別と弁証の流れ

[3] パターン認識方式

　問診や体表観察の情報のなかで、関連性が強くセットとして捉えたほうがよい情報に対して、今までの経験で得たパターンと一致するかどうかで判断する方法。手持ちの引き出しが少ない初心者には難しいが、経験が豊富な者には有効である。

[4] 仮説方式

　問診による情報や体表観察の情報をもとに、多角的視点で鑑別すべき診断の仮説を立てていく方法で、臨床現場では多用される。客観的な視点として、「主訴の病態」「症状の緊急性が高いもの」「弁証の頻度が高いもの」「症状としてはないが、背後にあるかもしれないと疑うべき弁証類型」などが使われる。

　しかし、鍼灸臨床における疫学的データは乏しく、情報自体も当てにならない場合が多い。そのため我々は自身が得た情報をもとに、関連する弁証を仮説し推論していく。たとえば、主訴が精神的ストレスにより悪化するという情報であれば、「肝鬱気滞」「肝火上炎」「肝気逆」「肝鬱化火」などを仮説として想定し、さらにほかの情報をもとに、仮説を絞り最終的な弁証を推論していくのである。しかしこれは、最初に立てた仮説の印象が強すぎると、後で得られた重要な情報を軽視してしまう可能性があるので注意が必要である。

第9章 ● 総合判断能力

II. 伝統鍼灸医学における予後判定

1 順逆の判定

[1] 順証と逆証
　順証（favorable pattern / syndrome）とは明確な予後を示す類型や症候群を指し、予後が良好なことを示す。反対に逆証（unfavorable pattern / syndrome）とは否定的な予後を示す類型や症候群を指し、予後が不良なことを示す。

[2] 判断基準
　未病を治すことこそ診断学の最高目標にして基本原則である。では実際に我々はまず何を診断すべきであろうか？　それは、術者自身が治せるものであるか否かではないだろうか。
　治療経過上、予後良好を順といい、予後不良を逆という。術者の総合判断能力により、当該患者の病の順逆を判定し見定めるわけであるが、その判断基準となるものは、以下の三つである。
　・神を見定めること（第5章「望診」を参照）
　・正確な情報収集による判断（第4章「体表観察」、第7章「問診」を参照）
　・効果判定における経過観察
　直観的な能力をはたらかせて神を診察し（望神術）、順逆を判断する方法と、その他の体表観察および弁証論治による治療結果やその診の段階で順逆を判断していく。順の場合、好転を示すかどうかの判断は鍼灸治療後の効果判定で推察することができる。最終的に予後が良好か不良かを、その後の体表所見の経過観察により検証していく。このように四診を踏まえて弁証論治していけば、逆証の患者に対する誤治を避けることができるだろう。
　具体的には、重症の場合に、顔面血色診、舌診、原穴診、腹診、背候診、脈診のうち三つ以上に逆証の所見があれば逆証とする。重症の患者を扱う場合に、病因病理上において現時点でどの段階に位置するのかということをよく理解して治療にあたらなければならない。理解している場合でも技術的に対応できないならば施術してはならない。

[3] 望神における順逆
①直観
　その人自身が本来持っている生命、バイタリティーを瞬時に感じることができるかどうか。対面した瞬間「何か変だな」と、動物的感覚で瞬時にわかることがある。この直観力は、禅でいう頓悟に相当する。また、いろいろな経験や思索を経て、積み重ねられた経験値からひらめき認識できる場合がある。これは漸悟に相当するが、臨床経験を多く積み重ねて、修業して身についていくものである。
　優れた臨床のためには、直観力を磨いていくことが重要である。生命力、それも生き生きとした生命力があるかどうかを直観で感じ取れるかどうか。たとえば、末期の癌患者の部屋に入ると妙に患者が縮んで小さく感じたり、また赤ちゃんを抱いたとき、いつもよりも妙に軽く感じたり、逆に重く感じたりすることがある。それらはほんの小さな変化かもしれないが、そういう変化をいつも敏感に感

じられる感性を持つ必要がある。

②眼神の状態

　一点を見つめているように目の動きがなく虚ろな目は、眼神がない状態である。

[4] 顔面気色診における順逆

　治療後の変化、気色の流れの方向、気色の広がり、膏気の状態、浮沈の状態、色から順逆を見定める。第5章Ⅱ-7や『体表観察学―日本鍼灸の叡智』（藤本蓮風、緑書房、2012年）参照。

[5] 舌診における順逆

　舌神について、一瞥した際に嫌な感じがする場合は逆証の可能性がある。逆証舌には、短縮舌、強硬舌、光瑩舌（鏡面舌）がある。

　舌質の色では極端な淡白、紅絳舌はよくない。苔色は黒苔が寒熱それぞれの極であり、急ではなくても極めて重いことを示している。また、苔の真仮において、有根は真であり、無根は仮となる。

[6] 脈診における順逆

　胃の気の脈診における第1脈（弦急脈）、第3脈（細急脈）に数脈が重なるものはよくない。逆証脈には雀啄脈、屋漏脈、彈石脈、解索脈、魚翔脈、蝦遊脈、釜沸脈がある。また、押し切れの脈で1指で押し切れ、先天の脈、後天の脈も触れない場合で、正気を補う鍼の技能がない場合、その術者にとってその患者は逆である。もし、術者に正気を確実に補う鍼の技能があれば、この時点ではその患者は逆証とは限らない。

[7] 腹診における順逆

　腹部全体の邪の出方をみる。全体が極端に弛緩しているものや緊張しているものはよくない。脾募・胃土の状態は、屋根にふく波板のような反応はよくない。腹部の邪でいくら鍼をしても部分的に緩まず、それが胃土あるいは脾募の邪で左右が入れ替わる場合は逆証の可能性があり、注意が必要である。臍下（夢分流でいう膀胱）、関元あたりの任脈上の両縁に筋張りとその間に空虚な溝のような反応があるのもよくない。以上のようなものが診察していく過程で変化する場合はよいが、変化しない場合は逆である。

2　効果判定による考察

　効果判定とは、症状が好転したかどうかの経過観察を追うことである。しかし、治療後に症状の変化が即現れる場合は問題ないが、現れない場合も多い。その場合、術者がそれぞれの基準（体表観察の変化）で治療後の判断をする。

　これも弁証論治ができるようになってくると、「この病は時間がかかっているがよい方向に向かっている」「この病であれば、わずかな間でも変化しなければならないのに変化しないのはなぜか」というようなことを考える。このように治療結果から病がどのように変化しているかを考察しなければならない。

効果判定で重要なことは、注目している反応の変化を正確に捉えることと、患者の訴える情報の真偽を見定め、総合的に考察して判定することである。

具体的には、胃の気の脈診の効果判定、補瀉の効果判定、経穴（原穴・背部兪穴など）の効果判定、顔面気色診の効果判定、舌診所見の効果判定、腹診の効果判定、尺膚診の効果判定などから考える。

[1]　治療直後の効果判定が思わしくない要因

治療直後の効果判定が思わしくない場合に考えられる要因は次の通り。

①取穴が正しくない

経穴の反応の改善が思わしくない場合、病因病理を再確認し、選穴を見直すことになる。

②刺鍼の深度が不適当

虚の場合は充実度の不足、実の場合は硬結の緩解程度の不足。

③刺鍼の角度のずれ

皮膚が薄い経穴に直刺すると、反応の中心部分を貫通して刺し過ぎてしまう場合がある。経穴の構造あるいはその反応によっては、横刺や斜刺の方が適切な場合がある。

④正気の弱りが強い場合

問診や体表観察では正気の弱りがさほどないと思われたが、実はかなり存在していた場合、（その患者にとっては）刺激が強過ぎてよい結果が得られないことがある。

[2]　治療経過での効果判定が思わしくない要因

治療経過での効果判定が思わしくない場合に考えられる要因は次の通り。

①治療期間の設定が不適当

治療の計画の設定は、個人の体質や、病の程度（慢性度合）、患者の経済的な事情などにより、様々なパターンが考えられる。例えば患者が遠方に住んでおり定期的に通院できない場合、数日間の滞在中に毎日2～3回施術して対処する場合もある。どうしても治療間隔を詰める必要のある患者が、何らかの事情で定期的に通院できない場合は、効果を上げるのは難しくなる。

②養生指導の不足

病因のなかでも、特に飲食不節などの不内外因の部分が病理に直接関与する場合は、養生指導が必要である。ただ、飲食不節が病を引き起こすというメカニズムは、患者にあまり理解されない。主訴の増悪因子としてそれが明確であれば患者本人も自覚できるが、そうでない場合は患者の同意を得られにくい。内因に関しても同様である。

③コンプライアンスの不足

医療においてコンプライアンスとは、患者が治療に関する医療従事者の指示や方針を守るということを意味する。つまりコンプライアンスが不足していれば、治療が円滑に進みにくい。第11章「医療におけるコミュニケーションスキル」も参照されたい。

3 急性病の順逆

多面的観察を行ったうえで、病のメカニズムがわかっていると、今現在、体表の状態がどうなっているのかを予測できる。慢性雑病で病のメカニズムを研究しておくと、急性病に応用できるのである。

[1] 舌診、顔面気色、脈診で判断する

急性の場合、脈、舌、顔面気色の三つが順逆判断の有力な診断法となる。これら全てにおいて前述のような逆証の可能性のある所見がみられる場合、すぐに救急病院などへ手配する必要がある。

逆証でないと判断できた場合は、どの臓腑経絡の急激な異常なのかを知る必要がある。

[2] 臓腑の異常は督脈と井穴診でみる

急性の疾患に対しては、督脈上の経穴の圧痛を調べ、井穴診も行う。

太極陰陽論からみても督脈というのは非常に重要な意味を持つ。任脈・督脈が左右の境界、足少陽胆経が前後の境界、そして帯脈が上下の境界である。すべて太極陰陽の境界で説明できる。

陰陽の崩れが激しい場合、背部兪穴の同じ経穴において、極端に左右差が出てくるが、平衡の法則が機能しにくい状態だと、その左右差が均衡化しにくい。その場合に、その左右差の顕著な経穴同士の中央、つまり左右の境界の督脈上の経穴に圧痛が出てくる。この境界の部分に相当する経穴を使うと急激に背部兪穴の左右差を均衡化することができ、病を改善に向かわせることができる。ただし下手に使うと悪化する場合も多々あるため、あくまでも急性期の場合に慎重に用いる。

4 心臓疾患由来の胸痛の判断

[1] 心臓疾患由来の胸痛とは

順逆の具体例として、心臓疾患由来の胸痛（狭心症）に関する適応鑑別診断と対処について述べていく。

心臓疾患由来の胸痛は、基本的には心痛（heart pain）として弁病する。心痛は、心臓本体の損傷によって起こる一種の病症であり、前胸部および上腹部領域の疼痛を主な臨床症状とする。また、卒心痛（sudden heart pain）と真心痛（true heart pain）の二つに分けられる。

卒心痛とは、急な病邪の侵襲のために生じる心臓の痛みのこと。

邪客於足少陰之絡、令人卒心痛、暴脹、胸脇支満。　　　　　　　　　　　　　　　『素問』（繆刺論篇）

真心痛とは、突然心臓の痛みが起こり、顔面蒼白、四肢の冷え、唇蒼白、冷や汗、脈がほとんど触れないなどを伴う。死に至る病である。

真心痛、手足清至節、心痛甚、旦発夕死、夕発旦死。　　　　　　　　　　　　　　『霊枢』（厥病篇）

『金匱要略』では、本症を「胸痺」と称しており、狭心症および心筋梗塞は、中医学においては「胸

第9章 ● 総合判断能力

痺心痛」に該当する。胸痺形成の原因の多くは心陽不足であり、陰が陽位に乗じ、気機が伸びにくい
ために生じるとされる。『医宗金鑑』の胸痺心痛短気病脈証并治には「凡そ陰実の邪、皆陽虚の胸に乗
ずるをもって得る、ゆえに胸痺心痛を病む」とある。

胸痺（chest impediment）とは、胸の苦痛が激発し、時々抑圧の感覚を伴うのが特徴の病。結胸
（chest bind）は、胸と腹部の中の病邪（熱邪と水飲・痰）の蓄積によって硬く脹って痛む状態。太陽
病を下したために表熱が内陥し、もともと胸中にあった水飲と結合して発生する。また陽明病の実熱
と元来あった水飲が結して生じることもある。

胸痺心痛の弁証分類を**表9-4**に示す。まず弁証論治に従い、病因病理を明らかにしていく。次に、西
洋医学的な知識を把握しておく。

表9-4 胸痺心痛の弁証分類

病 因	分 類	病 理	特 徴
内傷	陽虚気滞痰涎壅塞	陽虚によって湿痰と気滞が生じ、心胸の気機を壅塞する	息苦しく胸の痛みは背中に貫通する。胸腹が痞え、脇腹から心に突き上げ喘ぎ、呼吸困難で寝ることができない。咳嗽して痰は多く、身体は冷える。舌苔は白あるいは厚膩、脈は弦滑や沈遅、あるいは緊数
	胸中気塞飲邪挟痰	寒邪が肺を犯し、痰飲が胸中の気を塞ぐ	胸悶して息切れ、眩暈がする。脇腹が痞え、嘔逆して唾を吐き小便不利。舌苔は薄白、舌質は淡、脈は沈細
	陰寒厥冷遏阻心陽	先天、後天の不足により陰寒の邪気が心を攻める	胸痛と煩悶があり、心痛は背中に貫通し、背中の痛みが胸に貫通する。四肢厥冷、温まるのを好む。顔面蒼白、あるいはチアノーゼを呈する。脈は沈緊や結代、舌質は淡あるいは青紫色
	気滞血瘀脈絡閉阻	胸痺が慢性化し気滞血瘀となったもの	胸悶心痛、息切れし、呼吸困難、胸悶、不安感、口唇・爪甲・皮膚はチアノーゼを呈する。舌苔は白または乾燥で、舌質は青紫色、舌尖や舌縁に瘀点。脈は細渋結代
	心陰不足内熱灼営	憂慮過度により気鬱化火、火灼陰津し心陰が不足する	胸悶心痛、動悸し悶々として眠れず、五心煩熱、夕方の発熱と寝汗、息切れし咳嗽するが痰は少なくたまに喀血もある。尿は赤く大便秘結。眩暈。舌苔は少ないか乾燥あるいは無苔。舌質は紅絳または青紫色、脈は細数あるいは結代
	心気不足心陽虚損	疲労が重なり心気を消耗し、心気虚・心陽虚となる	心痛煩悶し、動悸し息切れ、顔色は白、言葉に力がなく意識がぼんやりとし、全身に浮腫。手足に力が入らず、身体が冷え自汗し、食欲は少なく小便不利。舌苔は薄白、舌質は淡で、脈は沈無力、あるいは細または結代
	陰陽両虚気血不継	心痛が慢性化すると気血を消耗する	胸悶心痛し、夜間睡眠中目覚め息切れし動悸する。自汗し、口乾、眩暈、耳鳴りがする。少食で倦怠感があり、腰や手足がだるく、畏寒し手足が冷え、あるいは手掌と足底がほてるとともに夜間の排尿回数が多い。舌質は紅あるいは暗、舌苔は少ないか乾燥。脈は弦細無力、あるいは結代
	心陽欲脱肺心衰竭	元気が大いに弱り心脈瘀阻の極みであり、心陽欲脱し肺心衰竭に至る	胸悶し苦しみ、心痛は頻発し咳嗽し呼吸困難。喀血や吐血し言語は低く小さい。冷汗がだらだらと出る。手足厥冷しひどければ意識が朦朧とし覚醒しなくなったり、譫言を言ったりする。舌質は青紫色、苔少ないか黄色で乾燥。脈は沈細虚、数にして無神、あるいは怪脈をみる

371

[2] 現代医学における狭心症

　狭心症は今日では、冠動脈の器質的あるいは機能的異常によって心筋の酸素需要と供給の不均衡が生じ、一過性の心筋虚血に陥り、狭心痛と心電図変化を生じる虚血性心疾患（冠動脈硬化症）の一つの疾患単位として捉えられている。冠危険因子をもつ 50 歳以上の男性に多く、閉経前の冠危険因子のない女性ではまれである。狭心症の診療には病因（器質性、攣縮性）、病期（安定型、不安定型）、心電図変化（ST 水平降下や ST 上昇）の診断が治療上重要とされる。

①臨床症状

　狭心症とは胸骨の上〜中部に感じる一過性の痛み、圧迫感、締めつけ感であり、左肩、左上腕内側、頸部に放散することがあり、症状は数分以内に誘因がなくなれば治まり、舌下へのニトログリセリンが有効とされる。息切れ、呼吸困難、放散痛を狭心症とみなすことがある。呼吸困難や動悸を伴いやすく、冷汗、顔面蒼白などはより強い発作を示唆する。

　狭心痛の誘因は、比較的決まった労作で生じることが多く、冠動脈の器質的狭窄の関与が多いとされる労作性狭心症や、安静時に生じ、異型狭心症では明け方決まった時間に発作があるが、昼間どんな労作をしても発作が起きない安静時狭心症がある。

②病期

　発作の経過および出現する条件が毎回類似しており、症状の程度が一定の範囲内で治まるものを安定狭心症という。一方、狭心症の症状が現れる頻度や痛みの強さが一定でなく、時に発作頻度、強度、持続時間、およびニトログリセリンに対する反応などにおいて増悪してくるものを不安定狭心症という。

③重症度分類

　Canadian Cardiovascular Society（CCS）による狭心症の重症度分類の概要を**表 9-5** に示す。

表 9-5　CCS の狭心症重症度分類

Class I	日常の労作、たとえば歩いたり、階段を上ることでは発作を起こさない。仕事にしろレクリエーションにしろ、活動が激しいか、急激かまたは長引いたときに発作を生じる
Class II	日常の生活はわずかながら制限される
Class III	日常の生活は著しく制限される。普通の速さ・状態で1〜2ブロックの平地を歩いたり、普通の階段を1階昇ることができる
Class IV	いかなる身体活動でも発作が起きる。安静時に狭心症状をみることがある

　これらを踏まえたうえで、術者自身の総合判断能力で適応不適応の判断を行う。まず本病に対処するには慢性症、急性症を区別する。

[3] 慢性症・急性症の順逆診断

①慢性症（非発作時）

　望神において、何ともいえない妙に嫌な感じがする場合は逆の可能性を疑い、反対に生気を直観で

きるものは順である。『霊枢』五色篇の診断で気色の抜けの範囲が広いものは逆、その反対は順である。また、舌診において、特に舌腹がオレンジがかった赤みを帯びていれば順である。他の所見が良好でも、舌診が不良なものは大いに注意が必要だ。脈診においては、胃の気の有無に注意する。特に弦急脈で数脈であれば、逆を疑う。押し切れの脈法を行い、1指で押し切れる場合も注意が必要である。

背候診では、心兪、厥陰兪の反応が右側に顕著に出ているものは重症が多い。脾兪、胃兪、三焦兪、腎兪の広がりがひどいもの、または反応がほとんどみられないものは逆の可能性が高い。夢分流腹診において、両脾募、胃土のエリアの邪気が顕著なもの、もしくは全く邪気が見受けられないものは逆である。さらに虚里の動（乳下を通じての心尖拍動の観察）で、穏やかなものは順。大きく動悸しそのエリアが広いものは逆。

弁証において、気滞血瘀による脈絡閉阻、心気不足による心陽虚損、心陽欲脱による肺心衰竭はかなり慎重な扱いが必要で、ほかの所見と合わせて順逆を判断する。

不安定型や CCS 狭心症重症度分類における CLASS III・IV は要注意。

②急性症（発作時）

慢性症と関連する場合も多いが、急性症を診察診断する場合、最初に顔面気色と眼神を直観的に観察する。これで治療するかどうかの判定が半分決まるといってよい。また心痛の範囲が狭いものは予後良好であることが多く、前胸部、側胸部、背部と胸全域に至るものは不良。

それらが順であれば、次に舌をみる。このとき舌腹の色が決定的となる。明るいオレンジがかった赤であればまず安心して治療を行うことができる。加えて、脈診所見にて一定の力があり、脈診中に術者の指の押圧によって脈状や脈力が良いほうに変化するものは、比較的予後が良い。

以上の所見で順とみれば治療に取りかかるが、これが逆であれば、治療を避けるべきである。

[4] 対処法

急性であれ慢性であれ、順であることが前提となるため、順逆の診断において順と確定した場合の対処法を記す。まず本疾患は正虚邪実であることを十分に認識することが重要である。正気の弱りは心陽、心気であるため、これがどの程度の衰弱かを判断することが極めて大事となる。

具体的には、症状、脈力、舌、肉体負荷試験などを中心によく観察し、気滞、湿痰（水飲）、瘀血、内熱のいずれかの邪気の存在を調べる。また、これらの邪気が複合しているか否かも調べる。単純な気滞のレベルのものは比較的対応しやすいが、瘀血や湿痰の頑固なものは難しいことが多い。

急性時の治療が成功しても、顔面気色、脈、舌やその他の所見をよく総合検討し、経過観察において、予後を安定させる必要がある。このような発作の後、一週間程度は養生に努めることは当然である。養生として、身体を冷やさないこと、油膩物や大食を避けること、睡眠を十分とること、便秘にならないようにすることを心がけてもらう。一般的に、虚証のものは予後不良になることが多いことを肝に銘じるべきである。

5 特殊な順（逃避現象）の場合

弁証論治は正しく、経過観察上、それらの所見がよくなっているにも関わらず、症状が改善しない場合がある。そのなかに、心の奥底にある苦しみから逃げるため、痛みや様々な症状に逃げているケ

ースがある。これは、魂が激しく傷ついたために起こる現象でもある。

　また、自殺願望があったり、過去に自殺未遂をたびたびしている患者に対しては、よくよく気をつけなければならない。自殺の前兆は、胃の気の脈診にはっきりと現れる。弦急脈が必ず出てきて、数脈も出てくるので、そういう脈が施術しても改善しない場合には、親族に迎えに来てもらうなどして、一人で安易に外出させないほうがよい。術者の手に負えなかったら、ほかの方法を考える。

　本質的に、魂の部分と心の部分が協調性を失い分離してしまっている。陰陽はつながってつながらないという論である。まさしく心と魂と身体は一体ではあるが、相対して独立した現象を示してくる。こういう観点で、人間を捉えてみることも必要である。

　臨床というものは、簡単な病なら誰でも一定の効果をあげられるが、少し難しくなるとそういうところまで洞察できないと、効果を出すことはできず、また弁証論治ができないということになってしまう。むしろ、そういう部分を細かく観察して、論理的に整理するところに弁証論治のおもしろさがある。どんな先生にかかっても治らなかったという患者が「先生が治してくれた！」と言って喜んでくれるように。

III.　臨床倫理

1　よい医療者・施術者とは

　臨床におけるよい医療者・施術者の要素として、技能、規則の遵守、人間性の三つが挙げられる。

[1] 技能
　医療者・施術者は常日頃から、その専門技能（鍼灸技能）を維持・向上させることが施術における最低限の倫理として要求される。もちろん教育においてもこれが最優先となる。

[2] 規則の遵守
　あはき（あん摩マッサージ指圧・鍼・灸）法の関連法規や医事法規など、定められた倫理綱領での鍼灸施術上の義務を遵守すること。こうした義務は罰則を伴わない努力義務だとしても、遵守すべきである。

[3] 人間性
　人間の情や良心、魂に関わる要素でもある。これらをバランスよく合わせ持つことが重要だが、鍼灸の施術者の場合、まず先に技能、その次に規則の遵守、最後に人間性という順で身につけていくのが最良であるかのように思える。しかし、実際の臨床での規則の遵守や人間性は、医療コミュニケーションやコンプライアンスを通して、治療効果にも影響を及ぼしてくる。

　「患者を治す」という医療にとって絶対に外すことのできない目的を達成するには、技能だけではなく、規則の遵守や人間性が総合的に必要になってくる。これは鍼灸師に限らず、すべての医療従事者の共通認識だと思われる。

第9章 ● 総合判断能力

2 医療者・施術者に求められるもの

[1] 人間性と評価

患者が医療者・施術者を評価するにあたっては、次の四つの観点のいずれかを基準としている。

- 結果：治療結果がそのまま評価となる
- 規則：医療を行ううえでの態度、あるいは身だしなみや衛生面での清潔感なども評価となる
- 動機：医療に対する心構えや理念なども患者側に伝わり評価となる
- 良心：患者のためを思って、何が善で何が悪であるかを知らせる道徳意識も評価となる

以上のように、実際の臨床現場において、患者は医療者・施術者に一定の人間性を求めているように思われる。そうだとすれば、医療に対する満足度を上げるためには、こうした人間性を術者が身につけるか、あるいは人間性を求めるのが過剰な要求であることを患者に理解させるか、そのどちらかになる。

[2] グローバルな視点

人間は社会的存在であり、一人では生きられない。国家、政治、経済、会社、周囲の人間関係など、様々な要因に左右されながら生活している。

それゆえ、患者を取り巻く環境、国の方針、経済状況、家庭環境、会社や学校での人間関係など、精神面に大きく影響を及ぼす事柄も理解できるだけの知識と見識を持っている必要がある。

患者との関わりのなかで医療従事者に求められる人間性は、次のようなものである。

- 謙虚で感謝の気持ちを忘れないこと
- 患者の人格を尊重すること
- 耳を傾け共に考えること
- 秘密を守ること
- 説明責任を果たすこと

医療従事者が職務を遂行する際には、自己管理ができること、誠実であること、ほかの医療従事者と協調的であることなども要求される。これらは人間性の問題ともいえるが、その背景には、医療従事者と患者との関係の水平化、信頼関係の構築、インフォームドコンセントの実施と自己決定権の尊重という現代医療の課題がある。そして、臨床では時に、患者を明るくさせるだけのユーモアが必要になることもある。

[3] 人間と自然との関わり

人間のはからいを超えた現象として四時陰陽がある。これは養生法や予後診断学とも関わる。四時陰陽を知って養生するだけで、鍼灸治療のみよりも治療効果が出てくることもある。

『素問』上古天真論篇や四気調神大論篇に詳しく書かれているので、古典をしっかりと読み、患者に養生指導として適宜説明していく。つまり季節の状況をよく観察し、風向きをみて患者の病気の原因と考え合わせて、養生について説明していくのである。四時陰陽というものは、人間の力ではどうにもならない。病理が悪化するであろう時期や条件を考え、患者とコンプライアンスを取ることが非常に重要なことではないだろうか。

3 人間理解

　血圧が高い、血糖値が高いといった諸処の検査には、どうしてこうなったのかという示唆はなく、あくまで結果でしかない。これらは実は、伝統医学でいう「内因」「外因」「不内外因」のうちの内因が大きく関わることが多い。日々生活するなかでの怒りや人間的苦しみによる部分が大いに関わる面もあるということである。

　そのため伝統医学的な人間理解の立場をとって、単なる結果に対する処置というよりも、人間を丸ごと観察する必要がある。

[1] 人間、病人を熟知すること

　人間というものは、自分の関心があることは率先して勉強したり丁寧に対応したりするが、そうでない部分はいい加減になるものだ。患者がカルテを記載するときに、自分の関心がある部分をオーバーに表現したりすることに現れるが、患者の心理を理解するためには、病人をよく知っていなければならない。それは自分も含めて、観察者自身が自分のことをまず理解していなければならない。「他人のことはわかるけれども、自分のことはわからない」というのが大方の人間だ。しかし自分自身を客観的にみるように努力して反省すれば、少しずつそれはみえてくる。そして、人間、病人について熟知することが重要である。

[2] 患医一体

　問診は、問診を行っている術者が患者の病を理解できるだけでなく、患者自身も自身の病に対面できる場ともなる。単なる肉体面の問題に留まらず、精神面、さらにはその人の病が起こったときの社会的背景や自然背景まで考察して、何がこの病気の原因なのかを、術者も患者も一緒になって探していくことができる。人間の五感を拠り所とする四診は、人間理解には最も適した方法である。

4 生気論と機械論

　西洋医学が解剖生理学を中心とする機械論をベースにするのに対して、東洋医学は生気論である。生気論とは、生命を分割したり切り取ったりせずに、統一体として丸ごと見つめることである。体表の状態から生理現象や病理現象の変化を捉え、生命体のうごめきを捉えようとし、多くの様々な患者や健康な人たちを観察することによって、長い年月をかけて編み出されたものである。

　その伝統医学の根本の概念となるのが気の概念である。気が集まって生命体をつくっているという基本概念がある。この気の不調和あるいは歪みが病である。

　生気論の立場で人をみていく場合、気一元の立場で生命をみつめなければならない。つまり患者を総体的に、かつ直観的認識も含めてあるがままに捉える必要がある。

5 医療に対する希望

　患者自身が受ける医療に対して信頼と希望を持っていることが理想だ。そのためにはその医療を施

す術者自身が、その医療に対して絶対的な誇りと希望を持っている必要がある。

たとえば、リウマチで膝や手が変形している場合、西洋医学では、「変形は治らない。現状維持ができればよい」という治らない教育で患者から希望を奪い取ってしまう。

伝統医学では、適応・不適応ではなく、その患者自身にあるいは術者自身に治療の可能性があるかないかが一番重要なことではないだろうか。

治療を継続していても、患者に「一向に痛みがとれない」と不満を訴え続けられると、術者側にもその苦しみが、自らの能力のなさへとフィードバックされる。本当の医療を求めようとするなら、この自己より発し自己に返るという法則を経験していくことが術者を成長させるきっかけともなる。

人間は、調子がよいときは、病気であったときのことを忘れるのと同じで、病気になったときは、調子がよかったときのことを忘れやすい。そこは心の持ちようで、元気だったときのイメージをしっかり持ち続けることが、治療をしていくうえで非常に重要なこととなってくるのである。

医療というものは、人間（術者）が行っているものではなく、「何とか治してあげたい」という素朴な気持ちが、その背後にある人間の努力などの一切をも包み込んで、余りある大きなものにはたらきかけるものではないかと思うのである。

第10章

各種刺鍼法

I. 刺鍼術の基本

1 九鍼の刺鍼手技

　古代九鍼をもとに臨床実践を追試していった結果、現在では**表10-1**の鍼を用いる。治療の中心となるのは毫鍼である。「九鍼」は、天人合一思想から天地、宇宙に応じるもの。特に毫鍼は重要視され、名医、名古屋玄医（丹水子）は「今の鍼家の用いる鍼は霊枢九鍼、毫鍼これに近きか」と言い、毫鍼は現代まで連綿と受け継がれてきた。また毫鍼は、太くすれば「員利鍼」「大鍼」「鍉鍼」「員鍼」に、長くすれば「長鍼」となり、使用法を工夫すれば「鑱鍼」「鋒鍼」「鈹鍼」と、各鍼のはたらきを引き出すことが可能である。毫鍼は自由自在に補瀉を行うことができ、また様々な九鍼に変化させることができるのだ。九鍼の構造や機能については『霊枢』九鍼十二原篇、九鍼論篇、官鍼篇、小鍼解篇を参考にするとよい。

表10-1　鍼の種類

	九　鍼	現在の鍼
刺入する鍼	毫鍼	毫鍼、員利鍼
	員利鍼	
	長鍼	
	大鍼	
刺入しない鍼	鍉鍼	古代鍼、打鍼、燔鍼、擦鍼
	員鍼	
破る鍼	鑱鍼	鑱鍼、三稜鍼
	鋒鍼	
	鈹鍼	

2 毫鍼

　古典における毫鍼に関する記載を紹介する。

> 七鍼益精。　　　　　　　　　　　　　　　　　　　　　　　　　　　　　　『素問』（鍼解篇）

　七鍼とは毫鍼のこと。「毫鍼（filiform needle）は精を益す」ということであるが、これはすなわち正気を増やすことである。

> 毫鍼者、尖如蚊虻喙、静以徐往、微以久留之而養、以取痛痺。　　　　　　『霊枢』（九鍼十二原篇）

第10章 ●各種刺鍼法

> 病痺気痛而不去者、取以毫鍼。
> 『霊枢』（官鍼篇）

> 七曰毫鍼、取法於毫毛、長一寸六分、主寒熱痛痺在絡者也。
> 『霊枢』（九鍼論篇）

　毫鍼の鍼は蚊が刺すように無痛で刺入し、正気を養い、邪気を去ることにより痛みを中心とする痛痺に効果があったと考える。

　清代の名医、張志聡は「微鍼はよく血気を通調するものなり」と記載していることから、微鍼とは、毒薬や砭石といった邪気を瀉する治療法に相対して血気を調える治療法で、邪気よりも正気に中心が置かれている。毫鍼は、補瀉を兼ね備え、営衛の気に直接はたらきかける治療用具であったと考えられる。

3　撚鍼法

　撚鍼法は、鍼管を用いずに切皮、刺入する手技で、経穴の反応にダイレクトにアプローチできる方法の一つである。管鍼法よりもはるかに高い精度で狙った位置に鍼先を合わせることができる。またこの撚鍼法を練習することにより、鍼の微妙な操作や補瀉が身につきやすい。

　北辰会方式では撚鍼法はめったに使用しないが、胞肓に寸6−5番の鍼で横刺して気を集めて温補法を行う場合は、細かく撚りながら刺入していく。

　様々な撚鍼法については他の書物に譲り、ここでは双手進鍼法を用い、旋撚刺入法、おくりこみ刺入法の技能を紹介する。

[1] 双手進鍼法

　双手進鍼法とは、押手と刺手の両方を使い、鍼刺入を行うテクニック。押手の母指と示指で鍼体の下端をつかみ、鍼尖を刺鍼部位に接触させ、刺手で鍼柄を持って刺入する。

　刺入の仕方で旋撚刺入法とおくりこみ刺入法に分けられる。旋撚刺入法は、刺手で鍼を撚りながら刺入を行う。刺手の力が入りやすいように鍼柄が竜頭になっており、主に長い鍼（中国鍼）を用いる刺入に行う。おくりこみ刺入法は、刺手の押し入れる力（圧）で刺入を行う。母指と示指に均等に力を入れる。

[2] 刺入手技の基本テクニック

　双手進鍼法を学ぶ際には、初めに旋撚刺入法とおくりこみ刺入法を習得する。まず刺手の母指と示指で毫鍼を軽く持ち、鍼1本のわずかな重さを指で感じられるようにする。次に寸3−2番鍼や寸6−2番などの細い鍼で旋撚刺入法、寸3−2番鍼でおくりこみ刺入法、寸6−5番鍼で旋撚刺入法、寸6−5番鍼でおくりこみ刺入法と練習していくとよい。

①旋撚刺入法

　旋撚刺入法では寸6−5番を使用する。次にその手順を示す。

①経穴の体表観察を行い、反応の中心を決める

②切皮の準備として、まず鍼を刺そうとする皮膚が適度な緊張状態かを確認する

③前揉法を行った後、消毒綿で刺鍼部位を消毒する

④まず鍼を皮膚面に斜めに接触させる（**図10-1**①）。いきなり皮膚面に対して垂直に鍼を接触させると、多くの場合、痛みを感じる

⑤皮膚面に斜めに接触させた鍼先を徐々に皮膚面に対して垂直に立てていく（**図10-1**②）。すると痛みを感じずに鍼を皮膚面に対して垂直に立てることができる

⑥刺手の母指と示指で鍼体を持ち、穴の刺鍼ポイントの皮膚面に鍼を斜めに接触させた後、押手の母指と示指で鍼尖を軽く挟む（**図10-1**③）。押手の周囲圧で皮膚面を緊張状態（皮膚面を突っ張らせた状態）にしておく

⑦右手（刺手）の示指と鍼柄が並行になるように母指で鍼柄を挟む（**図10-1**④）

⑧刺手の示指を固定した状態で、母指を左右に動かすことにより鍼を半転させながら刺入していく（双手進鍼法）

⑨このとき、鍼を刺そうとするのではなく、皮毛の上で鍼を接触しながら軽く旋燃していく。鍼先には、鍼の重さの半分がかかるような気持ちで旋燃する。旋撚はできるだけ滑らかに細かく行う。決して鍼をどんどん刺入しようとしないこと。なおかつ鍼先が皮毛から離れないように注意する

⑩軽く鍼を旋撚していると、皮毛が弛緩して、少しずつ刺入されていく。ちょうど氷の上に置いた鍼が氷が溶けるのに従ってスルスルと中に入っていくような感じに似る。鍼を中心に皮毛がポッと赤くなってきたら補法の効果が出てきたということである

⑪正気の虚がある場合は簡単に深く入ってしまうので、慎重に旋撚を繰り返す。気が集まってくると鍼先が締まってくるのを感じる

⑫鍼先の感覚が変化したら、ゆっくり旋撚しながら抜鍼する

⑬抜鍼後、血や浸出液が出る場合は、速やかに消毒を行う

⑭最後に経穴を触知し、刺鍼の効果判定をする

　旋撚刺入法は、身近な物を用いて練習することができる。鍼を曲げて、鍼の回転を確認しながら旋撚の練習をしたり（**図10-2**①）、酒瓶のコルクの頭に毫鍼を刺し込み、深く刺し込んだ鍼を刺手で持ち、コルクを揺らさず、より細かく回転させて旋撚を行ったり（**図10-2**②）、ペンを**図10-2**③のように持ち、細かく回転させることも旋撚の練習になる。

②おくりこみ刺入法

　おくりこみ刺入法では寸6-5番の鍼を使用する。次にその手順を示す。

①旋撚刺入法の①～⑦を行う

②双手進鍼法で鍼を刺入する際には、押手を固定した状態で刺手で刺入する方法、押手も刺手と同じように、母指と示指の両指を同じ力で均等に両手で切皮していく方法がある

③気が集まってくる（鍼先が締まってくる）ポイントで刺入を止め置鍼する

④置鍼術を行った後、旋撚刺入法の⑫、⑬、⑭に準じて抜鍼する。

　おくりこみ刺入法では、刺手の母指と示指で鍼を固定し、撚鍼せずに、そのままゆっくり押し込むように鍼を刺入する。ゆっくり施すと気が集まる。邪気であればそれを瀉しやすく、正気の虚であれば補いやすい。またおくりこみ刺入法を練習する際には、皮膚に立てた鍼を刺手の母指と示指でごく軽く、鍼体を撫でさすり下ろすようにすると、自然に刺入圧が加わり、鍼は滑らかに刺入されていく。ゆっくりゆっくり、少しずつ刺していくと、気が集まって、刺鍼部位周辺が発赤して補法の鍼になる。

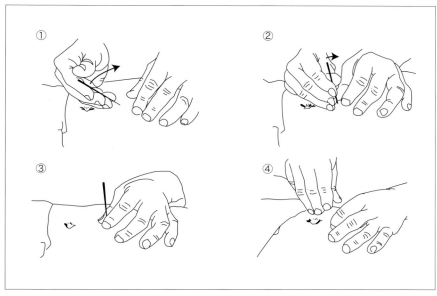

図10-1　刺入手技の手順

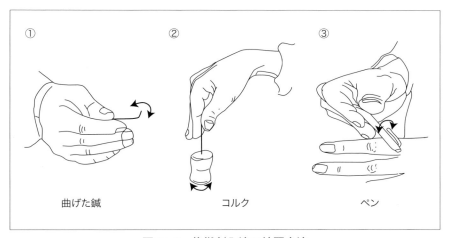

図10-2　旋撚刺入法の練習方法

[3] 痛みと鍼響

　切皮により、鍼が皮毛の部分を緊張させてしまった場合、そのまま無理やり刺入してしまうと、目的の深さの邪に対して鍼を撚鍼したり雀啄しても、気がそこに集中せずに鍼響が得られず、効果が出ない。これは皮膚の表面で緊張が強く起こり、気がそこに集中しているためである。これは「チクチク痛む」と患者が訴える状態である（**図10-3**①）。このようなときは、一度鍼を引き上げて皮毛の部分まで抜き、皮毛の部分の緊張を撚鍼などで緩めてから再度刺入すると、目標としている場所で気が得られることが多い（**図10-3**②）。

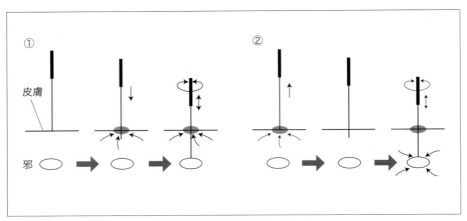

図10-3　痛みと鍼響

[4] 緊張と弛緩の習得のための練習法

　銀鍼を用いて双手進鍼法で、刺入の練習を行う。初めは銀鍼の2番で刺入のおくりこみ刺入法を練習すると、緊張状態と弛緩状態がよく理解できる。

　初心者は、硬いといいながらそれでもどうにか刺入しようとする。その場合は、軽く鍼を抜く動作をして、皮膚の緊張を緩和させることが重要である。

　鍼を抜こうとすると、皮膚は緊張を緩める。鍼を刺入しようとすると、皮膚は緊張するという原理がある（図10-4）。そこで鍼が皮膚面から抜けないようにしながら鍼を上下に動かすことによって弛緩状態、緊張状態を繰り返しながら弛緩状態のときに鍼を少しずつ刺入し、緊張状態になってしまったら、少し鍼を引き抜きながら撚鍼し、また弛緩状態をつくり出す。その繰り返しが速くできれば、スルスルと鍼を刺入できるようになってくる。刺入しにくい銀鍼をスルスルと刺入しているように見えるのは、この弛緩と緊張の繰り返しをスムーズに行っているからである。

　銀鍼は刺入しにくいが、鍼の効果は大きいと考えられる。患者にとって痛くない鍼を心がけること。

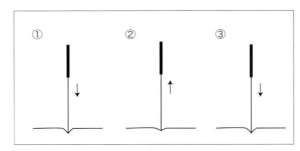

図10-4　皮膚の緊張と弛緩
①皮膚面が硬くなって刺入しにくくなる。②緩めるためにほんの少し鍼を引き上げる。③緩んだら再び刺していく。

4　管鍼法

　北辰会方式では、管鍼法は石坂流の誘導刺法を用い、ほかのものは用いない。

第10章 ●各種刺鍼法

[1] 一般的な管鍼法の手順

まずは、一般的な管鍼法の手順を示す。

①押手の母指と示指で刺鍼する皮膚を緊張させる

②①の指の間に鍼管を割り込ませて、さらに皮膚面を緊張させる。鍼管のなかの鍼は、緊張した皮膚面に接触していなければならない

③鍼管の横を刺し手で叩き、鍼先がしっかりと皮膚面に接触するのを確認する

④③の状態で鍼管の上に出ている鍼柄を勢いよく軽く叩き切皮する

[2] 無痛切皮

切皮がうまくいけば無痛で刺入することができる。皮膚面の緊張状態が十分でないときや、鍼先が皮膚面に接触していないとき、鍼柄の叩き方が適切でないときは、痛みが発生する。無痛切皮のポイントは、刺入時に皮膚面が緊張し、鍼先と皮膚面が接触していること、刺入を勢いよく軽く行うことである。この管鍼法の刺入原理は、鍼管なしで刺入する方法にも通じる。

[3] 石坂流の誘導刺法

石坂流の誘導刺法は、管に鍼を入れ少し竜頭の頭の部分が出ているところを少しずつ叩くことによって管に入れていく。また、管に入ってしまったものを少し強く叩いたり、軽微に叩いたりして、管に鍼が入っているままの状態で体表にアプローチしていく（**図10-5**）。これを誘導刺法という。

誘導刺法は、衛気と営気に鬱滞する気を通じさせることができ、体表の緊張した部分に施術していくと効果が得られる。管は単に刺入しやすくするためだけのものではない。肩の散鍼などにも誘導刺法が応用できる。たとえば、足陽明胃経の足三里から上巨虚に強い緊張がある場合など、この誘導刺法はかなり効果がある。

この誘導刺法で経穴の硬いところを一つずつ取っていく。この単純な方法で昔の人はいろいろな雑病を治していた。根気よく何時間もかけて硬いところを取っていく。場合によっては、熱が出ることもある。管から出ている竜頭を叩き込むことと、竜頭が管に入ってからも管をさらに叩くという二段階の術により、鬱滞を解消させて治していた。誘導刺法はおとなしいようにみえるが、瀉法でハッカを塗ったような清涼感が起こるのが特徴である。

385

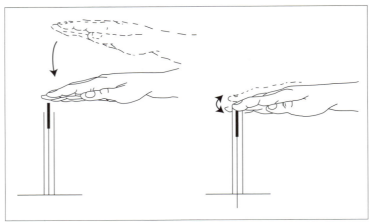

図 10-5　石坂流の誘導刺法

II. 蓮風毫鍼術 ── 刺入する鍼

1　道具

[1] 毫鍼の種類
　現在北辰会方式で用いている毫鍼には、撓入鍼と寸6-5番鍼がある。撓入鍼は蓮風鍼とも称す。それぞれ各種穴処により使い分けがなされている。毫鍼の種類は**図10-6**の通りである。鍼先の仕上げのよいものは、邪気と正気をよく噛み分けて、自由自在の手技ができる。したがって良い鍼を選ぶことが大切である。撓入鍼（**表10-2**）は、柳葉形に近い鍼先で、衛気あるいは衛気と営気の両方に作用させやすく、2番（短鍼）、3番、5番、8番がある。寸6-5番鍼は0.25×49mmである。

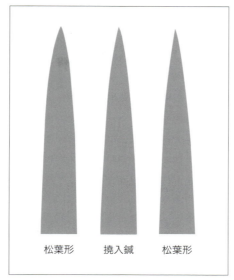

図10-6　毫鍼の種類

表10-2　撓入鍼の種類

2番	3番	5番	8番
0.18×10mm	0.20×20mm	0.25×20mm	0.30×30mm

［2］撓入鍼

撓入鍼（とうにゅうしん）は、八脈交会八穴に対応した鍼である。八脈交会八穴は、肘関節以下、膝関節以下にあり、穴処としては深くも浅くもない。四肢末梢の割に比較的反応が大きい。それに合わせた鍼が撓入鍼である。2番（短鍼）は基本的に、原穴など手足末端の経穴に用いる。手足の先端に近い穴処は、鍼が短くなければ、刺鍼中に鍼体の重みや手足が動くことで鍼も動いてしまい痛みが生じる。短鍼はその痛みの発生を防ぐことができる。

撓入鍼は刺手のみで鍼柄を持って刺入ができる。刺入は、旋撚しないでゆっくり刺す。補にも瀉にも使える。

［3］寸6-5番鍼

一般的には管鍼法や撚鍼法に用いられるが、北辰会方式では主に百会や膈兪から下部の兪穴や腹部の経穴、実の深い経穴などに（管鍼法や撚鍼法を用いずに）用いられる。百会への合谷刺や胞肓への横刺の際には撚鍼法を行う。

2　毫鍼術の基本

［1］押手と刺手の役割

はじめに毫鍼術における押手と刺手の役割を示す。

①押手

押手（pressing hand）は、使用する鍼により役割が変わる。短鍼を用いる場合は、刺入時に痛みを起こさないよう刺入部位の周りの皮膚を引っ張る役割をする手となり、鍼体が長い鍼を用いる場合は、鍼体を支える手となる。この場合は、押手の消毒に気をつける（一般的に押手は日本では鍼管を用いるため、鍼管を保持する手である）。

寸3や寸6の毫鍼には、主に双手進鍼法を用いる。その場合の押手は鍼体が長いので、鍼体を支える手となる。示指と母指の押手の押圧で、鍼体を垂直に刺入できるよう調節する。

短鍼には、指切進鍼法を用いる。その場合の押手は、刺入時に痛みを起こさないよう刺入部位の周りの皮膚を引っ張る役割を果たしている。刺入時において、皮膚から鍼が刺さるように母指と示指で調節していく。

撓入鍼の場合、二つの進鍼法により押手の役割が変わる。具体的には、舒張進鍼法を用い直刺を行う場合の押手は、母指と示指で穴の周囲を緊張させ刺入しやすいように調節する。挟持進鍼法を用い横刺を行う場合の押手は、穴の周囲を押手の母指と示指でつまみ、刺入しやすいように調節する。

押手の圧には上下圧、左右圧、周囲圧がある。これらは刺入時において、皮膚から鍼が刺さるように母指と示指で調節していく。皮膚は体質により薄い場合、厚い場合、あるいはカサカサの場合など様々であるため、その状態によって圧を変えていく。基本的には押手で皮膚面が突っ張るような緊張状態をつくる。カサカサの皮膚の場合の対処として、アルコールを少し多めに含ませた消毒綿を用いて、皮膚を潤し緩めると刺入しやすくなる。

②刺手

刺手（needling hand）は、鍼を刺入あるいは抜鍼するための手であり、利き手を使うことが多い。無痛で刺すためには、刺手の母指と示指の力が強くないと、刺入する際に、皮膚の抵抗に対して刺手の力が負けると痛みを生じやすくなる。

[2] 鍼の太さ

現在、毫鍼の太さは0番鍼（0.13mm）から8番鍼（0.30mm）まで、長さは1寸（30mm）から3寸（90mm）まで製造されている。そのなかで日本の古流派や中国の古流派、各家の名人は太い鍼を用いている。これは、鍼の技術が上達すると太い鍼を用いて細い鍼のように刺し、気を集めたり、気を散らしたりすることが自由自在にできるためであろう。

太い鍼を1番鍼のように自由自在に扱えるようになると、補瀉が行いやすく、効果が大きい。ただし、正気の虚があり気が動きやすい人に、不用意に使うと正気が弱り悪化する場合がある。杉山流は細い鍼を巧みに使う流派である。細い鍼を有効に活かすためには、手技を複雑に絡み合わせ刺鍼術を行う必要がある。

太い鍼を使う場合は、手技は複雑でなくとも、的確に補瀉手技ができれば、十分な効果を得ることができる。松又渓の『蔵珍要編』（1894年）で用いられる八脈交会八穴などへの刺鍼には、太い鍼を用いていたと考えられる。経穴の状況・手技の用途に合わせた長さを選択することになる。

[3] 左右の経穴の選択

北辰会方式においては、左右両方の経穴に対して同時に刺鍼することはまずない（灸は両方行う）。

左右でより虚の経穴、あるいはより実の経穴を選択して刺鍼を行う。

> 天地者、万物之上下也。陰陽者、血気之男女也。左右者、陰陽之道路也。　　　　『素問』（陰陽応象大論篇）

　天地の関係と同様に、人体においても上下左右のバランスが大切である。
　北辰会方式でも当初は、左右両方に刺鍼していた。左右両方に刺鍼するのと、左右のどちらか一穴に刺鍼するのとでは、その効果に違いがあるかどうか、治療実践を通して脈診やその他の診断法を用いて十数年かけて検証した。その結果、左右のどちらか一穴に刺鍼するほうがはるかに効果的であることが証明された。さらに背部兪穴においては、経穴の左右差が顕著な場合は、その中央にある督脈上の経穴を用いることで左右のバランスを整えている（境界の法則）。

[4] 虚実補瀉法

　虚実の補瀉とは、補法になったのか瀉法になったのかを判断する補瀉法である。邪気が集まっている状態で瀉法を施し、鍼下が緩んだ感じになれば、瀉法に効いているということになる。
　まず穴の望診術で、経穴の色の違い、気色の状態をみる。そして手をかざして左右のどちらが反発するか、冷感、熱感などをみる。次に、虚（発汗、冷感、弛緩）か実（硬結、緊張、熱感）かを判別する。虚実の判断がしにくい場合は線香を近づけて、より温かく感じるほうが虚である。それでも判断できない場合は、虚実を診立てるために、両方に軽く刺鍼してみる。実の側のほうが抵抗がある。刺鍼して虚実を判断するのも一つの方法である。
　補の場合は、当然虚の側の経穴に補の鍼をする。瀉の場合は、実の側の経穴に瀉の鍼をする。虚中の実の場合は、表層における虚の部分を補ってから、中の実を瀉す。基本的には実のものは実の側を瀉す。虚のものは虚の側を補うのが原則である。

[5] 前揉法

　前揉法とは、刺入部位の皮膚や筋肉を揉みほぐして軟らかくすることをいう。北辰会方式では、前揉法は押手で軽く触れて温める程度に行う。「これから刺入しますよ」と皮膚に挨拶をするのである。経穴の虚実状態が変わるほどに強く揉みほぐさないように留意する。

[6] 無痛切皮

　切皮は尖端の鋭い硬い金属と軟らかい皮膚が接触し、鍼で皮膚をやぶることより始まる。このとき当然、異物である金属から身体を守る防衛機能がはたらく。金属を異物と感じなくなったときに、皮毛は緊張を緩め弛緩する。切皮した時点で皮膚が緊張する場合、多くは痛みを伴う。
　切皮を行う際に痛みが生じると、その時点で皮膚が硬くなり、防御作用がはたらくため、鍼本来の作用を最大限に引き出すことができないか、あるいは病状を悪化させてしまうこともある。
　痛みが発生すると皮膚は緊張して硬くなり、鍼の刺入が困難になる。それをさらに無理やり刺入しようとすると、緊張がますます強くなり痛みがひどくなると同時に、鍼が刺入できなくなる。皮毛は衛気が支配している。痛みが発生する刺し方をすれば、それにより衛気をやぶってしまっており、重症の患者、気虚の程度のひどい患者は、正気の虚損を引き起こすことがある。

また、痛みを出さずに切皮することは、補瀉いずれにせよ、治療効果のうえで重要である。特に補法は、切皮時に痛みを与えると、補法の効果が低減することが多い。瀉法は、切皮で強く痛みが出てしまうと気が皮膚表面に集中して、目的の深部で瀉法をすることができない。

　衛気を動かすのは、大部分が皮毛部分においてであるので、切皮前から鍼の手技は重要となる。

[7] 撓入鍼法による切皮

　蓮風刺鍼術では、鍼管を用いず、撚鍼もせずに、押手の皮膚の押圧と、刺手の刺圧で切皮を行う。この切皮の際に、鍼の撓りを利用し、刺手と押手の調整によって違和感も圧痛もなく、衛気を乱すことなく刺入する。押手の圧と鍼の撓りを利用して刺入することから撓入鍼法と名づけた。鍼尖や鍼体を触れずに刺入するため、衛生面からも安全な切皮である。

[8] 徐疾の補瀉

　徐疾の補瀉とは、鍼のスピードによる補瀉のこと。

> 刺之微、在速遅。……（中略）……徐而疾則実、疾而徐則虚。　　　　　　　　　　『霊枢』（九鍼十二原篇）

　鍼の操作の速さによって気を集めたり散らしたりする。鍼の操作がゆっくりとした手法は、正気を集める場合に適する。一方、鍼を速く操作することで邪気をすばやく散らすことができる。

[9] 気の去来

　気が充実しているか不足しているかを気の去来でうかがう（鍼響）。刺手あるいは刺手と押手の両方で感じる。気の去来によって、邪正の往来を知り、血気の状況をみる。切皮を行う際の重要なことは、この気の去来が察知できて、そのタイミングに合わせて鍼を刺入させることができるかどうかという点に尽きる。また、気の去来は状況によって異なる。気が集まると温かくなる。気を散らすと冷える。

　邪正の往来は次の方法で確認する。

①虚の経穴に補法を施してみる

　肌表の浅いところに鍼が入り、その後さらに刺入しようとしてもなかなか刺さらない、または上下に鍼尖を動かしていると動かなくなってくる。こういった抵抗の発現が「気が至った」状態である。巧者になると、うまく刺鍼できなかった際に「刺さり過ぎた」という表現をすることがある。これは抵抗の有無をもって、正確に気の去来を把握できている者が抵抗を十分に発現できなかった場合に出る言葉である。

②実の経穴に瀉法を施してみる

　刺鍼し、邪に当たると反発される。あるいは鍼を刺す前から反発する場合もある。「ここへは入らないで」というような突っ張り感がある。または刺そうとすると、何かに当たった感じや絡みついてくる感じがする。これは邪気が来たことを示す。

> 邪気来也緊而疾。穀気来也徐而和。　　　　　　　　　　『霊枢』（終始篇）

第10章 ●各種刺鍼法

要するに「邪気」と「穀気」（正気）が集まってくる様子を表し、邪気はすばやく集まってくること、正気はゆっくり集まってくることを示している。

[10] 置鍼術

北辰会方式の毫鍼による刺鍼（蓮風毫鍼術）では、一般的には医学としての定量化を図るためと術者のレベルを均一化するために、置鍼を基本とする。北辰会方式では、虚の経穴に対する刺鍼法と実の経穴に対する刺鍼法がある。気を集める補法の鍼も、邪気を散らす瀉法の鍼も、置鍼することを基本として効果を高めている。そして抜鍼した後の経穴の変化やその他の体表観察の効果判定を行うことにより、補瀉が正しく行われたかを判断する。

まずは細い鍼で補瀉法の技術を徐々に向上させ、様々な手技に移行するようにする。そして太い鍼で巧みに補瀉を行えるようにステップアップしていく。

[11] 経穴の状態

刺鍼中は経穴の状態をよく把握することが大切である。置鍼術が基本であるが、体表の浅い部分で衛気、体表の深い部分で営気を動かすため、旋撚と雀啄を組み合わせて、補法と瀉法などのいろいろな手技を行うことがある。

また鍼を刺している間も、そのことに集中し一切の雑念を取り払い、鍼先に何か来ないかを感じなければならない。例えるなら魚釣りをするように、長い時間気長に待ちながら、竿先に垂れた糸の先の針に集中して、魚が引いた瞬間に合わせる（ぱっと竿を立てて魚を掛ける）ようなものである。集中していないと、当たりがわからず魚が逃げてしまってから合わせたりする。どのようなタイミングで鍼を刺すか、抜くか、常に気を配る必要がある。

[12] 抜鍼

鍼を抜くことを抜鍼という。抜鍼した後、刺鍼した経穴や注目していた経穴が適切な経穴の状態に変化したかを効果判定として確認する意味で後揉法を行うことがある（補法の場合は後揉法を行い、瀉法の場合は原則として後揉法は行わない）。

瀉法の場合、抜鍼後の出血は鍼が血絡に当たったことを示し、血の停滞が取り除かれ、かえって瀉法の効果が高くなる。刺絡療法に近い効果が出る。

3　撓入鍼法の基本テクニック

先に述べたように蓮風豪鍼術では撓入鍼法を用いる。その概要は**表10-3**にまとめた。次に、撓入鍼法の具体的な手順を示す。

表10-3 撓入鍼法の概要

刺入（進鍼法）の種類	刺鍼角度	刺鍼中の手技	刺鍼中の手技	補瀉法
指切進鍼法 舒張進鍼法 挟持進鍼法 雙手進鍼法	直刺 斜刺 横刺	置鍼術 旋撚術 雀啄術 振顫術	置鍼術 旋撚術 雀啄術 振顫術 速刺速抜法（合谷刺 〔鶏足刺〕、散鍼法）	絶対補瀉 相対補瀉

［1］ 撓入鍼の刺入

①経穴の体表観察を行い、左右差の顕著な経穴を選穴する

②反応の中心を決める。刺入の準備として、刺鍼する皮膚の緊張状態を確認する（前揉法）

③前揉法を行った後、消毒綿で刺鍼部位を消毒する

④押手の2本の指で衛気を乱さないように経穴を囲み、外向きに皮膚を引っ張って緊張状態をつくる（舒張進鍼法）

⑤刺手の母指と示指で鍼柄を持ち、狙った方向に両指を同じ力で鍼先を皮膚に近づける。母指と示指の指の力が強くないとうまく刺入できない

⑥衛気が鍼先になじむように鍼先を皮膚面に徐々に立てながら、同時に鍼先を皮膚面にひっかけ、鍼先の縁にわずかにテンションをかけて鍼体を撓めながら、鍼尖で皮膚を引っ張り緊張状態をつくる

⑦鍼体の撓んだ力で、皮膚面に鍼先が刺入し始める。皮膚面が弛緩して鍼先が少しずつ刺入し出す。撓んでいた鍼は徐々に刺入され伸びて皮膚面に垂直になり、ますます刺入し出す。撓みが真っ直ぐになったところで、そのまま指の圧力で目的の位置まで刺入する（図10-7）

⑧置鍼術を行った後、抜鍼する

⑨抜鍼後、出血や浸出液が出る場合は、速やかに消毒を行う

⑩最後に経穴を触知し、経穴の効果判定を行う

　刺鍼のポイントをいくつか挙げる。まず、緊張状態のつくり方は、身体の姿位あるいは経穴の構造によって方法が変わる。また母指と示指の指の力が強くないとうまく刺入できない。鍼先のみで皮膚面に緊張をつくる技術を身につけるべきである。皮膚面と鍼が接触した後に、皮膚面に対して鍼を動かして鍼のほうから刺さっていくのではなく、静止している鍼に対して緊張した皮膚面が刺さってくるようにすると、無痛で刺入することができる。

撓入鍼だけでなく、三稜鍼、員利鍼なども同様の仕方をするのが原則である。

［2］ 短鍼の刺入

①体表観察を行い、左右の顕著な経穴を選穴する

②反応の中心を決め、前揉法を行った後、消毒綿で、刺鍼部位を消毒する

③1本の押手の指（母指あるいはその他の指）で経穴の周囲の皮膚面を衛気を乱さないようにひっぱり緊張状態をつくる。

④刺手の母指と示指で鍼を持ち、狙った方向に両指を同じ力でもって刦皮を行う（指切進鍼法）

⑤刺入の際に、皮膚面と鍼先が接触すると同時に押手の圧を緩める

⑥置鍼術を行った後、抜鍼する
⑦抜鍼後、出血や浸出液が出る場合は、速やかに消毒を行う
⑧最後に経穴を触知し、経穴の効果判定を行う

　緊張状態のつくり方は、身体の姿位、経穴の構造により変わる。また、皮膚面に対して鍼のほうから刺さっていくのではなく、静止している鍼に対して緊張した皮膚面が刺さってくるようにすると、無痛で刺入することができる。

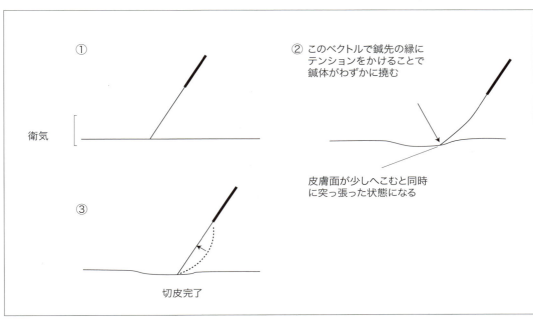

図10-7　撓入鍼の刺入

①衛気を乱さないように鍼先を皮膚に接触させる。②刺手の圧でしっかり固定し、鍼体をわずかに撓ませながら手前に少し皮膚ごと引く（まだ切皮はしておらず、鍼先が衛気になじんでいる状態）。③刺手はそのままで鍼体の撓みがもとに戻ろうとする力を利用し、突っ張った皮膚面に刺入する（鍼に無理なく刺さるため無痛）。

4　刺入方法

　進鍼法（needle insertion method）は、鍼の先端を皮膚の特定の深さへ刺入すること。蓮風刺鍼術では四つの進鍼法を用いて、経穴に対してアプローチしている。どの刺入も撓入鍼法で行う。

[1] 指切進鍼法

　指切進鍼法（fingernail-pressing needle insertion）を図10-8に示す。
　押手の母指あるいはほかの指で刺鍼部位の付近を衛気を乱さないように押さえ、皮膚を刺入部位と反対側に引っ張った状態で、刺手に持った鍼の鍼体の撓みがもとに戻ろうとするのと同時に押手の圧を緩めると刺入できる。短鍼が中心だが、他の撓入鍼にも応用する。主に四肢末端など、穴の広がりが小さな経穴に対して用いる。

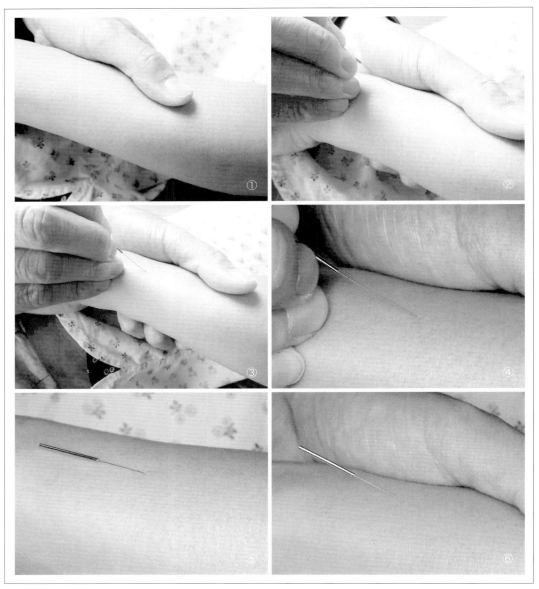

図10-8　指切進鍼法

①押手の指（母指あるいはその他の指）で、経穴の周囲の衛気を乱さないように皮膚面を引っ張り緊張状態をつくる。
②鍼が衛気になじむように、鍼先を慎重に経穴の皮膚面に近づける。
③皮膚面に鍼先を接触させ、鍼先の縁にわずかにテンションをかけて鍼体をわずかに撓ませる。このとき、鍼先が皮膚をわずかに引っ張るのでさらに緊張状態ができる。
④③の拡大写真。
⑤そのままの状態で押手の圧を緩めると、鍼の撓みがもとに戻ろうとすると同時に皮膚面から鍼先が痛みなく入り、切皮が完了する。
⑥切皮が完了したら、目的の深さまで鍼を刺入する。

[2] 舒張進鍼法

舒張進鍼法（skin-spreading needle insertion）を**図10-9**に示す。

皮膚のたるんでいる部位に用い、押手の母指と示指、もしくは母指と中指で刺鍼部位の皮膚を両側に張り、皮膚を緊張させて撓入鍼法で刺入操作を行う。撓入鍼で行うことが多い。

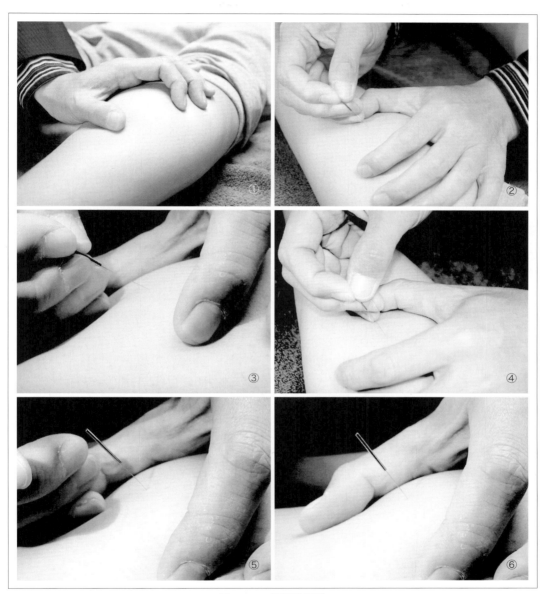

図10-9　舒張進鍼法

①押手の2本の指で経穴を囲み、衛気を乱さないよう、外向きに皮膚を引っ張って緊張状態をつくる。
②鍼が衛気になじむように、慎重に鍼先を経穴の皮膚面に近づける。
③皮膚面に鍼先を接触させ、鍼先の縁にわずかにテンションをかけて鍼体をわずかに撓ませる。このとき、鍼先が皮膚をわずかに引っ張るのでさらに緊張状態ができる。
④③の別角度からの様子。
⑤そのままの状態で押手の圧を緩めると皮膚面の緊張が緩むと同時に、鍼の撓みがもとに戻ろうとする力によって皮膚面から鍼先が痛みなく入り、切皮が完了する。
⑥切皮が完了したら、鍼体の角度を変え、目的の深さまで鍼を刺入する。

[3] 挟持進鍼法

挟持進鍼法（hand-holding needle insertion）を**図 10-10** に示す。

北辰会方式では衛生面を考慮し、押手の母指と示指で皮膚をつまみ上げ、つまみ上げた部位に鍼を刺す。腹部や上背部などに、横向きに鍼を刺すときに用いる。これは坂井流の横刺法を応用した刺法で、押手で経穴をつまみ浮かした後、撓入鍼法で刺入し、必要なら経穴の中心まで押手圧入法で刺入する。

利点は経穴の浅い部分へ自在に刺すことができる点。なおかつ章門や帯脈穴など、脇腹や内臓に近いところの経穴を皮膚だけに刺して、内臓に刺さないように刺す安全な方法でもある。刺すときは皮1枚を刺していく（後述の「横刺」参照）。

[4] 双手進鍼法

双手進鍼法（double-handed needle insertion）を**図 10-11** に示す。

右手と左手の両方を使い、鍼刺入を行うテクニック。押手の母指と示指で鍼体の下端をつかみ、鍼先を刺鍼部位に接触させ、刺手で鍼柄を持って撓入鍼法で切皮を行う。管鍼法での刺入とは異なり、刺入は左右の手を同時に使う。長い鍼でも刺入することができる刺入法である。ただし鍼体に触れるため衛生面に気をつける。寸6−5番を用い、背部兪穴やある程度深さのある経穴に刺す場合に行う。

第10章 ●各種刺鍼法

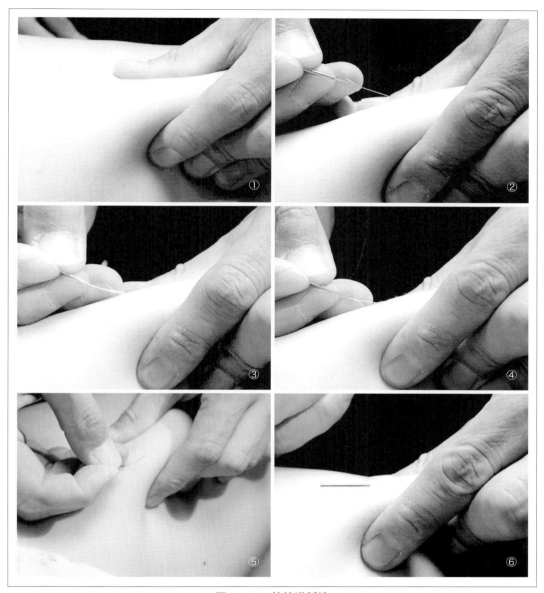

図10-10　挾持進鍼法

①押手の母指と示指で経穴の中心を左右からソフトに挟み上げる。このとき衛気を乱さないようにすることが重要。
②鍼が衛気になじむように、鍼先を経穴の皮膚面に近づける。
③皮膚面に鍼先を接触させ、鍼先の縁にわずかにテンションをかけて鍼体をわずかに撓ませる（わかりやすくするため、撮影時はあえてオーバーに撓ませているが実際はわずかで十分）。
④そのままの状態で、鍼の撓みが戻る瞬間に押手の方から鍼を迎え入れるように少しだけ鍼先の方向に押手ごと動かすと、皮膚面から鍼先が痛みなく入る。
⑤別角度からの④の様子。
⑥切皮が完了したら、そのまま横刺または斜刺になるよう目的の深さまで鍼を刺入する。

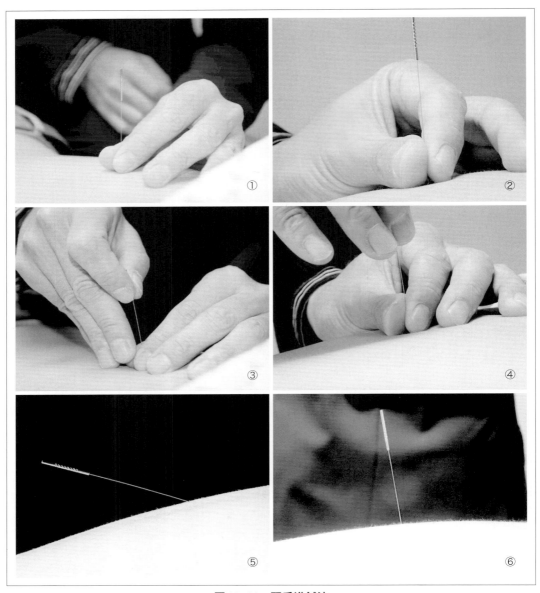

図10-11 双手進鍼法

①押手の母指と示指で鍼体の下端をつかみ、押手ごと鍼先を刺鍼部位に接触させる。このとき衛気を乱さないよう注意する。
②①の拡大図。鍼先から約1cmは指に触れることはない。
③鍼先と押手全体に経穴周辺の衛気がなじんだら、鍼先の縁にわずかにテンションをかけて鍼体をわずかに撓ませると同時に、押手全体で経穴の周囲に少し圧を加えわずかに経穴周辺の皮膚を緊張させる(鍼先が皮膚から離れないよう注意)。
④そのままの状態で押手の圧を緩めると、鍼の撓みがもとに戻ろうとすると同時に皮膚面から鍼先が痛みなく入る。
⑤切皮が完了する(実際は鍼から手を離さず⑥に進む)。
⑥押手の母指と示指で鍼体を挟んだまま目的の深さまで鍼を刺入する。

5　刺鍼角度

蓮風刺鍼術で使われる刺鍼角度（angle of needle insertion）の分類は、主に直刺法、斜刺法と横刺法である（図 10-12）。

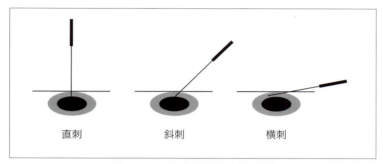

図 10-12　刺入角度による分類

[1] 直刺

直刺（perpendicular insertion）は、皮膚面に対し鍼が垂直に刺さることをいう。一般的には「邪気を散らす」場合に直刺を行う。気滞、熱邪、湿痰、瘀血とそれぞれの邪気の位置に合わせて刺入深度が変わってくる。正気の虚を補う場合も用いる。双手進鍼法・指切進鍼法・舒張進鍼法で、旋撚刺入法かおくりこみ刺入法で行う。また、直刺はほとんどの経穴で行われる。ただし心兪、肺兪、厥陰兪、章門など体幹部は禁忌となる。

[2] 斜刺

斜刺（oblique insertion）は、皮膚面に対し鍼が 45°程度に刺さることをいう。一般的には四肢末端の経穴の「正気を補う」場合に斜刺を行う。四肢末端の経穴は、肌肉が薄いため直刺を行うと硬結を貫いたり、あるいは鍼柄の重さで置鍼中に鍼が抜けてしまうことなどがあり、斜めに刺入するとこれらに対処できる。双手進鍼法、指切進鍼法でのおくりこみ刺入法が中心となる。また、斜刺は五兪穴（五要穴）を中心とする四肢末端の経穴に行う。

[3] 横刺

横刺（平刺、沿皮刺、transverse insertion）は、皮膚面に対し 15°あるいはほとんど皮膚面と平行に刺すことをいう。坂井流横刺法では、長い鍼を用いて刺入しているが、北辰会方式では短い鍼（寸6〜短鍼）も使う。横刺法は挟持進鍼法で刺入する。

横刺は皮下の浅い部分の衛気を動かす場合に用いる。横刺で浅い衛気を動かしながら、深い営気をも動かす場合もある。これは深在に実邪がある場合、直接実邪に瀉法を施さなくても、横刺を施すことにより皮下の深い部分の営気を動かし、深在の実邪を取ることができる。特に正気の虚（経穴の表在に弛緩や軟弱などの広がり）がある場合、正気の虚を傷つけず実邪を取り除き瀉法を行うことができる。実邪が深在にある場合は、直刺で実邪に当てる場合もあるが、逆に横刺で邪を浮かせてくるこ

とができる。また、横刺法では、深鍼による気胸や折鍼などの医療事故を防ぐことができる。虚の部分を浅く刺して（深くても３分くらいの深さまで）、衛気の部分にアプローチする。

手順としては、挟持進鍼法で、押手のほうから刺手の鍼を迎え入れるように同時に動かし切皮を行い横刺になるよう刺入する。刺入した後、鍼が入っている部分が皮下に見えるか、指で触れると鍼体を感じとれるくらいがよい。鍼が深くなったり浅くなったり、ムラができないように均一の浅さで刺入していくよう注意する。

横刺は督脈穴所への清熱解毒の鍼や、心兪、肺兪、厥陰兪、不容、梁門、滑肉門、天枢、中脘、章門などに施す。章門穴は広がりが大きいので、横刺がよい。

6 刺鍼中の手技

[1] 置鍼術

刺鍼中には基本的に一定時間、鍼を留置しておく置鍼術を行う。置鍼中、脈をうかがいながら、置鍼時間を判断する。

[2] 旋撚術、雀啄術、振顫術

硬結を取り除いたり、気を集めるための鍼操作は主に旋撚術、雀啄術、振顫術で行う。旋撚術は鍼を左右に同じ角度で細かく速く施撚する方法、雀啄術は鍼を上下に引き上げたり刺入したりを繰り返す方法、振顫術は目的の深さまで刺入した鍼をつまんだり、鍼柄を指ではじいたりして振動させる方法。

[3] 速刺速抜法

速刺速抜（即刺即抜）法とは、鍼をすばやく刺し、すぐに抜鍼する手法で、刺入した後、手技を行う場合と、そのまま抜鍼する場合がある。一般に、熱性の邪実には置鍼しないほうがよい。熱実が中心の場合、邪実でも湿熱とか瘀血が複雑に絡んで、熱よりもほかの邪実が強く頑固なものは、置鍼のほうがよく効く。そのなかでも熱が中心のものは、早く抜いたほうがよい。脈が数脈気味のときは、気の動きが速いということなので、あまり置鍼しないほうがよい。これは一つの判定である。脈が速いということは、正気の弱りにしても、邪気の実にしても気の動きが速い証拠であり、置鍼時間は短くすべきである。速刺速抜法には、合谷刺と散鍼法がある。

①合谷刺

合谷刺は五刺の一つで、１本鍼を施しその左右に２本目、３本目と同一の鍼で刺入方向を変えて刺すと、その形があたかも鶏の足のようになるので鶏足刺ともいう。このような三方向への刺鍼には、分肉や谿谷の間に存在する邪気を瀉す作用がある。また合谷刺は、分肉の間を刺し、また脾は肌肉を主るので脾気に対応し、肌痺を治すといわれている。

四曰合谷刺。合谷刺者、左右鶏足、鍼于分肉之間、以取肌痺。此脾之応也。　　　　『霊枢』（官鍼篇）

肉之大会為谷、肉之小会為谿。肉分之間、谿谷之会、以行栄衛、以会大気。　　　　『素問』（気穴論篇）

第10章 ●各種刺鍼法

刺身左右分肉之間、痏如鶏足之跡、以合分肉間之気、故曰合刺也。平按合刺霊枢、甲乙作合谷刺。

『黄帝内経太素』巻第二十二

※「合谷刺」が「合刺」と記載されている箇所がみられる。

合谷刺は場合によっては抜鍼後に出血することがあり、暗い色の血液が出るほうが効果が大きい。これは胃の気の脈診で確認することができる。

黄帝曰、衛気之留于腹中、稸積不行、苑蘊不得常所、使人支脇胃中満、喘呼逆息者、何以去之。
伯高曰、其気積于胸中者、上取之。積于腹中者、下取之。上下皆満者、傍取之。
黄帝曰、取之奈何。
伯高対曰、積於上、寫人迎、天突、喉中。積于下者、寫三里与気街。上下皆満者、上下取之、与季脇之下一寸。重者、鶏足取之。診視其脈、大而弦急、及絶不至者、及腹皮急甚者不可刺也。

『霊枢』（衛気失常篇）

合谷刺は作用が強いので、脈をよくみて、正気の弱りがひどくないことを確かめてから施術する必要がある。

合谷刺の方法は、1本の鍼を中央に直刺し、さらに2本の鍼を両側から交叉するように刺して鶏の爪のような形にして置鍼する。あるいは、1本の鍼だけでまず深く中央に直刺した後、皮膚近くまで引き上げ、それから左右に向かって1回ずつ斜刺するかまたは横刺した後に抜鍼して、刺入の跡を鶏の爪の形のようにするという二つの刺し方がある。

合谷刺の手技は、中央に刺鍼して、次に左右どちら側から刺鍼してもよい。合谷刺は大体皮下組織の浅い部分に横刺し、一般に太い鍼を使う。

また、百会に合谷刺をすると、平肝熄風という治法になる。百会に単刺することで軽い気滞を取り、気を引き下げることができるが、百会に合谷刺すると、強力に気を引き下げて平肝熄風となり、瀉法で強刺激を与えることになる。陽明の気実や熱実による歯痛などに合谷刺を使うと速効性がある。

②散鍼法

散鍼法とは石坂流の誘導刺法を応用したもので、管鍼術を用い、刺入場所を変えながら、切皮を何度も繰り返す刺鍼術である。石坂流はもともと杉山流の流れを汲んでおり、誘導刺法そのものが、切皮だけを何回も繰り返すという杉山流の細指術を応用したものである。

殊に侠骨の誘導刺は、滞気を開通し、栄衛を循環せしむる故、胸隔中の疾、肩の凝結等には尤其の良好あり。

『鍼灸茗話』

侠脊の穴（大椎から腰椎までの十七椎の両側離れること五分のところ、華佗侠脊穴のこと）に誘導刺を行い気血の循環を促している。北辰会方式では、清熱解毒法としてこれを応用していた時期があった。

401

7　補瀉法 ── 虚実補瀉法

　弁証により、選穴が確定したとしても、その経穴に対する手技ができないと、治則・治法に適った効果は出ない。また、手法によっても効果が変わってくる。たとえば脾兪に補法を行うと脾気あるいは脾陰を補うことができ、瀉法を行うと、湿痰あるいは湿熱を除くことができる。

　穴性（各経穴にはどういう効能があるか）についての詳細は、『藤本蓮風　経穴解説（増補改訂新装版）』（藤本蓮風、メディカルユーコン、2013年）参照。

　経穴によって瀉しやすい経穴と、補しやすい経穴があるが、さらに細かい穴性については臨床を行い、効能を明らかにしなければならない。

　我々は、経穴の効能を把握するため、少数穴に対して補瀉（supplementation and draining）と置鍼を用いるとともに一穴の効能を上げるシステムを確立させている。

　虚実補瀉法では、虚（虚、虚中の実）の経穴に対して正気を補う鍼法（補法）を施す。一般的に浅く刺して、気が集まるようにする。一方、実の経穴に対しては邪気の実を取り除く鍼法（瀉法）を施す。一般的には、刺入して、実邪の3分の1の深さで刺鍼を止め、実邪に当たったら、それを散らすようにした状態で置鍼するか、すぐに抜鍼する（図10-13）。

　瀉法を施す場合、実の反応は、熱感が中心か、緊張が中心かを判断する。その反応によって刺鍼アプローチを変える。

　補瀉の刺鍼技術では、体表の気がどのように変化するか感知できることがまず大切である。そのためにいろいろなアプローチを行う。体表上で、何かを得た感じ、何かが散った感じを確認できれば補瀉の手技の確認ができる。刺鍼によって体表の反応が変化し、好転することを確認できることが基本である。

　さらに進歩すると、刺鍼によって細かい反応を読みとることもでき、無撚鍼で刺入し、気を集めたり散らしたりすることも可能になる。また、刺入の速度を変えることで、虚または実の反応を即座に好転させることもできるようになる。

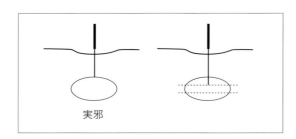

図10-13　実の経穴への虚実補瀉法
実邪がどんなに深くても、邪気の3分の1程度で止める。

8　虚実補瀉法 ── 正気を補う刺鍼アプローチ

[1] 補法

　蓮風刺鍼術において、正気の虚を補う鍼を施す場合は、浅く刺して皮下の浅い部分の衛気を動かす

第10章 ●各種刺鍼法

ことが基本となる。

　正気の虚の場合は最初から深く鍼を入れないで、浅く刺して慎重に行う。正気の虚（気虚、血虚）に対しては虚ろなものが満ちてくるように鍼を施せばよい。

静以久留、以気至為故。如待所貴、不知日暮。　　　　　　　　　　『素問』（離合真邪論篇）

訳：朝から日暮れまで、貴い人をずっと静かに待っているように、正気が集まるのには時間がかかる。

[2] 補法の手技

　鍼を刺入し、しばらく待って静かにゆっくりと鍼先に何かが触れる感じがすれば、正気（衛気・陽気・気）が至ったということである。催気の術とは、鍼を使う手技のなかで全体的にゆっくりと、鍼の操作を多少速くしたり遅くしたりしながら気を誘う（催す）術で、雀啄と旋撚を交互に使う。これは杉山真伝流の初専次専という術に相当する。こういった術を施すと正気を速く確実に集めることができる。また、ゆっくり刺入していくと同じくゆっくりと着実に気が集まり穴所が発赤して、温まってくる。中国鍼灸手技でいえば、焼山火という鍼術の作用である。

　比較的深い部分へ鍼を刺して虚ろな感じを得れば、営気、血、陰気の虚である。このとき静かにしばらく待って、ゆっくりと鍼先に何か触れる感じがすれば、正気（営気・陰気・血）が集まってきたということである。

　深い部分のほうが気の至るのが遅いのは、陰陽関係から当然といえる。このようなそれぞれの部位においての「至気」の遅速は、胃気の充実度に関わる。

　初心者は、旋撚を中心に気を集める訓練を行い、上級者は、ゆっくり鍼を操作することによって気を集められるように鍛錬する。

[3] 虚の経穴の種類

　虚の経穴の種類を**表 10-4** に示す。

表 10-4　虚の経穴の種類

虚の経穴	表　在	深　在
第 1 虚	弛緩・発汗・冷感	正常（周囲と同じ）
第 2 虚（虚中の実）	弛緩・発汗・冷感	緊張・硬結（こんにゃく状）
第 3 虚	弛緩またはやや膨隆	弛緩・空虚
第 4 虚	弛緩・空虚	空虚

[4] 補法による刺鍼アプローチ

　対象ごとの刺鍼アプローチは次の通り。

①弛緩

　表在の浅いところで治療を行うことを基本とする。一番弛緩しているところの中心にゆっくり刺入

403

し、空虚なところで鍼先を止め、置鍼を基本とする。その理由は虚が基本にあるため、速い刺入や強い刺激ではかえって気を漏らし、虚を増悪させる危険性があるからである。一定時間後に抜鍼し、指で触れて、左右差を確認する。このときに、左右差が少しでも均等化していればよしとする。また、刺鍼周囲が10円玉大ほどにほどよく発赤したり温かくなっているとさらによく効いている証拠である。

第2虚（虚中の実）の経穴（表在弛緩・深在緊張）に対しては、硬結の表面までの刺入とし、あくまでも表在の虚の反応が充実してくることを目標に行う。表在が弛緩のままで深在の緊張のみが緩んだ場合、悪化と考える。

②冷感

冷感は、一般的にそれに関連する経絡、経筋、臓腑の虚もしくは気の停滞を示唆する。虚の反応の場合は、冷えに伴って発汗や陥凹が見られ、実の反応の場合には硬結が存在したりする場合が多い。背部兪穴においては、風寒の外邪が侵襲している表証の場合、身柱、肺兪、風門、大椎あたりが冷たくなることが多い。

また冷感は、冷えてベコベコと陥凹している場合と冷えて硬結がある場合の二つに分けられる。いずれも発汗がみられるケースもある。前者の場合は、その経絡、経筋、臓腑の虚を示唆し、刺入時の指頭感覚は抵抗がなく、空虚な感じがする。ゆっくり刺入し空虚だと感じるところで止め、抵抗（気が集まる感じ、少し締めつけてくる感じ）が感じられるようになった時点でゆっくり抜鍼する。後者の場合は、実もしくは第2虚で硬結の表面へ届くことを指標に刺入し、その抵抗が少なくなるか、あるいは緩んだ時点でゆっくりと抜鍼する。

問診・診察を通して総合的に、これらの冷感の虚実を判断し決定しなければならない。

③発汗

発汗している経穴へのアプローチは、冷感（虚）に対する刺鍼アプローチに準ずる。

④虚中の実

経穴の構造は第8章「切診」で論述しているが、臨床現場において経穴の構造にはバリエーションがあり、単純な構造はあまりみられない。たとえば、気虚気滞や気虚血瘀、気虚血虚、気滞血瘀、湿熱の邪など、さまざまな病理が絡み合って病理が形成されている。

また、経穴の第2虚の反応に関しては、以下のことがいえる。

実（表在部で緊張・分肉の間〔皮と肌肉の間〕に硬結を触知する）が慢性化し、表在が虚になった状態と、虚が回復し邪が浮いてきた状態は、体表観察では同じ反応（第2虚）になる。

多くの慢性病では第2虚の反応を呈してくる。気のレベルだけでいえば、気滞気虚と気虚気滞がある。虚を補うべきか、実である硬結を散らすべきか、判断に苦しむことは多くある。その場合、硬結の硬さで判断し、刺鍼したときに硬結に抵抗があるかないかで虚が中心か実が中心かを判断する。一般的に、表面にある虚の状態をみて切皮してみて、硬結の表面で気を充実させ、硬結の状態をみながら緩んでくるかどうかを探る。緩んでこなければ気が充実した段階で少し実邪に当てる。このとき、硬結のなかまで刺してはいけない。表面に鍼先を接すると、ジワーッと硬結が溶けていく。硬結は、水餅（水のなかに漬ける餅）と似ている。水餅は表面が軟らかく、なかが硬い。

第2虚に対する刺鍼は、まずは虚の部分を悪化させないことが重要である。虚の部分を補い十分充実してから、硬結に対してアプローチする場合は、刺入は硬結の3分の1くらいまでの深さに留める。虚の部分が充実してこない場合には、無理に刺さないほうがよい。別の穴所で対応する。

第10章 ●各種刺鍼法

初心者が、虚と実に同時に作用させたい場合、体表の虚を補い、なかにある硬結を取り除く横刺法を施してもよい。

[5] 正気を補う経穴

気を補う経穴は、太淵、肺兪、列欠、下脘、太白、神門、太渓、陽池、（百会）など、血を補う経穴は、膈兪、腎兪、血海、三陰交など、津液を補う経穴は脾兪、胃兪、三焦兪、照海、公孫、腎兪などである。

脾兪・腎兪・三焦兪または足三里・公孫などの重要な経穴が虚の反応を呈すのは、大きな問題である。普通は第2虚を呈することが多い。一見、実の状態から虚の方向へ移行するように思われるが、体表観察の観点からいえば、乳児の段階であってもすでに虚が出ている。

背部兪穴をみていくと、発育不全、先天的異常のある人は、必ず左の腎兪が弛緩している。経穴が弱っていることと発汗が非常に多いことが特徴である。

一般に、病気がちな人の経穴の病理変化は、第2虚から起こるのが大方である。おそらく現代人は、生まれたときから空気の汚染、水の汚染など、いろいろなストレスを受けているために、もともと正気の弱りが生じており、そこへ邪気が絡んでくるためだと思われる。いわゆる虚実錯雑の状態で生まれてくる。北辰会方式がこれまで虚の部分を非常に重視してきたのは、そのためである。

9　虚実補瀉法 ── 実邪への刺鍼アプローチ

[1] 瀉法

実邪を瀉す場合、まず実邪の種類を体表観察にて判別する。邪気の深さからいうと、体表の一番浅いところから順に気滞の実邪、邪熱、湿痰と続き、瘀血が一番深いところにある。また体表観察により判別できなくても、刺鍼によって明確にすることができる。

気滞の場合は硬結が浅く、鍼をしていくと、一般的には軽度の気滞なら瞬時に鬱滞はほぐれるが、重度の気滞や慢性化したものは気滞血瘀に至っているケースがあり、瞬時に鬱滞がほぐれにくいため、実邪の深部まで刺入して散らすと硬結が緩んでくる。ただし実邪を貫通させてはいけない。気滞の位置よりも次に深い位置に熱邪や湿痰があることが多い。熱邪の場合、鍼を入れると瞬時に締めつけてくるような感触がある。湿痰に当たると、粘着度の強い感覚がある。

[2] 瀉法の手技

瀉法は、実邪の3分の1くらいのところに当てて、ある程度緊張したところで置鍼する。そして抜鍼時には、ある程度激しく雀啄ないしは旋撚をして気を散らす。気が集まったままで抜いてはいけない。瀉法でも無痛で刺すほうが望ましい。痛がらせるほどよく効くというものではない。

[3] 実の経穴の種類

実邪にもさまざまな種類がある。気滞、熱邪、湿痰、瘀血で、それぞれ経穴に独特の反応を呈すことが多い（**表10-5**）。

405

表10-5　実の経穴の種類

実の経穴	表　在	硬結の所在	深　在
実（気滞）	緊張（冷え）	分肉の間（皮と肌肉の間）	緊張または正常
実（熱邪）	緊張（熱）	肌肉と筋の間	緊張または正常
実（湿痰）	緊張（粘稠な発汗・魚鱗のような皮膚）	肌肉と筋の間	緊張
実（瘀血）	緊張（肌膚甲錯・細絡）	肌肉〜筋と骨の間	緊張

[4] 瀉法による刺鍼アプローチ

対象ごとの刺鍼アプローチは次の通り。

①硬結

硬結とは、一般的に実邪の存在を示唆する反応のため、治療は当然瀉法が中心となる。あえてゆっくり刺入せず患者が痛がらない程度に刺入し、触診で感じ取った硬結の表面から3分の1程度の深さへ鍼先を到達させ、硬結が緩んだ感じを指標に抜鍼する。このとき、置鍼を行ってもかまわない。

治療後に硬結が小さくなったり、軟らかくなる状態を改善の指標とする。治療そのものが正しく行われた場合、虚の病態に比べ症状の緩解が早い。

適切な手技を行っても硬結を取り除けないのであれば、全体的な瘀血が停滞している。その場合は、足臨泣や三陰交、血海へ刺鍼をすると、硬結自体に鍼をしなくても硬結が取れてくる。

実の場合は硬結の3分の1まで刺入し、硬結を突き貫いてはいけない。ある程度実邪に当たったと思ったら、それ以上は深く刺さないこと。突き通すと、効果が低減する。これは脈診やその他の診断に明確に現れる。

②熱感

実邪の反応としての熱感に対しては、一般に速刺速抜を基本として行う。刺入時の指頭感覚としては、鍼先に何か絡まる感じがし、抜鍼後、その熱感の軽減もしくは消失を指標として行う。

③気滞

気滞は、皮膚に鍼を当てると、ちょうど水面に油を落としたときに水紋がスーッと広がるような感じで停滞していた気が散っていく。鍼を当てるか当てないかの時点で緩む。少し触れただけで緊張が取れていくものは、気滞である。1回の刺鍼で瞬時に邪が取れるのは、気滞の場合が多い。全身的な気滞の治療経穴は合谷、身柱、百会、太衝、天枢、後渓、申脈など。

④湿痰

刺すとネチネチ、ネバネバと粘性が高い感じがする。津液停滞の治療経穴（気をめぐらせる法を使う）は肺兪、尺沢、列欠、魚際、豊隆、公孫、足三里、陰陵泉、中脘、梁門、章門、脾兪、胃兪、肝兪、胆兪、三焦兪、腎兪など。

⑤熱邪

実熱の場合は、鍼を速く動かせば動かすほど瞬時に強く鍼先を締めつけてくる。邪熱に当たると抵抗感（跳ね返される感覚）を指先に感じる。その響いた気を大切にしながら、ゆっくりゆっくり鍼を抜いていくと、ビーンビーンと引っ張られながら鍼が抜けていく。そうすると熱邪が取れて冷やっとした感じを覚える。中国鍼灸手技でいえば透天涼という鍼術の作用である。また置鍼を行う場合、熱

邪が鍼を締めつけた状態にしておいて、抜くときに迅速に旋撚・雀啄をして散らす。

血熱の治療経穴は血海、三陰交、膈兪、公孫など。清熱解毒は後渓、督脈上の経穴、百会など。

⑥瘀血

刺鍼すると、硬い岩に当たったような感触がしたり、軽石に当たったようにカサカサした感触がある。たとえば、氷の塊を温かい手に乗せていると最初は硬いがゆっくりと溶けてくる。そのように鍼がゆっくりまったりと入っていく感じがする。

瘀血の治療経穴は膈兪、各五臓の背部兪穴、血海、三陰交、足臨泣など。気をめぐらせる法を同時に施す場合は、合谷や百会を加える。

⑦実中の虚

実中の虚は、表面が実の状態で膨隆して硬結がある状態でも、刺鍼してみると硬結の下が空虚な状態である。一般的には、硬結の下の虚の部分に気を集め、その後に表面の実邪を散らす手技を施す。

10　刺入が困難な場合の対処法

北辰会方式ではまず使用することは滅多にないが、中国鍼で臀部に刺鍼する場合は、深部にある非常に硬く筋ばった大臀筋までゆっくりと到達するように刺鍼する。その後、硬い筋に対して、太い中国鍼を無理やり強く筋に押し込むように刺そうとすると、鍼が臀部の軟らかい部分でしなってしまい、硬い筋がより緊張して、鍼先が滑って刺さらない。硬い筋に対して、強い圧で刺そうとすればするほど、筋は逃げていくばかりで刺さらないのだ。ひどいときには、刺した鍼が撓んでループができてしまい、抜鍼困難になることがある。これを避けるには、鍼先が筋に到達したら、ゆっくりゆっくりと撚鍼して、筋が滑らないように鍼を刺入していく（**図10-14**）。このときに響きが出ることが多い。少し硬い筋に刺入できれば、あとは筋は鍼に対して安定し、力強く刺入できる。

これは、浮物通しでリンゴやキュウリなどに刺入するとき、重心を安定させ、水をこぼさないように切皮のタイミングをつかむのが難しいこととともよく似ている。

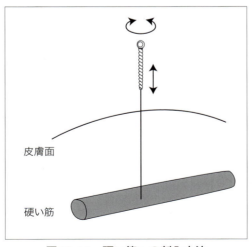

図10-14　硬い筋への刺入方法

III. 部位別刺鍼実技の実際

1 経穴の鑑別

[1] 経穴の虚実

まず望診で経穴をみる。色の違い、気色の状態をみる。手をかざし（労宮診）、左と右でどちらが反発するか、どちらが温かく感じるかなどを感じとる。

それでも経穴の鑑別ができないときは、左右の経穴に刺鍼する。治療のための刺鍼ではなく、診立ての刺鍼であるため軽く刺鍼することが重要である。実のほうが明らかに抵抗がある。

以上のように望診、労宮診、刺鍼などから、経穴の虚実の左右差を診る。

[2] 経穴の虚実の左右差

歴代の医書には経穴の左右差についての記載はあまりなく、初期の北辰会方式では、左右両側に刺鍼していた。たとえば足陽明胃経の経脈の虚であれば、左右の衝陽穴に刺鍼していた。

当時、赤羽幸兵衛が知熱感度測定法（井穴測定法）を考案し、左右対象にある経絡のバランス調整は生体にとって重要だと言っていた。これはやはり有意な発見である。詳細は『知熱感度測定による針灸治療法』（赤羽幸兵衛、医道の日本社、1954年）参照。そしてやがて、この経絡の左右の虚実に対して、左右片側の一穴での刺鍼の追試により、片側だけの刺鍼のほうが治療効果が高いことが確認された。

急性疾患（急性腹症など）の場合、井穴に左右差が現れる。さらに急性の重症疾患には、督脈上に圧痛が現れる。そこに刺鍼して整えるだけで効果がある。八綱陰陽を踏まえたうえでの絶対補瀉をすれば、治療経過の見通しを含め効果が上がる。この左右差の問題は、臨床では非常に重要な診断基準となる。

2 経穴と補瀉の効果判定

[1] 実に向かっている場合

第2虚の反応を呈していた経穴では、表面の虚が改善し、気が充実しほどほどの緊張が戻ってきて、なかの実の部分が顕著になって浅い位置まで浮いてくれば、経穴が実の反応になってきたと考え効果判定としては良好であることを示す。

[2] 経穴の大きさが変化する場合

経穴には、もともと大きい経穴と小さい経穴がある。合谷や足三里などの大きい経穴は初心者には分かりやすい。足三里を取穴する場合、患者の体位が足を伸ばした状態では取穴できない。『霊枢』本輸篇には、「足三里は足を曲げて取れ、上廉は伸ばして取れ」という記載がある。

この経穴を毎日観察しながら鍼を刺していると、経穴が大きくなっていく場合と、小さくなっていく場合があることに気づくはずである。小さくなるのはだいたい正常に近づいており、大きくなるの

第10章 ●各種刺鍼法

は、どんどん病んでいっているということを示す。

刺鍼技術が未熟なうちは、原穴よりも合穴を治療したほうがよい。それは経穴自体が大きいからであり、診察においても同様である。原穴診が難しいときは合穴で代用してもよい。たとえば、四肢末端の経穴より背部兪穴の方が刺鍼しやすいのは経穴が大きいためで、経穴の虚実のみならず刺入時に正気の虚や邪気の種類を見分けやすい。また虚でも実でも合穴の反応が小さくなったり硬結が緩んできた場合、症状が改善される兆しとみてよい。

[3] 経穴が浮く・沈む場合

経穴を浮かせてくると、全くの実になってくる。経穴がどういう方向に向かわなくてはいけないかということを考えて鍼先を操作する。そうすれば、病理変化の過程を察知しやすくなる。たとえば、上背部の兪穴にみられる第2虚の一種で、実の部分が索状になっているものがある。表面の発汗がなく、実が沈んでいるものもあれば、また実が浅いところにありながら表面の発汗がないものもある。この索状の部分は、一見浮いているように見える。しかし実際は浮いていない。これは経穴が古いということを示す。実の場合、その中心をめがけて刺して散らせばよい。実の中心から少し外れても、硬結の周辺まできて硬結が氷解していけばよいし、そうでない場合は、少し実邪に当てると氷解し始める。虚の場合、浅いところへ刺鍼し、虚の部分に気が充実してくるのをじっくり待つしかない。気が充実してきたら少しだけ深く刺し、その位置で気が充実してきたらまた少し深く刺し、そしてやがて全体に気が充実するようにもっていく。

一般的に、重症でも施術するたびに経穴が徐々に浮いてくるものは治しやすい。たとえば、健康な大人であれば、脾兪の広さは直径1cm以内である。このなかの反応は、脾兪表面の発汗の度合いでだいたいわかる。まず経穴を触って皮膚の状態を診て、それから按圧すると深いところに硬結を感じる。そして鍼を刺すと、皮膚に近いところは、虚ろな場合が多い。しかし、硬結に近づいてくると少し鍼が締めつけられる感じが強まってくる。第2虚の経穴が浮くということは、体表の弛緩しているエリアが縮小し、かつ深部の硬結が（皮膚表面の）浅い位置に浮いてきて、少し触っただけで硬結を触れることができるようになるということである。

経穴が浮くということは、体表の経穴の虚の範囲が狭くなり、深いところの硬結が浮いてくることであり、体表観察の観点から病はよい方向に向かっていることを示す。反対に経穴が沈むということは、体表の経穴の虚の範囲が広くなり、硬結が浅い位置から深い位置へと沈んでいくことであり、体表観察の観点から病は悪い方向に向かっていることを示す。

[4] 補瀉の効果判定

補瀉というものは正気を活発化するために行うが、施術される側が補瀉を受けるだけの気の発散や収斂の力がないとその効果は出てこない。補瀉の効果判定は、刺鍼での感覚と脈診所見で決定される。一般的に虚の経穴は、第2虚から進展してきたものであるが、この皮膚の下の虚に気を集めることは大変難しいので、左右の陰陽を利用し、ある経穴において、左が虚で、右が実とすれば、左の虚を補い、その結果、脈もあまり変化を示さない場合は、右側の実を軽く瀉してみる。その結果、左側の虚の反応が解消してくればよい。もしこういう変化が起こらなければ、それ以上瀉法してはならない。正気を集めるには、鍼の操作をゆっくり行い、気をじっくりと集めるのが補鍼である。邪気を瀉すには、

鍼の操作を速くする。邪気を集めた後に瀉す場合は、ゆっくり鍼を操作して邪気をグーッと集めておいて、迅速に鍼を操作（雀啄や旋撚）して邪気を一気に散らす。毫鍼では、鍼の使い方の速さが非常に重要である。

①補鍼の効果判定

胃の気の脈診で硬かった脈が緩んできて、脈幅、脈力が出てくる。そのとき脈が細くなってきたら補法になっていない。

②瀉鍼の効果判定

胃の気の脈診で硬かった脈が軟らかくなると同時に、一般的に脈が全体に細くなる。これは邪気が瀉されたためである。

③仮証の見極め

通常、瀉法を行うと、一般的に脈が細くなる。しかし瀉法によって逆に脈幅が太くなることがある。あるいは、瀉法によって舌色が明るくなり、正気の弱りを示す色褪せが改善することもある。これらは実邪が正気を抑え込んでいたために起きる虚の仮証である。これらは雑病のなかに多く見られる。

一方、通常補法を行うと、脈力が増し、舌の色褪せがなくなって舌色が濃くなる。しかし、補法によって、脈が硬くなり引き締まって細くなってしまい、舌の色が暗紅色を呈し、舌腹もところどころに色褪せ様のまだらな色合いになることがある。これは、実際には虚証ではなく、実証のものに補法を加え、実邪を助長してしまったことを示す。

また脾虚肝実のように、脾虚があるため肝気実を呈すことがあり、この場合に、いくら肝気を瀉してもらちが明かないことがある。いわば仮実証で、脾を補う治療によって、肝気が治まることがある。どのように補瀉するかという原理は、『傷寒論』の六経の病（太陽病、陽明病、少陽病、太陰病、少陰病、厥陰病）の過程のなかに、すべて包括されている。

3　背部兪穴の刺鍼方法

基本的に、膈兪より上位にある経穴には、挟持進鍼法で横刺を行い、膈兪より下にある経穴には双手進鍼法で直刺を行う。背部兪穴の横刺の場合、深く刺さり過ぎたときは、鍼を刺入した皮毛の位置まで戻し、（鍼を抜いてしまってはいけない）鍼を撓めて再度刺入して、斜刺を横刺になるように調節する（刺鍼転向術）。横刺は、皮膚の下に鍼が入っているのが手を触れて確認できるように刺す。また、心兪が第2虚の場合、横刺をすると、下の硬い実邪を取ることができる。これは衛気を動かすことにより同時に営気の部分を動かす手法となる。心兪に直刺するのは危ないし、横刺ほどの効果は期待できない。横刺だからといっていつも補鍼とは限らない。

脾兪や胃兪には、浅く刺して置鍼して中気を補う。実邪に当てることで、脾胃の邪気（気滞、湿痰、瘀血、邪熱）を散らすことができる。

大腸兪は1寸より深く刺して胆経の異常を治すことができる。太い鍼で虚の側を強烈に補ったほうがよい場合と実の側を瀉したほうがよい場合がある。

以下、主な経穴を列記していく（**表10-6**）。ここではWHOの標準穴位の部位に従って表記した。

第10章 ●各種刺鍼法

表10-6　背部兪穴の刺鍼方法

経　穴	取　穴	術　式	道　具	手　技
風門 BL12 fengmen	上背部、第2胸椎棘突起下縁と同じ高さ、後正中線の外方1寸5分	挟持進鍼法、横刺法	撓入鍼2・3・5・8番、寸6-5番など	置鍼術
肺兪 BL13 feishu	上背部、第3胸椎棘突起下縁と同じ高さ、後正中線の外方1寸5分	挟持進鍼法、横刺法	撓入鍼2・3・5・8番、寸6-5番など	置鍼術
厥陰兪 BL14 jueyinshu	上背部、第4胸椎棘突起下縁と同じ高さ、後正中線の外方1寸5分	挟持進鍼法、横刺法	撓入鍼2・3・5・8番、寸6-5番など	置鍼術
心兪 BL15 xinshu	上背部、第5胸椎棘突起下縁と同じ高さ、後正中線の外方1寸5分	挟持進鍼法、横刺法	撓入鍼2・3・5・8番、寸6-5番など	置鍼術
膈兪 BL17 geshu	上背部、第7胸椎棘突起下縁と同じ高さ、後正中線の外方1寸5分	挟持進鍼法、横刺法	撓入鍼2・3・5・8番、寸6-5番など	置鍼術
肝兪 BL18 ganshu	上背部、第9胸椎棘突起下縁と同じ高さ、後正中線の外方1寸5分	双手進鍼法、舒張進鍼法、直刺法	撓入鍼2・3・5・8番、寸6-5番など	置鍼術、旋撚術、雀啄術
胆兪 BL19 danshu	上背部、第10胸椎棘突起下縁と同じ高さ、後正中線の外方1寸5分	双手進鍼法、舒張進鍼法、直刺法	撓入鍼2・3・5・8番、寸6-5番など	置鍼術、旋撚術、雀啄術

10

411

表10-6 背部兪穴の刺鍼方法（つづき）

経　穴	取　穴	術　式	道　具	手　技
脾兪 BL20 pishu	上背部、第11胸椎棘突起下縁と同じ高さ、後正中線の外方1寸5分	双手進鍼法、舒張進鍼法、直刺法	撓入鍼2・3・5・8番、寸6-5番など	置鍼術、旋撚術、雀啄術
胃兪 BL21 weishu	上背部、第12胸椎棘突起下縁と同じ高さ、後正中線の外方1寸5分	双手進鍼法、舒張進鍼法、直刺法	撓入鍼2・3・5・8番、寸6-5番など	置鍼術、旋撚術、雀啄術
三焦兪 BL22 sanjiaoshu	腰部、第1腰椎棘突起下縁と同じ高さ、後正中線の外方1寸5分	双手進鍼法、舒張進鍼法、直刺法	撓入鍼2・3・5・8番、寸6-5番など	置鍼術、旋撚術、雀啄術
腎兪 BL23 shenshu	腰部、第2腰椎棘突起下縁と同じ高さ、後正中線の外方1寸5分	双手進鍼法、舒張進鍼法、直刺法	撓入鍼2・3・5・8番、寸6-5番など	置鍼術、旋撚術、雀啄術、多壮灸
大腸兪 BL25 dachangshu	腰部、第4腰椎棘突起下縁と同じ高さ、後正中線の外方1寸5分	双手進鍼法、舒張進鍼法、直刺法	撓入鍼2・3・5・8番、寸6-5番など	置鍼術、旋撚術、雀啄術
小腸兪 BL27 xiaochangshu	仙骨部、第1後仙骨孔と同じ高さ、正中仙骨稜の外方1寸5分	双手進鍼法、舒張進鍼法、直刺法	撓入鍼2・3・5・8番、寸6-5番など	置鍼術、旋撚術、雀啄術
膀胱兪 BL28 pangguangshu	仙骨部、第2後仙骨孔と同じ高さ、正中仙骨稜の外方1寸5分	双手進鍼法、舒張進鍼法、直刺法	撓入鍼2・3・5・8番、寸6-5番など	置鍼術、旋撚術、雀啄術

4　合穴の刺鍼方法

　陰陵泉や陽陵泉、陰谷や曲泉、天井などはよく使用する合穴であるが、それらへの刺鍼方法は、『藤本蓮風　経穴解説（増補改訂新装版）』（藤本蓮風、メディカルユーコン、2013年）に譲り、合穴の代表格として足三里のみを記す（**表10-7**）。

表10-7 合穴の刺鍼方法

経　穴	取　穴	術　式	道　具	手　技
足三里 ST36 zusanli	下腿前面、犢鼻と解渓を結ぶ線上、犢鼻の下方3寸。	双手進鍼法、舒張進鍼法、直刺法	撓入鍼3・5・8番	置鍼術、旋撚術、雀啄術、深さは5分から1寸

5　八脈交会八穴の刺鍼方法

　撓入鍼を中心に、指切進鍼法、舒張進鍼法で経穴の状態に合わせて直刺、斜刺、横刺で刺鍼する。**表**

第10章 ●各種刺鍼法

10-8 に経穴ごとの刺鍼方法を示す。

表10-8　八脈交会八穴の刺鍼方法

経　穴	取　穴	術　式	道　具	手　技
外関 TE5 waiguan	前腕後面、橈骨と尺骨の骨間の中点、手関節背側横紋の上方2寸。総指伸筋腱と小指伸筋腱の間	指切進鍼法、舒張進鍼法、直刺法、斜刺法、横刺法	撓入鍼2・3・5番	置鍼術
内関 PC6 neiguan	前腕前面、長掌筋腱と橈側手根屈筋腱の間、手関節掌側横紋の上方2寸	指切進鍼法、舒張進鍼法、直刺法	撓入鍼2・3・5・8番	一般的に右側に実（圧痛）があることが多い。置鍼術、深さ2〜5分。内関は心気を大いに散らす作用が強いので、心気虚や心血虚など心の臓が弱っている患者には禁忌
後渓 SI3 houxi	手背、第5中手指節関節尺側の近位陥凹部、赤白肉際。	指切進鍼法、舒張進鍼法、直刺法	撓入鍼2・3・5・8番	置鍼術、深さは3〜4分くらいまでで、浅いところの衛気、深いところの営気の両面を動かす。
列欠 LU7 lieque	前腕橈側、長母指外転筋腱と短母指伸筋腱の間、手関節掌側横紋の上方1寸5分	指切進鍼法、舒張進鍼法、横刺法	撓入鍼2・3・5・8番	補法と瀉法。置鍼術、横刺での刺入は1〜1.5cm
足臨泣 GB41 zulinqi	足背、第4・第5中足骨底接合部の遠位、第5指の長指伸筋腱外側の陥凹部	指切進鍼法、舒張進鍼法、直刺、斜刺	撓入鍼2・3・5番などさまざまな鍼を用いる	置鍼術。実邪に当てる。深さ2〜5分
公孫 SP4 gongsun	足内側、第1中足骨底の前下方、赤白肉際	指切進鍼法、舒張進鍼法、直刺法	撓入鍼2・3番	中足骨の骨の下、骨のすれすれに刺す。置鍼術
照海 KI6 zhaohai	足内側、内果尖の下方1寸、内果下方の陥凹部	指切進鍼法、舒張進鍼法、直刺法、まれに横刺する	撓入鍼2・3・5番	置鍼術。深さはだいたい1〜2分
申脈 BL62 shenmai	足外側、外果尖の直下、外果下縁と踵骨の間の陥凹部	指切進鍼法、舒張進鍼法、直刺法	撓入鍼2・3番	置鍼術。浅く刺すのが基本。第2虚の場合、浅い邪実に当てて旋撚を加えて抜くことで、足太陽膀胱経と足少陽胆経に強く作用する

6　腹部の刺鍼方法

表 10-9 に梁門、章門の刺鍼方法を示す。

皮膚や深部が弛緩しすぎて緊張が足りない状態の大巨、天枢、関元、気海などに対しては、腹壁を押手の母指と示指で均等に圧を加えて押さえ込みながら、指先で該当穴所の皮膚面を緊張させ、押手の間に鍼を挟み持ったまま、鍼先を皮膚に接触させ、押手の深部方向への瞬時の加圧と減圧ともに、刺手の撓入鍼法で、皮膚面から鍼のほうに刺さっていくように切皮する。同様の方法は、臀部の経穴（環跳穴など）にも使う（図 10-15）。

表 10-9　腹部の刺鍼方法

経穴	取穴	術式	道具	手技
梁門 ST21 liangmen	上腹部、臍中央の上方4寸、前正中線の外方2寸。天枢の上方4寸、中脘穴の外方2寸	指切進鍼法、舒張進鍼法、横刺法、斜刺法	撓入鍼2～8番	置鍼術、旋撚術、雀啄術
章門 LR13 zhangmen	側腹部、第11肋骨端下縁。側臥して、第11肋骨前端の下縁	挟持進鍼法、横刺法	撓入鍼5番	置鍼術、合谷刺、打鍼の場合は骨の上に鍼を接触させて叩く

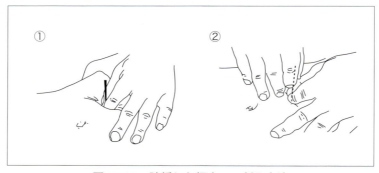

図 10-15　弛緩した経穴への刺入方法
①鍼を挟み持った押手ごと深部方向へ少し圧を加えるとともに経穴周辺の皮膚を緊張させ、鍼先を皮膚に接触させる。
②押手の深部方向への圧を瞬時に緩めると同時に刺手で撓入鍼法を施すと切皮が完了する。

7　頭部の刺鍼方法

百会（図 10-16）は、三陽五会とも呼ばれ、陽経を中心にあらゆる経脈が流れる。また、空間論で解釈すると前は陽明、後は太陽、横（左右）は少陽となる。詳細は『鍼灸治療　上下左右前後の法則―空間的気の偏在理論　その基礎と臨床』（藤本蓮風、メディカルユーコン、2008 年）を参照。この

左右前後が三陽で支配されていることを暗示する経穴に百会がある。そのため、頭部は百会で集約される。百会で五臓の気が会するのは「伏衝脈」が本穴と交流しているためと考えられる。百会には広がりがあり、四神聰（百会の前後左右各1寸）も含め、膀胱経上までの広範囲に及ぶ。北辰会方式では、百会の周辺に反応を呈する経穴を次のように命名している。

百会左右 3mm あたりをそれぞれ「百会（左）」「百会（右）」と呼び、外へ大きくずれて膀胱経絡上まで及ぶ場合を、「百会左」「百会右」と呼ぶ。

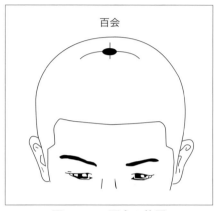

図 10-16　百合の位置

[1] 百会の診察範囲

百会右から右絡却、絡却中央、左絡却、百会左、左通天、通天中央、右通天、百会を中心に左右約 3mm で百会（右）、百会、百会（左）の範囲を診察する（**図 10-17**）。

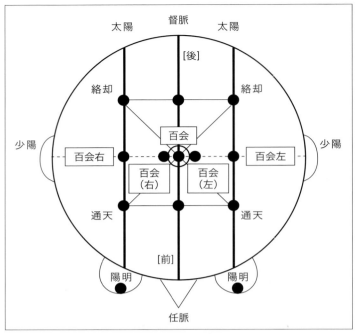

図10-17　百会の診察範囲
頭部を上から見た図。図の下側が顔、つまり前方を表し、陽明のエリア。図の上側が後頭部を表し、太陽のエリア。左右は両耳で少陽のエリアに相当する。

[2] 百会の刺鍼方法

　表10-10に百会の刺鍼方法を示す。百会は陽極（湧泉は陰極）で、一般的には陽気（熱、陽証）を調節する。かつ、空間的気の偏在を調整できる穴所である。著しく陽気が落ち込んだ陰証（陽虚）に対して、任脈の経穴を使っても改善しない場合、百会に多壮灸をして陽気を高めるとよい。
　気の上昇（上実下虚）の場合、百会を瀉法すると気を下すこともできるし、寧心安神の作用も出る。また合谷刺や刺絡をすることで平肝熄風することもでき、その効果は多岐にわたる。

表10-10　百会の刺鍼方法

経　穴	取　穴	術　式	道　具	手　技
百会 GV20 baihui	頭部、前正中線上、前髪際の後方5寸。耳介を折り、両耳尖を結ぶ線の中点	双手進鍼法、斜刺、直刺、まれに横刺	寸6-5番、撓入鍼などさまざまな鍼を用いる	置鍼術、合谷刺、多壮灸、刺絡

[3] 百会への横刺法と合谷刺

　百会の皮膚のすぐ下は頭蓋骨であり、鍼を刺入すると硬い頭蓋骨に当たってしまうことがある。肝鬱や気逆の強い人、あるいは心神の不安定な人は、百会の陥凹と他覚的熱感が顕著で、少し按圧する

と頭蓋骨と皮膚の間に軟かい弾性の感触を得られることがある。

　百会への横刺は、合谷刺を施す場合に用いることが多い。合谷刺には、太めの毫鍼（5番もしくは8番鍼）を使う。場合によっては、出血することもある。結果として刺絡をしたことと同じ効果が出る。かなり強い瀉法になり、清肝瀉火降気、平肝熄風の作用をする。北辰会方式は少数穴で、強烈な効かせ方をするため、この百会の刺鍼は非常に慎重に行う必要がある。次に手順を示す。

①患者は仰臥位で、鍼先を横刺の位置にして百会の目的の場所に軽く接触させ、一気に刺入して、皮毛の部分を横刺していく。もたついてゆっくり刺すと、気が集まってしまい上逆がひどくなってしまうので注意を要する。このとき太い鍼で、一気に勢いよく迅速に刺すことがポイントである

②邪に当たったら、瞬時に邪を散らす

③百会に正中線、左右と3方向に順次刺入しては、刺鍼した場所まで引き抜き、また刺鍼して、あたかも刺した後が、鶏の足の形になるように速刺速抜する（**図10-18**）

[4] 百会への横刺補法

　気陥証や陽虚証で、気を百会に集めたい場合は、百会に横刺することが考えられるが、そのような場合は次の横刺補法を施すとよい。ただし、百会に補法を施すべき状態であるということをきちんと診断確定した場合にのみ施すこと。また、百会に気を集める程度を、脈や舌などをよくみて加減し、集めすぎて反って悪化させないよう注意する。

①患者は仰臥位。術者は、患者頭部の傍らに立って施術する

②横刺の角度で（患者の前方から後方に向けて）刺入していく。骨膜に当たりそうになったら、鍼を撓め、鍼柄の部分を頭から遠ざけるように、鍼を頭蓋骨に対して垂直に立てるようにしながら、少し鍼を引き抜く（**図10-19** ①）

③そのまま刺していくと、鍼先が頭蓋骨から離れて、頭皮のほうを向いて刺入していくことができ、少しずつ目的の位置まで刺すことができる。鍼が頭皮のほうに近づき過ぎ、皮膚を貫通しそうになったら、骨膜に当たりそうになったときと逆の操作をすればよい。撓めた部分を少し、元の位置に戻しながら調節する（**図10-19** ②）

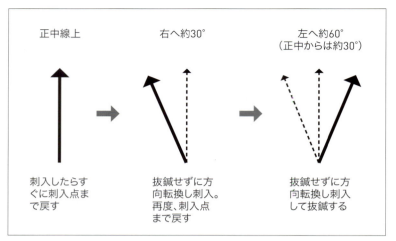

図10-18　百会への合谷刺

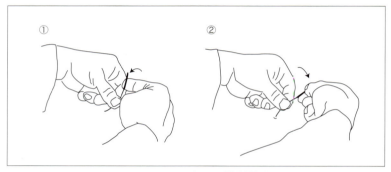

図10-19　百会への横刺補法

①骨膜に当たりそうになったら、鍼を撓める。②皮膚を貫通しそうになったら、撓めた部分を少し戻す。

8　原穴の刺鍼方法

　取穴と刺鍼のしかたに関する絵図は、第8章「Ⅵ．原穴診」、あるいは『体表観察学―日本鍼灸の叡智』（藤本蓮風、緑書房、2012年）を参照。**表10-11** に原穴の刺鍼方法を示す。

第10章 ●各種刺鍼法

表10-11　原穴の刺鍼方法

経　穴	術　式	道　具	手　技
太淵 LU9 taiyuan	指切進鍼法、舒張進鍼法、斜刺、横刺。手首を背屈させて太淵穴の皮膚を適度に緊張させる。幅があり、大きさが直径1cmくらいのエリアで一番発汗しているところが経穴の中心である。肺気を補う作用がある	撓入鍼2番	指切進鍼法で横刺、置鍼術。舒張進鍼法で斜刺、置鍼術
大陵 PC7 daling	指切進鍼法、舒張進鍼法、直刺	撓入鍼2・3番	置鍼術。深さは1〜2分
神門 HT7 shenmen	指切進鍼法、舒張進鍼法、直刺。仰臥位で軽く握ったこぶしを胸の上に添え、手関節をやや背屈して神門穴に緊張をつくり刺鍼する	撓入鍼2・3番	置鍼術。深さはだいたい2分くらい
合谷 LI4 hegu	置鍼して抜鍼するときは気を散らして抜鍼する。陽気を外泄し、気滞を治す作用（理気作用）がある（特に左合谷）。合谷と太衝を同時に刺鍼することで疏肝理気になる。表寒実証（麻黄湯証、葛根湯証）や痺病にも有効で、他にも破気などの作用もある。指切進鍼法、舒張進鍼法、双手進鍼法、直刺	撓入鍼2・3・5・8番	置鍼術。深さは7〜8分ぐらいまで。補法は1番〜3番、浅刺、雀啄・旋撚、少し置鍼。瀉法は5〜8番、少し深刺、実邪に当てて散らすように旋撚する
陽池 TE4 yangchi	心陽・心気の弱り（急性心不全）、脾腎陽虚（水湿の代謝障害）などに使う。指切進鍼法、舒張進鍼法、斜刺、横刺。手首を掌屈させて経穴に緊張状態をつくり外関穴に刺鍼する要領で陽池に刺鍼する	撓入鍼2・3番	置鍼術、多壮灸
腕骨 S14 wangu	指切進鍼法、舒張進鍼法、直刺、斜刺。手を軽く握らせて、腕骨穴に皮膚の緊張をつくり後渓穴に刺激する要領で刺鍼する	撓入鍼2・3・5・8番	置鍼術。深さは3分から4分くらいまでで浅いところの衛気、深いところの営気の両面を動かす
太白 SP3 taibai	指切進鍼法、直刺、斜刺	撓入鍼2・3番	置鍼術。深さは2分まで
太衝 LR3 taichong	指切進鍼法、舒張進鍼法、斜刺、直刺	撓入鍼2・3・5・8番	置鍼術。深さは1分以内。太衝穴の裏側から押手の指で圧迫して太衝穴の皮膚面に緊張状態をつくり刺鍼することもある

10

419

表10-11 原穴の刺鍼方法（つづき）

経　穴	術　式	道　具	手　技
衝陽 ST42 chongyang	指切進鍼法、舒張進鍼法、直刺	撓入鍼2・3番。灸は3壮から7壮	置鍼術。深さは2〜3分まで
太渓 K13 taixi	指切進鍼法、舒張進鍼法、直刺	撓入鍼2・3・5番	置鍼術。1〜2分
丘墟 GB40 qiuxu	指切進鍼法、舒張進鍼法、直刺	撓入鍼2・3・5番	置鍼術。深さは2分くらい
京骨 BL64 jinggu	指切進鍼法、舒張進鍼法、直刺	撓入鍼2・3・5番	置鍼術。深さは2分くらい

9　瀉法による主な治療法

[1] 瀉下法

　瀉下法とは、排便を促すことにより脾胃の熱、湿熱あるいはあらゆる臓腑の熱、邪熱を泄らす瀉法である。また六腑の通じをよくするということで、通腑法ともいう。

　一般的に瀉下法は、便秘がある場合に用いる。

　便が出にくくなる原因は、一般的に内熱が強くなり、糞便が乾燥して大腸が本来の伝導の腑としてのはたらきを発揮できず、排泄がしにくくなるためである。また脾の運化失調、脾胃の上下の交流がうまくいかなくて起こるものがある。これらは瀉下法の適応となる。直接大腸の腑にはたらきかけることにより、下法としての効果が出やすい。一般的には巨虚上廉（上巨虚）を用いる。北辰会方式では、巨虚上廉を略して「上廉」と呼ぶことが多いが、手陽明大腸経の上廉ではなく、上巨虚のことを指す。実熱の便秘に対する瀉下法として、上巨虚の実邪に瀉法をすると、便が通じてくる。上巨虚への刺鍼方法を表10-12にまとめた。

> 大腸病者、腸中切痛而鳴濯濯。冬日重感于寒即泄、当臍而痛、不能久立。与胃同候、取巨虚上廉。
>
> 『霊枢』（邪気蔵府病形篇）

　その他、肝が関わる便秘もある。肝の疏泄を改善すべく太衝に刺鍼すれば便が下る。また高齢者に多いが、腎虚による便秘もある。あるいは大腸の表裏関係で手太陰肺経の経気が通じないために、大腸経に影響して便秘する場合もある。

　通腑法の手順は次の通り。

①足三里から巨虚下廉（下巨虚）までの左右差（熱感、緊張、硬結、膨隆など）をみる。経穴の反応は、湿熱邪の場合、熱邪が中心であれば浅く、湿が中心であれば少し深い

②より実側（熱感、緊張の強い側）の上巨虚を選ぶ。また筋肉が索状となっている場合は、筋と筋の間を探す

③切皮を行い、ゆっくり刺入していく。このとき鍼が強く締めつけられズンと響くはずである。響か

ないときは、雀啄、旋撚をして気を集めることもある（**図10-20**）
④響かせた後、即抜（速抜）する場合もあれば、置鍼して気をさらに集め、その後一気に即抜（速抜）する場合もある。響かない場合に、撚鍼を過剰にし過ぎて筋繊維を鍼に巻きつけたり、それを無理に引っ張って筋繊維を損傷させないこと

以上の方法により、通腑法がうまく効いた場合、脈が一気に細くなり力が抜けていき（邪気が取れるときはだいたい脈は軟らかくなる）、便が下る。正気が著しく弱っている患者には禁忌である。

瀉下法として上巨虚を使って、効果が鈍い場合には、第2虚の太衝に鍼をする。肝の疏泄作用を高めることにより、通腑の作用を高める。また、腸の熱が強い場合、神門と組み合わせるのも一つの方法である。上巨虚、太衝を刺鍼しても改善しない場合、神門へアプローチすることで心陰を補いながら小腸の熱を清熱することができる。

表10-12　上巨虚の刺鍼方法

経穴	取穴	術式	道具	手技
上巨虚 ST37 shangjuxu	下腿前面、犢鼻と解渓を結ぶ線上。犢鼻の下方6寸	双手進鍼法、舒張進鍼法、直刺法	撓入鍼5・8番、寸6-5番など	即刺即抜（速刺速抜）、あるいは置鍼術。深さは1寸前後

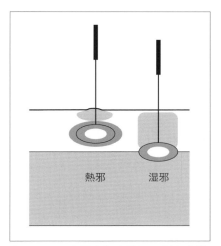

図10-20　上巨虚の実邪への刺入方法

[2] 祛痰化湿の鍼

実喘など湿痰が関与する病に対して、豊隆と合谷を合わせて理気しながら祛痰化湿する。豊隆を診察する際は、条口の外方に1横指（中指）の陥凹部を診る。膝を伸ばした状態で、膝と外果をつないだ線の半分の位置で、足陽明胃経と足少陽胆経の流れの間にとる。刺鍼方法を**表10-13**に示す。

表 10-13　豊隆の刺鍼方法

経　穴	取　穴	術　式	道　具	手　技
豊隆 ST40 fenglong	下腿前外側、前脛骨筋の外縁、外果尖の上方8寸	指切進鍼法、舒張進鍼法、直刺、斜刺	寸6−5番、撓入鍼3・5・8番	瀉法が中心。置鍼術。深さは2〜5分

[3] 利水の鍼

　陰陵泉へ施す利水の鍼は、茯苓、白朮のようなはたらきに相当する。陰陵泉を診察する際は、脛骨内縁に沿って近位へ擦上すると、膝関節の下に陥凹部がある。脛骨内顆下縁と脛骨後縁の角の陥凹部である。刺鍼方法を**表 10-14** に示す。

表 10-14　陰陵泉の刺鍼方法

経　穴	取　穴	術　式	道　具	手　技
陰陵泉 SP9 yinlingqun	下腿内側、脛骨内側顆下縁と脛骨内縁が接する陥凹部にとる	指切進鍼法、舒張進鍼法、双手進鍼法、直刺	撓入鍼5・8番	置鍼術。深さは5分以内。陰陵泉の実邪の部分をめがけて刺鍼すると、弾力のある粘性の強い部分（湿熱や水湿の邪）に当たる。その実邪を散らすと利水作用により尿が出やすくなる

[4] 駆瘀血の鍼

　瘀血を改善する代表穴は、足臨泣、三陰交、膈兪（くおけつ）。駆瘀血を行うため、瀉法を施す。ここでは三陰交への刺鍼方法を**表 10-15** に示す。

表 10-15　三陰交の刺鍼方法

経　穴	取　穴	術　式	道　具	手　技
三陰交 SP6 sanyinjiao	下腿内側、脛骨内縁の後側、内果尖の上方3寸	指切進鍼法、舒張進鍼法、双手進鍼法、直刺	撓入鍼3・5・3番	置鍼もしくは速刺速抜。表面は弛緩し深部に実邪がある場合は瘀血を示す。刺鍼してこの邪（瘀血）に当てると、ちょうどひからびた餅あるいは軽石に鍼を刺した感触が得られる。実邪に当てて散らすように瀉法を施すと非常に効果的である

[5] 清熱解毒の鍼

　清熱解毒の鍼法は、『素問』刺熱篇、王燾が編纂し 752 年に成立した『外台秘要』の黄連解毒湯、650

年頃に孫思邈が著した『千金方』の蝦蟇瘟などからヒントを得た。『素問』刺熱篇に「熱病気穴、三椎下間、主胸中熱、四椎下間、主鬲中熱、五椎下間、主肝熱、六椎下間、主脾熱、七椎下間、主腎熱。」とあり、五臓に熱があるものは、その熱のある臓腑に応じて、身柱・巨闕兪・神道・霊台・至陽の反応をみて治せと述べている。北辰会方式では、この理論を利用している。つまり、身柱で肺の臓、巨闕兪で胸中や胸全体、神道で肝、霊台で脾胃、至陽で腎の反応をみている。

たとえば急性の腹痛の場合、五臓の何処に異常が起こったかをみるために、督脈上の経穴の圧痛を調べる。上背部では神道に強い圧痛があり、腰背部では筋縮に強い圧痛があった場合、肝の臓に大きな異変が起こり急性の腹痛が発症した可能性が高いということがわかる。次に、井穴診でどの経絡上の井穴の圧痛が一番強いかを調べ、大敦に圧痛が顕著にあり、原穴では太衝の左右差が顕著に出ていれば、肝の臓の急性病変として、神道穴への刺鍼（瀉法）で一気に解決させることができる。

清熱解毒法の基本穴は、督脈上（身柱、神道、霊台、至陽、八椎下、筋縮、中枢、脊中、接脊）、背部兪穴第1行、ほかに背部兪穴第2行、手十井穴、百会、内関、後渓なども清熱解毒のはたらきがあり、気分の熱を清する。伏臥位で、頭から足の方向へ横刺法（図10-21①）あるいは斜刺法（図10-21②）を行う。座位で行う場合は、上背部の開甲法で皮膚面を緊張させて横刺を行う。

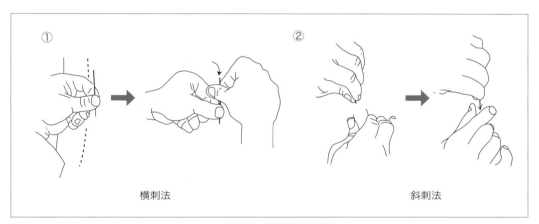

図10-21　清熱解毒の鍼

IV. 蓮風打鍼術 ── 刺入しない鍼

1　道具

[1] 鍉鍼

　鍉鍼（spoon needle）は刺入せずに接触させるのみ、もしくは少し垂直圧を加える程度で施す鍼である。

鍉鍼者、鋒如黍粟之鋭、主按脈勿陷。以致其気。　　　　　　　　　『霊枢』（九鍼十二原篇）

| 病在脈、気少、当補之者、取之鍉鍼于井滎分輸。 | 『霊枢』（官鍼篇） |

| 三曰鍉鍼、取法於黍粟之鋭、長三寸半、主按脈取気、令邪出。 | 『霊枢』（九鍼論篇） |

[2] 員鍼

員鍼（round-pointed needle）は、鍼の先が卵形で、鍼先を経穴に接触させ圧を加えて、分肉（皮と肉の間）の気を瀉す。また、直接皮と筋肉の間に鍼を刺すことを分刺（intermuscular needling）という。

| 員鍼者、鍼如卵形。揩摩分間、不得傷肌肉、以寫分気。 | 『霊枢』（九鍼十二原篇） |

| 病在分肉間、取以員鍼于病所。 | 『霊枢』（官鍼篇） |

| 二曰員鍼、取法於絮鍼、筩其身而卵其鋒、長一寸六分、主治分間気。 | 『霊枢』（九鍼論篇） |

[3] 打鍼道具

北辰会方式では、図10-22の道具を用いて打鍼術をする。打鍼の道具は、木製の槌、金の鍉鍼（直径3mm）と銀やステンレスの打鍼（直径8-10mm）を用いる。金の鍉鍼は補法・火曳の鍼に用い、銀やステンレスの打鍼は瀉法・勝曳（かちびき）の鍼などに用いる。

金の鍉鍼と銀・ステンレスの打鍼は衛気を動かす。槌は一木造の木製で、打面は木のままで皮などを貼らない。

2　打鍼術の基本

[1] 蓮風打鍼術

夢分流打鍼術は、鋭い鍼を槌で叩き刺入している。藤本蓮風は当初、臨床実践で夢分流打鍼術（夢分流と同じ手法で実際に刺入する打鍼法）の追試をしていた。スリオロシ型の鍼尖を用いると痛みと出血を伴うため、現代の日本人に適応した打鍼（打ち入れない鍼）に改良したところ、同じような効果を得ることができた。これは、太めの銀やステンレスや金などの材質の鍼を用い、鍼先は丸く、鍉鍼や員鍼の形状に似た鍼を用い、皮膚に刺入せず、腹壁にアプローチし刺入しないで効果を出す術である。叩打の際の独特の響きにより臨床効果をあげている。

腹部のみの治療で、全経絡の気を動かすことができ、気血の左右上下のアンバランス（気の偏在）を調整し病を治すことができる。この蓮風打鍼術は、小児疾患から慢性疾患まで、幅広い病に対して治療が行える鍼法となっている。

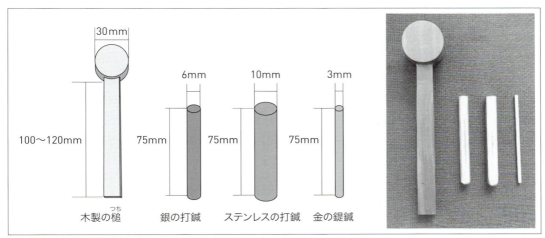

図10-22　打鍼道具

［2］打鍼術

　打鍼術は、腹部のみに行う治療である。打鍼に必要な腹診には、夢分流の腹診法を採用している。夢分流の疾病観においては、疾病は気血の鬱滞（邪）と考える。腹部は全身の縮図でもあり五臓六腑すべてが配されているので、腹部の緊張（邪＝気血の鬱滞）を解消すれば病が治る、という考えるのである。
　腹部打鍼術の有用性として下記の二つが挙げられる。

①速やかな反応
　打鍼による腹壁独特の響きと振動効果により反応が速やかに現れる。病は腹壁に異常な緊張や弛緩、あるいは腠理の広がり、熱感、冷感、発汗などの異常として必ず現れる。腹部を按じたときに、邪は腹壁の緊張として捉えられ、打鍼によってこの緊張を取ることができる。それによって、生体の歪みや気の偏在を調え、生体の上下左右前後のバランスを調整し、疾病を治癒に向かわせる。

②診断即治療
　たとえば切診で術者が患者に触れること自体がまさに'手当て'であり、その時点で気の流れ方に変化が起こる。東洋医学の診察過程からすでに治療が始まっているということである。つまり、診断即治療ということになる。特に腹部は十二経絡のすべてが関連しているので、腹部の打鍼治療で生体の臓腑経絡全体の治療が可能である。夢分流で説く臓腑の配当から病証のヒントを得ることもできるし、打鍼によって腹壁の緊張を取ることにより、気血の鬱滞を改善し疾病を治していく。

［3］押手

　基本的には双手進鍼法を用い打鍼の鍼先を示指と母指で持ち、皮膚接地面での邪（腹壁の緊張）に対して押圧の調整も押手で行う。打鍼を叩打するときの固定の役割を果たす。
　持ち方は、甲の押手、乙の押手の2種類があり、北辰会方式では、母指と示指の間に鍼を挟む乙の押手（図10-23）を用いる。甲の押手は示指と中指の間に鍼を挟むという古法の押手で、以前は打鍼を腹壁に刺入するときに用いていたが、現在は用いない。乙の押手で鍼を持ち、中指と示指爪甲根部で腹壁に鍼が垂直になるように固定する。

乙の押手の利点としては、叩打による鍼の下方移動とその振動がより一層セーブされることが挙げられる。次々と移り変わっていく施術部位への押手の転位のためには都合がよい。また、固定圧をなす部分とともに、母指、示指、中指がより腹皮に密着できるので、体表の変化を触知しやすい。

　さらに、槌で叩打を行った場合の生体に対する刺激量や鍼の深部への圧迫と振動を押手で感知してコントロールできる。鍼を叩打とともに腹壁に沿って移動させる場合、鍼が常に皮膚面に対し垂直でなければならない。そのためには、押手によって腹壁に対する接地面を一定に確保することが重要となる。

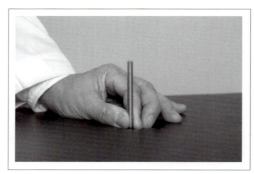

図10-23　乙の押手

[4] 槌捌き

　槌捌きには、陰打（**図10-24**）と陽打（**図10-25**）があり、叩き方の速さや強弱によって4種類に区別される（**表10-16**）。叩くときのポイントは、打鍼によって鍼が上下に動かないように、確実に鍼を一定の圧のまま固定しておくことである。

3　打鍼手技の基本テクニック

[1] 火曳の鍼

　夢分流の治療は瀉法が中心となるが、火曳の鍼は唯一の補法である。すべての打鍼治療の最初と終わりに行う。

　臍下丹田に気を集めると精神が安定するので、患者の神を安定させ、治療を受ける体勢を整える。邪を誘導して緩解させる。火曳の鍼によって、肝相火や胃土・心下・脾募の邪が緩んでくる。邪の動きによって、治療効果の状況を探る。火曳の鍼で最も大切なことは、鍼の当て方である。丹田（関元）に気を集めてくることが重要になる。関元に気が満ちてくると肝相火や胃土、心下の邪が緩んで、ときに腹からグルグルという音が聞こえてくる。

　上実下虚に対する鍼法は、上実下虚の者を対象とする。火は上に昇る。上った気を引き下ろす鍼である。

　手順としては、押手で関元に金の鋺鍼を当て気を集める。皮膚面と垂直になるように当てる（**図10-26**）。ほかの手技を行った後、最後にもう一度行う。

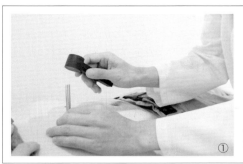 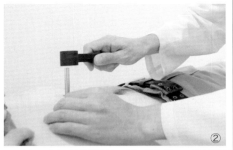

図10-24　陰打
柄の上方を持ち、高く振り上げずに、軽めに叩打する。①と②を適宜繰り返す。

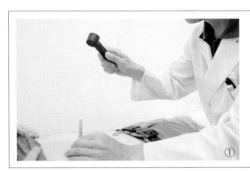 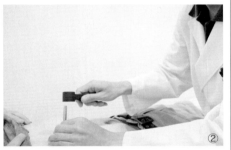

図10-25　陽打
陰打のときよりも柄の下方を持ち、高めに振り上げ、重く強めに叩打する。①と②を適宜繰り返す。

表10-16　鍼捌きの種類

種類		打ち方		槌の打面	槌を持つ位置
陰打	第1法	軽く速やかに	手首のスナップを細かく	下方で打つ	柄の上方を持つ
陰打	第2法	軽くゆっくり	手首のスナップを細かく	下方で打つ	柄の上方を持つ
陽打	第3法	重くゆっくり	手首を動かさずに肘関節全体で叩打するつもりで打つ	上方で打つ	柄の下方を持つ
陽打	第4法	重く速やかに	手首を動かさずに肘関節全体で叩打するつもりで打つ	上方で打つ	柄の下方を持つ

[2] 散ずる鍼

表在が弛緩して深部が緊張している場合に用いる。表在の衛気を傷ることなく深部の邪を浮上させ緩める。

銀もしくはステンレスの打鍼を腹部の邪の部位に置き、木槌で軽くリズミカルに叩く。邪のエリアよりもやや広範囲に次々と押手を移動させながら軽く打鍼していく。これを何度か繰り返し、邪の緩み具合を、その都度確かめながら行う。「雨滴の岩石を穿つ」ように打鍼を行う。力むことなく、しかもたゆまず、幾重にも軽微なる散ずる鍼を加えることにより、邪が自ら緩解するのを待つ。

押手は上下圧をやや強めに（皮膚に密着させてなでるように）行うとよい。邪が散在していたら、ま

ず主要な邪から取る。同程度の邪がいくつもある場合は、たとえば心下から脾募へと上位置から下に向けて取っていくのが順当である（**図10-27**）。もし、脾募から心下というように下から上に向けて施術すると、上に邪が残り、のぼせるからである。実際には心下、脾募、肺先の肋骨弓に沿って流れていくように散ずる鍼を行う（**図10-28**）。

　散ずる鍼はあらゆる病証に対して有効で、特に老人、小児および一般の虚証の患者に適応する。頑固な邪気を時間をかけて緩めていくには抜群の術である。患者に負担は一切かからず、気持ちよい鍼術であるといえる。

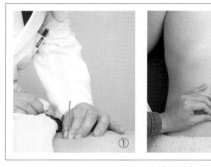

図10-26　火曳の鍼
①横からみたところ ②真上からみたところ

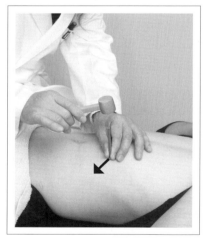

図10-27　心下から脾募へ

第10章 ●各種刺鍼法

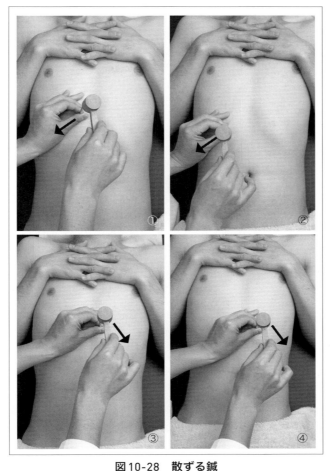

図10-28　散ずる鍼
①心下から右脾募へ。②右脾募から右肺先へ。③心下から左脾募へ。
④左脾募から左肺先へ。

[3] 勝曳の鍼

　術者の左手を施術部位に当て、示指爪甲部半分ほどに中指腹を当て、示指腹と母指腹との間に鍼を挟み叩打する。勝曳の鍼では皮膚への密着度が高くなる。

　具体的には槌でカーンと強く一打する（**図10-29**）。第4法（陽打）を中心として、調子をつけるために間に第1法（陰打）を軽く1回タンと入れることもあるが、第4法の槌の持ち方のままで行う。狙いを定めて軽くタンと槌と鍼を合わせて、狙いが定まったら強めにカーンと一打するのだ。

　肝相火や、邪が強い反応部位に叩打する。肝相火に行う場合、側臥位にて行う場合もある。大実証の者、抵抗力のある者に対する鍼である。邪が浅層から深層にかけて厚く、ほかの叩打法では緩解しにくいものや、早く邪を取り除く必要がある場合に用いる。この鍼は腹壁が極めて弛緩している者、虚弱の者、老人、陰陽気血ともに虚した者には、ほとんど用いられない。その場合は、負曳の鍼や散ずる鍼を用いる。虚証の者でも早急に邪を取らなければならないときに用いることもあるが滅多にない。

429

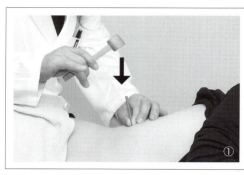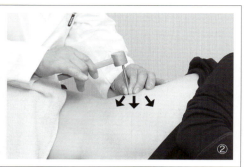

図10-29　勝曳の鍼
①鍼をしっかり固定し、邪にあてた状態をキープする。②陽打で強く叩き、邪を散らす。

[4] 負曳の鍼

　負曳の鍼は臨床上、邪の存在がはっきりしないとき、あるいは邪が深く沈んで手指に感知できないときに邪を浮上させるために用いる。

　コンコンコンコンときつつきのように叩打するため、きつつき戦法ともいう。邪が浮けば手技を終える（図10-30）。万遍なく軽く散ずる鍼を表在に施して、邪の浮上を待つのである。たいていはまず火曳の鍼を行ってから、次に負曳の鍼をする。

[5] 相曳の鍼

　相曳の鍼では体表の緊張（邪）に適う程度に鍼をする。邪の強さに応じて打鍼の押圧力が拮抗するように、打鍼を腹壁の邪に接触させ、邪を取る。邪に対する押圧のかけ方で手技が異なる。

　槌を使用しない場合は、火曳の鍼のように皮膚に鍼を接触させ、押圧の加減で対応していく（図10-31）。鍼を数秒当ててから邪から鍼を離し、また接触させるというように、間欠的に行う。また邪に拮抗する力で、鍼を押さえるだけで邪を緩めることもある。邪の強さよりも強く押さえないようにする。これは非常に軽妙な鍼であるが、邪がよく緩む。

　槌を使用する場合は、第2法や第3法を用いる。一般には慎重に、第2法で邪の様子をうかがいながら二度三度と行う。そこで邪の緩解が見られなければ、しばらく間を取り、邪が消失に向かっていけば、それ以上治療してはならない。良肉を傷って害をなすからである。もし緩解しなければ、次に第3法を二、三度加える。そうすれば大方のものは邪が緩解する。

　右腎相火や左腎水のあたりの深い邪に対して、邪を浮上させながら邪を緩ませる。

4　夢分流の臓腑配当に対する打鍼手技

[1] 心下

　心下は散ずる鍼を用いて、心下から脾募に向けて打鍼を施す。あるいは、心下部に軽く勝曳の鍼を施し邪を散らす。

[2] 脾募

胃土にも邪がある場合、胃土に直接鍼をしないで、脾募の肋骨弓を下から押し上げるようにして打鍼を施すと、脾募だけでなく胃土の邪も消退していく。

[3] 胃土

腹部の邪は胃土、肝相火の邪が中心であるため、この部分の邪を取り除くことが治療の方針となる。胃土、脾募、肺先の邪がつながらないようにする。

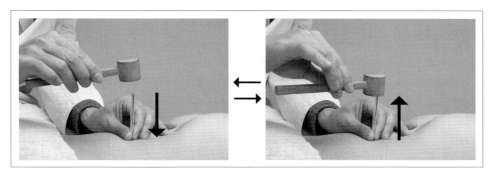

図 10-30　負曳の鍼
きつつきのように軽めに叩き続け深在の邪が浮上してくるのを待つ。

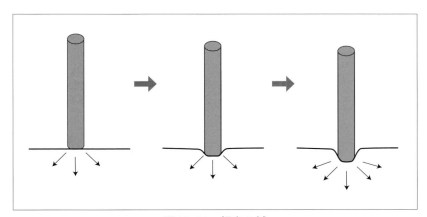

図 10-31　相曳の鍼
皮膚に鍼を接触させ、その直下にある邪の強さに応じて圧のかけ方を加減する。邪と拮抗するまで徐々に圧を加えていく。

[4] 肺先

一般に、肺先の邪は左右同程度に出ることはなく、右に偏向することが多い。また臨床上、肺の病証（風寒邪の感受初期や喘息など）では、肺先に邪が出ず、心下や脾募、肝相火など別のところに邪

が出る傾向にある。脾募や胃土、肝相火の邪が拡大してきて肺先にまで及ぶことが多い。肺先の邪は、同側の上半身の病（特に、肘関節から手指までの病）を表す。肺先への打鍼の注意点として、妊婦に施す場合、同部位の邪を下手に取り除くと流産の危険性が高まる。

妊娠中は打鍼中心に心下・脾募の邪を払うが、肺先には期門穴があるため打鍼は禁忌である。期門穴は『傷寒論』にもある通り、熱入血室の場合に使用する穴所で、血室（胞宮）に作用するため堕胎の恐れがある。

[5] 肝相火

肝相火は少陽経と帯脈が絡み、章門穴を中心に邪が現れやすく、たいていの病でこの部位に邪が出る。邪の程度によるが、勝曳の鍼が中心になる。

[6] 右腎相火・左腎水

邪が深いところにあり表在が弛緩している場合は、時間をかけて散ずる鍼を行う。胃土の邪に直接鍼をしても邪が取れないとき、肝相火を動かすと取れる。それでも取れないときには、腎から治療すると案外速やかに取れることがある。

[7] 膀胱

膀胱は [6] の腎の邪とともに現れることが多く、腎間の動気が現れるところで、火曳の鍼を施すところでもあるので診断治療に極めて重要である。関元に火曳の鍼をすることで気を引き下げる。

[8] 三焦

三焦（臍）への打鍼は、元気の衰えた者に活力を与える。元気があり陰陽差の少ないものには自動制御能力を高める。太極的な全身の気血の偏在を調節することができる。神闕を語義的にみると、神は火水であって、陰陽のもと、陰陽にて測れないものを現し、闕は宮城、あるいは宮城の門という意味である。そのため、神闕とは陰陽のもとが宿る陰陽未分のところである。さらに全身の中央に位置するところと相まって、枢中の枢としてのはたらきを持っている。三焦は張景岳の『類経』蔵象類に「臓腑の外、躯体の内、諸臓を包羅する一腔の大腑なり」とあるように、外は皮毛に内は臓腑に連なり、臓腑器官を包み込み間隙を出入りし、全身にくまなく分布した膜状の組織で、衛気・津液の通り道であるとされている。この三焦と神闕を結びつけ、臍（神闕）を三焦の腑とした夢分斎の発想は極めて独創的である。

5　打鍼術の臨床

[1] 逆子の治療

北辰会方式では逆子に対して、夢分流打鍼術を行う。病態としては気滞、湿痰、瘀血が関与する実証の場合と、腎虚や気虚、血虚、陰虚、陽虚など虚証の場合がある。一般に、邪気が中心である実証のものは治りやすい。特に気滞や湿痰レベルのものであれば、打鍼で心下あたりの邪を払うとよい。そ

第10章 ●各種刺鍼法

の場合、右の尺位の脈がポイントなので、よくみておく必要がある。

[2] 癌疾患における腹診の応用

　胃癌などで手術した後、予後の良し悪しは手術痕近くの邪の状態でわかる。邪がだんだん広がり、結果両脾募、胃土に広がる場合はよくない。試しに神闕に鍼（止鍼）して少しずつでも邪が緩めばよい。しかしそのとき緩んでも再び邪が戻るのは非常に危険性の高い癌であるといえる。夢分流腹診をていねいにしているとわかってくる。また、末期になり、腹部の皮膚が薄くなる場合、一応腹部に弾力や艶があってもそれはよい反応とはいえない。腹水は癌の中期から末期にかけてみられる症状で、CTで確認しなければわからないレベルのものから、明らかに見てわかるものまである。北辰会方式では、まず腹の左右両方に手を当てて置き、片方の手で腹をポンポンと叩いて腹壁が波打つかどうかで判断する。特に下腹部において波を触知すれば腹水が溜まっていることを示す。同時に下腿に浮腫があれば、ほぼ腹水があると判断して間違いない。

V. 蓮風古代鍼術 ―― 刺入しない鍼

1 蓮風古代鍼術の誕生

　1968年に中国漢代の中山靖王・劉勝の墓（満城漢墓）に埋葬されていた鍼が発見された。これはおよそ2100年前のものとされている。藤本蓮風はそのレプリカを北京の中国医史博物館にて購入し、精巧に再現した。

　するとこの古代鍼は、刺入せずに接触するだけで、驚くほどの効果が得られることがわかった。墓に埋葬されていた鍼のうち、三稜鍼（縫鍼）を除いた5種の鍼は、刺入する目的の鍼ではないと考えられる。それらは鍼柄が中国鍼法である旋撚をするための竜頭の形状となっていない。保存状態の悪さから鍼尖が欠けていたとしても、鍼体の太さから少なくとも豪鍼のように刺入するのは不可能だと考えられ、そのため、鍼を皮膚に接触させる鍼法を繰り返し試すことにより、要穴、とりわけ兪穴、原穴への接触鍼が有効であることがわかった。

2 古代鍼術の基本

[1] 道具

　古代鍼は一番古い形の毫鍼だと考える（**図10-32**）。古代鍼は古代の宇宙観、「天円地方」（天は円く、大地は四方）という考え方を表している。鍼自体が大宇宙を表し、人間の身体に対応した陰陽、つまり天円地方という一つの中国の宇宙観を表している。

　古代鍼の形は、竜頭の部分の断面が四角で、鍼先の部分が丸くなっており、まさしくこの鍼は天地を示す鍼である。鍼の形が非常に重要であり、鍼の角を傷めたり、鍼を落として鍼先を曲げると効果が落ちる。円は天であり軽く触れると補になる。方は地であり少し深く触れると瀉となる。つまり方円の補瀉が鍼自体に凝縮されているのである。

433

ただ、銀は熱を冷ます作用に長け、金は温める作用に長けるため、銀の古代鍼は主に瀉法に、金の古代鍼は主に補法に使う。ステンレスは気を動かす力が強く、速く集めたり散らすことができ、補瀉いずれにも使える。

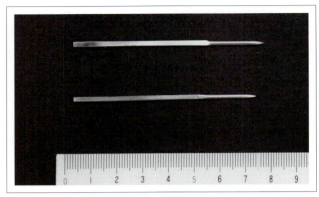

図10-32　古代鍼

[2] 衛気を意識して気を動かす

人体における気の流れには、衛気、営気（営血）の流れがあり、そのなかで衛気を動かし、治療を行う。

営在脈中、衛在脈外	『霊枢』（営衛生会篇）

衛気は体表上を流れていて、体表に近いところほど衛気の流れが速い。一般に中医学における気滞は、皮毛もしくは肌の位置で処理されることが多い。営気あるいは血を補う場合でも、刺した瞬間に刺すか刺さないかの部位で少し緊張した部位がある。これは衛気の停滞であり、その部分に関しては、軽く気を散らしておいて鍼を刺すことが多い。

古代鍼の鍼先は鋭く尖っているため近づけるだけで気が速く動く。したがって、鍼先を伏せるようにして、慎重かつ迅速に体表に近づけ、施術も同様に行う。もたついたり、何度も施術をしないことがポイントである。衛気の動きは鍼の太さで変化するが、太い鍼では気がゆっくり動く。細い古代鍼、毫鍼の接触鍼などでは、気の動きが速すぎて、よほど術者が敏感でないと気の動きがわからない。

[3] 補瀉

瀉の鍼は皮膚に鍼を少し強く当てる。経穴の皮膚面に対して垂直に当てて、少し凹むような感覚で接触する程度で、決して刺入しない。気の流れが速い場合や敏感な場合あるいは乳幼児に対して、百会に瀉法を施す場合は、鍼を垂直にせずに伏せて横向きにして瀉法を行う。また、押圧の加減を工夫する。治療は衛気を動かすことが中心であるので、迅速に動く衛気に対しては、極めて短時間で施術を完了させることが重要である。被験者は瀉の鍼で一瞬清涼感を感じる。

補の鍼は皮膚表面に鍼を軽く当てる。経穴に対して垂直に近づけるのではなく、横に伏せ、皮膚面に慎重に接触させる。衛気を傷らないように接触できれば、古代鍼を経穴に対して垂直に立てても、斜

めの角度のままでもよい。気が集まってくると温かく感じる。被験者も補の鍼では経穴の部分に温かさを感じる。

[4] 注意点

古代鍼が適さない場合もある。肉体労働者で、日焼けして皮膚が厚い人は、効きが悪い。皮膚の分厚い人は、皮膚上に衛気の層はあるが、その領域が狭いので、接触鍼よりも鍼を刺して衛気を動かすほうが効果をあげやすい。また、灸痕部は皮膚が厚いので効きにくい。

特に、上下いずれかに気が偏在しやすい人に対して、むやみに湧泉に銀やステンレスの古代鍼を近づけたり、百会に金やステンレスの古代鍼を近づけると脈が硬くなり、悪化する。

先にも述べたように、乳児の頭部に古代鍼で治療する場合、必ず鍼を斜めか横に寝かせ、触れる感じで慎重に行うこと。

また治療後は、経穴の衛気がうまく調整されているため、その経穴に触れないこと、治療した日は経穴を水に濡らしたりしないことも大切である。

3　古代鍼法の基本テクニック

古代鍼法において、気を込めたり、念を込めたりなどの行為は必要ない。鍼が勝手に効かしてくれる。無心になることが大事である。手技は手際よく行うこと、鍼を伏せて経穴にもっていくこと、経穴の表面上まで近づけた後に、鍼を経穴面に対して垂直に立てること、鍼を皮膚にきつく押さえつけず、触れるか触れないかのところで止めることが基本である。

[1] 持ち方

古代鍼の持ち方は 2 種類ある。一つは示指・中指・薬指の指腹と母指で鍼体を持つ方法であり、この持ち方だと角度をつけやすい（図 10-33 ①）。もう一方は母指と中指で鍼先を持つ方法で背部へ散鍼するときなどに適する（図 10-33 ②）。

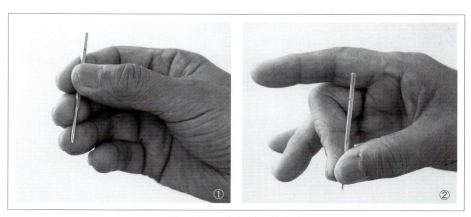

図 10-33　古代鍼の持ち方

[2] 手順
①基本手技
　鍼が衛気に触れないよう遠くから経穴に近づける（図10-34 ①）。経穴の表面上まで慎重に近づけてから皮膚に当てる（図10-34 ②）。皮膚をきつく押さえつけず、触れるか触れないかのところで止める（図10-34 ③）。この一定の手技に慣れて気の動きがわかるようになってきたら、鍼の角度を変えるなど圧の加減を工夫してみる。

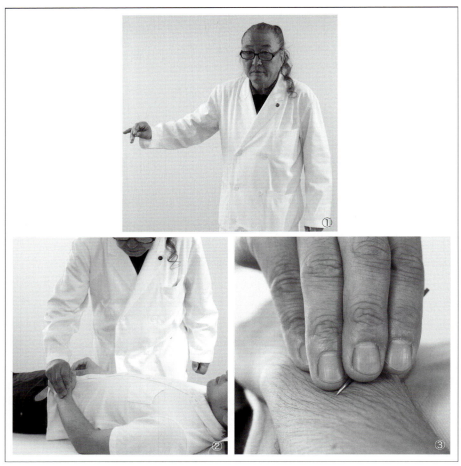

図10-34　古代鍼の基本手技

②補法
　一般的に補法の場合、金やステンレスの古代鍼を用い、経穴面に対して斜めの角度で近づけるか、垂直に近づけた後、皮膚に軽く触れるぐらいのところで止め（図10-35 ①）、少し時間をおく。時間と角度は経穴の気の去来の状態による（図10-35 ②）。

③瀉法
　銀やステンレスの古代鍼を用い、皮膚と接触した瞬間に体表から鍼を離す（図10-36）。

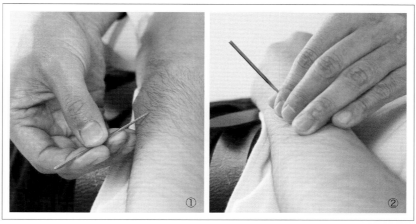

図10-35　古代鍼による補法

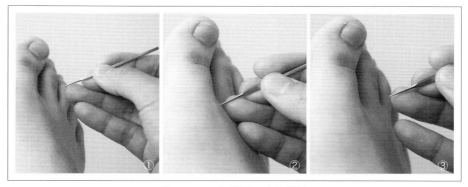

図10-36　古代鍼による瀉法

[3] 練習法

　古代鍼法は、鍼の扱い方すべてが熟練したときに、最高の効果が発揮される。

　まず自分の身体で実験し、次に身内で経験し、ある程度確信がもてたら患者に少しずつ試してみるとよい。手掌や打鍼の鍼を遠くから頭部に近づけたり遠ざけたりして、ゆっくりとした衛気の変化を観察する。

　上腹部に押手を当てて、関元に静かに鍉鍼を置き、上腹部の気の動きと、邪（腹部の緊張）、衛気の動きをよく観察する。さらに、関元に鍉鍼をかざしたり、触れたり、押しつけたりしてみる。そういうことを繰り返ししているうちに、重層をなしている衛気の流れの速さがそれぞれ違うことが理解できるはずである。自分の身体で、たとえば「兪穴」「原穴」へ古代鍼法を行い、施術の前後で、経穴の反応に変化があるかを診る。

[4] 効果判定により衛気を認識

　古代鍼をかざす、接触する、毫鍼を皮毛に軽く接触するなどの鍼の手法は、衛気を動かすことを狙ったものである。迅速に動く衛気の性質からして、決して長時間鍼を接触し続けてはならない。鍼は瞬時にかざし、接触しなければならない。

体表での衛気の動きや治療前後の変化を脈診、切診（経穴の虚実の変化を診る）、舌診、気色診、眼診などで感知できなければ、古代鍼を上手に使いこなすことはできない。治療前後で引きつっていた顔が緩んだ、気色がよくなった、皮膚の緊張が弛緩したということなどが望診や切経で認識できれば、衛気が動いて変化したということである。

体表の衛気の動きや微妙な変化を感知するには、腹診における腹部の緊張の変化を把握できるよう、打鍼の技術を身につけることから始めると習得しやすい。同時に、古代鍼は脈をよくみながら治療することが必要であるため、上手に扱うには脈診が上達してから始めるのがよいかもしれない。

4　古代鍼法の適応

[1]　敏感な体質

衛気は体表で重層をなして分布しているが、体表から 3〜4cm のところで非常に速く流れていると考えられる。その衛気を操作するため、非常に敏感な体質の人や、陽の塊である小児に対しては効果をあげやすい。乳幼児、小児、皮膚の腠理の細かい人は、効果を得やすい。

[2]　虚証あるいは重篤な病

重篤な病の人は、気虚もきついため、わずかな刺激にも大きく反応する。特に肝気虚、肺気虚の人は、皮膚が薄くて発汗しやすい人が多く非常に敏感なのでよく効かせることができる。

喘息の末期では、気虚がきつく敏感で毫鍼では治療しにくいため、古代鍼を使うとよい。

身体が温まっている人、運動後、風呂上がりの場合は衛気が動きやすい。逆に冷やした身体は衛気のはたらきが悪く、あまり反応しない。実証でも過敏な体質の人には効きやすい。これは毫鍼でも同様である。

[3]　熱証

銀やステンレスの古代鍼で井穴へ瀉法をすることにより、清熱することができる。ただし頑固な瘀血を除くには限界がある。

VI.　その他の刺鍼術 ── 刺入する鍼

蓮風鍼法とその他の刺鍼術の使い分けとしては、**表 10-17** を参考にし、病態に合わせて施術していく。

表10-17　蓮風鍼法とその他の刺鍼術

	蓮風鍼法			その他の刺鍼術						
浅い衛気	毫鍼	打鍼	古代鍼	火鍼	燔鍼	翳す鍼	三稜鍼	鑱鍼	大鍼	鈹鍼
深い衛気	毫鍼	打鍼	古代鍼	火鍼	燔鍼	翳す鍼	三稜鍼	鑱鍼	大鍼	鈹鍼
営気				長鍼	員利鍼				大鍼	鈹鍼

1　長鍼

長鍼（long needle）は長い鍼で、深い痺病（遠痺）を治す。

> 八曰長鍼、長七寸。……（中略）……長鍼者、鋒利身薄、可以取遠痺。　　　『霊枢』（九鍼十二原篇）

> 病在中者、取以長鍼。　　　『霊枢』（官鍼篇）

> 八曰長鍼、取法於綦鍼、長七寸、主取深邪遠痺者也。　　　『霊枢』（九鍼論篇）

長鍼をおくりこみ刺入法で施術する際には、鍼先に近い部分を持ち、切皮後に鍼を撓め（**図10-37**①）、撓めた鍼の力で積極的に刺入していく（**図10-37**②）。直刺の場合でも横刺の場合でも、同様の操作で刺入できる。環跳穴など、経穴が深く、邪実が深く沈んでいる場合に使う。

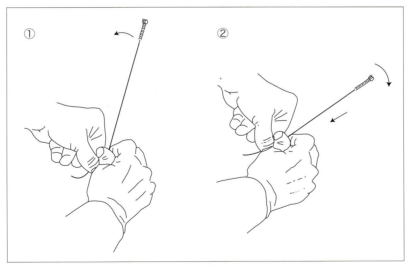

図10-37　長鍼の刺入

2 員利鍼

　員利鍼（round-sharp needle）は馬の尾のような形で、韓国鍼がちょうど員利鍼の形になる。太くて穴を開けやすい。葦原英俊という江戸時代の盲人鍼医がよく使って治したといわれている。彼は『鍼道発秘』に「その響き、砲玉のごとし」（大砲を撃ったように響く）と記している。員利鍼は暴気を取り、坐骨神経痛などの激しい痛みに対して使う。

六日員利鍼、長一寸六分。……（中略）……員利鍼者、大如氂。且員且鋭、中身微大、以取暴気。

『霊枢』（九鍼十二原篇）

病痺気暴発者、取以員利鍼。

『霊枢』（官鍼篇）

六日員利鍼、取法於氂鍼、微大其末、反小其身、令可深内也。長一寸六分、主取癰痺者也。

『霊枢』（九鍼論篇）

　上記の古典の記載から員利鍼は「暴痺」と「癰痺」を主治する鍼である。
　員利鍼について、葦原英俊は『鍼道発秘』で次のように述べている。

員利鍼はおし手を軽く其の穴所にしたがひて深くさし入れては引上げ又さし入れてはひき上げ鍼ぐちゆるめ左右前後鍼を自在にす、あるひは深くあるひはあさくあるひははやく或はおそく、かくのごとくするときは、其氣のいたる事動脈のかたちの如く又釣針へ魚のかゝるが如く意をもって是をうかゞひ遠くめぐらす時はたとへば腰へ立るはり手足へひゞく其かたちいなづまの如く花火のごとし。又久しくとゞめて進退するときは其氣の往来する事炮玉のはっするがごとし。其ひびき総身へ通ず、其術誠に妙なり、かるがゆえゑに邪を瀉し精をとゝのふること自在を得べし是員利鍼の法なり。

『鍼道発秘』

　葦原流では、員利鍼はほとんどすべての病証の治療において用いられている。それは、邪気の鬱滞を駆遂するための、いわば「駆邪気鍼」として、また邪気鬱を誘導、消散させるため、邪気の鬱滞部位から離れた遠隔部位における引き鍼としてである。葦原英俊は員利鍼の精妙なる使用により、「邪を瀉し精をととのうること自在を得べし、これ員利鍼の法也」と説く。
　藤本蓮風は、150年前の日本の古い員利鍼をたまに使う。あるいはこれに似せて、白金でつくった員利針を使う場合もある。韓国鍼の2寸は先が細くて、根元が太いので員利鍼として使える。員利鍼は強烈な瀉法に使う。場合によっては、患者は熱を出すことがある。
　員利鍼は、一般には暴痺を治すといわれるように、激しい神経痛で動かない状態のものや、坐骨神経痛で風寒の邪がなかなか取れないときに用いると一気に取れる。普通は後渓で胆経の経気を疏通できるが、頑固なものは員利鍼で環跳へ龍虎交戦法（『鍼灸大成』に掲載されている鍼法で、まず左あるいは右へ9回、続けてその逆の方向へ6回回旋させる）を行う。員利鍼は、指の力が相当強くないと刺入できない。刺入時に皮膚や筋膜が巻きついてくるため、刺鍼だけでもかなり難しい。また、刺入するに従い皮膚が巻きつくと緊張することが多いので、皮膚をそのような状態にさせないようにする

ことがポイントである。

3 火鍼

　火鍼（fire needling）は、鍼の先端をバーナーで真っ赤になるまで焼き、速刺速抜で刺入する。火鍼として用いる鍼は、太めの鍼である（**図 10-38**）。現在、北辰会方式では用いない。患者は熱くも痛くも感じないことが多いが、場合によっては患者に見せないほうがよい。

　経絡の気を一気に疏通させることができる。同じように鍼を熱する燔鍼とは作用がかなり異なる。

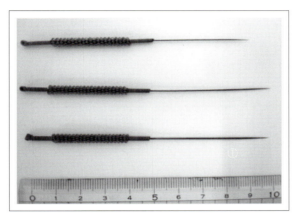

図 10-38　火鍼として用いる鍼

VII. その他の刺鍼術 —— 刺入しない鍼

1 燔鍼

　大鍼を熱した燔鍼（焠刺：red-hot needling）で、痺、特に筋痺（筋が引きつって痛い、痙攣する）のとき、圧痛点を治療点として刺す。「焠」は焼き鍼の意味である。

　太めの針金の先を少し曲げ、持つ部分を紐で幾重にも巻きつけるか、もしくは千枚通しの先を曲げると燔鍼として利用できる（**図 10-39**）。

　燔鍼は、温める作用（温経散寒）があり、灸と鍼を併せたようなはたらきがある。灸との違いは、燔鍼の熱さは瞬間的で、患者に苦痛を与えないということである。施術の際は、チュン！と皮膚に軽く接触させてすぐに離す。ジュージューと皮膚に接触させ過ぎないよう注意する。場合によっては、火鍼と同様に燔鍼も患者に見せないほうがよい。身柱、風門、肺兪などに用いることが多い。

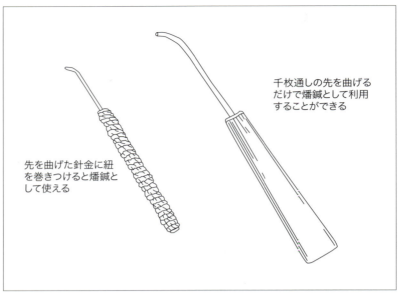

図10-39　燔鍼

2　翳す鍼

　翳す鍼は北辰会方式独自のものである。皮毛からその外方5cmくらいまでは衛気が流れている。手掌を患者の皮膚に近づけると、皮膚からどのくらい外部まで衛気が流れているか感知することができる。それを推し測ったうえで、慎重に衛気に鍼を近づける。鍉鍼や打鍼用の打鍼、あるいは古代鍼を患者の皮膚に接触させることなく、近づけるだけで直接衛気に作用し、結果として営気の流れが変化し、脈状も変わる。

　気血が消耗し過ぎて刺すことができない場合、臍に金の鍉鍼や打鍼を翳して（外射法という）心神にはたらきかけ、気血をめぐらせる手法を取る場合がある。

VIII. その他の刺鍼術 ── 破る鍼

1　三稜鍼

　三稜鍼とは、尖端が三角錐の鍼のことで鋒鍼に相当する。

[1]　鋒鍼

　鋒鍼（lance needle）は頑固な病を治す場合に刺絡をして治していた。

> 四日鋒鍼、長一寸六分。……（中略）……鋒鍼者、刃三隅、以発痼疾。　　　　『霊枢』（九鍼十二原篇）

第10章 ●各種刺鍼法

> 病在経絡痼痺者、取以鋒鍼。……（中略）……病在五蔵固居者、取以鋒鍼、寫于井榮分輸、取以四時。
>
> 『霊枢』（官鍼篇）

> 四曰鋒鍼、取法於絮鍼、箭其身、鋒其末、長一寸六分、主癰熱出血。
>
> 『霊枢』（九鍼論篇）

　『霊枢』九鍼十二原篇の前は、鍼として砭石を用い、刺絡を行うことが主であった。しかし毫鍼の時代になってあまり用いられなくなり、頑固な病の場合には刺絡にて治療するようになった。賛刺は、垂直に刺鍼・抜鍼し、何回も浅く刺す方法で、癰腫に対して行う。絡刺は、体表の鬱血した細かい絡脈を刺す方法。

[2] 刺絡法

　刺絡法（pricking bloodletting method）は、表面にある細絡に対して速刺速抜することにより、少量の血が出る治療法。ここでは、三稜鍼を用いた刺絡法を解説する。刺絡部位は、細絡、井穴、肩井の周囲などである。血の色の明暗の程度や粘稠度で邪気の強さを知ることができる。

> 血気倶盛而陰気多者、其血滑、刺之則射。陽気畜積、久留而不寫者、其血黒以濁、故不能射。
>
> 『霊枢』（血絡論篇）

> 熱気因于鍼則鍼熱、熱則肉著于鍼、故堅焉。
>
> 『霊枢』（血絡論篇）

　刺絡は実熱証（気分から営血分の熱）や瘀血証に対して有効である。血色が黒っぽく粘っていると、実熱や邪熱が血に籠っていることを示し、鮮血に変わってきたら自ずと出血が止まる。熱の籠りが強い場合には、大量に血が出てくるが、色が黒っぽく粘っていれば、それを止めてはいけない。もし色が薄く希薄な性状であれば、すぐに止めたほうがよい。色の黒い粘った血が出てくるほど、邪気（熱）が強いということを表す。経穴の色と血管の浮き具合、鬱血具合、怒張をよく診て経穴の状態を判断する。

　また、刺絡法が禁忌とされる場合もある。

> 脈気盛而血虚者、刺之則脱気、脱気則仆。
>
> 『霊枢』（血絡論篇）

訳：脈内の気が盛んで血が少ないと、刺したとき簡単に気が出てしまい、気脱すると意識を失い倒れる。

　具体的には、正気の弱りがある場合（血虚、気陥、陽気下陥）、刺絡を行い出てくる血の色が薄く性状が希薄な場合や、細絡だと判断し何度も刺絡をしても血がほとんど出てこない場合は、一般にはそれ以上施術してはいけない。患者が出血することに不安感を覚える場合もすぐに止める。ワーファリンなどの血液の抗凝固剤を服用している患者にも禁忌となる。

　次に、刺絡の手順を**図10-40**に示す。三稜鍼は高価であるが、感染防止の面からほかの患者との併用は避ける。刺鍼により出血を伴うので、鍼、血液の取り扱いには、十分に気をつける。

　鍼を皮膚に刺し込むと激痛が起こるので、毫鍼の手技と同じように、鍼先を皮膚に接触させてお

て、皮膚（経穴）のほうから鍼先へ刺さって行くようにするとほぼ無痛で刺すことができる。豪鍼を刺入して、抜鍼したときに出血を伴う場合があるが、結果として刺絡をしたことと同じである。毫鍼を用いて刺絡する場合は、8番鍼以上の太めの鍼を用いて刺入する際に瞬時に撚り速刺速抜すると刺絡することができる。気血が強く鬱滞している部分に刺鍼して、抜鍼後に自ずと出血することで、一気に気血がめぐり出す。

2　鑱鍼

一つの手技、バリエーションとして鑱鍼（shear needle）を紹介する。古代の鑱鍼（**図 10-41**）の手法とは異なる、現代日本に適した手技として応用できる部分がある。

| 一曰鑱鍼、長一寸六分。……（中略）……鑱鍼者、頭大末鋭、去寫陽気。 | 『霊枢』（九鍼十二原篇） |

| 病在皮膚無常処者、取以鑱鍼于病所、膚白勿取。 | 『霊枢』（官鍼篇） |

| 一曰鑱鍼者、取法於巾鍼、去末寸半、卒鋭之、長一寸六分、主熱在頭身也。 | 『霊枢』（九鍼論篇） |

古来の鑱鍼は、刃で皮毛を破ることで、皮毛の陽気を瀉していた。皮膚に触れるだけで、スッと傷がつく。傷がついたところから血がにじむ程度に切っていた。昔は「鑱鍼で切った後を絞って血がにじんでくるくらいの切り方がよく、いかにも切り口に肉が見えるというのは下手な施術で悪い」とされていたようだ。古人は肩背部を鑱鍼で切って瀉血して、肩こりのみならず、眼科疾患も治していた。肩井あたりから刺絡して清熱していたと思われる。現代日本では、外科に相当するため、鍼灸師が施術する場合には、皮膚を傷つけずに行う必要がある。たとえば、足太陽膀胱経の大椎から身柱あたりにかけて軽く叩くだけで発汗させることもできる。同様の手法もしくは鑱鍼で、格子状の十文字切りのようにして、ゼニタムシ（田虫、頑癬。白癬菌の寄生による皮膚疾患）や瘡蓋様の湿疹の局部を何度も擦過するだけで、清熱の効果が出る。鑱鍼は、皮毛に鬱滞した熱を清熱するといわれている。

臓の熱を清瀉する場合、背部兪穴の一行を鑱鍼で何度か擦過するだけで、血がにじんだように発赤する。すると皮毛の熱が清熱されて患者は清涼感を感じる。医師が施術する場合には、皮膚を薄く切り、皮膚をつまんでうっすらと出血させるとその効果は倍増するはずである。

鑱鍼が効果的な症状としては、実熱型の肩こり、風寒実（葛根湯証）の外邪、結膜炎がある。肩こりには肩井穴を鑱鍼で擦過する。葛根湯証、麻黄湯証に対しては、合谷や外関の瀉法でも簡単に対処できるが、解表ということで大椎から肺兪に鑱鍼の刃で叩くと効果が出る。春先の結膜炎で、肝の実熱が主体のものには、肝兪一行の熱のある部位を中心に、鑱鍼で何回か擦過すると清肝瀉火することができる。

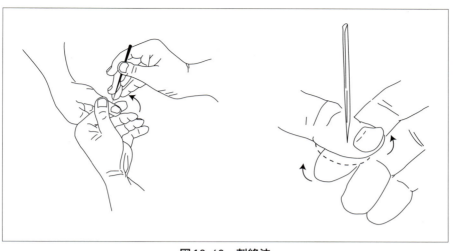

図10-40　刺絡法

押手で経穴周囲に圧を加えたまま、8番鍼以上の太い鍼を経穴に接触させ、刺入と同時に撚り速刺速抜する。

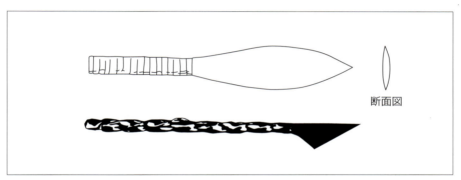

図10-41　鑱鍼

昔は刀の部分で実際に皮膚を切っていたようであるが、現代日本では切れない程度に角度を調整し、軽く擦過したり、軽く叩く。実際使用することはほぼないと思われる。

3　大鍼

　大鍼（big needle）は、長さ4寸の鍼であり、鍼尖が少し丸い。関節に刺鍼をする場合に用いるが、北辰会方式では用いない。

九日大鍼、長四寸。……（中略）……大鍼者、尖如梃、其鋒微員、以寫機関之水也。

『霊枢』（九鍼十二原篇）

病水腫不能通関節者、取以大鍼。

『霊枢』（官鍼篇）

九曰大鍼、取法於鋒鍼、其鋒微員、長四寸、主取大気不出関節者也。 『霊枢』（九鍼論篇）

4 鈹鍼

鈹鍼（stiletto needle）は、「ひしん」あるいは「はしん」とも読む。刀剣のような形で、今でいうメスに当たるため鍼灸治療では用いられない。大瀉刺（great drainage needling）は、大膿を鈹鍼でくだすこと。大いに膿血をくだすので大瀉刺という。

五曰鈹鍼、長四寸、広二分半。……（中略）……鈹鍼者、末如剣鋒、以取大膿。 『霊枢』（九鍼十二原篇）

病為大膿者、取以鈹鍼。 『霊枢』（官鍼篇）

五曰鈹鍼、取法於剣鋒、広二分半、長四寸、主大癰膿、両熱争者也。 『霊枢』（九鍼論篇）

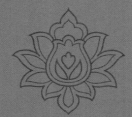

第11章

医療におけるコミュニケーションスキル

I. 診療に対する態度

　医療現場においては、患者とのコミュニケーションは欠かせず、その内容が治療に影響することも少なくない。コミュニケーションについて考える前に、まずは鍼灸医学における術者の診療に対する態度を改めて考えたい。

　人間を本当に理解するためには、身体と心の両面からアプローチする必要がある。西洋医学では身体の病を探求してきた結果、心の問題については臨床心理士や精神科医に委ねられている。実際は心から身体に影響したり、身体から心に影響したりと相互に関係するものである。これでは総合的な人間学の観点が欠落することにはならないだろうか。

　藤本蓮風は開業時より喘息やリウマチで重い症状を呈している患者を診るなかで、治るものと治らないものがあることに気づいた。治らないケースから「病気を起こすには起こす理由がある」ということを学んだ。

　たとえば喘息の患者をみた場合、そのような患者に限って、脾の臓を傷め湿痰の内盛を助長させるおもちやおかきやスナック類をよく食べていることが多い。治療して調子がよくなるとまた食べすぎて湿痰が内盛し、さらに風邪をひいたりして発作を起こす、といったことを繰り返していく。

　この食べ過ぎは何か不満があってのやけ食いかもしれない。ほかにもさまざまな理由があるにしても、そこには、自分の思った通りに物事が運ばないなどの「人間の欲望」が見え隠れしている。そういった患者に「食べ過ぎてはいけませんよ」と声をかけても意味がない。

　人間には「ああしたい」「こうしたい」という欲望が存在する。この当たり前のことを術者も患者も案外知らない。特に西洋医学が不得意とする病には、極めて人間的な問題、人間としての欲望の問題が大きく関わっていることが多い。

　しかし、そのような考えに至ったとしても、それを治そうとするとそう簡単にはいかない。しかし、診療においては、技術がない、学問がない、人を引っ張っていく人間性がないなどの欠点があっても「何とかして治したい」という願い、真心、熱心さが根底になければならない。病を治すためにはどうすればよいか、患者と一緒になってともに病に向き合う。そういった姿勢が病を治していくことにつながる。ひたむきさを持ち続けるならば、患者を治療していく中で技術や学問、人間性が確立されていき、たとえ逆証であったとしても何らかの対応ができ、病を治せるようになっていくものだ。

　患者をどう扱い、対応していったらいいのか？　藤本蓮風はこう語る。「一生懸命患者さんと苦しみなさい」と。その苦しみのなかから様々なものがみえてくるのである。

II. 医療におけるコミュニケーション

1 コミュニケーションとコミュニケーションスキル

コミュニケーションの語源はラテン語の communicatio（分かち合うこと）で、スキルは能力のことである。「コミュニケーションスキル」という言葉は、一般的には他者とのコミュニケーションを円滑に図ることのできる能力を意味する。医療に関わる我々にとっては、患者に対してのコミュニケーションスキルが重要となる。

まず術者側には心構えが必要となる。人間とは何か、病人とは何かを模索していく中で、術者は問診を行っていく。病ばかりを追わず、常に人の心、あるいはその周辺にある環境を意識しておく必要がある。

コミュニケーションスキルが上達すると、診断・弁証するのに有意な情報を正確に引き出すことが可能となる。問診では単なる情報や知識の収集のみに終わらず、常に相手の立場に立ち、相手が伝えようとしている意味をしっかり受け取れているかを自分自身に問いかけることが大事である。自分が理解した内容を反復したり、相槌を適切に打ち、それに対する相手の反応を見ることで、誤解してしまっている部分を修正し続けることも大切である。それによって、患者側にも「真剣に病について考えてくれている」と感情の共有感が生まれ、信頼関係が深まっていく。つまり、コミュニケーションスキルは「相手の信頼を得る技術」ともいえる。

術者は患者の病気に対して治療を施し治癒させればよい。しかし、技能だけでは病気を治せないことを、臨床家なら誰しもが感じている。治療の効果というものは、コンプライアンスに依存するからである。

医療においてコンプライアンスとは、患者が治療に関する医療従事者の指示や方針を守るということ、つまり鍼灸においては鍼灸治療に対して協力的であることを表す。一般的な医療では、特に入院患者の場合は医療者側が管理できる部分が多く治療効果が期待できるが、通院患者の場合、自宅での管理は患者任せである。つまり、このコンプライアンスがよいほど治療効果は高まるのである。

2 コンプライアンスの充実

コンプライアンスの良し悪しは、患者と医療従事者の信頼関係の強弱に関係している面がある。一般に、患者の病院に対する不満として以下のものがある。

- 診療を受けるために長時間待つが診療時間が短い。診療に十分な時間が割かれていない
- 医療従事者の説明に専門用語が多く理解しづらい
- 期待しているほどの治療効果があるかどうか不安を感じている

このことを踏まえると、コンプライアンスを高めるには一人の患者にできるだけ十分な時間をとり、訴えに耳を傾け、治療についてわかりやすく説明することが有効だといえるだろう。つまり患者とのコミュニケーションの充実が大切なのである。

3　より良いコミュニケーションのために

　患者とより良いコミュニケーションをとるためには、問診を行う場所を個室にしてプライバシーに配慮するなど、患者にとって話しやすい環境を整えることが重要である。また、術者自身が気をつけるべきこともある。具体的な工夫を次に挙げる。

①挨拶をする

　社会人として挨拶は基本である。術者が挨拶をせずに無愛想であるなど、第一印象が悪いと患者は話しづらくなる。

②目線の高さを同じにする

　術者は膝をつくなどして、患者と同じ目線でコミュニケーションをとる。患者を見下ろす体勢だと相手を威圧してしまうことにつながる。

③患者との距離のとり方に注意する

　術者は患者の正面から斜め45°に位置するなど、できるだけ正面から向かい合うことを避ける。

④個室などプライバシーに配慮した環境を設ける

　問診している部屋の会話が待合室に筒抜けでは、患者が話しづらい。個室を用意するなど、プライバシーに配慮する。

⑤初診時は時間を十分にとる

　問診はなるべく時間をとり、病因病理をしっかり把握できるよう努める。経過観察においても病に変化があったり急変することがあれば、随時対応できるようにしておく。

⑥非言語的コミュニケーションの活用

　術者の身振り、しぐさ、雰囲気などの非言語的コミュニケーションも重要である。たとえ会話する時間が同じでも、術者が急いでいたり早口になったりするよりゆったりと対応する方が、患者としては、話を聞いてもらったという満足感を持ちやすい。

⑦病態の説明や養生指導

　伝統医学の理論に基づいて何が症状の原因なのかをわかりやすい言葉で説明し、体質や病理に合わせた養生指導をすることにより、患者のコンプライアンスは得られやすい。

第11章 ● 医療におけるコミュニケーションスキル

Ⅲ. 術者と患者

1 術者と患者の関係

　術者と患者の関係には3つのモデルがある。大人と乳幼児の関係のように、医療従事者が患者に対して能動的に関わり、患者はそれを受け入れる能動受動モデル、大人と未成年者の関係のように、医療従事者が患者に対して指導的な役割をとり、患者はその指導に協力する指導協力モデル、大人同士の関係のように、医療従事者と患者が対等な立場で治療を目的とする活動に参加する相互参加モデルである。

　これらいずれかのモデルに収まるようにしなければいけない、ということはない。同じ患者に対しても、あるときは能動受動モデル、あるときは指導協力モデルと、臨機応変に対応できたほうがよい。術者のキャラクターも関係してくるので、個性をフルに発揮して、患者が積極的に術者に協力していくようになればよいので、型にはまりすぎないことも大事である。

2 患者教育

　術者と患者との信頼関係においては、患者を大事にするのはもちろんのこと、患者側に常に病に対する意識を持たせる「患者教育」も必要である。治療ばかりに専念し過ぎて、患者の行動や生活習慣に意識をおかずにいると、かえって病が悪い方向へ向かうこともある。そこには患者教育を行うための一定の緊張状態が必要となる。

　臨床家なら経験があると思うが、自らの意思で希望して来院している患者は治しやすい傾向にある。しかし、身内や自分の家族が患者の場合や家族がその治療に反対し協力してくれない場合には、治療効果が低減することが多い。

　術者と患者の精神的の緊張のバランスが重要だということである。術者の身内や家族が患者の場合、気が緩み過ぎて効果が薄れる場合がある。逆に過緊張下、もしくは悩みや迷いがあったり、疑念が強い状態にあっても効果は低減する。

　術者と患者は、つかず離れずの緊張関係があるがゆえに、患者は術者の言うことに耳を傾ける。そして術者が患者をいたわっていれば、患者は術者を信頼し、術者は一生懸命問診し治療することができる。こういったほどほどの緊張関係が、医療を行ううえでは非常に重要な要素となり、人が人を救うという臨床家にとって、極めて重要な必要条件になってくるのではないかと考える。

　藤本蓮風は馬術にも通じているが、「馬の口輪につながる手綱によって馬と人間と互いにコンタクトをとっている。手綱を引っ張りすぎると馬は反抗し、思う通りに動かない。手綱を離し弛緩させてしまうと、コミュニケーションの手段がなくなるため人間の意思が通じない。引かず緩めずということが馬術には大切になってくる」と言う。患者と術者の関係も然りである。

IV. コミュニケーションスキル

1 コミュニケーションスキルの要素

術者のコミュニケーションスキルには、以下の項目が挙げられる。
- 平静心
- 観察力、洞察力（病をみる前に人をみて、人をみる前に周辺をみる。相手の表情、目の動き、話し方、動作などから、相手の気持ちを推察する）
- 円滑なコミュニケーションを行うための体系づけられた知識、技術
- 会話を円滑に行える話術（相手に不快感を与えないタイミングや表現で、問診を進める力）
- わかりやすく相手に説明する能力

これらがほどほどに備われば、患者と信頼関係を築きやすくなり、コンセンサス（合意）を形成することができる。具体的なコミュニケーションスキルの技法は次の通り。

[1] 尋ねる

尋ね方には、中立型質問（neutral question）、開放型質問（open-ended question）、閉鎖型質問（closed question）の3つがある。中立型質問とは「今日はどうされましたか」などのように、漠然とした質問だが話のきっかけをつくるための質問、開放型質問とは頭痛を訴える患者に対して「どのように痛みますか」などのように患者が自由に答えられる質問、閉鎖型質問とは「のどが乾きますか？」などのように「はい／いいえ」でしか答えようがない二者択一の質問である。

[2] 聴く

ここで重要なのは、患者の話がBGMのように聞こえているだけでは意味がないということだ。術者が患者の話を真摯に聴いていること自体が、患者に術者の真剣さ、親身さを伝えることになる。

[3] 応答する

形式的に返事をするのではなく、共感的に応答する。うなずいたり、相槌をうったりするなど、非言語的な応答も重要である。

[4] 観察する

患者の話からだけでなく、問診をしている最中でも、患者の目の動き、表情のわずかな変化、神色形態を意識し、常に観察する。その様子からもいろいろなことが読みとれる。

第11章 ● 医療におけるコミュニケーションスキル

2　正確な情報収集

[1]　正確な情報を得ることの難しさ

　正しい情報でなければ、いくら問診で情報を得ても、的を射た病因病理を構築できず、適切な治療につながらなくなる。

　正しい情報を得られない理由には、患者が正確に答えないこと（非協力であるか、あるいは不真面目に回答している）、患者にどうしても「嘘」をつかなければならない特別な理由があること、患者が言葉を発することができず、家族からおおよその情報を得るしかないがその家族の情報の認識度が低いこと、患者が他言語しか話せず、会話のコミュニケーションが正確にとれないことなどが挙げられる。

[2]　患者の心理

　問診における患者の回答には、次のような心理的背景がある。

①自分の主訴にこだわる

　たとえば、患者は「先生、とにかく肩が痛いのです、肩だけ何とかしてください」と主張してくる。だが東洋医学では、肩のみに限局して問診することはない。「その肩痛が起こった背景にあるものは何か、ということを探るために問診していきますから正確に答えてくださいね」と伝えてから始めていく。患者の発言することをそのままカルテに記していくだけでは、現病歴を聴取したにすぎない。

②自分の主訴に直接関係ないことには無関心である

　術者がなぜ様々な問診を行うのかをあらかじめ伝えても「先生、ここが痛いのだから」と発言してくる。たとえば肩痺の場合、外邪がどの程度影響しているかを質問する必要があるので、風邪をひいたか、冷えるとどのようになるか、雨天や湿気の多いときはどうかなどを尋ねるが、患者は「先生とにかく肩が痛いのだ！」と再度発言する。しかし、「一つずつ病の本質をはっきりさせたいので、覚えている限り正確に答えて下さい」ということをその都度しつこく伝えていくしかない。

③自分の主訴に関係することはオーバーに表現する

　自分の主訴に関係することは、痛みをわかってほしいためにオーバーに表現することがある。場合によっては病を重く表現することがある。腰や膝が痛いとなると「歩くのも大変でしんどい」と表現する（もちろん本当の場合もある）。また、患者自身で病因を決めつけたり、関係ない事柄を結びつけて、「あの人は嫌な人だ。あの人のせいだ」と考える患者も中にはいる。回答内容が本当かどうか、一つ一つ証拠を確かめていかなくてはならない。

④言いたくないことがある

　患者のなかには、恥ずかしくて人に言えないと感じていることや犯罪性を帯びた内容を心に秘めていることなどもあり、そういう場合は頑なに心を閉ざそうとする。

[3]　正確な情報を得るために

　患者から正確な情報を得るためには、問診を始める前に「東洋医学では、病を治すために病とは一見関係ないような様々なことを聞くことで、病の根本原因がわかり、治療方針が明確になるのです」と説明をしていくと情報が得やすくなる。

　患者との対話中は、患者の主張に傾聴しなければならないのは当然であるが、患者が毎回こちらの

意向に沿って正しいことを言っているとは限らない。術者は、矛盾していれば再度確認を促すか、違う角度で問診するなど、根気と工夫が必要となる。

つまり患者との対話の中で、主訴や愁訴について様々な情報を聴取していくが、同時に弁証をするうえでの必要な情報を得ていかなければならない。最も避けるべきこととして、以下の2点が挙げられる。

- 術者が勝手に病因や弁証を決めつけて問診し、カルテにつけてしまうこと（術者の思い込み）
- 患者の思い込みをそのまま鵜呑みにしてしまうこと

これらの思い込みが重なると、その相乗効果によって、とんでもない情報を記載してしまうことになる。問診する側も問診される側も、思い込みを取り除かなくてはならない。まずは術者が「心持ちの大事」で、平静心をもって患者に向き合うことからすべてが始まる。術者が素直になって話しかけ続けていると、患者もだんだんと素直になり協力的になってくれる。患者が素直でないということは、術者も素直でない面があることを表している。そのような場合は、いくら問診をしてもあまり意味がない。

3　コミュニケーションスキルの訓練方法

コミュニケーションスキルは、先天的能力のみで決まるものではなく、努力と工夫でスキルアップできる。直観と論理の両輪を駆使して行うものである。

コミュニケーションスキルには、自分が相手（患者）と同じ生活環境・家族環境・仕事環境にあったと仮定して話を進めていく一方で、目的をもって問診し、枝葉の話になっていった場合はすぐに軌道修正するよう会話の主導権を握る必要がある。また、具体的かつわかりやすい言葉で、患者が思い出しやすいように誘導するようなある種のプレゼンテーション能力、相手の目を見ながら、あるいは表情のわずかな変化を捉えながら話をし、会話にゆとりを持たせる力、嘘を瞬時に見抜く、あるいは矛盾点に気づく直観力・洞察力と論理的思考力も欠かせない。

これらすべてを修得するには、常日頃からいろいろなタイプの人との会話や討論、人間観察、自然観察を行い、話術やちょっとした変化に気づく力を養っていくしかない。

4　伝統医学を伝える

術者が治療方針についてどれほどていねいに説明しても、患者やその家族は正確に理解できないことがある。特に伝統医学の内容説明においては難しい面がある。

口頭での説明が難しければ、『鍼の力―知って得する東洋医学の知恵』（藤本蓮風、緑書房、2009年）や『アレルギーは鍼で治す！―アトピー　花粉症　ぜんそく　リウマチ etc.…』（藤本蓮風、森ノ宮医療学園出版部、2008年）など一般向けの書籍も販売されているので、患者に勧めてみるのも一つの方法である。

また「面倒な説明はしなくてよいから、とにかく早く治してくれ」という患者もいる。しかし見方を変えれば、伝統医学における治療方針の説明は、術者にとって患者に伝統医学の意義を理解してもらう機会でもある。そしてその積み重ねにより、伝統医学に対する信頼も高まっていくに違いない。そ

第11章 ● 医療におけるコミュニケーションスキル

ういう意味において、医療者に求められるのは、コミュニケーション能力と自らの伝統医学に対する
理解と信念であり、また、人間性が技能と結びつきながら、診療の質が向上していくであろう。

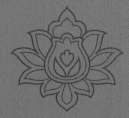

付 録

1 刺鍼の練習方法
2 体表観察チェック項目
3 刺鍼技術チェック項目
4 北辰会専用カルテ

付録1　刺鍼の練習方法

　杉山和一の『杉山流三部書』に、「撚りを一大事とす、……中略……心に蓮の藕を持ち鐵石を撚り抜くが如く手の内を柔らかにして順と逆とを攷へ撚るときは萬病瘥ずと云うことなし。」とあるように、丁寧かつ集中して鍼を撚る練習をすることが大切である。

　上手な古人は、眠っている猫に鍼をし、決して猫に気付かれなかったという。蚊が、知らぬ間に無痛で人の皮膚に針を刺し血を吸うように、刺鍼も無痛で刺入できるようになるべきである。そのために、普段から鍼を持ち、刺鍼の練習をし、鍼が手になじむようになって自在に操れるようにしておく必要がある。そのための練習として、硬物通しと浮物通しを解説する。

［1］硬物通し

　鍼を板に刺して練習する方法で、最初は薄い桐の板から始め、徐々に板の厚さを増し、刺し通すようにする。桐の次に硬い杉、松、樫の板を使って刺鍼の練習をする。「雨滴穿石」は雨垂れが石を穿つという意味で、集中して鍼を撚り続けると少しずつ刺し通すことが可能であるということ。

　桐のような軟らかい木から始め、徐々に杉、樫といった硬い木まで、硬物に刺す練習をする。また徐々に厚い板に替えていくとよい。豚の肩甲骨を干したものに刺す練習をするのもよい。コツは、刺手の示指を伸展して固定し、力むことなく母指のみを細かく動かして撚ること。そして、示指の指先へのベクトルの延長に鍼先がくるようにし、意識を鍼先に集中すること。次に押手を離さないで、刺し込んだ鍼先の位置を動かさないことである。刺手を動かしても、手を休めても、押手の位置は動かさないこと。硬物通しは、刺手の母指と示指の力をつけるのによい。角質化した硬い皮膚や硬い筋、腱などに刺鍼するときにこの母指と示指の力が必要である。基本的に硬物通しができるぐらいの指の力を付けておかないと、豪鍼の手技は覚束ない。員利鍼のように太い鍼を使う場合には、特に指の力を必要とする。員利鍼を使いこなせるほどの指の力をもって毫鍼を扱うのとそうでないのとでは鍼の効果は大きく異なるであろう。

　練習は、5番鍼くらいの太さから始める。刺しているときにキコキコ音が鳴るような刺し方では鍼先が傷むばかりでよくない。生体に刺すときと同じような刺し加減で刺し通していく。ほとんど鍼管を使わない（石坂流の鍼法を用いる場合には管を使う）が、撓入鍼法を身に付けるためには、撚鍼ができることが前提となる。よって毫鍼を撚鍼で刺入できるように練習するのである。

［2］浮物通し

　ボウルに水を満たし、その中にキュウリ、ナス、リンゴなどを浮かべる。毫鍼の鍼先で、水をあふれさせないようにしながら、浮いている物の重心をみつけ、刺手でのみ鍼を垂直に保ったまま静かに旋撚して切皮、刺入する。そのまま旋撚して鍼を立てる。水をこぼさずに、浮いているものをなるべく動かさずに、旋撚することがポイントである。皮下にある邪気に対して安定して刺入できるようこの練習を行うのである。

付録1／2 ● 鍼の練習法／体表観察チェック項目

付録2　体表観察チェック項目

　体表観察において、それぞれの診断で習得すべきポイントをチェック項目にまとめた。各自、体表観察の練習の際に意識していただくこともできるし、指導者にも判定基準として活用いただけると思う。

[1] 腹診
□腹部の経穴の取穴ができる
□夢分流の臓腑配当の位置を把握できる
□邪（腹壁の緊張）を認識できる
□浅在の邪を認識できる
□浅在の邪を認識できる
□浅在の邪と深在の邪を立体的に認識できる

[2] 打鍼術
□槌を鍼に対して垂直に叩くことができる（陰打・陽打）
□押手で鍼をしっかり固定できる
□叩打しながら押手をスライドすることができる
□邪に鍼を接地することができる（表在・深在）
□関元に火曳の鍼をできる
□散ずる鍼をスムーズにできる
□勝曳の鍼で、押手と鍼がずれずに打鍼するができる
□相曳の鍼で、沈んだ邪を浮かせて散らすことができる

[3] 脈診
初級
□正しい診察位置をとれる（患者・術者の姿勢）
□寸関尺の正確な位置に指を置ける（指の当て方や角度など）
□寸関尺の押圧が均等にとれる
□浮中沈の各位の脈を触知することができる
□押し切れの脈診（左右それぞれで2指で押し切れるか押し切れないか、1指で押し切れるか押し切れないか）ができる
□先天・後天の脈を触知し状況を判断できる
□脈の至数をとることができる
□脈の感触（太さ・細さ、硬さ・軟らかさ、リズム、幅、力強さ、浮沈など）を判断できる
□六祖脈（浮、沈、遅、数、虚、実）を判別できる
中級〜上級
□枯脈を触知できる

付録

459

□滑不足、緩不足の脈を触知できる

□弦急脈を触知できる

□特殊な脈（反関の脈）を見抜くことができる

□虎口三関の脈法を施すことができる

[4] 顔面気色診

□顔面の臓腑配当（『霊枢』五色篇）を判別できる

□不可視光線下での気色の抜けがわかる

□腠理の粗・密を判断できる

□膏沢の有・無を判断できる

□色（青、赤、黄、白、黒）を判断できる

[5] 舌診

舌背（舌体）

□臓腑配当を判別できる

□寒熱（色〔白、淡白、淡紅、紅、絳、青、青紫、紫、暗紅〕と〔乾燥・湿潤〕）を判別できる

□虚実（〔胖嫩・老〕あるいは舌にどの程度力を入れることができるか）を判定できる

□裂紋の有・無、歯痕の有・無、紅刺の有・無とそれらの部位、歪斜を判別できる

舌背（舌苔）

□色調（白苔、黄苔、黒苔、灰苔、緑苔）を区別できる

□苔の状態（厚・薄、腐・膩、真・仮、乾・滑）を区別できる

□剥落がどこにあるか（舌先・舌中・舌辺・舌根）を判断できる

舌腹

□舌下静脈の怒脹（有・無、程度、左右差）を判断できる

□嚢胞（色、部位）を確認できる

[6] 爪甲診

□色（白、淡白、淡紅、紅、紫）を判断できる

□半月（有・無）を判断できる

□縦筋（有・無）を判断できる

□横筋（有・無）を判断できる

□膏沢（有・無）を判断できる

□気血のめぐりの良し悪しを判断できる

[7] その他の望診

□血虚の判定（眼瞼、耳介、歯茎、爪甲の確認）ができる

□黄疸の有無を判断（目〔白晴〕、手掌、足底、体幹部、陰黄・陽黄の区別）できる

□浮腫（脛骨粗面の押圧とその戻り具合、腹水の有・無と程度の確認）を判断できる

付録2 ● 体表観察チェック項目

[8] 原穴診

初級〜中級
□各原穴をみるうえで、患者の手足の姿位を適切に調整できる
□望診（膨隆・陥凹、気色、湿疹、ほくろの確認）ができる
□一定の圧で切経することができる
□原穴と八脈交会八穴を正確に取穴できる（**表1**、**表2**、**表3**）
□経穴を切診して、虚（発汗、冷感、弛緩）のエリアを触知できる
□経穴を切診して、実（熱感、緊張、硬結）を触知できる
□虚や実の反応の左右差が最も顕著な部位がわかる
□経穴の反応の中心点がわかる
□その他の重要経穴の取穴（**表4**）と虚実の判断ができる

上級
□労宮診でおおよその虚実寒熱を判別できる

[9] 背候診

□望診ができる（側弯、膨隆や陥凹、気色、湿疹、産毛、ほくろや色素沈着など）
□棘突起を確定し、督脈上の経穴を正確にとれる
□督脈上の経穴の圧痛を正しくとれる
□背部兪穴の一行線を正確に取穴できる（指の置き方・動かし方）
□背部兪穴の二行線を正確に取穴できる（指の置き方・動かし方）
□背部兪穴の三行線を正確に取穴できる（指の置き方・動かし方）
□切診で二行線の虚実を判断できる（手掌全体で触れて温感・冷感を確認する。各経穴を指頭で触れて〔体表を按じる、はじく〕虚〔発汗、冷感、弛緩〕・実〔熱感、緊張、硬結〕を確認する）
□切診で三行線の虚実を判断できる（手掌全体で触れて温感・冷感を確認する。各経穴を指頭で触れて〔体表を按じる、はじく〕、虚〔発汗、冷感、弛緩〕・実〔熱感、緊張、硬結〕を確認する）
□虚や実の反応の左右差が最も顕著な部位がわかる
□経穴の反応の中心点を触知することができる

上級
□労宮診でおおよその虚実寒熱の左右差を感知することができる

[10] 空間診

□百会左、百会右、百会（左）、百会（右）の位置を正確にとれる
□百会周辺のどこが最も反応のある部位かがわかる
□臍周辺の反応（圧痛や動悸）の有無を正しくみることができる
□懸枢周辺の反応（圧痛）の有無を正しくみることができる
□尺膚診を正確に行うことができる
□臍や懸枢周辺の延長上の穴所の反応や、舌診や脈診など、その他の所見と総合して、正しく空間診断ができる

表1　手の原穴

切経					手の原穴		切経			
実	虚	実	虚	右	経　絡	左	虚	実	虚	実
				太淵	手太陰肺経	太淵				
				神門	手少陰心経	神門				
				大陵	手厥陰心包経	大陵				
				合谷	手陽明大腸経	合谷				
				腕骨	手太陽小腸経	腕骨				
				陽池	手少陽三焦経	陽池				

表2　足の原穴

切経					足の原穴		切経			
実	虚	実	虚	右	経　絡	左	虚	実	虚	実
				衝陽	足陽明胃経	衝陽				
				京骨	足太陽膀胱経	京骨				
				丘墟	足少陽胆経	丘墟				
				太白	足太陰脾経	太白				
				太渓	足少陰腎経	太渓				
				太衝	足厥陰肝経	太衝				

表3　八脈交会八穴

実	虚	右	奇　経	左	虚	実
		後渓	督脈	後渓		
		列欠	任脈	列欠		
		外関	陽維脈	外関		
		内関	陰維脈	内関		
		申脈	陽蹻脈	申脈		
		照海	陰蹻脈	照海		
		足臨泣	帯脈	足臨泣		
		公孫	衝脈	公孫		

付録2 ◉ 体表観察チェック項目

表4　その他の重要経穴

実	虚	右	経　　絡	左	虚	実
		偏歴	手陽明大腸経	偏歴		
		上巨虚	足陽明胃経	上巨虚		
		豊隆		豊隆		
		三陰交	足太陰脾経	三陰交		
		血海		血海		
		霊道	手少陰心経	霊道		
		支正	手太陽小腸経	支正		
		承山	足太陽膀胱経	承山		
		天井	手少陽三焦経	天井		
		蠡溝	足厥陰肝経	蠡溝		

付録

463

付録3　刺鍼技術チェック項目

　刺鍼技術において、習得すべきポイントをチェック項目にまとめた。日頃からこれらの項目を意識して訓練していただきたい。

[1] 基礎
□硬物通しでは、寸6−5番鍼で3mmの桐板を貫通させることができる
□鍼枕（ティッシュを固めたもの）に対し、撚入鍼の5番を用い撚入鍼法で一調子で刺入できる
□幅1cmのティッシュでしっかりしたこよりを作れる
□上記の練習を普段から行っている

[2] 撚入鍼法
□撚入鍼2番で自身の合谷、外関、腕骨に切皮〜刺入できる
□撚入鍼2番で自身の合谷、外関、腕骨に無痛で切皮し、必要な深さまで一調子で刺入できる
□撚入鍼5番で舒張進鍼法を用い、自身の足三里、三陰交に無痛で切皮し、必要な深さまで一調子で刺入できる
□撚入鍼の2番で被験者の虚側の合谷、外関、腕骨に無痛で切皮し、必要な深さまで一調子で刺入できる
□撚入鍼5番で舒張進鍼法を用い、被験者の虚の反応のある背部兪穴に無痛で切皮し、必要な深さまで一調子で刺入できる
□撚入鍼5番で舒張進鍼法を用い、被験者の虚の反応のある背部兪穴に、鍼尖で衛気を捉えたまま（守気した状態で）無痛で切皮し、必要な深さまで一調子で刺入できる
□撚入鍼2番あるいはほかの番数の撚入鍼を用い、適宜、舒張進鍼法、指切進鍼法、挟持進鍼法で被験者に無痛で切皮〜刺入できる
□寸6−5番鍼を用い、双手進鍼法で背部あるいは腹部等の経穴に無痛で切皮〜刺入できる
□切皮〜刺入のスピードをコントロールし、意図的に寒熱補瀉を行うことができる
□背部兪穴などの第2虚の経穴において寸6−5番鍼を用い、旋捻法・雀啄法を交え、正気と邪気をかみ分けながら補瀉を行うことができる
□百会、血海などに寸6−5番鍼で速刺速抜（即刺即抜）できる
□百会に鶏足刺を施すことができる
□上巨虚に対し寸6−5番鍼で通腑法（速刺し、すばやく旋捻し邪気を散らす）を施すことができる

付録4　北辰会専用カルテ

2017年9月より、一部改訂された。

北辰会専用初診カルテⒶ[予診]　担当：　　　　記録者：

ふりがな		男・女	身長　　　　cm	紹 介 者 名
氏　名			体重　　　　kg	

生年月日	明・大・昭・平　　　年　　　月　　　日生（満　歳）未婚・既婚・離婚・死別・再婚
住　所	〒　　　　　　　　　　　　　　　　　　　　　　　　電話（　　　　）　　　－
緊　急連絡先	【連絡先名】　　　　　　　　　　　　　　　　　　　　電話（　　　　）　　　－

職　業	形態	●自営　　●勤務　　●主婦（専業・兼業）　　事業所名（　　　　　　　　　　）
	業種	●飲食　●製造　●建設　●不動産　●販売　●サービス　●官庁　●医療　●その他（　　　）
	職種	●管理職　●営業職　●技術職　●製造職　●販売職　●一般事務　●経理事務　●その他（　　　） ●コンピューター操作（あり・なし） ●（立ち・座り・歩く・考える・目を使う・手を使う・気を使う・その他）仕事

①あなた自身が過去にかかった病気・ケガをおしえて下さい（今回の病状は除く）。

　　　　　[いつ頃ですか]　　　　　　　[どんな病気・ケガですか]
　例：3年3ヶ月前　　　　　　　　　　胃潰瘍

　①

　②

　③

　④

　⑤

②身内（血縁関係）の方の病気についておしえて下さい。

　◎ご家族で何か病気をされている方はありますか（ある・ない）

　◎その方はどのような関係の方ですか（　　　　　　　　　　　　　　　　）

　◎病名を教えて下さい。

　　・脳卒中　・高血圧　・心臓の疾患　・糖尿病　・胃腸の疾患　・アレルギー疾患

　　・リウマチ　・婦人科疾患　・神経痛　・腰痛　・喘息　・精神病

　　・ガン（臓器の名前　　　　　　　　　　　　　　　　　　　　　　　）

　　・その他（　　　　　　　　　　　　　　　　　　　　　　　　　　　）

初診日：　　年　　月　　日　　二十四節：　　　　風向：　　　　天気：　　　　月齢：

③現在の症状やしばしば起こる症状に○、ときどき起こる症状には△を各番号に付けて下さい。
　また（　）内の該当するものを○で囲んで下さい。

1.　最近、髪の毛が（細くなった・抜ける・ぱさつく）
2.　白髪が増えた
3.　頭が痛い
4.　寝違いを起こしやすい
5.　首・肩・背中が（こる・痛い）
6.　関節が痛い
7.　手・足が（痛い・だるい・ほてる・痺れる・震える・ひきつる）
8.　朝、手がこわばる
9.　腰が痛い
10.　ぎっくり腰を起こしやすい
11.　現在、風邪をひいている
12.　よく風邪をひく
13.　背中がぞくぞくする（寒気がする）
14.　熱がある
15.　鼻がつまる
16.　（くしゃみ・鼻水）が出る
17.　咳が出る
18.　しゃっくりが出る
19.　ゲップが出る
20.　あくびが出る
21.　ため息がよく出る
22.　痰が出る
23.　胸が苦しい
24.　動悸がする
25.　息が切れる
26.　眩暈がする
27.　目が（疲れる・かすむ・乾燥する・痒い）
28.　光をまぶしく感じる
29.　涙が出る
30.　目の病気がある
31.　視力に異常がある

32.　（悩み・心配事・不安）がある
33.　眠れない
34.　雨の日に身体が重くなる
35.　食欲がない
36.　食後、眠くなる
37.　よく（便秘・下痢）になる
38.　吐き気がする
39.　乗り物酔いをする
40.　胃が（痛い・もたれる）
41.　胸やけする
42.　腹が（脹る・痛い）
43.　身体が痒い
44.　アレルギーがある
45.　湿疹ができやすい
46.　むくみがある（部位：　　　　　　　　）
47.　小便の出が悪い
48.　小便の後、不快感がある
49.　耳鳴りがある
50.　聴力に異常がある
51.　扁桃腺が腫れたことがある
52.　のどが（つまる・痛い）
53.　のぼせる
54.　痙攣する
55.　冷え症である（部位：手・足・腹・腰）
56.　痔である
57.　疲れやすい（朝・夕方・一日中）
58.　先天性の異常がある
59.　精力が減退した
60.　体重の（減少・増加）がある（　　kg →　　kg）
61.　その他（　　　　　　　　　　　　　　）

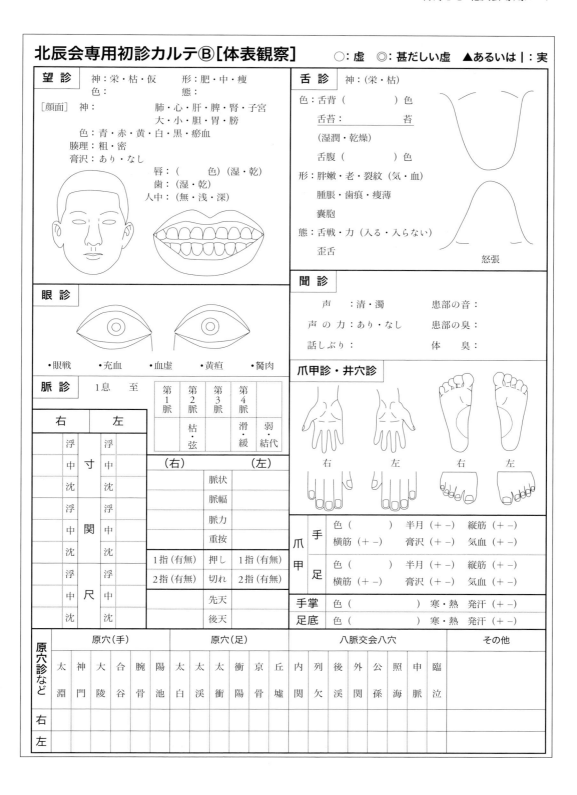

▬:索状の実　★:甚だしい実　▲:虚中の実　↓:沈んでいる　✓:圧痛　♨:熱感　❄:冷感　♡:喜按

空間診

右(右)　(左)左　百会　　臍(形も記載)　　懸枢

腹診

表在　　深在　　その他

尺膚診・その他体表所見

背候診

		大椎		
	大杼・	陶道	・大杼	
附分・	風門		・風門	・附分
魄戸・	肺兪	身柱	・肺兪	・魄戸
膏肓・	厥陰兪	巨闕兪	・厥陰兪	・膏肓
神堂・	心兪	神道	・心兪	・神堂
譩譆・	督兪	霊台	・督兪	・譩譆
膈関・	膈兪	至陽	・膈兪	・膈関
	膈肝	八椎下	・膈肝	
魂門・	肝兪	筋縮	・肝兪	・魂門
陽綱・	胆兪	中枢	・胆兪	・陽綱
意舎・	脾兪	脊中	・脾兪	・意舎
胃倉・	胃兪	接脊	・胃兪	・胃倉
肓門・	三焦兪	懸枢	・三焦兪	・肓門
志室・	腎兪	命門	・腎兪	・志室
	気海兪・	下極兪	・気海兪	
	大腸兪・	陽関	・大腸兪	
	関元兪・	十七椎下	・関元兪	
	小腸兪・	・鳩杞・上	・小腸兪	
胞肓・	膀胱兪・	・腰奇・次	・膀胱兪	・胞肓
	中膂内兪・	・下椎・中	・中膂内兪	
	白環兪・	・玉田・下	・白環兪	

五臓の色体表

五気	五労	五果	五菜	五畜	五穀	成数	生数	五位	五調子	五音	五声	五役	五変	五液	五精	五志	五悪	五味	五香	五色	五兄弟	五方	五季	五支	五主	五根	五親	五行	五腑	五臓
上	歩	李	韮	鶏	麦	八	三	震	雙調(そうじょう)	角	呼	色	握	泣(涙)	魂	怒	風	酸	臊	青	甲乙	東	春	爪	筋	目	水子	木性	胆	肝
緩	見	杏	薤	羊	黍	七	二	離	黄鐘(おうしき)	徴	言	臭	憂	汗	神	笑	熱	苦	焦	赤	丙丁	南	夏	毛(顔色)	血脈	舌	木子	火性	小腸	心
結	坐	棗	葵	牛	稷	十	五	坤	一越(いちこつ)	宮	歌	味	噦	涎	意智	思	湿	甘	香	黄	戊己	中央	土用	乳(口)	肌肉	唇(口)	火子	土性	胃	脾
消	臥	桃	葱	馬	稲	九	四	兌	平調(ひょうじょう)	商	哭	声	欬	涕	魄	憂(慮)	燥	辛	腥	白	庚申	西	秋	息	皮	鼻	金子	金性	大腸	肺
下(乱)	立	栗	藿	豕	豆	六	一	坎	盤渉(ばんしき)	羽	呻	液	慄	唾	精志	恐	寒	鹹	腐	黒	壬癸	北	冬	髪	骨	耳(二陰)	水子	水性	膀胱	腎

付録4 ● 北辰会専用カルテ

北辰会専用初診カルテⒸ［問診事項］

【飲食】

［食事］
- 食　欲：あり・なし
- 　量　：大食・普通・少食
- 内　容　朝：
- 　　　　　昼：
- 　　　　　夜：

- 時　間：規則的・不規則
- 　　　　　朝：
- 　　　　　昼：
- 　　　　　夜：

- 夜間の食事：なし・あり（時刻：　　　量：　　　質：　　　）
- 五　味：酸・苦・甘・辛・鹹
- 味つけ：濃い・普通・薄い
- 好　物
- 嫌　物
- 間　食

［飲み物］
- （口の乾き・咽喉の渇き・口粘・口苦）が（ある・ない）
- （氷入りの・冷たい・温かい）飲み物を好む
- （潤す程度に・少しずつチビチビと・一気にゴクゴクと）飲む
- 水分摂取量（1日に　　　　　　　　　　　）
- 摂取した水と尿との量の比較
- 飲み物の種類

［嗜好品］
- カフェイン類：　　　　　ml／日
- 　種類：
- 飲　酒：なし、週・月に　　回、毎日、朝・昼・夜
- 　種類：ビール・焼酎・日本酒・ワイン・
- 　　　　ウイスキー・その他（　　　　　　）
- 　飲酒後の体調変化：
- 喫　煙：タバコ　　　本／日
- その他

【排泄物】

［大便］
- 回　数：　　　日に　　　回
- 一回量：
- 　色　：
- 　臭　：
- 残便感：なし・あり
- 状　態：兎糞状・硬・普通・軟・下痢気味・先硬後軟・
- 　　　　血が混ざる・下痢と便秘を繰り返す・その他
- 排便後：疲れる（自汗・気短・少気・悪寒・腹痛・
- 　　　　　その他：　　　　　　　　　　）・すっきりする
- 便器に（つきやすい・つかない）
- 排便時の肛門の違和感：痛い・熱い・脱肛がある・
- 　　　　　　　　　　切れる・その他（　　　　　　　）
- 旅行などの環境変化や精神的緊張により：
- 　（下痢・便秘・変化なし）

［小便］
- 回　数：1日に　　　～　　　回
- 一回量：
- 　色　：透明・淡黄・濃黄・黄濁・血が混ざる・その他
- 臭　い：なし・あり（どのような臭い：　　　　　　　）
- 残尿感：なし・あり
- 尿　勢：なし・ややなし・あり
- 尿　切：悪い・やや悪い・よい
- 尿もれ：なし・あり（どのようなとき：　　　　　　）
- 泡立ち：なし・あり
- 排尿時：熱い・痛い・冷える・不快感がある
- 夜間尿：なし・あり（　　　回・時刻　　　～　　　時）
- 排尿後の疲労感：あり・なし

［発汗］
- 　量　：多い・少ない・なし
- 上半身：顔・頭・額・鼻・首・胸・腋下・背・
- 　　　　上肢・手背・手掌
- 　下半身：腹・腰・陰部・臀部・下肢・足背・足底
- 　その他：
- 左右差：なし・あり
- 盗汗(寝汗)：あり・なし
- （発汗・盗汗）後、（疲れる・疲れない）
- 性　状：冷たい・熱い・しょっぱい・無味・不明

患者氏名（　　　　　　　　　　）

[痰]
- あり・なし
- 切れやすい・切れにくい
- 興奮や緊張で痰が（からむ・からまない）
- 色　：透明・白濁・黄・黄緑・血痰・その他
- 性　状：水状・やや粘・粘

[その他]
- 目やに：なし・あり（左・右）
- 耳　垢：乾・湿・臭：
- 鼻　水：なし・あり（水状・粘、　　　　色：　　　　）
- 傷　：治りやすい・治りにくい
- 涙　：出やすい・普通・出ない
  （どのようなとき：　　　　　　　　　　）
- ケ　ガ：膿みやすい・膿みにくい
- 虫　：刺されやすい・刺されにくい

【目】
- 目が（疲れる・かすむ・乾燥する・痒い・ゴロゴロする・
  充血する・まぶしい・その他：　　　　　　　　）
  （どのようなとき：　　　　　　　　　　　）

【歯】
- 齲歯（虫歯）：なし・あり（治療済み含む：　　　　本）
- 義　歯：なし・あり（全部・部分的、　　年前から）
- 歯肉の出血：なし・あり
- 歯肉の腫れ：なし・あり
- 歯肉の痩せ：なし・あり
- 口内炎：できない・できやすい
  （部位：　　　　　　　　　　　　　　）
- 歯　痛：なし・あり（部位：上歯・下歯、左・右）

【耳】
- 耳鳴り：なし・あり
  （どのような音：　　　　　　　　　　）
- 耳　聾：なし・あり（左・右、　　　　年前から）
- 既往歴：なし・あり

【手足などの寒暖】
- （手・足・その他）が（冷える・温かい）
- （暑がり・寒がり）で（ある・ない）
- （朝・昼・夜）の手足のほてりが（ある・ない）

【爪・毛髪】
- 爪　：割れやすい・異常なし・その他（　　　　　　）
- 毛　髪：（抜け毛・切れ毛・白髪）が（ない・多い）
  パサつく・つやがない・フケが出る
  （いつから：　　　　　　　　　　）

【睡眠】
- 時　間：　　　～　　　時間
- 時　刻：就寝　　～　　時、起床　　～　　時
- 熟睡感：あり・なし
- 寝つき：寝床について（すぐ・約　　　分後）に
  寝ることができる
- 寝起き：目が覚めて（すぐ・約　　　分後に）
  行動することができる
- （いびき・歯ぎしり・寝言・夢遊癖・無呼吸状態）がある
- 食後に（眠くなる・眠くならない）
- 昼　寝：する・しない・ときどき・
  休日のみ（　　　時間）
- 小さな物音で目が（覚める・覚めない）
- 一度目が覚めると眠れない・一度眠ると朝まで起きない
- 夢　：よくみる・時々みる・みない
  内容：追いかけられる・恐い・楽しい・過去・
  日常生活・訳がわからない・非現実的・
  色つき
  [具体的に]

北辰会専用初診カルテⒹ［既往歴～現病歴］

年代（年齢）	病状・環境・七情などの変化・職歴

年代(年齢)	病状・環境・七情などの変化・職歴
	患者氏名（　　　　　　　）

北辰会専用初診カルテⒺ[主訴・環境]

【主　訴】　※現在の状況

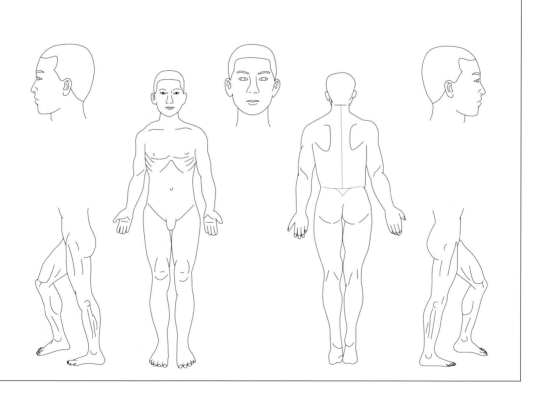

患者氏名（　　　　　　　　　　）

主訴	
増悪因子	
緩解因子	
不変因子	
不明因子	

負 荷 試 験

【入 浴】
- 全入浴時間：　　　分
- 温　度：(熱め・適温・ぬるめ) を好む、　　　℃
- 湯に浸かる時間：　　　分×　　　回
- 入浴後：すっきりして疲労感がとれる・
　　　　　疲労感があり（自汗がある・息切れする）・
　　　　　主訴は（緩解する・増悪する・不変）・
　　　　　のぼせ（る・ない）
- 主訴発症前後の変化：なし・あり
　　　　　　　　　［具体的に］

【運 動】
- 内　容：
- 時　間：
- 運動後の主訴・各症状の変化：
- 運動後：すっきりする・疲れる
　　　　　［具体的に］

- 主訴発症前後の変化：なし・あり
　　　　　　　　　［具体的に］

【季節・天候】
- 季節における主訴の変化

- 天候における主訴の変化

- 朝昼夜における主訴の変化

【排泄後】
- 大便後：主訴は（緩解・変わらない・増悪）
　　　　　身体は（すっきりする・変わらない・疲れる）

- 小便後：主訴は（緩解・変わらない・増悪）
　　　　　身体は（すっきりする・変わらない・疲れる）

- 発汗後：主訴は（緩解・変わらない・増悪）
　　　　　身体は（すっきりする・変わらない・疲れる）

環境・職歴・生活環境・家族構成・七情の乱れ・性格

♀━━━♂
　　│
　　◎

付録4 ● 北辰会専用カルテ

北辰会専用初診カルテⒻ[病因病理〜弁証]

【病因病理チャート図】

患者氏名（　　　　　　　　　）

弁病		所在	

八綱（陰陽）弁証	臓脈経絡弁証

六経・気血津液・衛気営血・三焦・病邪・正邪・空間弁証

証（順・逆）	治則・治法	治療処置	効果判定	養生指導

北辰会専用男性カルテ

このカルテは、女性の月経前後や妊娠前後の情報と同様に、男性の体質（寒熱虚実）および病理を把握するうえで非常に重要な情報です。決して恥ずかしいことではありませんので、正直に正確にお答えくださいますよう、ご協力をよろしくお願いいたします。

【初射精】　　　　　　歳　　　　　　【射精不能】　　　　　　歳

【性欲】
- 下記のうち、あてはまるものを○で囲んでください。
  頻繁に性的願望が起こる・毎日1回は性的願望が起こる・仕事中に性的願望が起こる・自宅で性的願望が起こる・減退ぎみ・日によってむらがある・ない日が多い・全くない

【射精頻度】
- 現在、性的行為（性交または自慰行為）をする場合、一度に何回射精しますか？
  射精しない・1回・2回・3回・4回・5回以上

- [記入例] を参考に、射精頻度をグラフに正確に記入してください。

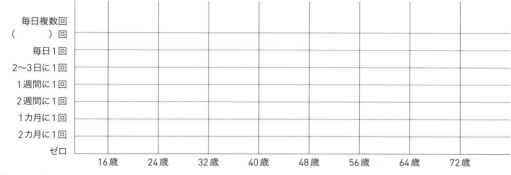

[記入例]

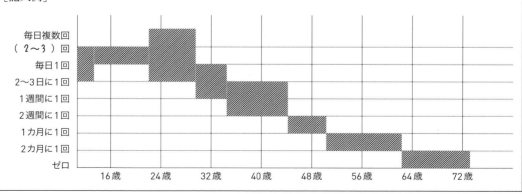

患者氏名（　　　　　　　　）

【精液】

- 色　：（無色透明・淡白〜白濁・淡黄・黄・赤）

- 量　：（多い・並・少ない・出ない）

- 性　状：（水のようにサラサラ・少し粘り気あり・ゼリー状に近い）

- 臭　い：（全くなし・なまぐさい・きつい）

【勃起状況】

- 起床時に勃起　　　　（する・しないときがある・しない）

- 性的行為時に勃起　　（する・しないときがある・しない）

- 性的行為時は　　　　（常に勃起している・途中で萎えることがある）

- 勃起時の陰茎の硬さ　（十分硬い・少し柔らかい・中途半端）

【射精状況】

- 物理的刺激がないのに射精することがありますか？　はい・いいえ

- 性交前、または性交開始後2分以内に射精してしまうことがありますか？　毎回・たまに・いいえ

- 陰部に冷えを感じますか？　はい・いいえ

- 射精後に主訴が（緩解する・増悪する・変わらない）

- 射精後に起こる症状すべてを○で囲んでください。

　　　・しんどくなる　　　・腰がだるく痛くなる　　・眩暈がする　　　　・頭痛がする

　　　・目がかすむ　　　　・発汗過多　　　　　　　・動悸がひどい　　　・眠くなる

　　　・眠れなくなる　　　・腹痛が起こる　　　　　・下痢する　　　　　・寒気がする

　　　・手足が冷える　　　・手足がほてる　　　　　・すっきりして身体が軽くなる

　　　・その他：

【特記事項】

付録4 ● 北辰会専用カルテ

北辰会専用女性カルテ

【初潮】　　　　　　才
【閉経】　　　　　　才　　　　　子宮摘出（している・していない）
【月経】

周期　　　定期的（　　　　日型）・不定期（早・遅）

期間　　　　　　日間続く

量の変化　　増えた・減った・変わらない、いつから：

色　　　　　　　・　　　　・　　　［色見本から該当する番号を記入。複数回答可］

状態　　　さらさら、粘る、おりものが混ざる、熱感がある、その他：

量　　　　多い日は昼用ナプキンを　　回、変える必要がある

　　　　　　　　　　　　夜用ナプキンを　　回、変える必要がある

塊　　　　あり・なし［頻度・量の変化など］

　　　　　色　［色見本から該当する番号を記入］

　　　　　大きさ：（微・小豆大・10円玉大・500円玉大・細長い　　　　cm）×　　個

　　　　　状態：どろどろ・ゼリー状・レバー状

【痛経】　　あり・なし

時期

頻度　　　毎月・時々

程度　　　気になる・服薬なしで我慢ができる・服薬で治まる・寝込む

服薬　　　薬の名前：　　　　　、量：

状態　　　遊走性・固定性、間欠性・持続性、激痛・鈍痛・冷える・その他：

部位　　　上腹部・小腹部・少腹部・腰臀部・仙骨部・尾骨部・その他：

増減　　　緩解：温める・冷やす・さする・運動・入浴・排便・気分転換・天候・服薬

　　　　　増悪：温める・冷やす・さする・運動・入浴・排便・肉体疲労・天候

【症状】

主訴　　　月経（前・中・後）に（増加・変わらない・減少）

体調　　　月経後に身体全体が（すっきりする・軽くなる・不変・だるい・疲れる）

睡眠　　　月経（前・中・後）に（眠い・変わらない・眠れない）

排便　　　月経（前・中・後）に（下痢・変わらない・便秘）

食欲　　　月経（前・中・後）に（増加・変わらない・減少）

気分　　　月経（前・中・後）に（大きく変わる・あまり変らない）

その他　　頭痛・眩暈・肩こり・吐き気・鼻血・乳腺（左・右・乳頭・　　側）、発熱、易感冒、易疲、身体がだるい、

　　　　　発汗、冷感、肌荒れ、陰部掻痒感、味覚の変化、その他：

【おりもの】

色　　　　　　　・　　　・　　　［色見本から該当する番号を記入。複数回答可］

状態　　　水っぽい・粘る・おから状・その他：

量　　　　多い・少ない、おりものシートの使用：あり・なし

臭い　　　あり・なし

痒み　　　あり・なし

変化　　　質や量の大きな変化：あり・なし

【性交】　　性交時痛：あり・なし

患者氏名（　　　　　　　　　　　）

【月経・症状の相関図】

（量）

（日数）

【妊娠】	回、自然・人工
	不妊治療をしたことが（ある・ない）
【妊娠中】	
つわり	なし・軽い・重い［時期、季節］
異常	妊娠中毒症・切迫流産・切迫早産・死産・その他：
【出産】	
分娩	回（自然分娩・鉗子分娩・吸引分娩・微弱陣痛・陣痛促進剤
	・逆子・帝王切開・早産・過期産・その他：　　　　　　　　　　）
流産	回（自然　　回・人工　　回）
【ミルク】	母乳・人工乳・混合乳
母乳	出た・出なかった、乳腺：あり・なし
授乳期間	授乳期間　　カ月間
【産後】	
肥立ち	不調・普通・良好
悪露	状態は（正常だった・正常でなかった）
子宮	子宮が戻るのは（正常だった・正常でなかった）
	子宮脱：あり・なし
痔	痔に（なった・ならなかった）
体質	体質や体重の変化：あり・なし
その他	（髪・爪・歯・視力）が（弱くなった・変わらない）
月経	カ月後に開始
月経変化	あり・なし［具体的に］
【気持ち】	妊娠や出産、育児時に精神的にかなり不安定に（なった・ならなかった）

文　献

本文記載の文献

『アレルギーは鍼で治す！―アトピー　花粉症　ぜんそく　リウマチetc.…』藤本蓮風、森ノ宮医療学園出版部、2008年
▶第11章 p.454

『胃の気の脈診―図解鍼灸脈診法』藤本蓮風、森ノ宮医療学園出版部、2002年　▶第7章 p.241、第8章 p.315・354

『針灸舌診アトラス―診断基礎と臨床の実際』藤本蓮風・平田耕一・山本哲齊、緑書房、1983年　▶第5章 p.116、第8章 p.348

『鍼灸治療　上下左右前後の法則―空間的気の偏在理論　その基礎と臨床』藤本蓮風、メディカルユーコン、2008年
▶第2章 p.56、第3章 p.93、第8章 p.346・352

「舌診を中心とする症例、とりわけ画像診断とのかかわりについて」藤本蓮風・村井和、『鍼灸ジャーナル』1号、2008年
▶第5章 p.124

『臓腑経絡学』藤本蓮風監修、森ノ宮医療学園出版部、2003年　▶第2章 p.40

『体表観察学―日本鍼灸の叡智』藤本蓮風、緑書房、2012年　▶第4章 p.105、第5章 p.108、第8章 p.327、第9章 p.368、第10章 p.418

『鍼の力―知って得する東洋医学の知恵』藤本蓮風、緑書房、2009年　▶第11章 p.454

『藤本蓮風　経穴解説（増補改訂新装版）』藤本蓮風、メディカルユーコン、2013年
▶第3章 p.90、第8章 p.348、第10章 p.402・412

『弁釈鍼道秘訣集―打鍼術の基礎と臨床』藤本蓮風、緑書房、1978年　▶第1章 p.16、第4章 p.102

『沢田流聞書―鍼灸眞髄』代田文誌、医道の日本社、1941年　▶第8章 p.345

『実用中医診断学』鄧鉄濤主編、人民衛生出版社、2004年　▶第3章 p.89、第7章 p.201・236

『傷寒論辞典』劉渡舟主篇、解放軍出版社、1988年　▶第8章 p.299

『針灸学』上海中医学院編、刊々堂出版社、1977年　▶第8章 p.345

『鍼灸経絡治療』岡部素道、績文堂出版、1974年　▶第8章 p.341

『鍼灸大成』楊継洲、人民衛生出版社、1963年　▶第7章 p.219

『知熱感度測定による針灸治療法』赤羽幸兵衛、医道の日本社、1954年　▶第10章 p.408

『中国漢方医語辞典』中医研究院・広東中医学院・成都中医学院編著、中国漢方、1980年　▶第8章 p.301

『中医症状鑑別診断学（第2版）』中国中医研究院、姚乃礼主編、人民衛生出版社、2000年　▶第7章 p.194

『中国鍼灸学講義』上海中医学院編、中国漢方、1977年　▶第8章 p.345

『21世紀プライマリ・ケア序説』伴信太郎、プリメド社、2001年　▶第1章 p.21

「日本鍼灸古流派の研究―腹診および腹部刺鍼を中心として」奥村裕一、『全日本鍼灸学会雑誌』47巻4号、1997年
▶第8章 p.287

「鍼治療の基礎教育と安全性に関するガイドライン（翻訳改訂版2000.4.7）」川喜田健治・中村行雄・石崎直人ほか訳
『全日本鍼灸学会雑誌』50巻3号、2000年　▶第1章 p.30

『皮膚病中医診療学』徐宜厚等主編、人民衛生出版社、1997年　▶第7章 p.212

『弁証論治のための論理学入門―会話形式で学ぶ東洋医学の実践思考法』堀内齊毉龍、緑書房、2011年　▶第1章 p.17

『本朝鍼灸醫人傳』小川春興著、藤浪剛一校訂、半田醫籍部、1933年　▶第2章 p.83

『臨床東洋医学概論―漢方の診察と治病医術の基本原理と方法』西澤道允、一皇漢医道研究所、1957年　▶第8章 p.341

『歴史の中の病と医学』山田慶兒・栗山茂久共編、思文閣出版、1997年　▶第7章 p.160、第8章 p.301

『WHO西太平洋地域伝統医学国際標準用語集』（『WHO International Standard Terminologies on Traditional Medicine in the Western Pacific Region』）World Health Organization Western Pacific Region, WHO, 2007　▶第1章 p.16・24・31

書籍

『アトピー性皮膚炎診療実践マニュアル』竹原和彦、文光堂、2000年

『医経病源診法名著集成』高文鋳主編、華夏出版社、1997年

『石坂流鍼術の世界―鍼からみた現代人の生命』町田栄治編著、三一書房、1985年

『意釈黄帝内経素問』小曽戸丈夫・浜田善利、築地書館、1971年

『意釈黄帝内経霊枢』小曽戸丈夫・浜田善利、築地書館、1972年

● 文献

『医療概論』東洋療法学校協会編、医歯薬出版、1991 年

『医療倫理学の ABC』井部俊子監修、服部健司・伊東隆雄著、メヂカルフレンド社、2004 年

『淮南子　下』楠山春樹、明治書院、1988 年

『解説　鍼灸重宝記』本郷正豊著、小野文恵解説、医道の日本社、1959 年

『基礎中医学』神戸中医学研究会編著、燎原書店、1995 年

『現代語訳　黄帝内経素問』(上巻) 南京中医学院編、石田秀実監訳、東洋学術出版社、1991 年

『現代語訳　黄帝内経素問』(中巻) 南京中医学院編、石田秀実監訳、東洋学術出版社、1992 年

『現代語訳　黄帝内経素問』(下巻) 南京中医学院編、石田秀実監訳、東洋学術出版社、1993 年

『現代語訳　黄帝内経霊枢』(上巻) 南京中医薬大学編著、石田秀実・白杉悦雄監訳、東洋学術出版社、1999 年

『現代語訳　黄帝内経霊枢』(下巻) 南京中医薬大学編著、石田秀実・白杉悦雄監訳、東洋学術出版社、2000 年

『口語養生訓』貝原益軒原著、松宮光伸訳注、日本評論社、2000 年

『黄帝内経概論』龍伯堅著、丸山敏秋訳、東洋学術出版社、1985 年

『黄帝内経素問』柴崎保三、雄渾社、1979 年

『黄帝内経霊枢』柴崎保三、雄渾社、1980 年

『黄帝内経太素校注 (下)』李克光、鄭孝昌主編、人民衛生出版社、2005 年

『雑病広要』丹波元堅、中医古籍出版社、2002 年

『刺鍼技術史』松本弘巳、たにぐち書店、1991 年

『四診抉微通解』林之翰原著、殷鑫・曹彩霞・侯宝峰・馮群虎等解析、三秦出版社、2005 年

『疾患別治療大百科シリーズ 1　腰痛』飯塚正ほか、医道の日本社、2000 年

『疾患別治療大百科シリーズ 2　膝関節痛』勝見泰和・高井信朗ほか、医道の日本社、2000 年

『疾患別治療大百科シリーズ 3　頚肩腕痛』米山榮ほか、医道の日本社、2000 年

『疾患別治療大百科シリーズ 4　頭部疾患』間中信也ほか、医道の日本社、2001 年

『上海科学技術出版社　実用中医内科　日本語版』桑木崇秀総監修、東洋医学国際研究財団、1990 年

『儒門事親』張子和撰、人民衛生出版社、2005 年

『傷寒雑病論』日本漢方協会学術部編、東洋学術出版社、1981 年

『証治匯補』李用粋編撰、人民衛生出版社、2006 年

『症状による中医診断と治療』(上・下巻) 趙金鐸主編、神戸中医学研究会編訳、燎原書店、2001 年

『諸病源候論校注』丁光迪主編、人民衛生出版社、1988 年

『鍼灸医学典籍集成』(第 2 巻)、オリエント出版社、1985 年

『鍼灸医学典籍体系』(第 19 巻)、原南陽、出版科学総合研究所、1978 年

『鍼灸医学における実践から理論へ　パート 1—「北辰会」は何をアピールするのか』藤本蓮風、たにぐち書店、1990 年

『鍼灸医学における実践から理論へ　パート 2—いかに弁証論治するのか　その 1』藤本蓮風、たにぐち書店、1993 年

『鍼灸医学における実践から理論へ　パート 3—いかに弁証論治するのか　その 2』藤本蓮風、たにぐち書店、2004 年

『鍼灸医学における実践から理論へ　パート 4—いかに弁証論治するのか　その 3』藤本蓮風、たにぐち書店、2007 年

『針灸学』上海中医学院編、井垣清明・池上正治・浅川要・村岡潔共訳、刊々堂出版社、1977 年

『針灸学　基礎編 (改訂版)』天津中医学院・後藤学園編集責任、劉公望ほか編集、後藤学園中医学研究室訳、東洋学術出版社、1996 年

『鍼灸学辞典』安徽中医学院・上海中医学院編、上海科学技術出版社、1987 年

『鍼灸甲乙経　校注』徐國仟・張燦玾主編、人民衛生出版社、1996 年

『鍼灸聚英』高武纂集、上海科学技術出版社、1991 年

『鍼灸集錦』(下巻) 鄭魁山編著、京都中医学研究会訳、自然社、1984 年

『針灸大成』楊継洲、人民衛生出版社、1963 年

『鍼灸大全』明徐鳳撰、鄭魁山・黄幼民點校、人民衛生出版社、1987 年

『鍼灸治療　内経気象学入門—現代に甦る黄帝内経による気象医学』橋本浩一、緑書房、2009 年

『鍼灸の科学　下　実技篇』柳谷素霊、医歯薬出版、1959 年

『針灸防治中風』方幼安・張仁、上海翻訳出版公司、1987 年

『鍼灸茗話　全』石坂宗哲著、柳谷素霊注釈、医道の日本社、2012 年

『鍼道発秘』葦原英俊著、医道の日本社、1942 年

『鍼道発秘註解』山本常夫、関西鍼灸柔整専門学校出版部、1975 年

『新版　経絡経穴概論　第2版』、日本理療科教員連盟・東洋療法学校協会・教科書執筆小委員会、医道の日本社、2013年

『図解　鍼灸臨床手技の実際』尾崎昭弘、医歯薬出版、1987年

『杉山流三部書』杉山和一、医道の日本社、1976年

『男科疾病診断与治療』戴錫孟総主編、天津科学翻訳出版公司、2000年

『男科専病』陳志強・江海身主編、人民衛生出版社、2000年

『中医眼科学』李伝課主編、人民衛生出版社、1999年

『中医耳鼻咽喉口腔科学』王永欽主編、人民衛生出版社、2001年

『中医証候鑑別診断学』中国中医研究院、趙金鐸主編、人民衛生出版社、1987年

『中医診断学ノート』内山恵子、東洋学術出版社、1988年

『中医内科臨床治療学』冷方南主編、上海科学技術出版社・河南科学技術出版社、1987年

『中医病因病機学』宋鷺冰主編、柴崎瑛子訳、東洋学術出版社、1998年

『中医婦科学（第2版）』劉敏如主編、人民衛生出版社、2007年

『中医脉学と瀕湖脈学』川合重孝・川合正久編著、たにぐち書店、1992年

『中医臨床のための中薬学』神戸中医学研究会編著、医歯薬出版、1992年

『中医臨床のための方剤学』神戸中医学研究会編著、医歯薬出版、1992年

『中華医学問診大全』張宗芳主編、山西化学技術出版社、1999年

『中国針灸学Q＆A』靳瑞編著、川井正久・張碧英・川合重孝編訳、医道の日本社、1995年

『伝統医学の諸問題—鍼灸医学からのアプローチ』藤本蓮風・藤原知、伝統医学新人の会、1973年

『日本腹診の源流—意仲玄奥の世界』小曽戸洋監修、長野仁・宿野孝・大浦慈観共編、六然社、2003年

『はりきゅう基礎技術学』有馬義貴、南江堂、2007年

『はりきゅう理論』教科書執筆小委員会著、東洋療法学校協会編、医道の日本社、2002年

『皮膚病アトラス』西山茂夫、文光堂、1977年

『脉法手引草』山延年著、岡部素道校閲、医道の日本社、1963年

『臨床漢方診断学叢書』（第28冊）、オリエント臨床文献研究所、オリエント出版社、1995年

『臨床決断のエッセンス—不確実な臨床現場で最善の選択をするために』今井裕一訳、医学書院、2002年

『WHO／WPRO標準経穴部位　日本語公式版』WHO西太平洋地域事務局原著、第二次日本経穴委員会監訳、医道の日本社、2009年

雑誌・レジュメ

藤本蓮風「東洋医学的基礎知識　痛経の弁証論治」『鍼灸OSAKA』7巻2号、1991年

藤本蓮風「総合と総体」『東洋医学』21巻3号、1993年

藤本蓮風「疼痛に関する東洋医学の見解—『内経』を中心にして」『東洋医学とペインクリニック』23巻1・2号、1993年

藤本蓮風・神野英明・奥村裕一「鼻炎における弁証論治と少数鍼治療の一症例」『東洋医学とペインクリニック』23巻4号、1993年

藤本蓮風「刺絡をどのようなときに用いるか」『刺絡』4号、1994年

藤本蓮風「痺病の病因病理と治験例」『鍼灸OSAKA』11巻2号、1995年

藤本蓮風『臨床家からみた「内経」と「難経」における同一点と相違点〜原穴をみくらべる〜』講演レジュメ　日本臨床文献学会、1996年

藤本蓮風・坂本豊次・佐藤正人ほか「鍼灸の適応限界とはなにか—胸痛を中心として　1〜3」『医道の日本』55巻8〜10号、1996年

藤本蓮風・島田隆司・井上雅文ほか「座談会　伝統鍼灸の現状と未来」『鍼灸OSAKA』12巻4号、1996年

藤本蓮風・篠原昭二・小川卓良ほか「切診情報の診断意義について—特に背候診、腹診、原穴診等の体表所見の診断意義とその応用—」『全日本鍼灸学会雑誌』47巻3号、1997年

藤本蓮風・油谷直（真空）「顔面神経麻痺の二症例」『鍼灸OSAKA』13巻1号、1997年

藤本蓮風「日本の中医学と伝統鍼灸—何が問題？　どうすればいい？　上・下」『医道の日本』57巻10〜11号、1998年

藤本蓮風「『北辰会方式って何ですか？』藤本蓮風氏に聞く」『医道の日本』57巻6号、1998年

藤本蓮風・兵頭明・岡田明三ほか「中医学を臨床に生かす—日本における『中医学』の受容とその現状、今後の課題」『鍼灸OSAKA』14巻3号、1998年

藤本蓮風「狭心症における鍼灸治療と治法の要点」『東洋医学』27巻11号、1999年

藤本蓮風「日本中医鍼灸実践の立場から」『中医臨床』21巻1号、2000年

藤本蓮風「内科疾患の伝統医学的診察法とその意義」『臨床鍼灸』15巻3号、2001年

● 文献

藤本蓮風・大八木敏弘・堀内久子「清熱解毒の鍼による異病同治の症例」『全日本鍼灸学会雑誌』51 巻 4 号、2001 年

藤本蓮風「消化器症状における舌診学」『鍼灸 OSAKA』18 巻 2 号、2002 年

藤本蓮風「鍼灸舌診学　その一　舌診学の歴史―中国 I」『鍼灸 OSAKA』18 巻 3 号、2002 年

藤本蓮風「鍼灸舌診学　その二　舌診学の歴史―中国 II」『鍼灸 OSAKA』18 巻 4 号、2002 年

藤本蓮風「易学の立場からの補瀉を論ずる」『医道の日本』62 巻 3 号、2003 年

藤本蓮風「鍼灸舌診学　その三　舌診学の歴史―中国 III」『鍼灸 OSAKA』19 巻 1 号、2003 年

藤本蓮風「鍼灸舌診学　その四　舌診基礎学」『鍼灸 OSAKA』19 巻 2 号、2003 年

藤本蓮風「鍼灸舌診学　その五　舌診基礎学（続）」『鍼灸 OSAKA』19 巻 4 号、2003 年

藤本蓮風「舌診がどれくらい有効か　急性白血病―症例における舌観察から」『鍼灸 OSAKA』19 巻 2 号、2003 年

藤本蓮風・油谷直（真空）「排尿痛の一症例」『鍼灸 OSAKA』19 巻 1 号、2003 年

藤本蓮風「鍼灸舌診学　その六　舌診学基礎」『鍼灸 OSAKA』20 巻 3 号、2004 年

藤本蓮風「『霊枢』経脈篇をめぐって」『日本伝統鍼灸学会誌』32 巻 2 号、2006 年

藤本蓮風・堀内秀訓（齊豎龍）「『医療面接』考」『鍼灸 OSAKA』21 巻 2 号、2005 年

藤本蓮風「打鍼法実技解説」『鍼灸ジャーナル』14 号、2010 年

大八木敏弘「急性・慢性腰痛の弁証論治と症例」『鍼灸 OSAKA』13 巻 4 号、1997 年

奥村裕一「排尿異常の弁証論治」『鍼灸 OSAKA』9 巻 1 号、1993 年

奥村裕一・遠藤美咲・竹下イキコほか「更年期障害への対応」『鍼灸 OSAKA』10 巻 4 号、1994 年

奥村裕一「胸痛（心疾患中心）の東洋医学的アプローチ」『鍼灸 OSAKA』11 巻 3 号、1995 年

奥村裕一「口眼歪斜の弁証論治」『鍼灸 OSAKA』13 巻 1 号、1997 年

奥村裕一「夢分流腹診術の臨床応用」『日本刺絡学会誌』第 10 号、1998 年

奥村裕一「北辰会方式における穴の構造　その探り方」『伝統鍼灸』35 巻 2 号、2009 年

神野英明「胃脘痛の弁証論治」『鍼灸 OSAKA』11 巻 4 号、1995 年

酒井蓮哲「眩暈の弁証論治」『鍼灸 OSAKA』7 巻 3 号、1991 年

日本皮膚科学会アトピー性皮膚炎診療ガイドライン作成委員会「アトピー性皮膚炎診療ガイドライン 2016 年版」
『日本皮膚科学会雑誌』126 巻 2 号、2016 年

藤本彰宣（新風）「弁証論治による頸痛の一症例」『鍼灸 OSAKA』11 巻 2 号、1995 年

油谷直（真空）「花粉症の弁証論治」『鍼灸 OSAKA』12 巻 1 号、1996 年

● 索引

索　引

【数字】
28脈···················308

【あ】
噯気···················182
噫気···················182
相曳の鍼···············430
呃逆···············137, 182
足三里·················412
葦原英俊···········43, 82
足臨泣·················413
阿是穴··················56
アトピー性皮膚炎·········213

【い】
胃快の鍼···············363
『医学心悟』···········363
畏寒···············174, 238
胃脘痛·················206
石坂宗哲·····43, 81, 99, 287
石坂流·················385
遺精···················267
『医宗金鑑』···········371
痛み···················149
『意仲玄奥』···········298
噎···················221
『一本堂行餘医言』·······340
遺尿···················254
胃の気·················310
胃の気の脈診···········309
痿病（痿証）···········235
痿躄···················235
胃俞···················412
陰黄···················209
咽喉不利···············221
癮疹···················214
陰水···················215
陰陵泉·················422

【う】
浮物通し···············458

裏井穴·················348
運鍼···················74

【え】
衛気···············45, 434
噦···················182
厭食···············198, 242
員鍼···················424
員利鍼·················440

【お】
黄汗···················249
王叔和·················305
嘔吐···················203
往来寒熱···············175
黄連解毒湯·············422
悪寒···············174, 238
おくりこみ刺入法·······381
押し切れの脈法·········316
押手···················388
悪食···················198
悪心···················203
悪熱···············174, 238
悪風···············174, 238
悪露···················271

【か】
外関···················413
外射法·················442
貝原益軒···············266
香川修庵···········43, 340
牙関緊急···············223
角弓反張···············223
膈俞···················411
呵欠···················184
翳す鍼·················442
火鍼···················441
仮苔···················122
華陀挟脊穴·········345, 401
硬物通し···············458
勝曳の鍼···············429
葛根湯·················255
瓜蒂散·················363
花粉症·················180
乾嘔···················203
肝鬱痙·················163

眼花···············191, 275
寒厥···················224
完穀下痢···············251
肝魂···················257
眼神···················127
寒戦···················238
環跳···················439
寒熱往来（往来寒熱）·····240
顔面気色診·············108
肝俞···················411

【き】
気関···················131
気逆咳·················182
気虚発熱···············240
気腫···················215
気滞病理学説·········42, 285
吃逆···················182
気秘···················201
肌膚甲錯···············130
期門穴·················432
瘧疾···················240
逆証···················367
逆証脈·················320
逆治···················361
逆風···················264
丘墟···············338, 420
九刺···················61
衄衄···················278
九鍼···················58
境界の法則·············389
驚悸···················187
胸脇苦満···············300
強硬舌·················126
挟持進鍼法·············396
胸痺···················370
驚風···················136
鏡面舌·················126
胸悶···················186
祛邪···················359
虚喘···················181
祛痰化湿···············421
虚中の実···············322
虚秘···················201
虚痞···················206
銀翹散·················363

筋惕肉瞤·····································169

【く】

空間診·····································352
空間弁証···································89
空間論·····································93
駆瘀血·····································422

【け】

『景岳全書』·······················143, 235, 311
経気不利···································42
経穴診·····································282
経行発熱···································176
京骨·································338, 420
桂枝湯·····································255
癭瘕·······································130
鶏足刺·····································400
桂麻各半湯·································213
経脈·······································39
鶏鳴泄瀉···································202
経絡·······································39
経絡経筋病·································93
厥陰兪·····································411
厥逆·································224, 241
結胸·······································371
血精·······································266
穴性·······································402
結代脈·····································317
厥冷·······································224
弦急脈·····································312
肩髃·······································163
原穴診·····································328
懸枢·······································353
痃癖·································160, 301

【こ】

光瑩舌·····································126
口乾·······································244
紅汗·······································278
口眼喎斜···································230
後渓·······································413
合谷·································334, 419
合谷刺······························70, 400
後揉法·····································391
行鍼·······································74
毫鍼·······································380

哮喘·································137, 181
口瘡·······································277
公孫·································336, 413
後天の脈···································320
更年期障害·································272
項背拘急···································169
行痹·······································163
喉痹·······································219
拘攣·······································169
五行穴·····································48
虎口三関···································130
五更瀉·····································202
五更泄·····································251
五刺·······································69
五心煩熱······························166, 241
古代鍼·····································433
五遅·······································227
骨蒸潮熱···································239
後藤艮山······························43, 341
五軟·······································227
枯脈·································312, 355
五輸穴·····································48
虚里の動···································373
五輪学説···································128
魂···374
昏厥·······································130
昏蒙·······································130

【さ】

臍下不仁···································301
細急脈·····································312
柴胡桂枝湯·································299
焠刺·······································441
坂井豊作···································81
刺手·······································388
『三因極一病証方論』·······················306
三陰交·····································422
贊刺·······································443
三焦·······································297
三焦兪·····································412
鑱鍼·······································444
散鍼法·····································401
散ずる鍼···································427
三部九候診法·······························302

【し】

自汗·······································247
四関穴·····································354
四逆散·····································225
衄血·······································278
四肢拘急···································168
四時の脈···································310
四診合参···································144
『四診抉微』·································144
嗜睡（嗜臥）·······························258
指切進鍼法·································393
膩苔·······································122
七死脈·····································320
実喘·······································181
実秘·······································201
実痞·······································206
尺膚診·····································354
瀉下法·····································420
従治·······································362
重聴·······································219
十二刺·····································64
羞明·······································192
宿食·······································241
出血·······································277
順逆·······································26
順証·······································367
証···142
照海·······································413
『傷寒雑病論』·······························254
少気·································137, 188
上巨虚·····································420
消穀善飢···································242
小柴胡湯······························205, 363
焼山火·····································77
傷食·······································241
消痩（羸痩）·······························229
小腸兪·····································412
小腹急結···································300
小腹硬満···································300
小便不利···································216
章門·······································414
衝陽·································337, 420
上廉·······································420
食後困頓···································198
初専次専······························80, 403
舒張進鍼法·································394

索引

『諸病源候論』……………277
刺絡法………………443
四霊穴………………287
四霊刺………………287
神………………17, 103
疹………………214
心下悸………………187
心下支結……………299
心下痞………………206
心下痞鞕……………299
真寒仮熱……………362
腎間の動気…………297
心悸………………187
『鍼灸説約』…………287
『鍼灸大成』…………78
『鍼灸重宝記』………71, 83
『鍼灸茗話』…………81, 99
人迎気口診法………303
神闕（臍）…………297, 353, 432
身重………………165, 198
神主学説……………94
心主神明論…………36
『鍼術秘要』…………81
心神………………256
進鍼法………………72
真頭痛………………157
真臓脈………………311
真苔………………122
心中懊憹……………187
心痛………………370
『鍼道発秘』…………82
『鍼道秘訣集』………82, 205
身熱………………238
真熱仮寒……………362
身熱不揚……………240
心煩………………187
神疲………………226
申脈………………413
神門………………334, 419
心兪………………411
腎兪………………412

【す】

水瀉………………251
水腫………………215
杉山真伝流…………79

『杉山流三部書』……458
杉山和一……………79
頭風………………157
寸口診法……………303

【せ】

生気論………………376
井穴診………………348
正邪弁証……………89, 258
正水………………215
正治………………361
怔忡………………187
清熱解毒……………422
石水………………215
絶汗………………247
泄瀉………………200
戦汗………………247
『千金方』……………266
譫語………………136
前揉法………………389
善太息………………185
先天の脈……………320
旋撚刺入法…………381
譫妄………………130

【そ】

総按………………315
『叢桂亭医事小言』…309
臓結………………243
嘈雑………………206, 242
双手進鍼法…………381, 396
早泄………………267
壮熱………………239
臓腑経絡学…………38
臓腑病………………93
卒中風………………231
卒腰痛………………172
孫思邈………………266
殞泄………………200, 251

【た】

太淵………………332, 419
太極陰陽……………16
太渓………………337, 420
大瀉刺………………446
太衝………………337, 419

大鍼………………445
太息………………137
大腸兪………………412
太白………………336, 419
体表観察……………105
大陵………………333, 419
脱証………………234
単按………………315
短気………………188
短縮舌………………126
胆兪………………411

【ち】

治則………………362
治病求本……………359
治法………………362
着痺………………163
中経絡………………233
中臓腑………………233
抽搐………………130
張景岳………………143, 311
『張氏医通』…………273
長鍼………………439
潮熱………………239
陳言………………306

【つ】

痛経………………269
痛痺………………163
通腑法………………420

【て】

鍉鍼………………423
抵当湯………………300
癲癇………………224
転筋………………169
伝統医学……………16

【と】

溏………………200
盗汗………………247
疼痛………………34
透天涼………………78
撚入鍼………………386
撚入鍼法……………390, 391
得気………………73

489

突発性難聴 …………………… 219
整えの灸 ……………………… 95, 98
臑肉 …………………………… 128
呑酸 …………………………… 203

【な】
内関 …………………………… 413
『難経』………………………… 305

【に】
肉体負荷試験 ………………… 259
二十四節気 …………………… 262
日晡潮熱 ……………………… 239
尿黄短赤 ……………………… 254
尿血 …………………………… 278

【ね】
寧心安神 ……………………… 416
熱厥 …………………………… 224
熱性痙攣 ……………………… 224
熱入血室 ……………………… 432
熱痺 …………………………… 163
熱秘 …………………………… 201
撚鍼法 ………………………… 381

【の】
脳風 …………………………… 157
納呆 …………………………… 198, 242

【は】
梅核気 ………………………… 221
背候診 ………………………… 340
肺脹 …………………………… 189
肺兪 …………………………… 411
肺癰 …………………………… 189
肺痿 …………………………… 189
白疹 …………………………… 214
白痦 …………………………… 214
八脈交会穴 …………………… 53
発熱 …………………………… 174, 238
原南陽 ………………………… 309
斑 ……………………………… 214
反関脈 ………………………… 303
燔鍼 …………………………… 441
煩躁 …………………………… 130
反治 …………………………… 362

煩熱 …………………………… 241

【ひ】
痞 ……………………………… 206, 300
鼻衄 …………………………… 278
鈹鍼 …………………………… 446
微鍼 …………………………… 59
皮水 …………………………… 215
鼻塞 …………………………… 276
肥胖 …………………………… 229
火曳の鍼 ……………………… 426
痹病 …………………………… 162
脾約 …………………………… 252
百会 …………………………… 353, 414
脾兪 …………………………… 412
標本 …………………………… 358
『瀬湖脈学』…………………… 306

【ふ】
風関 …………………………… 131
風水 …………………………… 215
風門 …………………………… 411
不栄則痛 ……………………… 35
フェザータッチ ……………… 284
胕腫 …………………………… 130
不仁 …………………………… 166
扶正 …………………………… 359
腐苔 …………………………… 122
不通則痛 ……………………… 35
不寐（不得眠）……………… 258
分刺 …………………………… 424

【へ】
平肝熄風 ……………………… 416
閉証 …………………………… 234
憋気 …………………………… 186
便血 …………………………… 278
弁証 …………………………… 142
弁証論治 ……………………… 88
遍診法 ………………………… 302
偏頭風 ………………………… 157
弁病 …………………………… 88
弁病論治 ……………………… 145

【ほ】
膀胱兪 ………………………… 412

暴瀉 …………………………… 251
鋒鍼 …………………………… 442
望診 …………………………… 102
望神 …………………………… 367
暴盲 …………………………… 195
豊隆 …………………………… 422
乏力 …………………………… 226
暴聾 …………………………… 219, 273
北辰会方式 …………………… 88
補瀉 …………………………… 408
奔豚気 ………………………… 183

【ま】
麻黄湯 ………………………… 255, 363
負曳の鍼 ……………………… 430
麻子仁丸 ……………………… 252
麻木 …………………………… 166

【み】
右命門学説 …………………… 297
『脈経』………………………… 305
『脈法手引き草』……………… 320

【む】
夢分斎 ………………………… 43
夢分流打鍼術 ………………… 82, 424
夢分流腹診 …………………… 284, 292

【め】
命関 …………………………… 131

【も】
目眩 …………………………… 275
目昏 …………………………… 191, 275

【ゆ】
誘導刺法 ……………………… 385, 401

【よ】
陽痿 …………………………… 228
陽黄 …………………………… 209
『養生訓』……………………… 266
陽水 …………………………… 215
陽池 …………………………… 335, 419

● 索引

【ら】

懶言···············136
雷頭風···············157
絡刺···············443
落枕···············158
絡脈···············40

【り】

裏急後重···············251
李時珍···············306
痢疾···············251
利水···············422
理中湯···············205

六君子湯···············205
龍虎交戦法···············76, 440
癃閉···············216, 254
梁門···············414
緑風内障···············194

【る】

類中風···············232

【れ】

冷秘···············201
歴節風···············163
列欠···············413

攣急···············169
蓮風鍼···············386
蓮風鍼術···············95
蓮風打鍼術···············424

【ろ】

六祖脈···············308, 316
六気···············262

【わ】

腕骨···············335, 419

491

監修者・編著者紹介

監修	藤本蓮風 (ふじもとれんぷう)
編著	一般社団法人 北辰会 学術部
	森 洋平 (もりようへい)、堀内齊豎龍 (ほりうちさいりゅう)
編著協力	森 洋平、堀内齊豎龍、奥村裕一、藤本新風
	大八木敏弘、油谷真空
校正	中平育子、村井美智代、堀内齊豎龍
作図協力	森 洋平、堀内齊豎龍、大八木敏弘、橋本浩一、浅野理子
撮影・その他協力	宮城貴弘、三上 創、原 元気、竹下 有

藤本蓮風

1943 年、歴代鍼灸医・漢方医の 14 代目として大阪市に生まれる。1965 年、関西鍼灸柔整専門学校（現・関西医療学園専門学校）を卒業し、大阪府堺市にて「藤本漢祥院」を開業する。1979 年、「北辰会」を設立し、同会代表となる。診療の傍ら、鍼灸医学の研究および後進の育成に力を入れており、関西鍼灸柔整専門学校講師、日本刺絡学会・日本伝統鍼灸経絡学会（現・日本伝統鍼灸学会）評議員、森ノ宮医療大学および森ノ宮医療学園専門学校の特別講師などを歴任。多くの学術大会で講演。2004 年、『臓腑経絡学』（森ノ宮医療学園出版部）で第 18 回間中賞を受賞。2009 年、第 37 回日本伝統鍼灸学会学術大会にて会頭、2016 年、世界鍼灸学会連合会学術大会（WFAS）にて副会頭として活躍。『2016 年版　国民のための名医ランキング』（桜の花出版）では鍼灸師として唯一紹介される。現在、一般社団法人 北辰会代表理事、日本伝統鍼灸学会顧問。

主な著書・共著に『弁釈鍼道秘訣集―打鍼術の基礎と臨床』『針灸舌診アトラス―診断基礎と臨床の実際』『東洋医学の宇宙―太極陰陽論で知る人体と世界』『鍼の力―知って得する東洋医学の知恵』『体表観察学―日本鍼灸の叡智』（ともに緑書房）、『胃の気の脈診―図解鍼灸脈診法』『臓腑経絡学』（ともに森ノ宮医療学園出版部）、『鍼灸医学における実践から理論へパート 1〜4』『臨床というもの』（ともにたにぐち書店）、『鍼 1 本で病気がよくなる』（PHP 研究所）、『藤本蓮風　経穴解説（増補改訂新装版）』『鍼灸治療　上下左右前後の法則―空間的気の偏在理論　その基礎と臨床』『鍼狂人の独り言』（ともにメディカルユーコン）、『数倍生きる』（探求社）などがある。また、雑誌「鍼灸ジャーナル」（緑書房）の「難病診療最前線シリーズ」などで難病診療の症例を多数紹介。その他、論文多数。

一般社団法人 北辰会

藤本蓮風を創始者とする「北辰会方式」を正しく啓蒙・伝承するための鍼灸学術団体。2009 年、一般社団法人として法人格を取得。鍼灸医学も西洋医学と同様、れっきとした「医学」であるという信念のもと、学と術を徹底的に追究し、定例会や大型研修会などの開催、機関誌「ほくと」や講義録に基づく学術書籍の製作、会内での研修制度や講師昇格試験制度の充実化を通じ、後進育成と啓蒙に力を入れている。全国の鍼灸師、内科・小児科・精神科・外科などの医師、薬剤師、鍼灸学校や医学部の学生・教員などが会員として日々研鑽している。

鍼灸臨床能力　北辰会方式　実践篇

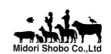

2018 年 5 月 1 日　第 1 刷発行 ©

監修者	藤本蓮風
編著者	一般社団法人 北辰会 学術部
発行者	森田　猛
発行所	株式会社 緑書房
	〒103-0004
	東京都中央区東日本橋 3 丁目 4 番 14 号
	TEL 03-6833-0560
	http://www.pet-honpo.com

編　集	井上未佳子、福本尚子、粕川　雅
編集協力	リリーフ・システムズ
本文デザイン	アイダックデザイン
カバーデザイン	メルシング
印刷・製本	廣済堂

ISBN 978-4-89531-330-8　Printed in Japan
落丁・乱丁本は弊社送料負担にてお取り替えいたします。

本書の複写にかかる複製、上映、譲渡、公衆送信（送信可能化を含む）の各権利は株式会社緑書房が管理の委託を受けています。
JCOPY〈（一社）出版者著作権管理機構　委託出版物〉
本書を無断で複写複製（電子化を含む）することは、著作権法上での例外を除き、禁じられています。
本書を複写される場合は、そのつど事前に、（一社）出版者著作権管理機構（電話 03-3513-6969、FAX03-3513-6979、e-mail：info@jcopy.or.jp）の許諾を得てください。また本書を代行業者等の第三者に依頼してスキャンやデジタル化することは、たとえ個人や家庭内の利用であっても一切認められておりません。